AF595167

DICTIONNAIRE
DES DROGUES
SIMPLES ET COMPOSÉES.

CEB — GER

DICTIONNAIRE DES DROGUES

SIMPLES ET COMPOSÉES,

OU

DICTIONNAIRE

D'HISTOIRE NATURELLE MÉDICALE,

DE PHARMACOLOGIE

ET DE CHIMIE PHARMACEUTIQUE.

PAR A. CHEVALLIER,

Pharmacien Chimiste, Professeur particulier de Chimie médicale et pharmaceutique, Membre adjoint de l'Académie royale de Médecine, Membre de l'Académie royale des Sciences de Bordeaux, des Sociétés de Chimie médicale et de Pharmacie de Paris, etc., etc.

ET PAR A. RICHARD,

Docteur en Médecine, Agrégé à la Faculté de Médecine de Paris, Membre de l'Académie royale de Médecine, des Sociétés d'Histoire naturelle et de Chimie médicale de Paris, etc.

TOME DEUXIÈME.

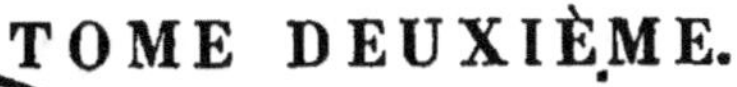

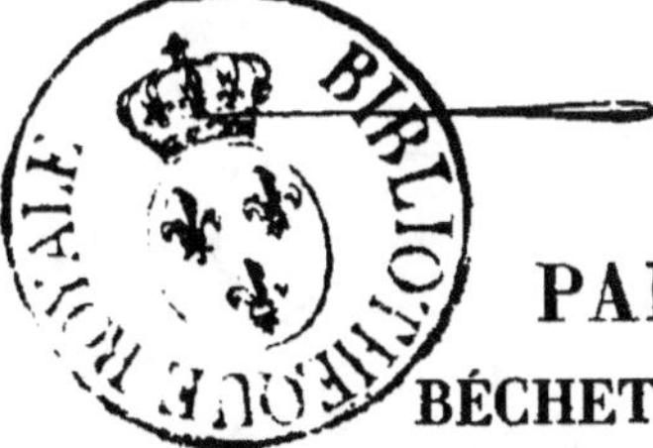

PARIS,

BÉCHET JEUNE,

LIBRAIRE DE L'ACADÉMIE ROYALE DE MÉDECINE,

PLACE DE L'ÉCOLE DE MÉDECINE, N° 4.

BRUXELLES,

AU DÉPÔT GÉNÉRAL DE LA LIBRAIRIE MÉDICALE FRANÇAISE.

1827

NOUVEAU

DICTIONNAIRE DES DROGUES,

DE PHARMACOLOGIE ET DE CHIMIE PHARMACEUTIQUE.

C

CÉBADILLE. Pour Cévadille. *V.* ce mot.

CÉDRAT. Fruit d'une race de citronnier connue sous le nom de cédratier (*Citrus medica cedra*). Cette espèce se distingue de celle des limoniers, par ses fruits plus gros, plus verruqueux et moins acides. Il existe aussi des différences dans les arbres qui les produisent; ainsi les cédratiers ont leurs rameaux plus courts, plus raides, et leurs feuilles plus étroites que les limoniers.

C'est à la race des cédratiers que se rapportent les énormes fruits connus sous le nom de *poncires,* que l'on envoie d'Italie, confits dans le sucre. On retire des cédrats une huile volatile d'un arôme fort agréable. *V.* HUILE VOLATILE DE CÉDRAT.

(A. R.)

CÈDRE. *Pinus Cedrus,* L. *Albies Cedrus,* Lamck. — Rich. Mém. sur les Conifères, p. 62, tab. 14, f. I, et tab. 17, f. I. (Famille des Conifères, Juss. Monoécie Monandrie, L.) Célèbre dès la plus haute antiquité, cet arbre est un des plus imposans colosses du règne végétal. Les auteurs sacrés le citent, en plusieurs passages, comme l'emblème de la domination et de la majesté. Son bois jouissait d'une grande réputation pour les constructions, et l'on sait que Salomon édifia en bois de cèdre le fameux temple de Jérusalem. Il faut croire que dans ces temps déjà si éloignés de nous les cèdres étaient fort abondans sur la chaîne du Liban ; c'est ce qu'attestent les récits des historiens, et les immenses constructions que les souverains de la Judée et de la Phénicie avaient élevées. Mais aujourd'hui cet arbre est tellement diminué dans ces contrées, qu'il n'en existe pas une centaine d'individus, d'après le témoignage de M. Labillardière, qui a parcouru le Liban vers la fin du siècle dernier. Il est très répandu dans différentes parties de l'Asie-Mineure, situées plus au nord que la Palestine et la Cilicie ; Pallas en a aussi vu des forêts entières sur la chaîne des monts Ourals; enfin, on le cultive assez facilement dans les jardins d'Europe. Le tronc du cèdre s'élève à plus de 100 pieds, et en offre quelquefois 24 et même 30 de circonférence, mesuré à sa base. Il se divise en une multitude de branches dont les ramifications s'étendent horizontalement ; celles du centre sont dressées et presque verticales; les feuilles sont courtes, subulées, éparses sur les jeunes rameaux et persistantes.

Le bois de cèdre passait autrefois pour incorruptible ; ce qui, indépendamment des avantages qu'il présentait à cause de ses grandes dimensions, le faisait rechercher pour la bâtisse. Cependant ce bois est blanchâtre, d'un grain peu serré et très analogue à celui des pins et sapins; aussi les modernes sont-ils loin d'avoir pour lui la même estime que les anciens. C'est plutôt comme arbre d'ornement qu'il a une valeur réelle ; en effet, rien n'est plus magnifique, dans un parc ou un grand jardin, que les cônes ou les dômes de verdure que forment les cèdres. La multiplication et la culture de ces arbres sont extrêmement faciles. On sème, au printemps, les graines bien mûres dans de la terre de bruyère ; l'année suivante, on repique les jeunes plantes dans des pots, et on les laisse ainsi pendant trois ou quatre années avant de les planter.

L'écorce de cèdre a été employée avec succès en Allemagne, comme vermifuge ; on la fait macérer dans de l'eau à laquelle on ajoute du suc d'ail. La dose est proportionnée à l'âge et au tempérament du malade. Le cèdre est susceptible de donner une térébenthine qui jouit absolument des mêmes propriétés que celles qui découlent des pins et des mélèzes. (A. R.)

CEDRELA FEBRIFUGA. Cet arbre, connu sous le nom vulgaire de *bois de Toon*, et décrit par Roxburgh sous celui de *Cedrela Toona*, a une écorce dont les morceaux sont longs de quelques pouces, épais de 6 à 8 lignes, rugueux, d'un brun rouge, et d'une saveur astringente et amère. Elle contient une résine particulière, une substance gommeuse brune, astringente, avec une substance extractive brune insipide, et de l'inulline. Cette écorce est employée dans l'Inde comme tonique et fébrifuge. (A. R.)

CEDRELA ODORATA. C'est un grand arbre de la famille des Méliacées, qui croît dans les contrées équinoxiales du globe et particulièrement dans l'Amérique méridionale, où son bois est employé pour la charpente et la menuiserie. On lui donne le nom d'*acajou à planches*. Les nègres du Sénégal emploient ce bois en décoction sous le nom de *cailcedra*. *V*. ce mot. (A. R.)

CÉLERI. *V*. Ache douce.

CENDRES. On a donné le nom de *cendres* au résidu fixe que laissent les substances combustibles après qu'elles ont été brûlées. On se sert vulgairement de ce mot pour désigner le résidu de la combustion du bois. Le mot cendre a aussi été employé pour désigner des oxides métalliques et l'oxide d'étain.

Les cendres des végétaux ont été soumises à l'analyse : on a reconnu que le sol sur lequel a crû la substance végétale que l'on incinère influe sur la nature du résidu de la combustion. (A. C.)

CENDRES GRAVELÉES. On a donné le nom de *cendres gravelées* au résidu provenant de l'incinération des lies de vin desséchées, et à celui de l'incinération du bois ou sarment de la vigne. *V*. Potasse. (A. C.)

CENTAUREA. Nom d'un genre de plantes de la famille des Synanthérées, tribu des Carduacées, lesquelles étaient autrefois très employées en Médecine. Ainsi les *Centaurea Jacea, Cyanus benedicta, Calcitrapa, Behen et Centaurium,* ont eu beaucoup de vogue sous les noms de Jacée, Bluet, Chardon bénit, Chardon étoilé ou Chaussetrape, Behen blanc, et grande Centaurée. C'est sous ces noms officinaux universellement admis que nous traiterons des plantes médicinales qu'ils désignent. (A. R.)

CENTAURÉE (GRANDE). *Centaurea Centaurium,* L. — Rich. Bot. méd., t. I, p. 368. (Famille des Synanthérées, tribu des Carduacées, Syngénésie Frustranée, L.) Cette plante, qui croît dans les pâturages élevés des montagnes, a une racine vivace, charnue, allongée, rougeâtre, d'une odeur aromatique, de laquelle s'élève une tige droite, rameuse, glabre, portant de grandes feuilles alternes, pennées, à folioles lancéolées et dentées. Les calathides de fleurs sont purpurines, globuleuses, et forment une sorte de corymbe irrégulier au sommet des ramifications de la tige. La racine, douée de qualités amères et aromatiques, était autrefois employée comme tonique et sudorifique. L'usage en est abandonné, et elle ne mérite guère le nom de Centaurée officinale qu'on lui a quelquefois donné. (A. R.)

CENTAURÉE (PETITE). *Gentiana Centaurium,* L. *Erythræa Centaurium,* Rich. Bot. méd., t. I, p. 313. (Famille des Gentianées. Pentandrie Digynie, L.) On rencontre abondamment dans tous les bois de l'Europe cette petite plante, remarquable surtout par la couleur rose de ses jolies fleurs. Sa tige s'élève jusqu'à un pied; elle est un peu quadrangulaire par la décurrence des feuilles qui sont opposées, se croisant à angles droits, sessiles, ovales, aiguës et entières. Les fleurs forment une sorte de corymbe ou de panicule à l'extrémité des ramifications de la tige. Leur calice est à cinq sépales étroits, linéaires, appliqués; la corolle est infundibuliforme, plus longue que le calice; son tube est étroit, terminé par un limbe à cinq segmens ovales et obtus. Les étamines, au nombre de cinq, sont tordues en spirale après la floraison; le style est court, bifurqué à son sommet, chaque branche portant un stigmate arrondi ; la capsule est très allongée, à deux loges et à deux valves qui portent un grand nombre de graines, attachées près de leurs sutures. Cette plante est douée d'une amertume franche, qui réside plus particulièrement dans les parties vertes. Néanmoins ce sont les sommités fleuries dont on fait usage en Médecine, sous forme d'infusion, comme toniques et fébrifuges. Quelques auteurs lui contestent la propriété vermifuge, mais c'est à tort. On en prépare aussi un extrait qui jouit des mêmes propriétés. Pour conserver aux fleurs leur couleur rouge, on est dans l'usage de les envelopper de papier aussitôt après qu'elles ont été cueillies, afin de les priver de la lumière pendant la dessication. Les doses auxquelles on administre cette plante sont les suivantes : en poudre, d'un demi-gros à 2 gros; et en infusion, une once pour une livre d'eau. (A. R.)

CEPE. Un des noms vulgaires du bolet comestible. *V.* ce mot.

CEPHAELIS IPECACUANHA. Nom de la plante qui fournit l'ipécacuanha annelé. *V.* ce mot.

CÉPHALOPODES. M. Cuvier a donné ce nom à la première classe des Mollusques. Ce sont des animaux marins qui ont le manteau en forme de sac ouvert par-devant, et contenant la partie inférieure du corps; une tête saillante hors du sac, couronnée par des bras non articulés garnis de ventouses et qui environnent la bouche; des yeux sessiles, deux mandibules cornées, trois cœurs, les sexes séparés. Il n'y a qu'un petit nombre de Mollusques céphalopodes dont les produits sont de quelque utilité. Les poulpes et les seiches dépendent de cette classe. *V.* ces mots. (A. R.)

CÉRASINE. Le nom de *cérasine* a été donné, par M. John de Berlin, à des substances d'apparence gommeuse qui se gonflent dans l'eau froide, mais qui ne s'y dissolvent pas facilement. La cérasine est soluble dans l'eau bouillante; mais par le refroidissement de ce liquide, elle s'en sépare à l'état de gelée.

L'eau aiguisée par les acides sulfurique, nitrique ou hydro-chlorique, à l'aide d'une douce chaleur, dissout la cérasinc. La gomme adragant offre le meilleur exemple de ce produit. (A. C.)

CERASUS AVIUM. *V.* MERISIER.

CERASUS LAURO-CERASUS. *V.* LAURIER-CERISE.

CERASUS MAHALEB. *V.* BOIS DE SAINTE-LUCIE.

CERASUS VULGARIS. *V.* CERISIER.

CÉRATS. On a donné le nom de *cérats* et *d'oléo-cérats* à des médicamens externes d'une consistance assez molle pour qu'ils puissent s'étendre et se fondre sur la peau ; ils sont composés d'huile et de cire. On ajoute à ces préparations, d'après des prescriptions particulières, des eaux, des poudres, des oxides, des sels et des extraits, afin de leur donner des propriétés que ni l'huile ni la cire ne possèdent pas.

Les règles qui suivent doivent être observées dans la préparation de ces produits.

1°. On doit employer l'huile d'olive ou d'amandes douces très récente (1).

2°. On ne doit pas faire entrer dans ces préparations des huiles siccatives : ces huiles contractent facilement de la rancidité et acquièrent de l'âcreté qu'elles communiquent au cérat.

3°. La cire employée doit être pure : la cire jaune (2) donne du cérat jaune, la cire blanche du cérat blanc.

4°. Varier la quantité d'huile selon que le cérat est préparé avec ou sans eau ; employer 12 parties d'huile et 4 parties de cire pour faire le cérat sans eau, et 16 parties d'huile et 4 de cire pour le cérat où l'eau doit être incorporée. (*Voir* les exemples donnés dans le nouveau Codex.)

5°. Opérer la solution de la cire dans l'huile à une douce chaleur.

6°. N'ajouter l'eau que par petites portions en battant la

---

(1) On peut, si l'on veut avoir un cérat de la plus grande blancheur, décolorer les huiles en les laissant en contact avec le charbon animal pendant 36 heures, agitant de temps en temps, et filtrant ensuite.

(2) Des essais faits sur la cire jaune m'ont démontré que ce produit pourrait être décoloré par le charbon animal. (*Observation inédite.*)

masse, afin d'incorporer de l'air en même temps que ce liquide. Ce mode d'agir donne lieu à un produit d'une plus grande blancheur.

7°. Dissoudre dans un liquide approprié les sels, les extraits qui doivent entrer dans le médicament, afin d'obtenir une division plus exacte et un mélange plus homogène.

8°. Ne préparer les cérats qu'à proportion des besoins, ces produits étant susceptibles de passer à la rancidité. Le cérat simple est adoucissant et émollient. (A. C.)

CÉRAT SIMPLE. Le cérat simple sans eau se prépare de la manière suivante : on prend

Huile d'amandes douces pure...	(6 onces)	192 gram.
Cire blanche très pure,........	(2 onces)	64 gram.

On fait fondre la cire dans l'huile à une douce chaleur et au bain-marie ; lorsque la fusion est parfaite et que le mélange est bien clair, on laisse refroidir, on ratisse la masse figée, en ayant soin de voir si la partie inférieure ne contient pas quelques substances étrangères, que l'on sépare ; on triture la partie ratissée dans un mortier, et on la réduit en une substance homogène exempte de grumeaux, que l'on place dans un pot, et que l'on conserve pour l'usage. (A. C.)

CÉRAT PRÉPARÉ A L'EAU, *Cérat blanc, Cérat de Gallien.* On prend

Cire blanche très pure......	(2 onces)	64 gram.
Huile d'amandes douces....	(8 onces)	250 gram.

On ratisse la partie supérieure de la cire pour en séparer quelques parties qui ont acquis de la couleur, ou qui se sont salies par le frottement ; on coupe ensuite la cire par morceaux et on la met avec de l'huile dans un vase bien propre : lorsque la solution est opérée, à l'aide d'une douce chaleur, on introduit le mélange dans un mortier de marbre bien sec et chauffé d'avance, en ayant soin de le faire passer à travers une toile serrée pour séparer les impuretés qui pourraient encore s'y trouver ; on agite ensuite circulairement le mélange en se servant d'un pilon qui doit avoir été chauffé (1). On a soin de détacher des parois du mortier et de la tête du pilon les premières portions qui s'y attachent et de les faire retomber dans la partie qui est encore liquide, afin que le tout, se refroidissant également, présente la même consistance et n'offre pas de grumeaux, ce qui arriverait si l'on ne prenait pas ces précautions. Lorsque le mélange est bien uni, on incorpore par petites portions : eau ordinaire ou de roses (6 onces), 192 grammes (on s'aperçoit qu'à chaque addition d'eau le cérat blanchit). Lorsque toute l'eau est introduite, on opère la trituration, et on la continue jusqu'à ce que l'on s'aperçoive que le cérat adhère au pilon, qu'on lève brusquement : c'est une marque certaine que le cérat est assez battu ; on le place alors dans un vase fermé, et on le conserve pour l'usage (2). (A. C.)

CÉRAT DE GOULARD, *Cérat de Saturne*, *Cérat additionné d'acétate de plomb*. Ce cérat se prépare de la manière suivante : on prend

Cérat blanc préparé comme nous l'avons dit.	(1 livre)	500 gram.	
Sous-acétate de plomb liquide..........	(1 gros)	4	(3).

On mêle avec soin, dans un mortier de marbre (ou dans une terrine) ; on conserve pour l'usage. Cette proportion donne à peu près 20 grains d'extrait de Saturne pour 4 onces de cérat ; mais cette quantité est souvent portée à plus haute dose dans diverses prescriptions. Le cérat de Saturne est dessicatif.

(A. C.)

---

(1) On chauffe le mortier et le pilon avec de l'eau bouillante, et on essuie ensuite ces instrumens. On peut aussi se servir d'une terrine au lieu de mortier.

(2) Lorsqu'on remplace la cire blanche par de la cire jaune, on obtient un *cérat jaune* très employé dans les hôpitaux. Parmentier a dit « que cette » cire contient un principe colorant, jouissant de quelques propriétés mé- » dicamenteuses. »

On peut aussi, avec le cérat jaune, faire le cérat de Saturne : l'opération est la même.

(3) Le mortier (ou la terrine) employé à cette préparation doit avoir des

CÉRAT DE QUINQUINA. Cérat simple (demi-once), 16 grammes ; extrait alcoolique de quinquina dissous dans une petite quantité d'alcool (demi-gros), 2 grammes ; faites chauffer le cérat, incorporez, triturez, et conservez pour l'usage.

Si nous voulions rapporter ici les diverses formules des cérats qui peuvent participer de principes qu'on leur ajoute, nous serions forcés d'y consacrer un espace considérable, et nous dépasserions le cadre de cet ouvrage. En effet, les formulaires étrangers donnent des recettes de cérats dans lesquels la calamine, le spermacéti, l'axonge de porc, l'émétique, la résine, entrent. Il appartient au praticien d'indiquer les nombreuses additions que l'on peut faire au cérat.

Le cérat de quinquina est regardé comme tonique. (A. C.)

CERBERA AHOUAI ET CERBERA THEVETIA, L. (Famille des Apocynées, Juss. Pentandrie Monogynie, L.) On a désigné dans les ouvrages de matière médicale ces plantes comme synonymes ; cependant, quoique très voisines et congénères, elles sont distinctes. La première est un arbre du Brésil, de la grandeur d'un poirier, dont les feuilles sont coriaces, très grandes, ovales, lancéolées et éparses vers le sommet des branches. Les fleurs terminales ont le tube de la corolle cylindrique avec les découpures du limbe beaucoup plus courtes. Le *Cerbera Thevetia*, qui croît dans les Antilles, et sur la Terre ferme de l'Amérique méridionale, est un arbrisseau élégant, à feuilles linéaires, vertes et luisantes sur la face supérieure. Le fruit de l'Ahouai est une drupe sèche, contenant un noyau osseux à deux sillons latéraux, divisé en quatre loges renfermant chacune une graine ou amande. Celle-ci est un poison dont les expériences du docteur Ricord-Madianna ont démontré la violence sur des animaux domestiques. Les naturels de l'Amérique suspendent à leurs ceintures les noyaux vides de ces

---

parois bien unies ; le pilon doit être exempt de fissures ; ces fissures pourraient contenir une certaine quantité de mélange de cire et d'huile, qui, se mêlant ensuite au produit, formerait des grumeaux et détruirait l'homogénéité.

fruits, qui, en s'entrechoquant, produisent un bruit que l'on entend de fort loin. (A. R.)

CERF. *Cervus Elaphus*, L. Mammifère de l'ordre des Ruminans, remarquable surtout par ses cornes entièrement osseuses, très ramifiées et caduques. Ce bel animal a pour patrie les contrées tempérées et boréales de l'ancien continent. Il est plus petit que le cheval; son pelage est fauve-brun en été, avec une ligne noirâtre sur l'épaule, et de chaque côté une rangée de petites taches fauve pâle; en hiver, il est d'un gris uniforme. La femelle du cerf, qu'on nomme *Biche*, n'a point de cornes; son petit est connu sous le nom de *Faon*. Le bois des cerfs (c'est ainsi qu'on désigne ordinairement leurs cornes) est employé en Médecine. *V.* CORNE DE CERF. (A. R.)

CERFEUIL. *Chœrophyllum sativum*, Lamck., *Scandix cerefolium*, L.—Rich. Bot. méd., t. II, p. 475. (Famille des Ombellifères, Juss. Pentandrie Digynie, L.) Plante annuelle que l'on cultive en abondance dans les jardins, pour des usages culinaires. De sa racine fusiforme, simple, blanche, s'élève une tige rameuse, dressée, légèrement striée, haute d'environ 2 pieds; ses feuilles radicales sont portées sur de longs pétioles, tripinnées, à folioles ovales, incisées et dentées, d'un vert clair. Les fleurs forment des ombelles blanches, souvent latérales, à quatre ou cinq rayons; elles sont entourées d'un involucre à une ou deux folioles; les involucelles situés à la base des ombelles partielles sont composés de trois à quatre petites folioles. Le fruit est très allongé, lisse, glabre, terminé par les deux styles persistans.

Le cerfeuil est très odorant, et employé pour assaisonner les alimens. Son suc entre dans la composition des sucs d'herbes magistraux. On en prépare une eau distillée qui jouit essentiellement des propriétés médicales excitantes et diurétiques que l'on a reconnues dans la plante; car c'est à l'huile volatile que celle-ci contient, et qui s'élève pendant la distillation, qu'il faut attribuer ces propriétés. On en fait un extrait que l'on donne à la dose d'un à deux gros. L'infusion ou la décoction se prépare avec cerfeuil, 2 onces; eau, une livre. (A. R.)

CÉRINE. M. Chevreul a donné le nom de *cérine* à une substance particulière qui se précipite par évaporation, de l'alcool mis en digestion sur du liége divisé. Cette substance est blanche, en petites aiguilles; elle ne se fond pas dans l'eau bouillante, mais elle s'y ramollit, et tombe au fond de ce liquide, tandis que la cire fond à 63° centigrades environ, et surnage ce liquide. Cette substance chauffée et distillée éprouve à peu près les mêmes changemens que la cire. Elle est plus soluble dans l'alcool que celle-ci. L'acide nitrique la dissout par degrés, et en convertit une partie en acide oxalique. Elle ne se dissout point dans la solution alcoolique de potasse.

On a aussi donné le nom de *cérine* à une substance extraite de la cire par l'alcool bouillant.

La cérine de John se distingue par les propriétés suivantes : elle est soluble dans les huiles fixes et volatiles; elle est précipitée de la dernière de ces espèces d'huiles sous forme de grains d'un aspect graisseux.

Elle est insoluble dans l'eau, dans l'alcool froid et dans l'éther; elle est soluble dans l'éther et l'alcool à chaud, et elle s'en sépare à mesure que ces liquides se refroidissent. Elle est fusible à une température qu'on a évaluée de 50 à 60° centigrades; son poids spécifique a été porté à 1,000 : elle a la consistance de la cire, et s'unit aux alcalis caustiques, avec lesquels elle forme des savons. Dans un nouveau travail, MM. Boissenot et Félix Boudet ont établi, dans des essais sur la cire, les propriétés de la cérine et celles de la myricine. *Voir* l'art. CIRE.

(A. C.)

CERISIER. *Prunus Cerasus,* L. *Cerasus vulgaris,* Miller. — Rich. Bot. méd. t. II, p. 520. (Famille des Rosacées, Juss. Icosandrie Monogynie, L.) C'est une opinion généralement reçue, que ce bel arbre a été apporté des environs de Cérasonte, ville de l'Asie-Mineure, par Lucullus. Cependant il y a lieu de croire, d'après de bonnes raisons développées par l'abbé Rozier, que le général romain transporta en Italie seulement une variété du cerisier commun, mais une variété remarquable par l'excellence de son fruit.

Le cerisier cultivé a ses rameaux un peu étalés, et leur ensemble forme une cime arrondie. Ses feuilles sont pétiolées, pendantes, ovales, aiguës, dentées en scie. Ses fleurs sont blanches, pédonculées, et disposées par petits faisceaux qui, vers le commencement du printemps, naissent de bourgeons écailleux. Tout le monde connaît les fruits de cet arbre, nommés cerises, qui diffèrent essentiellement des prunes par la forme de leurs noyaux ; cette différence a paru suffisante aux auteurs modernes pour constituer le genre *Cerasus,* que Linné avait réuni au *Prunus*. On sait qu'il y en a plusieurs variétés, désignées vulgairement sous les noms de *griottes, guignes* et *bigarreaux*. Ces variétés ont même été élevées au rang d'espèces par Decandolle (Flore française, seconde édition), et ont reçu les noms de *Cerasus caproniana, C. Juliana,* et *C. Duracina.* Les *griottes,* nommées ainsi dans plusieurs départemens, et *cerises* à Paris, sont plus fondantes, et leur peau se sépare plus facilement de la chair que celle des *guignes;* celles-ci, de même que les *bigarreaux,* se rapprochent peut-être davantage des *merises,* fruit d'une autre espèce de cerisier (*C. avium*), qui sont douces, noires et succulentes. C'est avec cette dernière espèce que l'on prépare le *kirsch-waser*. *V.* ce mot et MERISIER. La culture a fait naître une foule de variétés dans le cerisier commun, variétés qu'il serait difficile de faire connaître dans cet Ouvrage où nous visons à la concision, et où souvent nous devons nous borner à l'indication des ouvrages qui traitent plus en détail des divers sujets. On devra donc consulter les ouvrages d'Horticulture, et particulièrement le *Traité des arbres fruitiers* de Duhamel.

Les cerises sont des fruits d'autant plus agréables, qu'elles mûrissent dans une saison où l'air embrasé nous fait rechercher tout ce qui rafraîchit. On les fait dessécher, soit au soleil, soit au four; elles deviennent alors très sucrées. On les conserve aussi sous forme de confitures, ou on les fait macérer dans de l'eau-de-vie avec du sucre. Les queues de cerises sont employées comme diurétiques par le vulgaire. Le bois du cerisier, malgré son peu de dureté, est très recherché pour la fabrication des meubles;

il est d'un grain fin, d'une couleur rouge avec des nuances plus ou moins foncées qui se dessinent en veines sur les surfaces longitudinales. Il transsude du bois de cerisier une gomme connue dans les officines sous le nom de *Gummi nostras*, et qui a souvent été employée pour remplacer la gomme arabique et autres gommes étrangères. L'écorce du cerisier est quelquefois substituée frauduleusement au quinquina; on doit avoir attention d'éviter ce mélange nuisible, car l'écorce de cerisier, d'après les recherches de savans chimistes, n'est pas fébrifuge. M. Hielm, chimiste suédois, a trouvé dans le jus de la cerise un sel à base de chaux; il en a retiré un acide qu'il a comparé aux acides formique, tartrique et sébacique, et qu'il a cru reconnaître comme un acide particulier. Ce travail nous a paru incomplet, et digne de fixer de nouveau l'attention des chimistes. D'après Guyton de Morveau, la couleur des cerises est due à la réaction de l'acide propre à la cerise sur la matière colorante de ce fruit. (*Annales de Chimie,* t. XXX, p. 197.)
(A. R.)

CÉRITE. On a donné le nom de *cérite* à un minéral d'où l'on extrait le cérium; d'après l'analyse de Hisinger, il contient

Silice........................	18,00
Oxide de cérium................	68,59
Oxide de fer..................	2,00
Chaux........................	1,25
Eau et acide carbonique.........	9,60

Une autre variété de ce minéral, qui se trouve dans les mines de cuivre de Bastnaes, près de Riddarhytta, en Suède, a été analysée par Klaproth; elle a fourni 54,5 d'oxide de cérium, et 34,5 de silice. (A. C.)

CÉRIUM. On a donné le nom de *cérium* à un corps combustible simple métallique, découvert par MM. Berzélius et Hisinger, dans la cérite. Les expériences de ces chimistes ayant été répétées par Klaproth et par M. Vauquelin, elles ont confirmé cette découverte.

Le cérium existe naturellement: 1°. à l'état d'oxide en combinaison avec la silice et l'oxide de fer dans une mine de cuivre; 2°. avec la silice, l'oxide de fer, la chaux et l'alumine au Groenland ; 3°. avec l'acide fluorique ; 4°. avec l'acide fluorique, l'yttria, dans les environs de Fahlun; 5°. à l'état de cérite titanifère, mêlée de manganèse oxidé, de fer oxidé, de silice, de chaux, d'alumine et d'eau, dans un minéral trouvé sur la côte de Coromandel, et analysé par M. Laugier.

Le cérium s'obtient de la manière suivante : on calcine la cérite, on la réduit en poudre, et on la fait dissoudre dans l'eau régale; lorsque la dissolution est opérée, on neutralise avec de la potasse pure, et l'on ajoute du tartrate de potasse, qui fournit un précipité qui, bien lavé et calciné, donne de l'oxide de cérium. Cet oxide, traité par le charbon à l'aide d'une forte chaleur, donne, selon quelques chimistes, le métal, et selon d'autres un carbure.

Le cérium est un métal blanc-grisâtre, lamelleux, très cassant; sa pesanteur spécifique n'a pas été déterminée, à cause de la presque impossibilité qu'il y a de le réduire en culot. Ce métal est presque infusible; on est cependant parvenu à en sublimer de petites quantités. On n'a pu encore, à cause du peu de métal que l'on en a obtenu, faire des expériences multipliées pour reconnaître ses propriétés; on sait seulement que chauffé jusqu'au rouge et à l'air libre, il absorbe l'oxigène, devient blanc, et passe à l'état d'oxide.

Des essais touchant l'action du cérium sur l'économie animale ont été faits par Gmelin. D'après la traduction de M. Robinet, il résulte de diverses expériences que le muriate de cérium introduit dans l'estomac n'a qu'une action absolument insignifiante, puisque chez les chiens, qui communément vomissent avec une extrême facilité, il n'a pas même occasioné cet accident; qu'introduit à une certaine dose dans le système veineux, il ne produit point d'effet sensible; mais qu'à plus forte dose, il tue instantanément, non pas en détruisant l'irritabilité du cœur, en coagulant le sang, mais, comme il paraît probable, par une action apoplectique sur le cerveau. (A. C.)

CERNEAU. Ce mot désigne vulgairement le fruit du noyer qui n'est pas encore parvenu à sa maturité. (A. R.)

CÉRUMEN DES OREILLES. On a donné le nom de cérumen à une sécrétion amère, plus ou moins abondante, dont la couleur est jaune, et qui tapisse l'intérieur du conduit auditif externe.

Cette humeur, sécrétée par les follicules situées dans le tissu cellulaire sous-cutané, présente les caractères suivans : elle est fusible à une température peu élevée ; elle répand une odeur aromatique ; mise sur des charbons ardens, elle se décompose en donnant des fumées blanches, semblables à celles qui résultent de la décomposition de la graisse ; elle se boursouffle, donne un produit ammoniacal empyreumatique, et laisse pour résidu du charbon léger. Traité par l'alcool, le cérumen s'y dissout dans la proportion d'un cinq-huitième. La solution alcoolique, chauffée, fournit par l'évaporation une matière analogue à la résine de la bile.

Ce produit contient de l'albumine, une huile épaissie, une matière colorante, de la soude et du phosphate de chaux. (Macquart, Fourcroy et Vauquelin.)

Le cérumen qui séjourne dans le conduit auditif se durcit quelquefois ; il donne alors lieu à des espèces de concrétions que l'on a appelées *calculs de l'oreille*. Ces calculs, examinés, n'offrent rien de particulier, ils participent totalement du cérumen. (A. C.)

CÉRUSE. *V.* CARBONATE DE PLOMB.

CÉTACÉS. C'est le neuvième ordre de la classe des Mammifères, dans la méthode de M. Cuvier. Les animaux qu'il renferme sont habitans des mers, et se font remarquer en général par d'énormes dimensions. Leurs membres, surtout les postérieurs, sont presque complétement oblitérés, et par compensation, ou par suite de cette loi de la nature qui veut que les diverses parties du corps ne puissent être annihilées sans que le reste de l'organisation ne s'augmente à proportion, la queue des cétacés, ou dans quelques-uns la tête, acquiert une grandeur et une grosseur immenses. On rangeait autrefois ces animaux parmi les poissons; mais les femelles sont vivipares et ont des mamelles pectorales. Ils sont, en outre, recouverts d'une peau épaisse et nue, et ils respirent au moyen d'un appareil pulmonaire. Quelques cétacés fournissent des produits utiles, soit dans les arts, soit dans la Médecine. Ainsi les baleines, les cachalots et les dauphins donnent une quantité considérable d'huile, de blanc de baleine, d'ambre gris, et de ces fanons que l'on coupe en lanières flexibles connues dans le commerce sous le nom de *baleines*.

(A. R.)

CÉTÉRAC. *Ceterach officinarum,* Decandolle, Flore française. *Asplenium Ceterach,* L. Cette fougère, que l'on trouve sur les murs et les rochers humides de l'Europe tempérée, a des frondes pinnatifides à lobes alternes confluens vers la base, et couvertes sur toutes les faces inférieures d'écailles rougeâtres qui cachent la fructification. L'odeur de cette plante est légèrement aromatique; sa saveur est un peu astringente, analogue à celle de la racine de fougère mâle qui est plus fréquemment employée, et dont le cétérac ne peut être considéré comme succédané, puisqu'il est généralement plus rare. Néanmoins, quelques médecins ont vanté son efficacité dans les maladies des voies urinaires, telles que le catarrhe vésical et la gravelle.

(A. R.)

CÉTINE, *Blanc de baleine, Spermaceti*. Le nom de *cétine* a été proposé par M. Chevreul, pour désigner le produit connu sous le nom de blanc de baleine, et qui diffère, d'après les expériences de ce chimiste, *du gras des cadavres* et de la *matière grasse des calculs;* substances que Fourcroy avait cru pouvoir désigner généralement sous le nom d'*adipocire*. *V*. Blanc de baleine.

(A. C.)

CETRARIA ISLANDICA. Nom scientifique imposé par Acharius au lichen d'Islande. *V*. ce mot.

CÉVADILLE. *Veratrum Sabadilla,* Retz.—Rich. Bot. méd., t. I, p. 77. (Famille des Colchicacées. Polygamie Monoécie, L.) Cette plante, originaire du Mexique, fournit un fruit capsulaire à trois carpelles oblongs et déhiscens intérieurement, d'une couleur rougeâtre pâle; chacun de ces carpelles renfermant deux graines noirâtres, allongées et anguleuses. Ce sont ces capsules avec leurs graines que l'on connaît dans le commerce de la droguerie sous les noms de *cévadille, cébadille et sabadille*. Pulvérisées grossièrement, elles forment la *poudre de capucin,* que l'on vend dans les pharmacies pour faire périr les pous. Cet emploi de la poudre de cévadille n'est pas sans quelque danger, car on l'a vue produire des maux de tête, des vertiges et des convulsions; à plus forte raison, y a-t-il une grande témérité de l'administrer à l'intérieur, comme quelques praticiens ont osé le faire, pour détruire le tænia. Le fruit du *Veratrum Sabadilla* est en effet un poison éminemment narcotico-âcre, dont l'activité dépend d'un principe alcaloïde découvert par MM. Pelletier et Caventou, qui l'ont nommé *vératrine*. (*V*. ce mot.) Ces chimistes ayant soumis la cévadille à l'analyse (*Ann. de Chimie et de Physique*, t. XIV, p. 69), ils en ont retiré les substances suivantes : 1°. du gallate acide de vératrine; 2°. un acide particulier, odorant et volatil, nommé *cévadique;* 3°. une matière grasse composée d'élaïne et de stéarine; 4°. de la cire; 5°. une matière colorante jaune; 6°. de la gomme; 7°. du ligneux. (A. R.)

CHACRILLE. *V*. Cascarille.

CHAIR. Le mot chair est ordinairement employé pour désigner les muscles des animaux et les parties molles du corps. La chair des animaux nous sert le plus ordinairement d'aliment.

Les principes constituans de ce produit sont : l'albumine, la fibrine, la gélatine, l'extractif, l'osmazone, les phosphates de soude, d'ammoniaque, de chaux; le carbonate de chaux et le sulfate de potasse. (John.)

Les chimistes se sont peu exercés sur ce produit des animaux, qui dans son examen pourrait cependant offrir des observations d'un très grand intérêt. (A. C.)

CHALUMEAU. On a donné le nom de chalumeau à un instrument employé pour soumettre à l'action de la chaleur des substances dont on veut déterminer la nature.

Le chalumeau peut être en verre, en argent ou en cuivre : cet instrument, construit en verre, est trop fragile; d'ailleurs la partie qu'on expose au feu est susceptible de se fondre. Le chalumeau en cuivre réunit la solidité à l'économie; la douille par laquelle on souffle, et la partie par laquelle le vent dirige la flamme, peuvent être en platine.

Divers auteurs ont apporté des modifications dans la construction du chalumeau. Celles indiquées par M. Le Baillif ont été généralement adoptées, et le chalumeau construit d'après les indications données par ce savant est presque généralement employé. Ce chalumeau consiste en un tube légèrement conique, qui entre à frottement dans un petit réservoir cylindrique terminé par une ouverture que l'on ferme à volonté; un tube implanté dans la partie moyenne du réservoir le traverse entièrement, et s'appuie sur le côté opposé de la partie intérieure. Ce tube est entaillé du côté du bouchon et perforé intérieurement d'un canal cylindrique rétréci en pointe. (A la fin de cet Ouvrage nous donnerons, dans une des planches, la figure de cet instrument.)

Les avantages qui résultent de l'emploi du chalumeau de M. Le Baillif, sont l'absence de l'humidité qui se condense pendant l'insufflation, et que l'on enlève par l'ouverture située à la partie inférieure du petit réservoir cylindrique qui s'ouvre et se ferme à volonté.

Chalumeau à gaz oxigène comprimé.

Cet instrument consiste en une douille à bec effilé, vissée sur une forte caisse en cuivre. Une pompe aspirante et foulante est alimentée par une vessie adaptée à sa partie supérieure. En faisant mouvoir le piston du haut en bas, on introduit le gaz oxigène dans la caisse jusqu'à ce que l'on juge qu'il y soit suffisamment comprimé; on ferme alors un robinet qui intercepte la communication entre la caisse et la pompe, et l'on ouvre celui qui est entre le chalumeau et la caisse; le gaz s'écoule par le bec, et le courant est dirigé sur le corps que l'on veut soumettre à l'action du chalumeau.

Chalumeau à gaz hydrogène et oxigène comprimés.

Le chalumeau à mélange de gaz ne diffère du précédent qu'en quelques dispositions propres à prévenir l'inflammation et la détonnation du mélange gazeux dans la caisse. A cet effet, le bec du chalumeau est étiré de manière à former un bec capillaire; l'autre bout du chalumeau est vissé sur un tuyau qui, dans la caisse, plonge de quelques lignes dans une couche d'huile contenue au fond de la caisse; ce tuyau est garni intérieurement de 100 à 150 toiles métalliques assez fines pour présenter 7 à 800 trous au pouce carré. Le mélange gazeux comprimé n'arrive à l'extrémité du chalumeau qu'après avoir traversé l'huile pour se rendre dans le tube vertical, où il rencontre un grand nombre de fils de laiton croisés; enfin, il ne s'échappe qu'au travers d'un tube capillaire métallique. Pour plus de sûreté, on peut faire passer au travers d'un mur ou d'une forte planche le tuyau qui fait communiquer la caisse avec le bec du chalumeau.

Après avoir comprimé dans la caisse le mélange d'un volume d'oxigène avec deux volumes d'hydrogène, on enflamme le courant de gaz, et on le dirige sur le corps à traiter.

La substance qui doit être soumise à la flamme poussée par le chalumeau peut être placée dans une petite cuillère de platine, ou sur un charbon sur le côté duquel on a pratiqué un trou. On ajoute quelquefois des fondans: ces fondans, en prenant diverses couleurs, indiquent quel est le corps qui existe dans la substance soumise à l'examen (1). (A. C.)

CHAMOEDRYS. *V.* GERMANDRÉE.

CHAMOEPITYS. *V.* IVETTE.

CHAMARRAS. *V.* SCORDIUM.

CHAMPIGNONS. *Fungi.* Famille très considérable de plantes cryptogames, remarquables par la diversité de leurs formes et

(1) Voir le Traité du chalumeau, par Berzélius, et le Traité des réactifs de MM. Payen et Chevallier.

de leurs couleurs. Leur texture est formée en général d'un tissu cellulaire mou, assez lâche et régulier, ce qui détermine la consistance particulière de la plupart d'entre eux, consistance qui a reçu le nom de *fongueuse*, mais qui peut devenir subéreuse, ligneuse ou quelquefois gélatineuse. Les champignons les plus complets sont composés de plusieurs organes que l'on a distingués par des mots propres, et dont il importe de bien connaître la signification pour pouvoir reconnaître les genres et les espèces dans les descriptions données par les auteurs. Ils sont fixés en terre ou aux divers corps par une racine filamenteuse très différente, par son organisation, de celle des végétaux phanérogames, mais qui n'est pas destinée uniquement à les fixer comme les fibrilles des lichens ou les crampons des algues. Une sorte de bourse, nommée *volva*, enveloppe quelques champignons avant leur développement. Elle est d'abord fermée de toutes parts, puis elle se rompt au sommet pour laisser sortir le pédicule et le chapeau, qui quelquefois en entraînent une partie. Le pédicule (*stipes*) est tantôt central, tantôt placé sur le côté; quelquefois il manque entièrement, et alors le chapeau (*pileus*) est dit sessile. Ce dernier organe est plus ou moins élargi, étendu horizontalement, de forme souvent hémisphérique ou en ombelle, portant sur les surfaces, soit supérieure, soit inférieure, la membrane séminifère (*hymenium*). Celle-ci est formée par la réunion d'une infinité de petites capsules membraneuses (*thecæ*) visibles seulement au microscope, de forme cylindrique, et contenant les sporules (*sporulæ*). Dans le groupe des Tremellinées et des Lycoperdacées, ces sporules, que l'on a aussi nommées spores, sporidies, séminules, gongyles, etc., sont libres sous la membrane qui couvre les surfaces. Entre le pédicule et le bord libre du chapeau, on trouve dans quelques genres de champignons une membrane désignée sous le nom de tégument ou voile (*velum*, *cortina*), qui souvent enveloppe tout le chapeau, ou ne couvre que sa surface inférieure.

Les circonstances de la réproduction et du développement des champignons sont encore peu connues; on sait seulement que les sporules commencent par émettre un ou deux filamens qui s'étendent et s'entrecroisent avec ceux provenus des sporules voisines, et forment ainsi une base filamenteuse de laquelle s'élève le champignon lui-même. Ce que les cultivateurs ont nommé *blanc de champignon* n'est pas autre chose que cette masse de filamens entrecroisés. Les champignons croissent avec une telle rapidité, qu'elle est devenue proverbiale; et ils se développent d'autant mieux, qu'ils prennent naissance dans des endroits plus humides et plus sombres. La durée de leur vie est par compensation très éphémère; car la période moyenne de leur existence est de huit à dix jours, excepté toutefois quelques bolets ou agarics ligneux que l'on voit subsister plusieurs années de suite.

La consistance molle et succulente de certains champignons, l'odeur et la saveur agréables dont ils sont doués, les font rechercher des gourmets; et sous le rapport alimentaire, on estime beaucoup certaines espèces qui habitent les prairies et les forêts de diverses contrées d'Europe. Ainsi l'agaric et le bolet comestibles, l'oronge vraie, les mousserons, la chanterelle, la morille, les truffes, etc., sont d'excellens mets qui se mangent seuls, ou qui servent à rehausser le goût des sauces dans un grand nombre de préparations culinaires. Ces espèces ont des congénères douées de propriétés équivoques, mais qui leur ressemblent à un tel point, qu'il faut une grande habitude pour les en distinguer; quelques-unes sont même des poisons très dangereux. Nous avons décrit, et nous décrirons dans la suite tous les champignons bons à manger, ainsi que la plupart de ceux qui sont dangereux; mais il convient d'exposer ici les signes généraux qui peuvent faire soupçonner la mauvaise qualité des champignons, de ceux dont il est toujours très prudent de s'abstenir. On doit donc rejeter les champignons dont l'odeur est vireuse ou fétide, la saveur âcre, amère ou très acide, ou qui occasionent, lorsqu'on les avale, une sorte de constriction dans le gosier; ceux dont la chair est molle, fondante, changeant de couleur et prenant une teinte bleuâtre quand on les casse; ceux surtout qui laissent écouler un suc laiteux, âcre et styptique; ceux qui viennent dans des localités trop humides, et sur des matières en putréfaction, enfin les champignons dont la substance est coriace, ligneuse ou subéreuse. Mais il faut observer que ces derniers n'occasionent des accidens que parce qu'ils sont d'une digestion très difficile, et qu'ils empoisonnent pour ainsi dire d'une manière mécanique, tandis que les effets délétères des autres doivent être attribués à leur nature chimique. C'est encore une remarque digne d'attention, que certaines espèces comestibles peuvent prendre les caractères des champignons vénéneux quand ils ont été récoltés trop tard, ou qu'ils se sont développés dans des lieux trop humides; et réciproquement quelques champignons reconnus malfaisans ont pu devenir de bons champignons lorsqu'ils ont crû dans des circonstances propres à corriger leurs principes nuisibles, ou qu'on leur a fait subir des préparations, comme, par exemple, l'action du vinaigre, qui les rend beaucoup moins dangereux. Ajoutons à ces considérations la diversité des complexions, ou l'idiosyncrasie de certains individus qui leur permet de manger impunément telles substances, véritables poisons pour la multitude; et nous pourrons faire sentir à nos lecteurs combien est peu raisonnable, peu prudente, l'assertion de ceux qui ont prétendu, d'après leur expérience exceptionnelle, que tous les champignons tendres et succulens étaient innocens, quels que fussent d'ailleurs l'aspect et les qualités extérieures de ces végétaux suspects. Tous les jours, de graves accidens, produits par la seule ignorance ou la gourmandise, réfutent malheureusement d'une manière trop victorieuse l'opinion perfide de nos nouveaux Mithridates.

A l'article Poisons de ce Dictionnaire, nous parlerons des symptômes qui accompagnent l'empoisonnement par les champignons, et nous indiquerons les moyens employés pour les combattre.

Plusieurs chimistes, en tête desquels nous citerons MM. Vauquelin, Bouillon-Lagrange et Braconnot, se sont occupés de recherches sur les champignons. Dans les Annales de Chimie,

v. LXXVII, LXXVIII et LXXXVIII, M. Braconnot a surtout traité ce sujet avec beaucoup de soin; mais, malgré ces travaux, on manque absolument de résultats satisfaisans sur la question la plus importante, c'est-à-dire sur la nature des principes actifs et vénéneux des champignons. Il résulte des analyses publiées par M. Braconnot, que la plupart des champignons renferment: 1°. une substance particulière qui en fait la base et le principe nutritif, substance très abondante, nommée par ce chimiste *fungine* (*V.* ce mot); 2°. un acide particulier (*A. fungique*) combiné le plus souvent avec de la potasse; dans quelques espèces de bolets (*B. pseudo-igniarius*), c'est un autre acide, nommé *bolétique* (*V.* ACIDES FUNGIQUE et BOLÉTIQUE); 3°. deux matières animales: l'une peu connue, insoluble dans l'alcool; l'autre qui se dissout dans ce véhicule, et que l'on a reconnue pour de l'osmazome; 4°. de l'albumine, de la gélatine, du mucus, de l'adipocire, de l'huile, une espèce particulière de sucre, et quelques autres substances en moins grande proportion. Dans la *Peziza nigra*, petit champignon à chapeau plat et sessile, M. Braconnot a trouvé en outre de la gomme, de la bassorine et de l'acide fungique en partie libre.

M. Letellier, docteur en médecine, a communiqué à la Société Philomatique, dans sa séance du 4 décembre 1826, des recherches chimiques sur les *amanita*, section du genre Agaric; il prétend y avoir rencontré le principe vénéneux auquel il a donné le nom d'*amanitine;* mais ce travail laisse beaucoup à désirer.

On emploie, dans la Médecine et dans la Chirurgie, deux espèces de champignons. Le premier de ces champignons est l'agaric blanc ou bolet de mélèze, qui est violemment drastique; le second est le bolet amadouvier ou agaric de chêne, avec lequel on prépare l'amadou. *V.* AGARIC BLANC et AGARIC DE CHÊNE. (A. R.)

CHANTERELLE. *Agaricus Cantharellus,* L. *Merulius cantharellus,* Bulliard, tab. 505.—Rich. Bot. méd., t. I, p. 30. *Cantharellus cibarius,* Fries. Ce champignon, fort commun dans les bois, est entièrement d'un beau jaune d'or. Le pédicule est dilaté au sommet et se continue insensiblement avec le chapeau, qui offre la forme d'un entonnoir généralement irrégulier et lobé sur ses bords. La chair est jaune, d'un goût légèrement poivré, et se mange cuite accommodée avec du beurre ou de l'huile. Il faut prendre garde de confondre avec cette espèce, la fausse chanterelle, *Cantharellus nigripes* de Persoon, ou *Agaricus cantharelloïdes*, Bull., tab. 305, fig. 2, dont le pédicule est noir, long et grêle, et le chapeau d'un jaune sale. Des empoisonnemens ont été occasionés récemment par des champignons de cette dernière espèce. (A. R.)

CHANVRE. *Cannabis sativa*, L. — Rich. Bot. méd., t. I, p. 199. (Famille des Urticées, Juss. Dioecie Pentandrie, L.)

Le chanvre est une plante annuelle, originaire des régions orientales de l'ancien continent, maintenant cultivée en abondance dans toutes les contrées tempérées et méridionales de l'Europe. Sa tige est dressée, droite, quadrangulaire, et atteint jusqu'à 2 mètres de hauteur; elle est garnie de feuilles digitées, acuminées, dentées en scie, rudes au toucher, douées d'une odeur fortement aromatique, surtout lorsqu'on les froisse entre les mains. Les fleurs sont dioïques, c'est-à-dire unisexuées, sur des pieds différens; les mâles ont un aspect différent de celui des femelles, et sont d'une stature moins élevée; aussi le vulgaire, bien avant la découverte des sexes dans les végétaux, appelait mâles les individus femelles, *et vice versâ*, parce que, dans les idées communes, les mâles sont censés plus gros et plus forts que les femelles. Le chanvre exige un terrain gras et ameubli par de fréquens labours. On cultive les femelles principalement pour en obtenir la graine, nommée *chénevis*, de laquelle on retire une huile employée dans les arts et pour l'éclairage. Les mâles servent à la préparation des fils et cordages. Pour cela, on les fait rouir dans l'eau qui détruit tout le parenchyme et ne laisse que la substance ligneuse pure, laquelle après avoir été desséchée, est très cassante, et se sépare facilement de l'écorce filandreuse.

Le chanvre est doué d'une odeur aromatique, capable d'occasioner des vertiges, de la céphalalgie, et même l'ivresse.

On prépare avec la graine du chanvre, des émulsions rafraîchissantes qui produisent de bons effets dans les cas de blennorrhée. L'infusion de ses feuilles sert à préparer, dans l'Inde orientale, une boisson enivrante qui jette dans un état de somnolence et d'extase.

On sait que le rouissage du chanvre fait périr le poisson dans les eaux stagnantes ; mais nous pouvons assurer que ces effets délétères sont à peu près nuls dans les eaux vives. Si nous ne sommes pas dans l'erreur sur ce point, on ne peut concevoir les motifs des administrateurs des eaux et forêts de certains départemens, qui défendent, dans le prétendu intérêt des pêcheurs, le rouissage du chanvre dans les rivières, et le permettent dans les eaux stagnantes qui avoisinent celles-ci. Cependant ces lagunes d'eaux dormantes sont des espèces de réservoirs où les poissons se réfugient à la suite des inondations, et contribuent à repeupler les rivières, quand de nouvelles inondations viennent à faire rentrer les poissons dans la masse des eaux courantes. On détruit donc ainsi une grande quantité de petits poissons, souvent même la génération de l'année, c'est-à-dire celle qui provient du frai déposé dans ces lagunes lorsque les inondations ont eu lieu au commencement de l'été.

Une autre considération beaucoup plus importante (car la santé publique y est intéressée) devrait faire prohiber le rouissage du chanvre dans les mares. On sait que cette opération a lieu pendant la saison la plus chaude de l'année, saison dans laquelle les gaz et les miasmes qui naissent de la décomposition putride du parenchyme du chanvre émanent en abondance, et forment autant de foyers d'infection capables de déterminer des maladies pernicieuses, et de porter la désolation dans le voisinage. (A. R.)

CHARBON, *Carbone*, etc. On a donné le nom de *charbon* à divers produits naturels et artificiels, dans lesquels le carbone a été mis à nu par des procédés des arts, ou par des altérations qui résultent de la réaction spontanée des corps les uns sur les autres.

L'origine et la nature de ces produits divers leur a fait donner des dénominations différentes. *Voyez* les mots ANTHRACITE, CHARBON ANIMAL, CHARBON DE BOIS, CHARBON MINÉRAL, CHARBON VÉGÉTAL, DIAMANT, HOUILLE, NOIR DE FUMÉE, NOIR D'IVOIRE, NOIR D'OS, TOURBE CARBONISÉE, etc.

Parmi les produits que nous venons d'indiquer nominativement, il y a des corps formés de carbone pur, d'autres où le carbone se trouve mélangé à d'autres substances. (A. C.)

CHARBON D'ÉPONGES. On prépare le charbon d'éponges de la manière suivante : on introduit dans un creuset de terre des rognures d'éponges (1) ; lorsque le creuset est plein, on y adapte un couvercle que l'on fixe avec des fils de fer ; on lute le point de jonction du creuset et du couvercle, en ayant soin de laisser un passage pour les vapeurs.

L'appareil étant ainsi disposé, on place le creuset dans un fourneau, au milieu de charbons ardens : les éponges exposées à l'action de la chaleur se décomposent, les parties volatiles se dégagent, et le charbon reste dans le creuset. On laisse refroidir le vase ; on retire le charbon que l'on pulvérise, et l'on conserve la poudre tamisée dans une bouteille bien fermée.

Le charbon d'éponges est employé comme résolutif dans les affections scrofuleuses et contre les engorgemens glandulaires ; on le donne en poudre à la dose de 1 à 2 gros deux ou trois fois par jour. Il est probable que les bons effets que l'on a obtenus de l'emploi de ce charbon sont dus à la présence des sels, et particulièrement des combinés d'iode qui peuvent y exister ; on l'applique en sachet sur les tumeurs (2). (A. C.)

CHARBON ANIMAL, *Charbon d'os, Noir animal, Noir d'ivoire, Noir d'os.* On a donné le nom de *charbon animal* au produit composé de carbone, de carbonate et de phosphate de

---

(1) La préparation du charbon d'éponges doit être faite avec les éponges lavées ou non lavées. Nous pensons que les produits qui constituent le charbon préparé avec les éponges non lavées doivent jouir d'une plus grande efficacité que ceux préparés avec les éponges lavées, le lavage dissolvant une partie des matières solubles.

(2) M. Gaulthier de Claubry a reconnu l'iode dans les cendres des éponges.

chaux, et de quelques sulfures qui résultent de la calcination des os en vase clos. Cette carbonisation s'opère de diverses manières, et particulièrement dans des marmites ou dans des cylindres. Suivant l'un de ces procédés, celui où les cylindres sont employés, on recueille les produits liquides qui résultent de la décomposition des os. En suivant l'autre, les produits qui se volatilisent, s'échauffent, brûlent, et contribuent à la carbonisation.

Premier procédé. Appareil à cylindre.

On introduit dans un ou plusieurs cylindres réunis dans un four bâti en maçonnerie, des os débouillis (1), concassés; lorsque les cylindres sont pleins, on ferme le bout antérieur avec un tampon fixé par des clavettes; l'autre extrémité est terminée par une buse à laquelle on adapte des allonges en plomb qui vont aboutir à des vases destinés à condenser les vapeurs qui se dégagent pendant la calcination.

Lorsque l'appareil est monté, on lute les jointures avec de la terre délayée convenablement; on allume du feu sous les cylindres; on conduit le feu jusqu'à ce qu'il ne se dégage plus de parties volatiles. Cette opération en grand dure ordinairement 36 heures. On arrête l'opération, on ouvre les cylindres, on tire les os dans des étouffoirs carrés, on les ferme. Lorsque le charbon est éteint (2), on le sort de l'étouffoir, on le répand sur le sol, et on le réduit en poudre à l'aide de moulins ou de meules mises en mouvement par des animaux ou par des machines à vapeur. Le charbon pulvérisé est ensuite passé à travers un tamis plus ou moins serré.

Deuxième procédé. Appareil à marmites.

On emplit d'os débouillis plusieurs marmites de fonte, on les assemble par paires, et on les renverse les unes sur les autres de manière à former des espèces de cylindres dont

(1) On a donné le nom d'*os débouillis* aux os dont on a retiré le suif à l'aide de l'eau et de la chaleur.

(2) Le charbon animal qui ne serait pas tiré dans un étouffoir, brûlerait, et laisserait pour résidu du phosphate de chaux, etc.

chaque marmite forme un des côtés ; on lute le point de jonction des deux marmites avec de l'argile ; on place ensuite ces marmites à côté les unes des autres dans une espèce de four, et on allume le feu. Le lut, en se desséchant, donne lieu à des fissures par lesquelles se dégagent les produits de la décomposition, l'huile empyreumatique, de l'eau, du carbonate d'ammoniaque, du gaz hydrogène carboné, etc., etc. L'huile et les gaz s'échauffent, brûlent; ils aident à entretenir la calcination, qui est terminée lorsqu'il ne se dégage plus aucun produit volatil inflammable. On arrête l'opération, on laisse refroidir le fourneau, on retire les marmites, et lorsqu'elles sont froides, on enlève le charbon, qui est ensuite réduit en poudre et passé au tamis comme nous l'avons dit.

Le charbon animal doit, avant d'être employé, subir quelques préparations, telles que le lavage à l'eau. Ce moyen, qui n'est pas employé par les raffineurs, doit l'être par le pharmacien; car nous nous sommes assurés que le charbon retient quelques substances solubles qui colorent l'eau et qui nuisent à la décoloration des sirops. On pratique le lavage à l'aide de l'eau, en faisant avec le noir en poudre fine et de l'eau, une pâte, délayant cette pâte dans de l'eau bouillante et jetant le tout sur un filtre. L'eau chargée des matières colorantes passe à travers les mailles du tissu; le noir lavé reste sur le filtre ; on verse sur ce noir une nouvelle quantité d'eau bouillante, qui finit par enlever les dernières portions colorantes qui avaient échappé au premier lavage; on fait ensuite sécher ce charbon lavé, ou on l'emploie humide en tenant compte de l'eau qu'il contient. On fait aussi subir au charbon animal une autre opération, dans le but de le séparer de quelques substances (le carbonate et le phosphate de chaux) qui l'accompagnent. On prend du noir en poudre fine, on en fait une pâte avec de l'eau, on délaie ensuite cette pâte dans de l'acide hydro-chlorique étendu, en ayant soin d'ajouter un excès d'acide hydro-chlorique; on fait bouillir, on laisse déposer, on décante la partie liquide, on lave le résidu à l'eau bouillante à plusieurs reprises; on jette ensuite sur un filtre, et l'on continue de laver jusqu'à ce que l'eau qui sort soit insipide, incolore, et qu'elle ne précipite plus par l'oxalate d'ammoniaque ; on laisse dessécher au soleil ou à l'étuve, on introduit ensuite dans un creuset bien fermé, et on chauffe pendant quelques instans.

Par ce lavage, le charbon animal perd plus des trois quarts de son poids, et sa force décolorante augmente dans la même proportion. La force décolorante de ce charbon lavé a été évaluée par M. Payen à 30, celle du charbon animal non lavé étant 10, et celle du charbon végétal 1 seulement (1) ; c'est-à-dire qu'une livre de charbon animal lavé à l'acide hydrochlorique décolore autant que 3 livres de charbon animal, et qu'une livre de ce dernier décolore autant que 10 livres de charbon végétal.

Parmi les divers auteurs qui se sont occupés de l'action décolorante du charbon, on compte Lowitz, Wels, Schaub, Figuier, Derosnes, Guillon, Pluvinet ; on doit aussi à MM. Bussy et Payen deux excellens mémoires sur le noir animal et sur son action décolorante. Les principales conclusions de ces mémoires sont les suivantes : 1°. aucun des principes contenus dans le charbon, si ce n'est le carbone, ne jouit de la propriété décolorante ; 2°. le charbon agit avec d'autant plus de force qu'il est plus divisé ; 3°. l'énergie du charbon animal augmente lorsque celui-ci est dégagé des substances solubles qui l'accompagnent ordinairement ; 4°. le charbon animal entraîne avec lui les matières colorantes ; 5°. les charbons ternes seuls possèdent la propriété décolorante (2).

Les divers charbons provenant des matières animales décolorent plus ou moins. Celui provenant de la combustion des matières qui ont été employées à faire le bleu de Prusse jouit d'une action double de celle du charbon d'os. La force dé-

---

(1) On a soin d'opérer en plein air, ou sous la hotte d'une cheminée, à cause de la grande quantité d'acides hydro-sulfurique et carbonique qui se dégage et qui pourrait incommoder l'opérateur.

(2) Les auteurs de ces Mémoires ont obtenu des médailles d'or.

colorante des charbons peut être appréciée au moyen d'un instrument inventé par M. Payen, et qu'il a nommé *décolorimètre*. Cet instrument est de la plus grande utilité pour les pharmaciens et surtout pour les raffineurs, qui emploient d'énormes quantités de charbon.

Le charbon animal est employé pour décolorer les sucres. On l'a mis en usage pour empêcher les eaux stagnantes de se corrompre (Chevallier), pour clarifier et désinfecter les eaux bourbeuses. On le fait entrer dans quelques préparations médicales, en onguent contre la teigne, en poudre pour recouvrir la surface des ulcères et des plaies gangréneuses. On peut en recouvrir la viande pour empêcher ce produit de se gâter. On l'emploie aussi comme engrais.

M. Blondeau, pharmacien de Paris, a indiqué un moyen d'employer le charbon lavé avec une certaine quantité d'acide hydro-chlorique pour décolorer les sucres et les sirops. A l'article SIROP, nous indiquerons ce procédé, qui est mis en usage par le pharmacien (1). Le charbon animal lavé à l'acide hydro-chlorique a été employé avec succès sous forme de pastilles contre la fétidité de l'haleine. (A. C.)

CHARBON DE QUINQUINA. Le pharmacien est conduit, d'après l'ordonnance du praticien, à préparer quelques variétés de charbon : de ce nombre sont les charbons de *peuplier*, de *quinquina*, de *saule*, de *tilleul*, etc. Pour obtenir ces charbons, on opère de la manière suivante.

Préparation du charbon de quinquina. On place dans un creuset de terre des écorces de quinquina; on remplit l'espace

(1) Un procédé de revivification pour le charbon animal a été mis, il y a quelques temps, en usage par M. Cavaillon. Ce procédé consiste à calciner le charbon qui a déjà servi, après l'avoir placé dans des circonstances convenables pour que les substances qu'il contient puissent entrer en fermentation, ou après avoir détruit ces substances par un autre moyen. Ce mode devient coûteux, à cause des frais de dessication et de transport. Une nouvelle calcination est peu avantageuse; le charbon qui en résulte n'a pas la même faculté décolorante que le charbon neuf. Cette faculté diminue à chaque calcination; elle devient nulle après quelques opérations.

qui reste entre ces écorces avec du poussier de charbon, on finit de recouvrir la partie supérieure du creuset avec une couche de sable d'un pouce d'épaisseur; on place ensuite le creuset, sur lequel on pose un couvercle, au milieu des charbons ardens, et on chauffe jusqu'à ce qu'il ne se dégage plus de vapeurs. L'écorce de quinquina, chauffée fortement, se carbonise; les produits résultans de cette décomposition, l'eau, l'huile, l'acide acétique, l'hydrogène carboné, etc., se dégagent; le carbone mis à nu reste dans le creuset; on laisse refroidir; on renverse le creuset sur une table; on sépare le charbon, qui a conservé la forme de l'écorce; on le prive, à l'aide d'une brosse du poussier qui le recouvre, et on le soumet à l'action du pilon pour le réduire en poudre, que l'on passe au tamis.

Le charbon de quinquina et le charbon préparé avec les autres bois jouissent tous de la même propriété; cependant le pharmacien doit, dans l'exécution d'une ordonnance, se servir de la variété de charbon qui lui est demandée par le praticien, et il ne doit pas avoir égard à l'identité qui existe entre ces produits, pour les substituer les uns aux autres.

Les charbons provenant des végétaux ou de leurs parties sont employés à des usages particuliers: le charbon préparé avec les noyaux de pêches, et qui porte le nom de *noir de pêche*, est employé en peinture.

Le charbon de saule sert à préparer des crayons. Le charbon obtenu avec la bourdaine, celui fourni par le chanvre, et préparé avec les *chènevottes*, est employé dans la fabrication de la poudre à canon. (A. C.)

CHARBON DE TERRE, *Charbon minéral V*. HOUILLE.

CHARBON VÉGÉTAL, *Charbon de bois*. On a donné le nom de *charbon végétal* au produit fixe qui résulte de la calcination, à vase clos, des substances ligneuses.

Le charbon végétal est employé en grande quantité dans les arts. On le prépare en suivant deux procédés différens: dans le premier, on a pour but d'obtenir le charbon, sans avoir égard aux produits liquides qui se dégagent pendant l'opération; dans le second, on recueille les produits liquides, pour en extraire l'*acide acétique pyroligneux* (le vinaigre de bois). Le premier procédé, mis en usage dans les forêts, consiste à choisir une forte bûche, que l'on enfonce en terre, et que l'on fend en quatre à sa partie supérieure. Deux bûches sont ajustées dans les fentes; elles forment entre elles quatre angles droits, et sont dans un même plan horizontal; puis on place debout quatre bûches, qui s'inclinent vers celles du centre, y sont appuyées et contenues dans les quatre angles indiqués.

On couche par terre, sur toute la surface de l'aire, des bûches de bois blanc assez grosses et droites, en les disposant comme les rayons d'un cercle dont le centre se trouve dans la bûche plantée en terre; on remplit les vides restés entre ces bûches avec de plus petites, dont on recouvre même entièrement toute la surface du premier lit. Pour rendre solide ce plancher, on plante des chevilles autour de la circonférence, à un pied de distance environ les unes des autres. On dresse ensuite sur le plancher, et autour de la bûche principale, d'autres bûches, en les inclinant légèrement par le pied, de manière à former un cône tronqué à sa partie supérieure, dont la partie inférieure doit avoir de cinq à six mètres de diamètre. Lorsque les bûches sont placées, on plante au milieu du cône une bûche effilée par le bout; on la fixe ensuite au moyen de menu bois, on l'entoure d'autres branches qui s'appuient sur celles qui portent sur le plancher.

Ces deux étages étant successivement formés, on arrache les chevilles, on monte au moyen d'une échelle courbe sur la seconde couche; on ébranle et on élève la bûche qui forme le centre du second plan, on remplit les intervalles restés entre les bûches avec du menu bois que l'on étend sur toute la surface; on ajoute assez de ce menu bois pour former un cône peu élevé dont le sommet aboutit vers la bûche verticalement plantée.

On recouvre toute la surface du tas de bois avec de l'herbe, des feuilles, l'on trace un chemin autour en bêchant la terre; on enduit ensuite la couche d'herbe et de feuilles avec de la terre humide, quelquefois mêlée de poussier de charbon, de manière à ce que tout le *fourneau* en soit recouvert, à l'exception d'un demi-pied par le bas, pour que l'air puisse avoir accès par cette ouverture.

L'appareil étant ainsi monté, on enlève la bûche qui fait le centre du second étage, et l'on jette dans le vide qu'elle laisse des copeaux de bois sec et une pelletée de feu. Bientôt une épaisse fumée se dégage tout autour du fourneau et par la cheminée; on laisse les choses en cet état jusqu'à ce qu'on aperçoive la flamme sortir par la cheminée. On recouvre alors l'ouverture, afin de laisser sortir la fumée, tout en étouffant la flamme.

Pendant toute l'opération, on doit avoir soin, 1°. de fermer les issues qui pourraient se former dans la couverture du fourneau; 2°. d'éviter, en faisant un bâti de claies, le contact d'un vent très fort qui active la combustion du côté où le vent souffle; 3°. on doit fermer la partie inférieure du fourneau peu à peu, afin de rétrécir le passage par lequel l'air nécessaire s'introduit; on finit même par le boucher tout-à-fait; 4°. lorsque l'un des côtés du fourneau s'affaisse, il faut unir la terre ou en mettre sur l'endroit qui s'est affaissé.

Après quatre jours environ, la carbonisation et le refroidissement se sont opérés; on tire du charbon au dehors, et s'il n'était pas entièrement éteint, il faudrait alors fermer l'ouverture et attendre encore pendant quelque temps. On répand ensuite le charbon sur le sol avant de le mettre en tas. Dans cette opération, le ligneux est décomposé, le carbone est mis à nu, et les produits analogues à ceux qui sont le résultat de la décomposition des matières végétales se brûlent en partie ou se dégagent.

Par le second procédé, le charbon est préparé dans de grands appareils en fer ou en terre, qu'on peut considérer comme des espèces de cornues : le produit solide, le charbon reste dans une partie de l'appareil; les parties volatiles qui se dégagent sont conduites par des tuyaux dans des vases destinés à la condensation. (*V.* les ouvrages de Technologie qui traitent de cette partie de la Science appliquée aux Arts. *Annales de l'Industrie*, t. VIII, p. 50.)

Le charbon de bois est un solide présentant la configuration du végétal qu'on a employé pour l'obtenir. Il est d'un noir plus ou moins intense ; il est plus ou moins brillant ; sa densité est plus ou moins grande, selon la nature du bois qui l'a fourni. Il est sonore, cassant, facile à réduire en poudre. Malgré cette dernière propriété, on a reconnu que ses molécules sont très dures, et on l'emploie pour polir les métaux.

Exposé à l'action de la chaleur, il peut supporter les plus hautes températures sans se fondre ni se volatiliser (1) ; il est mauvais conducteur de la chaleur ; il conduit l'électricité.

Le charbon est employé à un grand nombre d'opérations des arts : on s'en sert pour polir les métaux, pour brasquer les creusets, pour entourer les corps chauds dont on veut conserver la chaleur (les tuyaux qui servent à conduire de la vapeur, l'extérieur de certains fourneaux). On s'en sert pour garnir le pied des paratonnerres ; il faut le prendre à l'état de braise. Il est employé pour garantir le bois de la destruction (2). Il entre dans diverses sortes d'encre, dans la peinture.

Le charbon végétal jouit de la propriété décolorante : la découverte de cette propriété est due à Lowitz. Kels l'examina ensuite ; il annonça, mais à tort, que cette propriété était moindre dans le charbon animal que dans le charbon végétal. La force décolorante du charbon végétal, examinée par M. Payen, a été portée à 1, le charbon animal étant 10 ; c'est-à-dire qu'une livre de charbon animal suffit pour décolorer une quantité d'un liquide coloré qui exigerait l'emploi de 10 livres de charbon végétal.

Le charbon est employé en Thérapeutique comme antiseptique. On le donne à l'intérieur contre la fétidité de l'haleine. Il entre dans la composition des poudres dentifrices. On l'administre avec succès à l'intérieur, contre la diarrhée. On l'ap-

---

(1) Les journaux ont annoncé depuis peu qu'un Américain était parvenu à fondre le charbon.

(2) On charbonne en partie les pièces de bois qui doivent être fixées en terre et exposées à l'action de l'humidité.

plique sur les plaies et les ulcères putrides. Mêlé à de la farine de lin, on le fait entrer dans des cataplasmes. Il a été recommandé pour la guérison des maladies cutanées et de la teigne. L'onguent employé contre ces maladies se prépare en mêlant exactement 4 gros de charbon porphyrisé, 2 onces d'axonge, aromatisant cette préparation à volonté. (A. C.)

CHARDON. *Carduus*. Le vulgaire désigne sous ce nom collectif une foule de plantes qui n'ont de rapport entre elles que par les nombreux piquans dont elles sont armées; mais les botanistes l'ont restreint à un genre de la famille des Synanthérées, qui forme le type de la tribu des Carduacées. Comme ce genre ne renferme qu'une seule espèce qui offre quelque utilité en Médecine, nous ne limiterons pas à cette seule plante le nom de chardon, et nous donnerons une courte description des autres plantes auxquelles on a, improprement il est vrai, mais généralement appliqué la même dénomination, suivie d'un adjectif qui en fixe la distinction.

CHARDON A CENT TÊTES. *V*. PANICAUT.

CHARDON BÉNIT. *Centaurea benedicta*, L.—Rich. Bot. méd., t. I, p. 366. (Famille des Synanthérées, tribu des Carduacées. Syngénésie Frustacée, L.) Cette plante croît dans les champs des contrées méridionales de l'Europe. Elle est annuelle et herbacée; sa tige est rameuse, garnie de feuilles semi-amplexicaules, allongées, offrant de grandes dentelures irrégulières, terminées par une petite épine. Toute la plante est couverte de poils laineux. Les fleurs forment des capitules jaunes, solitaires et terminaux. L'amertume du chardon bénit indique des propriétés fébrifuges, fort préconisées autrefois, et analogues à celles de la chausse-trape, plante qui appartient au même groupe de végétaux.

CHARDON ÉTOILÉ. *V*. CHAUSSE-TRAPE.

CHARDON A FOULON ou CARDÈRE A FOULON. *Dipsacus fullonum*, L. — Rich. Bot. méd., t. I, p. 405. (Famille des Dipsacées, Juss. Tétrandrie Monogynie, L.) Cette plante croît naturellement dans les lieux incultes. On la cultive dans plusieurs pays de manufactures à cause de ses capitules hérissés, qui sont employés par les bonnetiers et les fabricans d'étoffes de laine, pour peigner les tissus et en séparer les poils. Elle a une racine blanche, bisannuelle, qui donne naissance à une tige droite, raide, haute de 3 à 4 pieds, épineuse, creuse intérieurement, un peu rameuse vers la partie supérieure, garnie de feuilles opposées et connées, ovales, lancéolées, aiguës, un peu sinueuses et irrégulières sur les bords. Les fleurs forment à l'extrémité des rameaux un capitule très dense et ovoïde. Cette plante, usitée autrefois comme tonique et apéritive, est tombée dans l'oubli.

CHARDON HÉMORROIDAL. *Serratula arvensis,* L. *Cirsium arvense,* DC. Flore française. Plante de la famille des Synanthérées, tribu des Carduacées, excessivement abondante dans les champs et les vignes qu'elle infeste et dont il est difficile de les débarrasser. Elle passait autrefois pour apéritive, et son nom d'hémorrhoïdal est dérivé de la propriété imaginaire qu'on lui supposait de guérir les hémorrhoïdes; mais on ne s'en sert plus aujourd'hui.

CHARDON-MARIE. *Carduus marianus,* L.—Rich. Bot. méd., t. I, p. 363. (Famille des Synanthérées. Syngénésie égale, L.) Vulgairement CHARDON ARGENTÉ et ARTICHAUT SAUVAGE. Cette plante croît dans les lieux incultes. Sa tige, haute de 3 à 4 pieds, est rameuse supérieurement, garnie de feuilles très grandes, sinueuses, glabres, luisantes, et marquées de taches blanches. Ses capitules sont fort gros, placés au sommet des ramifications de la tige; l'involucre est composé de folioles glabres, garnies sur leurs bords de dents épineuses. Dans certains pays, on mange les feuilles radicales de ce chardon, après en avoir retranché les bords épineux; elles ont le goût des cardons. La saveur amère de sa racine et de ses feuilles indique des propriétés toniques; elles ont en conséquence été employées comme fébrifuges; mais on ne s'est pas borné à ce seul usage, et le chardon-marie a été préconisé dans plusieurs maladies contre lesquelles il n'était qu'un remède illusoire.

CHARDON ROLAND ou ROULANT. *V.* PANICAUT. (A. R.)

CHARRÉE. On a donné le nom de *charrée* aux cendres qui,

par le lessivage, ont été privées des sels solubles qu'elles contenaient. (A. C.)

CHATAIGNIER. *Fagus Castanea*, L. *Castanea vulgaris*, Lamck. — Rich. Bot. méd., t. I, p. 131. (Famille des Amentacées, Juss. Cupulifères, Rich. Monoecie Polyandrie, L.) Grand arbre qui forme des forêts entières dans plusieurs contrées de l'Europe et de l'Amérique septentrionale. Le tronc acquiert, par la longévité extraordinaire de cet arbre, des dimensions énormes, et l'on cite comme un des colosses les plus extraordinaires parmi les végétaux, le châtaignier du mont Etna, qui renferme dans son intérieur une maisonnette avec un four; mais il est probable que cet arbre est formé par la soudure naturelle ou greffe de plusieurs individus. Le châtaignier a des branches longues et très étalées, garnies de feuilles lancéolées, glabres et dentées en scie. Les chatons mâles sont longs, dressés, composés d'une foule de très petites fleurs à étamines nombreuses, et exhalent une forte odeur spermatique. Les fleurs femelles naissent dans la partie inférieure de ces chatons. Le fruit, ou la châtaigne, est enveloppé, au nombre de deux ou trois ensemble, dans une cupule épineuse, charnue, coriace, ayant l'apparence d'un péricarpe, mais qui n'est autre chose que le calice dont l'extension est devenue si considérable après la fécondation, qu'il a fini par recouvrir entièrement les ovaires. La châtaigne, dont le tégument extérieur est brun, rougeâtre, luisant, et l'enveloppe intérieure rouge, mince, fragile, a d'énormes cotylédons entièrement composés d'une fécule sucrée.

La culture a fait développer un assez grand nombre de variétés de châtaignes qui se distinguent entre elles par leur saveur et leur grosseur; les plus grosses de celles-ci portent vulgairement le nom de *marrons*. Comme les variétés sont désignées par des noms patois qui varient selon les pays, nous ne devons pas les énumérer ici, et nous renvoyons, à cet effet, aux ouvrages d'Économie rurale et d'Agriculture, tels que la nouvelle édition des Arbres et Arbustes de Duhamel, v. III, p. 65, le Traité de la châtaigne de Parmentier, le Mémoire de Desmarets dans le

Journal de Physique pour 1771 et 1772, etc. On trouvera également dans ces traités les renseignemens nécessaires sur la culture des châtaigniers, laquelle exige dans le principe quelques soins.

La châtaigne est un aliment sain, puisqu'il n'est composé chimiquement que de beaucoup d'amidon et d'une certaine quantité de matière sucrée ; mais il est privé ou il ne possède que bien peu de gluten, ce qui fait que le pain de châtaignes est d'une digestion difficile, parce qu'il ne peut lever qu'avec peine sans l'introduction de cette substance azotée qui, étant si abondante dans le pain de froment, lui assure la supériorité sur les autres alimens.

Le sucre existe dans la châtaigne en assez grande quantité, pour que plusieurs chimistes aient proposé de l'extraire avec avantage. Parmi les procédés qui ont été publiés, on remarque celui de Guerazzi de Florence, qu'on peut regarder comme dérivant du travail de Parmentier, publié en 1780, et ayant pour titre *Traité de la châtaigne*. Le sucre de châtaigne peut être employé à faire de l'eau-de-vie.

Dans quelques départemens méridionaux, et surtout près d'Alais, département du Gard, on conserve les châtaignes par la dessication que l'on opère en les mettant au four, ou en les étendant sur des claies, et entretenant dessous un feu convenablement dirigé. Quand la dessication des châtaignes est achevée, on les enferme dans des sacs mouillés, et l'on frappe dessus avec des bâtons pour briser et détacher les tégumens, que l'on sépare ensuite en les vannant.

La variété de châtaignes que l'on nomme à Paris *marrons de Lyon* est la plus estimée de toutes. Ces marrons sont plus gros, plus riches en principes sucrés, et ils ont une saveur et un arôme particuliers qui se développent par la cuisson. Les confiseurs les font glacer au sucre après les avoir fait bouillir dans l'eau, et enlevé les tégumens. L'enveloppe intérieure, rouge et mince, adhère fortement à l'amande, de sorte qu'en voulant la détacher, on brise un grand nombre de marrons, qui dès lors ne sont plus convenables pour être glacés. M. Vernaut, habile confiseur de Paris, avait trouvé un moyen très simple d'obvier à cet inconvénient, moyen qui consiste à faire bouillir dans une eau alcaline les marrons, après les avoir privés mécaniquement du test coriace extérieur. L'action de l'alcali s'exerce uniquement sur la membrane rouge, la convertit en une matière noire susceptible d'être enlevée avec la plus grande facilité. Néanmoins, les marrons ne peuvent être soumis à ce procédé qu'autant qu'ils sont cueillis avant leur complète maturité; plus tard, l'enveloppe intérieure résiste à l'action des agens chimiques.

Le bois du châtaignier est remarquable par sa densité et son défaut d'odeur, qui le rendent très propre à la fabrication des tonneaux; il laisse moins évaporer les principes alcooliques et aromatiques que le chêne et tout autre bois, et il ne leur communique aucun goût quelconque. L'écorce de châtaignier peut être employée pour tanner les cuirs. (A. R.)

CHAUDIÈRE. Les chaudières sont des instrumens qu'on emploie dans les officines, laboratoires, fabriques, etc. Elles sont construites avec des matériaux de différente nature, et elles varient par leur forme, selon les emplois auxquels on les destine.

Les chaudières de fonte sont employées pour préparer ou pour évaporer des dissolutions alcalines. Elles sont sujettes à se casser lorsqu'elles éprouvent brusquement le passage rapide d'une haute température au froid. Lorsqu'on fait évaporer une solution saline dans ces vases, on doit avoir soin de ne pas laisser séjourner les sels à la partie inférieure de cet instrument: la couche saline, en se fondant, pourrait recouvrir le fond, et intercepter le contact du liquide; l'évaporation deviendrait alors plus lente; et si la couche saline venait à se fendiller, le liquide froid pénétrerait à travers les fissures, et pourrait donner lieu à la fracture de ce vase. On doit avoir soin, lorsque ces vases sont recouverts de couches salines, d'employer pour enlever ces dépôts des précautions assez grandes, afin que les coups qu'on donne à ces vases dans la vue d'enlever ces substances ne donnent pas lieu à la destruction de la chaudière. Avant d'employer une chaudière de fonte, il faut examiner si elle n'a pas de soufflures dans quelques-unes de ses parties. On donne le nom de soufflures à des défauts causés par des cavités intérieures, dues à de l'air qui n'a pu s'échapper lors de la fusion. Le moyen de reconnaître si une chaudière contient des soufflures est le suivant : avec un martelet pointu on frappe doucement sur toutes le parties de la chaudière ; si ce vase contient une soufflure, le son, au lieu d'être clair, est voilé lorsqu'on frappe sur la soufflure ; si l'on frappe alors plus fort, on peut faire un trou. Ces recherches sont surtout utiles pour les grandes chaudières en fonte.

Les chaudières en cuivre sont moins employées, à cause de la facilité avec laquelle elles s'oxident ou sont attaquées par les acides. Leur fond doit toujours être plus épais que les parois. Elles offrent la facilité de transmettre plus vivement la chaleur aux liquides, et par conséquent l'évaporation est plus prompte. On doit éviter, dans l'emploi de ces instrumens, de les mettre en contact avec des substances susceptibles de les attaquer, et de laisser séjourner les liquides dans ces vases. Comme pour les chaudières de fonte, on doit éviter que le fond ne se recouvre de sels qui puissent former une couche interceptant l'accès du calorique à transmettre aux liquides.

Les chaudières en plomb sont utiles pour la concentration de l'acide sulfurique faible, et pour traiter beaucoup de substances portant un excès de cet acide (la préparation des acides tartrique et citrique). On doit apporter le plus grand soin dans la manière de les chauffer, et éviter que le fond se couvre de dépôt. L'extrême fusibilité du plomb indique assez la cause de ces précautions.

Les chaudières destinées à l'évaporation des liquides doivent, quelle que soit leur forme, être peu profondes, et présenter une grande surface à l'air : l'évaporation est plus rapide, et il y a économie de combustible. (A. C.)

CHAUME. *Culmus.* On désigne sous ce nom la tige fistuleuse et entrecoupée de nœuds des Graminées. Quelques chaumes n'offrent point de lacunes à l'intérieur, et renferment une quantité notable de matière sucrée : tels sont les chaumes du maïs et du sorgho. On sait que le sucre de canne provient du suc exprimé des tiges du *Saccharum officinale*. Les nodosités des chaumes renferment beaucoup de silice. V. GRAMINÉES et SUCRE. (A. R.)

CHAUSSE-TRAPE ou CHARDON ÉTOILÉ. *Centaurea Calcitrapa*, L.—Rich. Bot. méd., t. I, p. 365. (Famille des Synanthérées, tribu des Carduacées. Syngénésie frustranée, L.) Cette plante est excessivement commune sur les bords des chemins et dans les lieux stériles. Elle a une tige dressée, très rameuse, garnie de feuilles sessiles, lancéolées, aiguës, dentées, incisées ou pinnatifides, les inférieures presque lyrées. Les capitules sont composés de fleurs roses, celles des bords stériles et plus grandes que celles du centre. L'involucre est ovoïde, allongé, formé d'écailles imbriquées, terminées par de longues épines très aiguës et divariquées en étoile.

La saveur de la chausse-trape est très amère. Les feuilles surtout sont douées de cette qualité, qui annonce des propriétés fébrifuges que les médecins ont eu souvent occasion de constater, principalement dans les fièvres intermittentes. La racine, qui ne participe que faiblement aux qualités des autres organes de la plante, a néanmoins joui d'une grande réputation au commencement du siècle dernier : on l'employait contre les maladies des voies urinaires, la néphrite calculeuse, etc. Elle formait la base du remède de Baville, dont la composition est restée fort long-temps secrète.

On administrait la chausse-trape en décoction à la dose d'une once par 2 livres d'eau. On en préparait aussi un extrait que l'on donnait à la dose d'une once à une once et demie.

L'analyse de la chausse-trape a été faite par Figuier, professeur de Chimie à l'école de Médecine de Montpellier. Il a reconnu les principes suivans : 1°. du ligneux ; 2°. une substance gommeuse ; 3°. une matière résiniforme ; 4°. un principe animalisé ; 5°. de l'acétate, du muriate et du sulfate de potasse ; 6°. du muriate et du sulfate de chaux ; 7°. une matière verte ; 8°. de la silice ; 9°. un peu d'acide acétique.

M. Petit, pharmacien de Corbeil, a fait un essai d'analyse

sur les fleurs du chardon étoilé; il est à désirer que ce travail qui a été publié dans le tome VIII du *Journal de Pharmacie*, reçoive un complément que l'auteur a promis. (A. R.)

CHAUX, *Oxide de Calcium*. On a donné le nom de *chaux* au produit fixe qu'on obtient pour résidu de la calcination en grand du carbonate de chaux amorphe, connu sous le nom de pierre à bâtir, *pierre à chaux*.

La chaux existe dans la nature; mais elle est toujours en combinaison avec les acides, formant des sels, particulièrement le carbonate et le sulfate.

Ce produit s'obtient de la manière suivante (procédé des arts). Dans un fourneau en maçonnerie, ou en briques, ayant la forme d'un cône renversé, dont la partie inférieure forme un cendrier au-dessus duquel est placée une grille à barreaux mobiles faciles à retirer, on met sur la grille même une couche de menu bois ou de fagots; sur cette couche on répand de la houille; on recouvre cette dernière couche avec de la pierre à chaux qu'on a eu soin de concasser en morceaux; on place sur cette couche de pierre une autre couche de houille, et successivement on stratifie ces couches les unes sur les autres, jusqu'à ce qu'il y en ait un nombre de douze et plus. On allume le bois par la partie inférieure : le combustible brûle; le feu se communique de proche en proche; la température s'élève; le sel de chaux se décompose; l'acide carbonique se dégage avec les produits de la combustion; la chaux privée d'acide carbonique reste dans le fourneau.

Lorsque la calcination est terminée, on retire les barreaux formant la grille du fourneau; la chaux calcinée tombe dans le cendrier. On sépare les morceaux qui sont convenablement *cuits* de ceux qui ne le sont pas, et l'on fait entrer ceux-ci dans les nouvelles couches qui font partie d'une seconde opération, que l'on met en train de suite, pour éviter le refroidissement du fourneau, qui nécessiterait une plus grande dépense de combustible.

On pratique encore la calcination de la chaux en faisant du feu à la partie inférieure du fourneau, en faisant passer la flamme produite par le combustible à travers la pierre à chaux; mais ce procédé est moins avantageux que le précédent.

On peut obtenir un produit analogue à la chaux (1) en calcinant les coquilles d'huîtres à une haute chaleur. L'oxide de calcium, provenant de ces coquilles, est usité dans quelques préparations pharmaceutiques.

La chaux convenablement préparée jouit des propriétés suivantes. Elle est blanche, d'une dureté assez considérable; sa surface est poreuse, et non recouverte d'un vernis terreux. Exposée à l'action de l'air, elle absorbe l'eau et l'acide carbonique, se fendille, se réduit en fragmens, puis en poudre. Immergée dans l'eau, elle absorbe de ce liquide, acquiert du volume, se dilate, se divise en morceaux, et se réduit en poussière, en donnant lieu à un dégagement considérable de chaleur qui fait passer à l'état de vapeur une partie de l'eau absorbée. Sa saveur est âcre et urineuse. Elle est peu soluble dans l'eau, mais cependant en assez grande quantité pour communiquer à ce liquide la propriété de verdir le sirop de violettes, de bleuir le papier de tournesol rougi par les acides. Mise en contact avec les acides, elle s'y combine, et donne naissance à des sels.

La chaux est composée de calcium 100, et d'oxigène 39. Dans les arts, elle est employée à la confection des mortiers, dans la peinture et le tannage.

En Pharmacie, elle sert à préparer l'eau de chaux, à décomposer le sel ammoniac, à préparer la soude et la potasse caustique, etc.

La chaux dissoute dans l'eau (*V.* Eau de chaux pour sa préparation) est astringente; elle absorbe les acides; elle tue les vers intestinaux. On l'a mise en usage pour combattre quelques maladies cutanées, la diarrhée, le scorbut. On peut l'employer en injections contre la gonorrhée. Introduite dans la vessie, après avoir été étendue d'eau, elle a la propriété de diviser les calculs urinaires formés d'acide urique et d'urate d'am-

(1) Ces coquilles contiennent, outre la chaux réduite, du phosphate de chaux.

moniaque. (Laugier.) On l'applique à l'extérieur sur les plaies gangréneuses et sur les ulcères de mauvais caractères. La dose à laquelle on l'administre à l'intérieur est celle de une à 4 onces, mélangée avec du lait légèrement chauffé. Quelques auteurs ont avancé que l'usage habituel de ce médicament affaiblissait les organes de la digestion : des faits qui nous sont bien connus nous feraient penser le contraire. (A. C.)

CHAUX CARBONATÉE. *V.* Carbonate de chaux.

CHAUX FLUATÉE. *V.* Fluate de chaux.

CHAUX PHOSPHATÉE *V.* Phosphate de chaux.

CHAUX SULFATÉE *V.* Sulfate de chaux.

CHAYAVER. On a donné ce nom à la racine de l'*Oldenlandia umbellata*, plante qui croît naturellement et que l'on cultive aussi sur la côte de Coromandel. Cette racine est employée dans la teinture sur calicot. On assure que la matière colorante qu'elle contient est plus belle que celle contenue dans la garance, et qu'elle communique aux cotons de Madras leur couleur rouge si belle et si estimée. (A. C.)

CHÉBULES. Nom d'une espèce de Myrobolans. *V.* ce mot. (A. R.)

CHÉLIDOINE (GRANDE) ou ÉCLAIRE. *Chelidonium majus*, L. — Rich. Bot. méd., t. II, p. 653. (Famille des Papavéracées, Jussieu. Polyandrie Monogynie, L.) Cette plante est excessivement commune dans les décombres, sur les vieux murs et dans les lieux stériles. Elle a une tige rameuse, herbacée, cassante, garnie de feuilles alternes, pétiolées, pinnatifides, à lobes arrondis, incisés et dentés. Ses fleurs sont jaunes, et forment, en se réunissant au nombre de quatre à huit, de petits bouquets au sommet des ramifications de la tige. Toutes les parties de la chélidoine contiennent un suc propre, laiteux, d'un jaune safrané, et dont l'âcreté est extrême. On emploie ce suc pour détruire les verrues qui se développent sur les parties du corps, et particulièrement sur celles des mains. On en faisait autrefois usage comme médicament interne dans l'ictère, les hydropisies et les fièvres intermittentes. Mais ce remède, qui purge avec violence, est maintenant abandonné, et, d'après les expériences du professeur Orfila, il doit être rangé au nombre des poisons nartico-âcres (1).

L'analyse de la chélidoine a été faite par MM. Chevallier et Lassaigne, qui ont reconnu dans cette substance les produits suivans : 1°. une matière résineuse amère, d'une couleur jaune très foncée; 2°. une matière gommo-résineuse, d'une couleur jaune-orangé, d'une saveur amère, nauséabonde ; 3°. du citrate de chaux ; 4°. du phosphate de la même base ; 5°. de l'acide malique libre ; 6°. du nitrate et de l'hydro-chlorate de potasse; 7°. une matière mucilagineuse; 8°. de l'albumine ; 9°. de la silice. Des essais postérieurs à cette publication avaient fait connaître à M. Chevallier la présence d'une matière cristallisable dans la chélidoine; mais M. Godefroy, pharmacien de Paris, signala le premier la présence de cette substance dans une des séances de la Société de Pharmacie. Son mémoire fut imprimé dans le *Journal de Pharmacie*, t. X, p. 637. M. Godefroy obtient la matière cristalline de cette plante en traitant la chélidoine par l'eau, précipitant par l'ammoniaque la solution, recueillant le précipité, le lavant bien et le traitant par l'alcool bouillant, filtrant et faisant évaporer la matière cristallise. M. Godefroy doit continuer ce travail. (A. R.)

CHÉLIDOINE (PETITE). Nom vulgaire de la ficaire. *V.* ce mot.

CHÊNE. *Quercus.* Ce genre de la famille des Amentacées de Jussieu, ou Cupulifères de Richard, et de la Monoecie Polyandrie, L., renferme quelques espèces dont les usages sont très multipliés, soit dans les arts, soit en Médecine. Ainsi, le chêne commun d'Europe, plusieurs chênes de l'Amérique septentrionale, fournissent d'excellent bois de construction; le liége est une espèce de chêne dont nous parlerons au mot LIÉGE; le chêne des teinturiers (*Quercus infectoria*) est l'arbre sur lequel on

(1) Le suc de chélidoine n'est point un poison pour certains animaux, mais il agit sur eux comme diurétique. (Observation de MM. Lassaigne et Chevallier.)

recueille les meilleures noix de galle ; le chêne coccifère nourrit l'insecte connu sous le nom de kermès végétal. Le quercitron (*Quercus tinctoria*) est usité dans la teinture, etc. *V.* ces mots. (A. R.)

CHÊNE COCCIFÈRE. *Quercus coccifera,* L. Petit arbre indigène des parties méridionales de l'Europe, et sur lequel se développe la galle, insecte nommé *kermès végétal. V.* ce mot. (A. R.)

CHÊNE COMMUN. *Quercus Robur,* L. — Rich. Bot. méd., t. I, p. 128. Vulgairement chêne rouvre, chêne mâle. Le *Quercus pedunculata,* que plusieurs botanistes considèrent comme espèce distincte, est, selon nous, une simple variété du chêne commun. Cet arbre, par la beauté de son port, la grosseur de son tronc, la solidité et la dureté de son bois, est le plus important de nos forêts. Ses feuilles sont alternes, portées sur de courts pétioles, obovales, sinueuses sur les bords. Les fleurs mâles forment de longs chatons grêles, pendant au-dessous des fleurs femelles qui sont sessiles (pédonculées dans le *Q. pedunculata*) et auxquelles succèdent des glands ovoïdes allongés, emboîtés dans une cupule écailleuse qui en revêt le tiers inférieur.

De toutes les parties de cet arbre, c'est l'écorce qui jouit au plus haut degré de propriétés astringentes, dues au tannin qu'elle renferme en abondance. Réduite en poudre grossière, ou simplement concassée, elle forme le *tan* qui sert à la préparation des cuirs. On choisit, pour cela, les écorces des individus âgés de 20 à 30 ans, et on les enlève au printemps, c'est-à-dire au moment de la sève.

La poudre d'écorce de chêne est employée en Médecine comme tonique, dans les diarrhées chroniques, les hémorrhagies passives; et mélangée avec des substances végétales amères, telles que la gentiane, la camomille romaine, elle a été mise en usage, surtout dans la Pharmacie militaire, pour remplacer le quinquina. On a donné le nom de *quinquina français* à ce mélange, dont la dose doit être proportionnée à l'âge du malade et à la gravité de la maladie; elle est ordinairement de 4 à 6 gros, plusieurs fois répétés, pour arrêter les accès d'une fièvre intermittente simple.

Les chirurgiens ont obtenu beaucoup de succès de l'emploi de la poudre d'écorce de chêne dans le pansement des ulcères toniques, lorsque les chairs sont blafardes et boursouflées, et la suppuration séreuse et fétide. On fait également usage pour laver les ulcères, de la décoction d'écorce de chêne à la dose de 2 à 4 gros pour une pinte d'eau.

Les expériences faites par M. Chevallier, sur la poudre d'écorce de chêne, pour y chercher des principes analogues à la quinine et à la cinchonine, ont donné des résultats assez curieux encore inédits.

L'amande blanche et charnue des glands de chêne a une saveur âpre et désagréable qui disparaît en partie lorsqu'on les soumet à l'ébullition dans une lessive alcaline. On pourrait alors en faire du pain, et ce serait une ressource dans les temps de disette. S'il faut s'en rapporter aux anciennes traditions historiques, les glands de chêne auraient été la nourriture principale de nos barbares aïeux; mais dès que les bienfaits de la civilisation eurent procuré aux hommes des comestibles plus abondans et d'une meilleure qualité, les glands de chêne furent l'unique partage des cochons, qu'ils engraissent considérablement.

Cependant quelques chênes des contrées méridionales de l'Europe ont des glands doux et bons à manger; tels sont les *Quercus Ilex,* L., vulgairement nommé yeuse ou chêne vert, et *Q. Ballotta,* Desfont. Il en est de même du chêne blanc, du chêne de montagne, et de quelques autres espèces qui croissent dans l'Amérique septentrionale.

La torréfaction des glands de chêne augmente l'intensité de leurs propriétés amères et astringentes. On administrait la poudre de ces glands torréfiés, à la dose d'un demi-gros à un gros, dans la diarrhée, le diabètes, etc. Cette préparation n'est plus usitée. (A. R.)

CHÊNE JAUNE. Synonyme de Quercitron. *V.* ce mot.

CHÊNE LIÉGE. *V.* Liége.

CHÊNE ROUVRE. *V.* Chêne commun.

CHÊNE DES TEINTURIERS. *Quercus infectoria,* Olivier, Voyage en Orient, tab. 14 et 15. Arbrisseau tortueux indigène des contrées orientales du bassin de la Méditerranée, et sur lequel on récolte les meilleures noix de galle répandues dans le commerce. *V.* Noix de galle. (A. R.)

CHÉNOPODÉES. *Chenopodeæ,* DC. Flore française.—Rich. Bot. méd., t. I, p. 169. M. de Jussieu a donné le nom d'*Atriplices* à cette famille de plantes dicotylédones apétales hypogynes. Elle se compose de plantes herbacées ou d'arbustes à feuilles alternes, rarement dépourvues de stipules, et à fleurs très peu apparentes. Parmi les espèces médicinales ou économiques qu'elle renferme, nous citerons les arroches, les anserines, la betterave, l'épinard, la camphrée, et les diverses espèces de soude. *V.* ces mots. (A. R.)

CHÈNEVIS (GRAINES DE). *V.* Chanvre.

CHÈVRE. *Capra.* C'est la femelle d'un animal ruminant depuis long-temps réduit en domesticité, et dont il a déjà été question à l'article Bouc. Nous avons exprimé ce que l'on devait croire des propriétés attribués au suif et aux excrémens de ces animaux. La chair de la chèvre et du chevreau est moins désagréable que celle du bouc, et on la mange sans répugnance. Le lait de chèvre est très nourrissant, et convenable aux personnes atteintes de maladies des organes respiratoires *V.* Lait. (A. R.)

CHÈVREFEUILLE. *Lonicera Caprifolium*, L.—Rich. Bot. méd., I, p. 445. (Famille des Caprifoliacées. Pentandrie Monogynie, L.) Ce sous-arbrisseau a une tige sarmenteuse, s'élevant quelquefois à une grande hauteur sur les arbres contre lesquels elle s'appuie, et dont elle enlace les branches. Ses rameaux allongés, cylindriques, rougeâtres, sont garnis de feuilles opposées, sessiles, obovales, arrondies, obtuses, glabres, glauques en dessous; celles qui sont près des fleurs, soudées base à base en une seule. Les fleurs ont la corolle tubuleuse, monopétale, très irrégulière; le limbe est divisé en deux lèvres, dont la supérieure est grande, large, plane, à quatre lobes obtus; l'inférieure allongée et roulée en-dessous. Ces fleurs sont douées d'une odeur fort agréable ; elles sont aussi légèrement amères et mucilagineuses. Leur infusion a été souvent prescrite dans les irritations du poumon, et l'on en prépare un sirop. Les feuilles sont un peu astringentes ; leur décoction est le véhicule de quelques gargarismes détersifs. Mais le chèvrefeuille est plutôt cultivé pour l'ornement des bosquets que pour ses propriétés médicinales, aujourd'hui presque complètement négligées. Il croît naturellement dans les départemens méridionaux. Une espèce très voisine, qui croît abondamment dans nos bois, jouit absolument des mêmes propriétés ; c'est le *Lonicera Periclymenum*, L. (A. R.)

CHIBOU (RÉSINE). *V.* Cachibou et Résine de Gomart.

CHICHM. Les Arabes nomment ainsi la graine du *Cassia Absus*, L. Prosper Alpin, qui le premier a mentionné cette plante, l'a nommée *Absus*, d'après sa prononciation vicieuse du mot arabe. Le professeur Delile, auteur de la Flore d'Égypte, nous a assuré qu'il n'y a pas une si grande différence entre les sons produits par les mots *chichm* et *absus* dans la bouche d'un Arabe ou d'un Européen méridional, comme était P. Alpin, que ces deux mots le paraissent à la lecture. Quoi qu'il en soit, le chichm est un médicament très employé en Égypte contre les ophthalmies. On réduit cette graine en poudre, et on en met une petite quantité entre le globe et les membranes conjonctives de l'œil, qui détermine d'abord dans ces parties une vive douleur à laquelle succède, comme par enchantement, une amélioration très sensible. Les médecins de l'expédition d'Égypte ont eu occasion de constater ce remède populaire dans toute la partie orientale de l'Afrique. Le *Cassia Absus* croît non-seulement dans ces contrées, mais encore dans les parties occidentales. Il nous a été envoyé du Sénégal par M. Leprieur, pharmacien de la marine. (A. R.)

CHICORACÉES ou LACTUCÉES. *Cichoraceæ*. Cette tribu de la grande famille des Synanthérées a été regardée comme un ordre distinct par M. de Jussieu. Elle se distingue essentiellement par ses capitules entièrement composés de demi-fleurons, c'est-à-dire de petites fleurs hermaphrodites, dont la corolle n'offre qu'un seul pétale en languette, terminé ordinairement par plusieurs dents. Elle correspond à la classe des *Sémiflosculeuses* de Tournefort. Les Chicoracées sont des plantes le plus souvent remplies d'un suc laiteux et très amer. Ce principe amer est tellement intense dans quelques espèces, comme la laitue vireuse, qu'il leur communique des propriétés narcotiques; mais il disparaît en partie par la culture, et la quantité considérable de mucilage, d'eau et de principe sucré, que ces plantes cultivées contiennent alors, neutralise les effets du principe vireux. Plusieurs Chicoracées sont employées comme plantes alimentaires et médicinales : telles sont la laitue vireuse, la laitue cultivée, le laitron commun, le pissenlit ou dent de lion, la scorsonère d'Espagne, le salsifis sauvage et la chicorée sauvage. *V.* Ces mots.

(A. R.)

CHICORÉE SAUVAGE. *Cichorium Intybus,* L.—Rich. Bot. méd., t. I, p. 401 (Famille des Synanthérées, tribu des Chicoracées. Syngénésie égale, L.) Cette plante croît en abondance le long des chemins et dans les champs de toute l'Europe. Sa racine est oblongue, de la grosseur du doigt, pivotante, et brunâtre en dehors. La tige, naturellement haute d'environ un pied et demi, prend un accroissement plus considérable par la culture. Elle est velue inférieurement, et ses rameaux sont très divariqués, ce qui ôte de la grâce à cette plante, dont les fleurs, d'un bleu céleste, sont d'ailleurs fort élégantes. Les feuilles radicales sont ovales, allongées, obtuses, roncinées à lobes aigus et velus; celles de la tige sont éparses, peu nombreuses, lancéolées, dentées ou sinuées. Cette espèce offre plusieurs variétés : quelques individus ont des fleurs blanches, d'autres des fleurs rouges, d'autres la tige large et aplatie, comme si on l'avait fortement comprimée.

Les feuilles et la racine de chicorée sauvage sont d'une amertume franche, dégagée de toute âcreté; conséquemment elles sont toniques, et leur usage est très vulgaire dans toutes les circonstances où il convient d'exciter les organes digestifs. Le suc des feuilles fraîches ou leur infusion sont des médicamens légèrement excitans. La racine est souvent employée en décoction ; on en prépare un sirop qui devient purgatif par l'addition de la rhubarbe et d'autres substances laxatives. *V.* SIROP DE CHICORÉE COMPOSÉ.

La racine de chicorée acquiert par la torréfaction une saveur amère, sans être désagréable, et un arôme qui se rapproche de celui du sucre caramélisé. Réduite en poudre et ainsi torréfiée, c'est le succédané le plus en usage du café, quoiqu'il n'offre pas ce parfum qui fait de l'infusion de graine de café un breuvage si délicieux. La racine de chicorée n'est pas supérieure sous ce rapport à toute autre racine riche en principes muqueux sucrés. M. Payssé a donné des détails sur la fabrication du produit connu sous le nom de café chicorée ; des documens analogues ont été rapportés dans le t. LIX des Annales de Chimie.

La CHICORÉE ENDIVE, que l'on cultive dans les jardins potagers, et que l'on mange en salade, ne diffère que très peu, sous les rapports botaniques, de la chicorée sauvage ; mais les différences se maintenant par la culture, on est convenu de ne pas la regarder comme une simple variété de celle-ci. La *chicorée frisée* est cette même espèce, dont les feuilles sont crépues et très découpées. La *scariole* a les feuilles larges et presque entières. (A. R.)

CHIENDENT. Sous ce nom vulgaire, on désigne la racine ou plutôt le chaume rampant de deux espèces de Graminées, malheureusement trop communes dans les champs cultivés de toute l'Europe. Ces plantes se perpétuent avec opiniâtreté, en émettant un grand nombre de radicelles qui les fixent au sol et forment autant de marcottes extrêmement difficiles à détruire ; aussi le chiendent est-il regardé comme une des plantes les plus nuisibles à l'agriculture. Celui que l'on trouve le plus communément dans les boutiques est fourni par le *Triticum repens*, L. — Rich. Bot. méd., t. I, p. 60. Les racines, ou tiges souterraines, sont blanches, grêles et noueuses. Les tiges portent des feuilles molles, légèrement velues en-dessus, et terminées par des épis allongés et comprimés, dont les épillets sont sans arêtes.

On emploie également comme chiendent, sous le nom de *chiendent pied-de-poule*, le chaume traçant du *Cynodon Dactylon*, Rich., ou *Panicum Dactylon*, L., espèce assez commune, mais pourtant moins que la précédente. Les entre-nœuds de ce chiendent sont plus gros que ceux de l'autre espèce, et recouverts de folioles scarieuses qui partent des nœuds. L'une et l'autre de ces sortes de chiendent sont recouvertes d'un épiderme dur et d'un jaune luisant; l'intérieur offre une substance blanche, d'une saveur douce et légèrement saline. La matière sucrée que contiennent les racines de chiendent y est assez abondante pour qu'on en puisse retirer par la fermentation une quantité d'eau-de-vie qui compenserait les frais qu'exigerait l'extirpation d'une plante aussi funeste aux cultivateurs. On emploie le chiendent en décoction, comme apéritif et rafraîchissant. Les hôpitaux en font une très grande consommation.

L'analyse du chiendent (*Triticum repens*), faite par M. A. Chevallier est encore inédite; il a reconnu parmi les substances qui font partie de ce végétal, du sucre cristallisable et une matière extractive d'un goût aromatique analogue à celui de la vanille. Il serait bon de s'assurer si cette matière extractive reste dans la liqueur préparée avec le chiendent et qui a subi la fermentation alcoolique. On pourrait tout-à-la-fois obtenir du chiendent de l'alcool et cette substance que M. Chevallier considère comme pouvant servir de succédané à la vanille.

Des expériences pour reconnaître la quantité d'alcool fournie par 100 parties de chiendent ont été tentées par le même chimiste, mais les résultats n'ont pas encore été publiés. Ces expériences doivent être répétées avant d'être mises au jour. (A. R.)

CHIMIE. Cette science, qui traite de la nature intime des corps, et qui apprend à connaître les résultats de leur action mutuelle les uns sur les autres, était à peine connue des anciens; du moins aucun des livres qu'ils nous ont laissés n'indique quelles furent les connaissances qu'ils avaient acquises sur cette science. A la vérité, les progrès que les Grecs et les Romains avaient faits dans les arts nécessitaient des notions chimiques plus étendues que celles qui résultent d'une aveugle routine ou de secrets uniquement dus au hasard. La vivacité et la fixité des couleurs qu'ils employaient dans leurs admirables peintures, l'art qu'ils mettaient dans la fabrication de leurs instrumens et ustensiles métalliques, l'extraction et la purification des métaux, supposent en outre qu'ils n'ignoraient point les principes fondamentaux de la Chimie; mais, nous le répétons, les anciens n'avaient point envisagé cette science sous son point de vue théorique et philosophique; car les grands hommes qui ont laissé des ouvrages immortels sur tout ce qui est du domaine de l'intelligence, n'auraient point négligé de parler des lois qui président à la composition des corps, soit naturels, soit artificiels. Pendant la longue suite de siècles d'ignorance et de barbarie qui forment la période du moyen âge, la science dont nous nous occupons ici fut exclusivement explorée par les Arabes, dont les vues étaient malheureusement subordonnées à des considérations étroites et circonscrites, qui ne cherchaient que de nouveaux médicamens pour leur Thérapeutique polypharmaque, ou qui tournaient toute leur attention vers la transmutation des métaux *ignobles* en métaux *nobles ;* en un mot, le grand œuvre, la pierre philosophale, fut le point de mire des alchimistes : c'était ainsi qu'on nommait une singulière espèce de fous qui s'évertuaient pour saisir un fantôme. Ce fut néanmoins des travaux de ces prétendus savans que jaillit tout d'un coup le faisceau de lumières qui vint éclairer l'horizon scientifique. Nous n'entreprendrons pas ici de faire voir par quels degrés la Chimie s'éleva au rang des sciences exactes; comment l'expérience et l'observation vinrent guider les pas des chimistes dans la connaissance des corps; comment l'alcool, le phosphore, l'ammoniaque, l'éther, quelques acides minéraux, et une foule de nouveaux corps, furent ajoutés à la liste de ceux sur lesquels depuis long-temps les premiers chimistes s'épuisaient en recherches infructueuses ; comment quelques-uns d'entre ceux-ci, hommes d'un génie supérieur, mais entravés par les fausses idées qui dominaient de leur temps, avaient entrevu de grandes vérités; quelles furent enfin les théories qui successivement firent place les unes aux autres. Nous ne pourrions exposer ainsi en détail l'historique de la Chimie, sans perdre de vue notre but principal, celui de faire connaître en peu de mots l'état actuel de cette science, son influence sur le perfectionnement des arts, et spécialement de la Pharmacologie, à laquelle ce Dictionnaire est consacré.

La *théorie du phlogistique,* imaginée vers le commencement du XVIIIe siècle, par Stahl, avait été reçue avec enthousiasme par tous les chimistes distingués de l'Europe. Ébranlée dans ses fondemens par les expériences de Boyle et par celles d'autres chimistes de l'époque, elle ne put se soutenir lorsque la nature de plusieurs gaz eut été mieux connue, et surtout lorsque la combustion des corps fut expliquée d'une manière plus naturelle et plus conforme à l'observation des faits. Enfin, la découverte de la décomposition de l'eau changea entièrement la face de la science. Cette découverte, opérée pour ainsi dire de nos jours, consolida la nouvelle doctrine qui avait reçu le nom de *Chimie pneumatique,* parce qu'elle se fondait sur la distinction des divers gaz ; elle imprima une telle impulsion à la Chimie, que dans la courte période de 1783 à 1800, cette science fit plus de progrès que dans la longue série d'années qui s'étaient écoulées depuis son berceau jusqu'à sa restauration. Dès qu'il fut permis de ne plus croire aux quatre élémens d'Aristote, dès qu'il fut démontré que l'eau et l'air avaient pour générateurs des gaz susceptibles d'être isolés, et dont les diverses propriétés pouvaient facilement être étudiées, on étendit les recherches sur la nature des substances dites terreuses. Les chaux métalliques devinrent des oxides, c'est-à-dire des corps brûlés par leur combinaison avec l'oxigène, et les métaux, au lieu d'être des corps combinés à un être idéal, le phlogistique, prirent place parmi les substances élémentaires.

Les idées théoriques sur la composition des corps ayant été renversées, il fallut bien créer un nouveau langage scientifique. Cette heureuse innovation fut proposée par les chimistes français et adoptée à l'unanimité par tous les étrangers. On n'imposa plus aux corps de ces noms bizarres qui donnaient le change sur leur nature, mais on les distingua d'après leur composition réelle, de sorte que le nom d'un corps devait en être la définition très resserrée. On connaît les résultats de cette méthodique nomenclature ; en facilitant la science elle servit à la rendre populaire, et bientôt, non-seulement les pharmaciens qui jusque là avaient été les seuls chimistes, mais encore les hommes de toutes professions, possédèrent des notions très précises sur la nature des corps.

Mais la doctrine pneumatique établie par Priestley, Lavoisier, Cavendish, Guyton-Morveau, Berthollet, Fourcroy, et au perfectionnement de laquelle tant d'autres hommes illustres ont concouru, était destinée à subir encore d'importantes modifications. Berthollet, dans sa Statique chimique, avait éclairé sur la puissance des masses dans les combinaisons, et en avait déduit de nouvelles lois pour les affinités ; mais ce savant à jamais célèbre y avait établi un principe que l'observation n'a pas consacré, savoir, que les combinaisons des corps s'effectuent en proportions indéfinies. Proust eut la gloire de démontrer en ce point l'erreur de Berthollet ; et bientôt les travaux de Richter, Dalton, Gay-Lussac, Wollaston et Berzelius fixèrent la *théorie atomistique,* c'est-à-dire un nouveau système des lois qui président à la composition et aux affinités chimiques des corps. Cette théorie, féconde en résultats utiles, fit faire un grand pas à l'analyse, et donna à la science une précision presque mathématique. L'échelle des équivalens chimiques du docteur Wollaston, maintenant entre les mains de tous les manufacturiers de produits chimiques, est une des applications les plus heureuses de la théorie atomistique.

Un instrument de Physique dû au génie de Volta fut, en 1807, pour sir Humphry Davy, le révélateur d'un ordre nouveau de substances métalliques. Les alcalis et les terres, décomposés par la pile, devinrent des oxides de métaux que MM. Thénard et Gay-Lussac séparèrent ensuite par les moyens ordinaires ; du moins, le potassium et le sodium furent obtenus en assez grande quantité par l'action désoxigénante que d'autres métaux, plus faciles à oxider sous l'influence de certaines circonstances, exerçaient sur la potasse et la soude; plus tard on est même parvenu à obtenir ces deux métaux seulement par l'intermède du charbon. La composition des terres et alcalis réfractaires fut connue par analogie; et plusieurs d'entre ces substances ayant été récemment analysées, ont confirmé les soupçons des chimistes sur leur nature.

Depuis l'établissement de la Chimie pneumatique, la théorie de l'acidification avait éprouvé quelques modifications. Berthollet démontra que l'acide prussique ne renferme point d'oxigène, en dépit du nom imposé à ce principe parce qu'on le croyait générateur de tous les acides. L'hydrogène sulfuré fut aussi placé au rang des acides, et bientôt la classe des hydracides, c'est-à-dire des corps dont l'hydrogène était le principe acidifiant, fut augmentée de plusieurs autres substances dont la composition avait jusque là été totalement méconnue.

C'est à cette classe que l'acide muriatique fut rapporté, lorsqu'on fut assuré que l'acide muriatique oxigéné, loin d'être un composé de ce dernier acide, devait au contraire en être considéré comme le radical. M. Ampère avait pénétré *à priori* dans le mystère de sa nature, en annonçant que c'était un corps simple, bien avant que les expériences eussent démontré la réalité de cette proposition. Mais les recherches de MM. Gay-Lussac, Vauquelin, Davy, Thénard, etc., ne laissèrent plus de doutes sur la nature du chlore, qui, quelque temps après, fut pleinement confirmée par la découverte de l'iode, nouvelle substance très analogue au chlore, par ses propriétés chimiques. La théorie du chlore fut appliquée à d'autres acides, dont on croyait que l'oxigène était le principe; et les idées qu'on se forma sur la nature des combinaisons du chlore avec les diverses substances furent aussi celles qu'on dut avoir sur les combinaisons de ces acides. Ainsi cette théorie se trouva généralisée et étendue au cyanogène, à l'iode, au fluore et aux composés que ces corps produisent par leurs diverses combinaisons.

La découverte de la nature du chlore est encore très rapprochée de l'époque où nous écrivons. On peut dire que c'est le dernier grand effort tenté par d'illustres savans, pour combattre des opinions accréditées, et le seul qui ait réussi. Cela prouve que les théories, quelque plausibles, quelque brillantes qu'elles soient, sont bien à la vérité l'expression des lois que suit la nature dans ses combinaisons, mais seulement pour les faits que nous connaissons. Que des faits nouvellement découverts viennent se refuser à cadrer avec ces lois, il faut conséquemment changer ou modifier les théories. Qui n'aurait pas cru fermement, il y a seulement vingt années, à la théorie de la combustion, telle que Lavoisier l'avait établie? Cependant cette théorie est maintenant attaquée par M. Berzelius, en ce sens que ce n'est pas la contraction éprouvée par l'oxigène en se combinant avec les corps combustibles qui produit la chaleur, mais bien la neutralisation des électricités opposées dont tous les corps sont pourvus. De là une nouvelle théorie des affinités chimiques, à laquelle les expériences ingénieuses de M. Becquerel viennent prêter leur appui. Les combinaisons des corps ne s'effectuent que parce qu'ils sont doués d'électricités de nature diverse, positive ou vitrée dans les uns, négative ou résineuse dans les autres. Ainsi les termes d'acides et de bases salifiables devraient être remplacés par ceux de corps *électro-positifs* et de corps *électro-négatifs*. Plusieurs acides, en effet, ne jouissent pas de toutes les propriétés assignées dans l'origine à cette classe de corps ; étant insolubles, ils n'ont aucune saveur, et ils ne jouent le rôle d'acides que parce qu'ils saturent les oxides ou sont saturés par ceux-ci ; il en est même qui sont acides relativement à certaines substances, et bases relativement à d'autres. La capacité de saturation de ces corps, les rapports des quantités qu'offrent les principes dans les combinaisons, sont aussi des points de vue très importans, et qui ont exercé en ces derniers temps les méditations des chimistes philosophes.

De nos jours, la Chimie organique a pris un essor très rapide, mais qui cependant ne pouvait résulter des progrès de la Chimie inorganique, attendu l'uniformité et le petit nombre des principes élémentaires qui constituent les êtres organisés. Ceux-ci en effet n'offrent, en dernière analyse, que des combinaisons binaires, ternaires ou quaternaires d'oxigène, d'azote, d'hydrogène et de carbone, où le nombre des atomes de chacun de ces élémens est quelquefois assez élevé. Il en résulte que des corps très différens par leurs caractères physiques se rapprochent, se confondent même par leur composition chimique. Cette sorte d'analyse ne pouvait donc amener de découvertes utiles; mais il n'en fut pas de même pour la recherche des principes immédiats que fournissent les substances végétales et animales. Plusieurs d'entre ces substances, remarquables par l'énergie de leur action sur l'économie animale, ont offert des principes alcaloïdes, d'où paraît dépendre leur action. La morphine, l'émétine, la strychnine, la brucine, la quinine et une foule d'autres substances cristallisables, ont été retirées de l'opium, de l'ipécacuanha, de la noix vomique, de la fausse angusture, du quinquina, etc., sans parler de celles qui ont reçu des noms particuliers, et que l'on a crues propres à chaque végétal, mais qui, n'ayant pas été obtenues à l'état cristallin, et ne possédant point, ou fort peu, la faculté de saturer les acides, ne peuvent encore être considérées comme de véritables principes immédiats.

Aujourd'hui, l'art de l'analyse chimique est porté à un tel point de perfection, qu'il y a lieu d'espérer que toutes les substances naturelles remarquables par quelques propriétés médicales offriront au chimiste le principe dans lequel réside toute leur action.

Il est inutile de nous appesantir sur les bienfaits de la Chimie moderne, et sur l'indispensable nécessité de son étude pour le médecin, le pharmacien et pour toute personne, en un mot, qui se livre à l'étude des drogues ou substances médicinales. Notre but n'est point non plus de faire ressortir les avantages qu'elle a procurés aux diverses sciences qui servent de base à l'art de guérir, de faire voir le parti que la Physiologie a pu tirer de la connaissance de la nature intime des tissus et des fluides dont les corps organisés sont constitués. Un seul exemple, celui de la théorie de la respiration et de la chaleur animale, suffirait pour prouver combien la Chimie a été utile dans l'explication des phénomènes de la vie. Nous pourrions rappeler à ce sujet les applications que des savans célèbres en ont faites aux doctrines médicales; mais comme la plupart de ces applications étaient plus brillantes en théorie que fondées en réalité, puisque les corps vivans ne sont pas uniquement soumis aux lois qui régissent la matière inerte, et que les organes ne sont pas des instrumens assimilables à ceux dont nous nous servons si commodément dans les laboratoires, nous n'aurons garde d'entrer dans plus de détails sur un sujet si difficile et si fertile en discussions interminables.

Toutes les divisions que l'on a proposées pour faciliter l'étude de la Chimie peuvent se réduire à deux principales, savoir : la *Chimie inorganique* et la *Chimie organique*. Les branches de cette science, que l'on avait prétendu distinguer sous les noms de *Chimie météorologique*, *minérale*, *végétale* et *animale*, se rapportent à ces deux classes. Quant à celles que l'on a nommées *Chimie pharmacologique*, *manufacturière* et *économique*, il est clair que l'on ne peut les séparer naturellement; c'est la *Chimie appliquée* à la Médecine, aux arts et aux besoins de la vie, c'est-à-dire le point de vue sous lequel nous devons envisager cette science dans le cours de cet Ouvrage. (A. C.)

CHIMOPHYLLE A OMBELLES. *Chimophila umbellata*, Pursh et Nuttall. — Rich. Bot. méd., t. I, p. 337. *Pyrola umbellata*, L. (Famille des Ericinées, Décandrie Monogynie, L.) Ce petit arbuste croît dans l'Amérique septentrionale et dans le nord de l'Europe. On le trouve assez fréquemment de l'autre côté du Rhin, dans la forêt Noire et dans presque toute l'Allemagne. Sa racine rampante donne naissance à deux ou trois tiges, hautes de 4 à 5 pouces, portant vers leur milieu des feuilles cunéiformes allongées, à dentelures profondes, coriaces, lisses et glabres des deux côtés. Les fleurs sont grandes, pédicellées, de couleur blanche, et forment une sorte de corymbe ou d'ombelle simple au sommet d'un pédoncule commun.

Les feuilles de cette plante ont une saveur à la fois douce et amère ; les tiges et les racines sont douées, en outre, d'une astringence qui est due au tannin qu'elles paraissent contenir en assez grande quantité. Les médecins de l'Amérique septentrionale vantent beaucoup cette plante dans les maladies des reins, ainsi que dans une foule d'affections qu'il ne nous paraît pas nécessaire d'énumérer ici, parce que ces propriétés médicales sont loin d'être avérées ; ils ont pour elle la même estime que nos médecins européens avaient autrefois pour la busserole, qui se rapproche de la chimophylle par ses affinités botaniques aussi bien que par ses qualités physiques.

On donne ce médicament en décoction, à la dose de 2 gros dans 2 livres d'eau. (A. R.)

CHINA. Dans la droguerie, et principalement chez les Espagnols, on désigne sous ce nom diverses parties des végétaux employés en Médecine : ainsi le *China cortes* est l'écorce de quinquina; le *China rabies* est la racine de squine. *V.* ces mots. (A. R.)

CHINININGA. M. Lesson a publié, dans le Bulletin des Sciences médicales de M. De Férussac, novembre 1825, une notice sur la racine que les habitans de Payta, au Pérou, nomment *chinininga* ou *chininga.* Elle est produite par un arbuste qui croît dans les montagnes du Haut-Pérou, à 30 lieues de la côte de Payta. Joseph Pavon lui a donné le nom de *Unanuca febrifuga.* Cette racine est grosse comme le doigt, arrondie, un peu rameuse, à écorce noirâtre ; sa saveur est excessivement amère, et les Péruviens la préfèrent au meilleur quinquina, dans les maladies qu'ils appellent fièvres de mauvais caractères. Les docteurs Luzuriaga et Ruiz l'ont administrée en poudre, à la dose d'un scrupule à un demi-gros toutes les trois heures. (A. R.)

CHIOCOCCA RACEMOSA. C'est un arbrisseau de la famille des Rubiacées et de la Pentandrie Digynie, L., qui croît en abondance au Brésil, dans les Antilles et les Florides. Sa racine est connue dans les grandes provinces de Bahia et de Minas-Geraes, au Brésil, sous les noms de *Cainana* et de *Cainca.*

M. Langsdorff, consul général de l'empereur de Russie à Rio-Janeiro, a publié, dans les journaux d'Allemagne, et plus récemment dans les Ann. des Sciences naturelles, nov. 1826, quelques renseignemens sur cette racine, qui jouissait autrefois d'une grande réputation chez les peuples de l'Amérique méridionale, pour la guérison des morsures faites par les serpens venimeux. Il est probable que la racine du *Chiococca anguifuga*, qui, selon M. Martius, possède de telles propriétés, est la même que celle de *Caïnca*. On est aujourd'hui un peu revenu de cette estime; mais on l'emploie avec succès dans le traitement de plusieurs maladies. D'après les renseignemens que nous a fournis le docteur Soares de Meirelles, nous avons fait connaître (1) l'emploi médical de cette racine. Elle a une saveur amère, piquante, et une odeur nauséabonde; son action paraît s'exercer spécialement sur les organes de la digestion et sur l'appareil urinaire. Elle offre cet avantage sur les drastiques, de n'occasioner aucunes coliques, quoiqu'elle provoque d'abondantes évacuations. Cette racine est aussi un bon excitant de l'utérus, et, sous ce rapport, on l'a employée avec succès dans l'aménorrhée, et en général contre les maladies où il est convenable d'exciter l'utérus.

On administre la racine de *Chiococca racemosa* en infusion aqueuse, à la dose de 2 gros par pinte d'eau bouillante, que l'on donne par verrée.

On en prépare une teinture alcoolique, dont la dose est d'un à deux gros. Enfin, on peut aussi la prendre en poudre; la dose est d'abord de 20 à 30 grains, que l'on augmente graduellement.

(A. R.)

CHIRETTA ou CHIRAYTA. Roxburgh a décrit, dans la Flore de Coromandel, une plante de la famille des Gentianées et de la Pentandrie Digynie, L., qu'il a nommée *Gentiana Chirayta;* son nom spécifique est celui qu'elle porte vulgairement dans l'Inde, où elle est employée comme fébrifuge. Cette plante a une

(1) Journal de Chimie médicale, t. II, p. 239.

tige ligneuse jaunâtre, de la grosseur d'une plume à écrire, recouverte d'un épiderme brunâtre, branchue supérieurement, offrant un canal médullaire très grand, haute de 2 à 3 pieds, et munie de feuilles opposées. Ses fleurs sont disposées en panicules dichotomes ou trichotomes aux extrémités des ramifications de la tige et sur des pédoncules axillaires. Quelques différences dans la structure de la fleur, comme, par exemple, la forme spirale des anthères, autorisent à penser qu'elle n'est pas convenablement placée dans le genre Gentiane; néanmoins, ce n'est qu'après avoir étudié les nombreux genres de Gentianées, surtout les genres *Exacum, Sebœa, Chironia,* etc., qui ont de nombreuses espèces indigènes des Indes orientales, qu'on serait en droit d'établir un nouveau genre sur cette plante. M. Lemaire-Lisancourt nous semble donc avoir agi avec trop de précipitation, en proposant l'établissement d'un nouveau genre (V. *Bulletin de la Société philom.*, novembre 1824) qui aurait pour type le *Gentiana Chirayta* de Roxburgh. Nous observerons également que le nom d'*Henricea* qu'il a employé est trop semblable à celui d'*Henricia,* sous lequel M. Henri Cassini a désigné, depuis plusieurs années, un genre de Synanthérées.

La saveur des tiges ligneuses et de la moelle du Chiretta est excessivement amère (qualité que possèdent à un degré plus ou moins considérable toutes les plantes de la famille des Gentianées). Analysées par MM. Lassaigne et Boissel (1), ces tiges ont offert les résultats suivans : 1°. une résine; 2°. une matière amère d'un jaune foncé; 3°. une matière colorante d'un jaune brunâtre; 4°. de la gomme; 5°. de l'acide malique; 6°. du chlorure de potassium, du sulfate de potasse, et du phosphate de chaux; 7°. et des traces d'oxide de fer.

Dans une note sur le *Calamus verus odoratus* des anciens (2), M. Guibourt a cru reconnaître l'identité de cette substance avec le *Gentiana Chirayta*, quoique cette dernière plante soit

(1) Journal de Pharmacie, t. VII, p. 283.
(2) Journal de Chimie médicale, t. I, p. 229.

absolument dépourvue d'odeur. Il s'est appuyé sur l'autorité d'un auteur ancien, qui dit positivement que le *Calamus verus* n'est pas odorant ; mais d'autres auteurs des mêmes âges affirment au contraire que le *Calamus* a une odeur agréable. Que faut-il en conclure, sinon que les anciens ne s'accordaient pas sur la plante qu'ils ont nommée *Calamus,* ou plutôt que l'un deux (Garcias) est le seul qui se soit trompé relativement à cette dernière substance. *V.* CALAMUS VERUS. Il convient de dire, en faveur de l'opinion de M. Guibourt, que l'analyse du *Calamus*, par M. Boutron-Charlard (1), a donné des résultats très analogues à ceux obtenus par MM. Lassaigne et Boissel, pour le *Chiretta.* (A. R.)

CHITINE. M. Auguste Odier (2) a nommé ainsi la substance solide des élytres et autres parties cornées des insectes. Elle forme à peu près le quart de ces envelopes, que l'on avait considérées comme analogues à la matière cornée des animaux vertébrés. On l'obtient en traitant à chaud les élytres par la potasse, dans laquelle elle est insoluble, ce qui la distingue au premier abord de la corne, des cheveux et de l'épiderme. Elle est soluble dans l'acide sulfurique à chaud ; elle ne jaunit point dans l'acide nitrique ; elle brûle sans boursoufflement, c'est-à-dire en laissant un charbon qui conserve la forme de l'organe ; enfin, elle ne contient point d'azote. Par ce dernier caractère, elle se rapproche des matières végétales, et l'auteur la compare au ligneux. M. Auguste Odier a retrouvé la chitine dans la carapace des Crustacés. (A. C.)

CHLORATES, *Muriates oxigénés, Muriates sur-oxigénés.* On a donné le nom de *chlorates* à un genre de sels résultant de la combinaison de l'acide chlorique avec les bases salifiables. Berthollet, en 1788, fit connaître la plupart de ces sels, mais il les désigna sous le nom de *muriates oxigénés,* le chlore à cette époque étant regardé comme une combinaison

(1) Journal de Chimie médicale, t. I, p. 233.
(2) Mémoires de la Société d'Histoire naturelle de Paris, t. I, p. 29.

d'acide muriatique et d'oxigène. A une époque plus rapprochée, on reconnut que ces combinés contenaient plus d'oxigène que n'en eût indiqué la simple combinaison de l'acide muriatique oxigéné avec les bases. On leur donna alors le nom de *muriates sur-oxigénés*. On était fondé à admettre cette dénomination par la remarque que l'on avait faite, que toutes les fois qu'on faisait passer de l'acide muriatique oxigéné dans une solution alcaline, on obtenait en même temps et du muriate simple et du muriate oxigéné; de là on avait conclu, d'après la théorie reçue, que, dans cette réaction, une partie de l'acide muriatique oxigéné *se sur-oxigénait* aux dépens de l'autre, ramenée à l'état d'acide muriatique simple.

Depuis l'admission de la théorie du chlore, on a démontré que ce corps simple était susceptible de donner naissance à deux acides, l'un formé de chlore et d'hydrogène, l'*acide hydrochlorique;* l'autre formé de chlore et d'oxigène, l'*acide chlorique.* Ainsi, lorsqu'on fait passer un courant de chlore dans une solution alcaline, il y a formation, aux dépens des élémens de l'eau, de deux acides qui s'unissent à la base salifiable; il en résulte tout-à-la-fois un chlorate et un hydrochlorate.

Les chlorates sont peu usités : le chlorate de potasse, que l'on emploie dans les arts et dans la Thérapeutique, fait exception.

Les chlorates sont décomposables à une haute température : cette décomposition s'opère chez les uns avec dégagement d'oxigène et formation de chlorure; chez les autres, il y a dégagement d'oxigène et de chlore, et l'oxide métallique est mis à nu.

Cette différence a fait ranger les chlorates en deux sections.

(A. C.)

CHLORATE DE POTASSE, *Muriate oxigéné de potasse*, *Muriate sur-oxigéné de potasse.* On a donné le nom de *chlorate de potasse* au sel qui résulte de la combinaison de l'acide chlorique avec la potasse.

Ce sel se prépare de la manière suivante : on met dans une

tourille de grès ou dans un matras (1) placé sur un bain de sable, du peroxide de manganèse d'Allemagne, réduit en poudre fine; on adapte à la tourille un bouchon de liége surmonté de deux tubes· l'un, en S, est destiné à introduire l'acide; l'autre, courbé à angle droit, conduit le chlore dans un flacon à trois tubulures, qui contient de l'eau destinée à laver ce gaz. Ce flacon, à l'une de ces ouvertures, reçoit un tube droit qui sert de tube de sûreté et qui permet la rentrée de l'air sans permettre l'absorption ; ce tube plonge seulement de quelques lignes dans l'eau de ce flacon. De la troisième tubulure du flacon part un tube qui va plonger dans une solution préparée avec la potasse d'Amérique, privée autant que possible des sels étrangers qu'elle contient. Cette solution portant 32° à l'aréomètre (2) est placée dans une tourille, et le tube qui y plonge doit être d'un assez gros diamètre. A l'extrémité de ce tube on ajoute un tube d'un diamètre plus petit; celui-ci doit être bouché à la lampe, et recourbé en forme de crochet : la petite branche de ce tube, qui a 3 centimètres de longueur, est introduite dans le gros tube; la grande branche, fixée dans le bouchon de la tourille, doit se mouvoir facilement et faire jouer la petite branche dans le tube, afin de détacher les cristaux qui s'y déposent.

L'appareil étant disposé, on lute toutes les jointures: lorsque le lut est sec, on introduit dans la tourille, par le tube en S, une partie de l'acide hydro-chlorique. (La proportion de l'acide à employer est de 220 parties pour 100 parties d'oxide de manganèse.) On laisse dégager le chlore ; lorsque le dégagement cesse, on verse de nouveau de l'acide; lorsque toute la quantité est introduite et que l'on remarque que le gaz passe lentement, on commence à faire du feu

(1) Selon que l'on opère en petit ou en grand.

(2) On prépare la solution de potasse en lessivant la potasse d'Amérique, concentrant la solution, la faisant évaporer, l'abandonnant ensuite pendant quelques jours, séparant les cristaux qui se forment dans le liquide, étendant ensuite d'eau pour l'amener à 32°.

sous le fourneau; on élève graduellement la température, de manière à obtenir un dégagement continuel. On cesse de faire du feu lorsqu'il n'y a plus de dégagement de chlore. On reconnaît qu'il a cessé lorsque les tubes qui servent à conduire le gaz s'échauffent : cette élévation de température indique le passage de l'eau en vapeurs dans ces tubes.

Pendant le dégagement, le manipulateur observe la marche de l'opération ; il vide les tubes lorsqu'ils s'obstruent, ce qui lui est indiqué par l'élévation du liquide dans les tubes de sûreté.

Voici ce qui passe dans l'opération : le chlore qui se trouve en contact avec la solution alcaline, se divise en deux parties ; l'une s'unit à l'hydrogène, forme de l'acide hydro-chlorique; l'autre se combine à l'oxigène, forme de l'acide chlorique ; ces acides s'unissent à l'alcali pour former des sels. Lors de l'opération, si l'on agit dans un vase transparent, on aperçoit que la liqueur se trouble et qu'elle laisse déposer des flocons: ces flocons sont de la silice qui était tenue en dissolution par un excès d'alcali; elle est séparée de cette combinaison par les acides formés. Après ce premier phénomène, des bulles s'élèvent du liquide, et vont crever à la surface; ce dégagement de gaz est dû à la décomposition du carbonate de potasse par les acides hydro-chlorique et chlorique qui saturent l'oxide, et qui mettent à nu l'acide carbonique. Bientôt après on aperçoit des lames brillantes qui tombent au fond de la liqueur, tandis que le dégagement de gaz carbonique continue: ces lames sont le sel formé d'acide chlorique et de potasse, qui est moins soluble que l'hydro-chlorate ; ce dernier reste en solution dans le liquide, tandis que le chlorate se dépose au fond du vase, mêlé avec la silice.

Lorsque l'opération est terminée, on démonte l'appareil, on recueille sur une toile le sel; on laisse égoutter ; on lave avec un peu d'eau froide; on traite ensuite par l'eau bouillante, et l'on filtre: la silice insoluble dans l'eau reste sur le filtre, le chlorate liquide passe, sa solution cristallise par refroidissement. Si l'on veut obtenir cé sel en belles lames, il faut avoir soin de redissoudre une deuxième fois, et de ménager le refroidissement pour qu'il puisse s'opérer lentement.

Le chlorate de potasse présente les caractères suivans. Il est blanc nacré, cristallisant en lames hexaèdres ou rhomboïdales. Il est soluble dans quinze parties d'eau froide; plus soluble à chaud, puisqu'il n'exige que deux parties et demie d'eau bouillante. Il se dépose alors par refroidissement.

Soumis à l'action de la chaleur, dans une petite cornue, il entre en fusion; à une température assez élevée, il laisse échapper de l'eau, puis de l'oxigène (1); il passe alors à l'état de chlorure de potassium, qui reste dans la cornue.

La chlorate de potasse est formé

d'acide chlorique	61,228
d'oxide de potassium	38,772

Le chlorate de potasse est employé dans les arts en très grande quantité; on s'en sert pour la fabrication de la poudre fulminante, et pour celle des allumettes dites *oxigénées*. (*V.* ce mot.) Comme tous les produits dont le prix est un peu élevé, ce sel est souvent falsifié : on a reconnu qu'on le mélangeait à du nitrate et à de l'hydro-chlorate de potasse. Ce dernier sel peut provenir, ou d'un mélange fait après l'opération, ou du peu de soin apporté à sa préparation.

Les caractères suivans peuvent servir à faire reconnaître le chlorate à l'état de pureté : 1°. il doit fuser sur les charbons sans faire de bruit; 2°. séché, pulvérisé et mêlé à une demi-partie de soufre, le mélange doit s'enflammer par le contact d'un tube imprégné d'acide sulfurique à 66°; 3°. sa solution ne doit pas précipiter le nitrate d'argent; 4°. traité par l'acide sulfurique, il ne doit pas donner lieu à un dégagement de gaz acide nitrique ou hydro-chlorique.

(1) M. Robiquet a évalué la quantité d'oxigène qui se dégage de 100 parties de chlorate desséché à 38,88. D'après ce savant chimiste, 32,384 parties de cet oxigène proviennent de l'acide chlorique, et 6,576 de l'oxide de potassium.

Le chlorate de potasse, mêlé à des sels étrangers, peut être séparé par cristallisation. Cette purification est fondée sur la propriété que possèdent les sels avec lesquels on le mélange, d'être plus solubles dans l'eau que ne l'est le chlorate : ils restent dans la dissolution, tandis que le chlorate cristallise, et se dépose sous forme de lames.

Le chlorate de potasse a été employé dans la Thérapeutique, contre la phthisie, et dans les cas de fièvres typhoïdes. La dose à laquelle on le donnait était celle de 20 grains, en solution dans 4 onces d'eau. (A. C.)

CHLORE, *Acide muriatique oxigéné, Acide marin déphlogistiqué, Acide oximuriatique.* Le chlore est un corps combustible simple, découvert par Scheèle, en 1771. Ce chimiste le nomma acide marin déphlogistiqué. En 1785, Berthollet, regardant ce produit comme un composé d'oxigène et d'acide muriatique, lui donna le nom d'acide muriatique oxigéné. Kirwan voulant abréger cette dénomination, lui substitua celle d'acide oxi-muriatique. En 1809, MM. Gay-Lussac et Thénard, d'après diverses expériences, conclurent que le gaz qu'on croyait composé d'oxigène et d'acide muriatique pouvait être, d'après certaines considérations, regardé comme ne contenant pas d'oxigène. La publicité de cette idée conduisit M. H. Davy à faire des recherches sur la nature de cette substance, et à reconnaître, par suite de ces recherches, que l'acide marin déphlogistiqué de Scheèle était un corps simple indécomposable. Le nom de *chlore* lui fut donné à cause de sa couleur jaune.

Un grand nombre de savans se sont occupés du chlore. Parmi ces chimistes, on compte Scheèle, Kirwan, Berthollet, Guyton de Morveau, Ampère, Chénevix, Gay-Lussac, Thénard, Davy, etc. Quelques-uns d'eux firent de ce corps des applications particulières : Guyton de Morveau s'en servit pour la désinfection de l'air; Berthollet l'appliqua au blanchîment; on l'employa, dans quelques cas, comme agent thérapeutique, etc., etc.

Le chlore se prépare de la manière suivante. On mêle et

on introduit dans un matras (1) 500 parties de sel marin décrépité, réduit en poudre fine, 125 parties de peroxide de manganèse d'Allemagne parfaitement pulvérisé; on ajoute ensuite au mélange 250 parties d'eau; on met le matras, qui doit avoir une capacité quatre fois plus considérable que ne l'exige le volume du mélange, dans un bain de sable placé sur un fourneau. On ferme le matras avec un bouchon dans lequel on fixe deux tubes : l'un, recourbé en S, est destiné à introduire l'acide dans le matras; l'autre de sûreté, courbé à angle droit, est fixé dans un bouchon qui ferme un premier flacon contenant de l'eau destinée au lavage du gaz. Ce premier flacon supporte un second tube de sûreté, courbé à angle droit, qui va se rendre dans un second flacon, contenant l'eau destinée à être saturée de chlore. Ce second flacon peut être suivi d'un troisième et d'un quatrième, joints de la même manière. Dans le dernier, au lieu d'eau, on peut placer de la chaux délitée : celle-ci est destinée à absorber le chlore qui ne se serait pas dissous dans l'eau contenue dans les flacons précédens. Le chlore absorbé par la chaux donne lieu à un produit qui peut être employé à la désinfection (le chlorure de chaux). L'appareil étant ainsi disposé, on ferme exactement toutes les jointures avec un lut préparé avec de la farine de lin réduite en pâte, à l'aide de colle d'amidon. On recouvre le lut de bandes de toile enduites de blanc d'œuf, et saupoudrées de chaux; on laisse sécher les luts; on introduit ensuite par le tube en S, et par petites portions, 500 parties d'acide sulfurique à 66°; on laisse d'abord réagir; on chauffe ensuite peu à peu, et l'on continue de chauffer le matras, jusqu'à ce que le dégagement du chlore soit terminé.

Les proportions d'acide, d'oxide (2) et de sel, que nous

---

(1) Lorsqu'on opère en grand, on remplace le matras par une tourille, et l'on se sert de tubes d'une plus grande dimension.

(2) L'oxide de manganèse des divers pays peut être employé pour obtenir le chlore; on doit avoir égard à sa pureté et aux proportions des substances étrangères que contiennent les variétés d'oxides.

avons indiquées, peuvent donner du gaz en quantité suffisante pour fournir 18 litres de chlore liquide. C'est à l'opérateur à augmenter ou à diminuer ces doses, d'après la quantité de chlore qu'il veut se procurer.

On peut obtenir le chlore, en employant un mélange d'acide hydro-chlorique et d'oxide de manganèse dans les proportions suivantes : oxide de manganèse, 100 ; acide hydro-chlorique du commerce, 220 parties ; se servant du même appareil que celui que nous avons décrit précédemment, et agissant de la même manière.

Voici ce qui se passe lorsqu'on prépare le chlore. Dans le premier cas, lorsqu'on emploie l'acide sulfurique, l'oxide de manganèse, le sel et l'eau, une partie de l'eau est décomposée. Il résulte de cette décomposition de l'oxigène et de l'hydrogène : l'oxigène s'unit au sodium, et l'hydrogène au chlore ; il y a formation d'hydro-chlorate, qui se trouve décomposé par l'acide sulfurique. Cet acide s'unit au protoxide de sodium, et met l'acide hydro-chlorique à nu ; l'acide hydro-chlorique dissous par la plus grande partie de l'eau qui a échappé à la décomposition, se trouve en contact avec le peroxide de manganèse, réagit sur cet oxide, perd son hydrogène qui s'unit à l'oxigène du peroxide pour former de l'eau ; le peroxide, devenu protoxide, s'unit à l'acide sulfurique ; le chlore mis à nú se dégage. Il résulte de cette opération des proto-sulfates de soude et de manganèse, de l'eau et du chlore (1).

Dans le second cas, l'acide hydro-chlorique se divise en deux parties : l'une, en ramenant le peroxide de manganèse à l'état de protoxide, donne naissance à de l'eau, et passe à l'état de chlore ; l'autre partie non décomposée s'unit au manganèse en partie désoxidé, et forme un hydro-chlorate. Il y a, d'après cette théorie, formation d'eau, d'hydro-chlorate de protoxide de manganèse qui reste en dissolution, et de chlore qui se dégage.

---

(1) La théorie du chlore, qui a été le sujet de discussions scientifiques, peut s'expliquer de plusieurs manières. (*Voir* l'excellent ouvrage de M. Thénard, t. I.)

Le chlore existe dans la nature, non à l'état de liberté, mais en combinaison avec divers corps : uni à l'hydrogène, il forme l'acide hydrochlorique, que l'on a rencontré près des volcans, dans quelques eaux et dans des mines de sel gemme ; uni aux métaux, il forme des chlorures, etc.

Propriétés du chlore gazeux. Ce corps a une couleur jaune-verdâtre, une odeur et une saveur désagréables. Son poids spécifique a été porté à 2,4216. Il est impropre à la respiration et à la combustion. Une bougie enflammée étant plongée dans ce gaz, on voit bientôt la flamme pâlir, rougir et disparaître. A l'état sec, comprimé fortement, il ne se liquéfie point. Exposé à une température très basse, 50°, il ne change pas d'état (1). A l'état humide, il se congèle au-dessus de zéro. Le produit de la congélation a été considéré par MM. Gay-Lussac et Thénard comme un hydrate qui, d'après M. Faraday, est formé de chlore 27,7, et d'eau 72,3. Cet hydrate, desséché et chauffé, se sépare en deux parties : l'une qui n'est presque que de l'eau, l'autre du chlore pur. Soumis à l'action d'une forte chaleur, le chlore n'éprouve aucune altération. Mis en contact avec l'hydrogène à la température ordinaire, dans un lieu obscur, il n'y a pas de décomposition : si le mélange, dans les mêmes circonstances, est exposé à une lumière diffuse, il y a union de ces deux corps, et formation d'acide hydro-chlorique ; si le mélange est au contraire exposé à l'action directe de la lumière émanée du soleil, il y a inflammation et détonnation (2). Le même effet a lieu, si l'on expose à une chaleur rouge un mélange d'hydrogène et de chlore. Il y a dans ces deux cas formation d'acide hydro-chlorique.

Le chlore est soluble dans l'eau ; il communique à ce liquide sa couleur, son odeur et sa saveur. La quantité de chlore dis-

(1) M. Faraday a reconnu qu'on pouvait liquéfier le chlore sec et gazeux en le comprimant et le refroidissant tout-à-la-fois. (*Annales de Chimie et de Physique*, t. XXXII, p. 323.)

(2) Cette expérience n'est pas sans danger ; on doit, pour la faire, user de précaution.

soute dans l'eau froide est plus grande que celle dissoute dans l'eau à un degré de température plus élevé, à 20°, sous la pression de $0^m,76$. Ce liquide dissout une fois et demie son volume de chlore.

Le chlore gazeux, et l'eau saturée de chlore, peuvent servir au blanchîment des toiles, fils, papiers, des estampes, à la désinfection de l'air, des matières animales en putréfaction, des eaux corrompues, etc.

Uni à la chaux, le chlore forme un combiné, nommé *chlorure de chaux*, qui peut servir à la désinfection. Ce produit, exposé au contact de l'air, est susceptible d'être décomposé par l'acide carbonique. Cet acide s'empare de la chaux, met à nu de petites quantités de chlore qui agissent peu à peu, et qui sont employées à la désinfection, sans affecter sensiblement les organes, ce que fait le chlore dégagé en trop grande quantité. L'emploi du chlore dégagé à l'aide des acides, comme moyen de désinfection, est dû à Guyton de Morveau; celle du chlore, des chlorures, fut proposée par M. Masuyer, par Bories et par M. Labarraque, qui fit de nombreuses et d'heureuses applications de ce moyen de désinfection. Ces applications valurent à ce pharmacien des récompenses qui lui furent décernées par deux Sociétés savantes et par le Gouvernement.

Le chlore est mis en usage pour reconnaître la valeur réelle de l'indigo du commerce. (*V. Traité des réactifs.*)

On l'emploie en Thérapeutique. On le regarde comme tonique, antiseptique, désinfectant. On l'a donné contre le scorbut, les dartres, les fièvres typhoïdes, les ulcères, etc.

Le chlore a été recommandé comme antisyphilitique. Des expériences peu nombreuses, faites par MM. Vauquelin et Roussille, sur des vénériens, ne leur permirent par de décider la question. Ils remarquèrent que les malades qui prenaient la solution aqueuse de chlore avaient plus d'appétit, que leurs urines étaient plus abondantes, et que les excrémens qu'ils rendaient étaient décolorés.

Le chlore a aussi été recommandé contre la scarlatine. (Braithwate.) La dose est d'un demi à un gros, mêlé à 8 onces d'eau, à prendre dans le cours de la journée. (On doit garder cette préparation dans l'obscurité.) On le donne aussi contre l'angine, à la même dose, mais en gargarismes. Ce médicament a été administré contre la dyssenterie chronique. On a tiré peu de conclusions de ses effets. Administré à l'extérieur, en frictions contre la gale, j'en ai vu d'heureux résultats.

L'administration du chlore à l'intérieur demande des précautions de la part du praticien. On le donne à la dose de 10 à 12 gouttes dans un verre d'eau, pour combattre l'asphyxie déterminée par l'hydrogène sulfuré. Un moyen plus simple consiste à placer dans la bouche ou dans les narines du sujet un tube recourbé, dont la partie moyenne soit renflée en forme de boule; on place dans cette boule du chlorure de chaux; à l'aide d'un soufflet, on fait passer sur cette combinaison de l'air qui contient de l'acide carbonique, celui-ci met à nu de petites quantités de chlore, qui agissent sans danger.

Le chlore, comme désinfectant, peut être employé avec succès. (Guyton de Morveau.) La précaution qu'il y a à prendre pour tirer le plus grand parti de ce produit est de ne faire à la fois que de petites fumigations, qui ne puissent nuire aux personnes qui se trouveraient placées dans l'air recevant ce gaz destiné à désorganiser les miasmes contenus dans l'air.

(A. C.)

CHLOROPHYLLE, *Matière verte des feuilles, Résine, Fécule verte.* MM. Pelletier et Caventou ont donné le nom de *chlorophylle* à la matière verte des feuilles, sur laquelle ils firent un travail publié en 1817, dans le IIIe vol. du Journal de Pharmacie. Il résulte de ce travail que l'on peut se procurer cette matière colorante à l'état de pureté, en traitant par l'alcool déflegmé à la température ordinaire de l'atmosphère le marc bien exprimé de plusieurs plantes herbacées : la liqueur alcoolique dissout la matière colorante verte, elle se colore, et par l'évaporation spontanée fournit une substance d'un vert foncé, d'une apparence résineuse. Cette substance, réduite en poudre et traitée par l'eau chaude, acquiert un plus grand degré de pureté, l'eau la privant de quelques portions de matière brune extractive. La matière verte ainsi obtenue se dissout entièrement dans l'alcool, l'éther, les huiles : soumise à l'action du chlore, elle perd sur-le-champ sa couleur verte.

Exposée à l'action de l'air pendant quelque temps, elle n'a pas perdu sa couleur, et s'est dissoute de même dans l'alcool en colorant en vert ce véhicule. Soumise à l'action de la chaleur, elle se ramollit, ne fond pas ; si le feu est augmenté, elle se décompose, fournit des produits analogues à ceux qui résultent de la décomposition des matières végétales. La chlorophylle réduite en forme de cylindre, exposée à la flamme d'une bougie, s'enflamme, continue de brûler, et laisse un charbon qui conserve la forme cylindrique.

Les acides agissent diversement sur la chlorophylle. L'acide sulfurique concentré la dissout à froid sans l'altérer. Cet acide mêlé avec une partie égale à la sienne de teinture alcoolique de chlorophylle, ne lui fait éprouver aucun changement. La dissolution de ce produit dans l'acide sulfurique se trouble et abandonne une partie de la matière verte, si on l'étend d'eau ; il reste cependant dans la liqueur une quantité notable de matière verte que l'on peut en séparer en saturant l'acide par un alcali ou par un carbonate alcalin. L'acide hydro-chlorique altère la chlorophylle, qui prend une couleur jaune qu'elle conserve. L'acide nitrique détruit la chlorophylle ; sa couleur verte est remplacée par une couleur d'un gris jaunâtre, enfin la matière disparaît ; il y a dégagement d'acide nitreux. Cette solution ne fournit ni acide oxalique ni acide mucique, mais une matière d'un blanc sale qui n'a ni saveur ni odeur. Le chlore, comme l'avait déjà remarqué Proust, la décolore avec la plus grande rapidité : l'iode agit d'une manière analogue.

Traitée par les alcalis, la chlorophylle se dissout dans ces combinés sans s'altérer, et même en prenant une couleur plus belle. Si l'on sature l'alcali par un acide faible, la matière verte se précipite en partie sans avoir subi aucune altération.

MM. Pelletier et Caventou ont cru pouvoir affirmer que l'on pourrait, à l'aide de cette matière verte et par des procédés particuliers, obtenir des laques susceptibles d'être fixées sur les papiers, et qui pourraient être employées dans l'art de la Peinture, pour remplacer le vert de Scheèle.

Les auteurs du travail sur la matière verte ont conclu à regarder cette substance comme particulière, et qui doit être classée parmi les substances végétales très hydrogénées; ils pensent qu'elle doit être séparée des résines et rapprochée des matières colorantes, telles que le curcuma, l'orcanette, etc., etc. (1).

(A. C.)

CHLORURES. On a donné le nom de *chlorures* aux corps qui résultent de l'union du chlore avec les corps simples et avec quelques corps composés. Ces combinés sont en grand nombre, mais nous ne ferons mention que de ces produits mis en usage dans la Thérapeutique.

Les chlorures sont divisés en deux grandes classes, les *chlorures métalliques* et les *chlorures d'oxdies*. Les premiers résultent de l'union des métaux avec le chlore; les seconds, de l'union de quelques oxides avec le même corps. Peu d'oxides métalliques sont susceptibles de s'unir au chlore; ces oxides peu réductibles sont, les oxides de barium, de calcium, de sodium, de potassium, etc. Les chlorures d'oxides se distinguent des chlorures métalliques, en ce qu'ils participent de plusieurs propriétés du chlore, et particulièrement de celles de détruire les matières colorantes végétales, de désinfecter les matières en putréfaction, de laisser dégager du chlore lorsqu'ils sont exposés à l'air libre, etc.

Les métaux peuvent s'unir au chlore en diverses proportions;

(1) Quelques travaux sur l'altération de la chlorophylle, dans les feuilles qui jaunissent, qui tombent, ou qui se colorent diversement, ont été annoncés à l'Académie royale de Médecine; mais les résultats pratiques n'étant pas d'acord avec la théorie qu'on a donnée sur ces faits, nous croyons devoir les passer sous silence.

M. Decandolle, considérant que la chlorophylle n'est pas essentiellement caractérisée par sa couleur verte, et qu'elle offre diverses nuances selon les parties des végétaux où elle se trouve, propose de changer son nom en celui de *chromule*. (*Organographie végétale*, t. I; Déterville, 1827.)

ils forment alors des *proto-chlorures* et des *deuto-chlorures*. La quantité de chlore exigée par les corps combustibles pour passer à l'état de chlorures, a été comparée à celle de l'oxigène absorbée par ces corps pour passer à l'état d'oxides. On a reconnu que la quantité de chlore dans les chlorures doit être à la quantité d'oxigène contenue dans les oxides, comme 4,388 est à 1 ; par conséquent un métal qui exige une partie d'oxigène pour passer à l'état d'oxide, exigera 4,388 de chlore pour passer à l'état de chlorure. Les chlorures jouissent de propriétés particulières que nous indiquerons à chacun des chlorures dont nous aurons à parler. Nous renverrons, pour des détails généraux sur ces combinaisons, aux traités de Chimie, et particulièrement à la cinquième édition de l'excellent ouvrage de M. Thénard. (A. C.)

CHLORURE D'ANTIMOINE, *Deuto-chlorure d'antimoine sublimé, Beurre d'antimoine, Muriate d'antimoine sublimé.* On a donné le nom de *beurre d'antimoine* à un produit qui a la propriété de se liquéfier à une douce chaleur, de la même manière que le font les substances butyreuses, et de se solidifier par refroidissement; il est formé

d'antimoine	54,88
chlore	45,12

(Analyse de J. Davy.)

Plusieurs procédés ont été donnés pour obtenir ce combiné : le premier consiste à mêler de l'antimoine métallique avec du sublimé corrosif (deuto-chlorure de mercure), à distiller le mélange. A cet effet, on mêle 36 parties d'antimoine métallique pulvérisé avec 96 parties de sublimé corrosif en poudre; lorsque le mélange est fait bien exactement (pendant que l'on opère le mélange, il y a élévation de température), on l'introduit dans une cornue de verre, en ayant soin de ne pas salir le col. (On se sert pour cela d'un tube que l'on fait en papier fort.) Lorsque l'introduction du mélange est faite, on place la cornue sur un bain de sable, et l'on y adapte un récipient; on chauffe d'abord doucement, ensuite on élève graduellement la température : on obtient (1) des vapeurs qui se condensent sous la forme d'un liquide d'une apparence huileuse qui va se figer dans le récipient, et quelquefois même dans le col de la cornue. On obvie à cet inconvénient, qui pourrait donner lieu à la rupture de la cornue, en chauffant ce vase à l'aide de charbons allumés, qui déterminent la fusion du produit, qui coule alors dans le récipient. Lorsque, par l'action de la chaleur, il n'y a plus volatilisation du beurre d'antimoine, on cesse le feu, on laisse refroidir, on démonte l'appareil. Quelquefois le beurre d'antimoine qui a passé à la distillation est coloré ; dans ce cas, on lui fait subir une nouvelle distillation : pour cela, on fait fondre le produit, on l'introduit dans une cornue tubulée, et l'on procède comme nous l'avons déjà dit. Le résidu qui se trouve dans la cornue est un mélange de mercure et d'antimoine, plus une petite quantité d'arsenic, lorsque l'antimoine employé en contient. Lorsqu'on a une certaine quantité de résidu, on peut en séparer le mercure par sublimation.

Ce procédé pour la préparation du chlorure, indiqué dans le nouveau Codex, n'est plus guère employé; celui décrit par un de nos plus savans pharmaciens chimistes, M. Robiquet, mérite la préférence. Nous avons cru devoir le faire connaître à nos lecteurs.

Procédé donné, par M. Robiquet, dans le Dictionnaire technologique.

On introduit dans un ballon de l'acide hydro-chloro-nitrique, préparé avec une partie d'acide nitrique, et trois parties d'acide hydro-chlorique. On place ce ballon sous la hotte d'une cheminée tirant bien, afin que les vapeurs qui s'en dégagent pendant l'opération n'incommodent pas l'opérateur. On ajoute ensuite peu à peu de l'antimoine en grenaille, en ayant soin

(1) Si les premières vapeurs qui s'élèvent sont colorées, il faut changer de récipient, afin d'éviter la coloration du produit.

de n'en mettre ni trop ni trop peu, afin que l'action soit modérée, et que l'acide puisse se saturer de l'oxide du métal, sans en suroxider une partie. On a soin d'ajouter un excès de métal. Quand il n'y a plus de dégagement de gaz, et que les vapeurs nitreuses ont cessé, on laisse en repos : la solution du chlorure se sépare du métal; on décante; on évapore le liquide dans un vase qui ne puisse être attaqué (1). Lorsque le liquide se prend en masse, on l'introduit par portions dans une cornue; on place ce vase sur un bain de sable; on y adapte un récipient qu'on chauffe, comme nous l'avons déjà dit. Une portion du produit passe à l'état liquide; on sépare ce produit, on change de récipient, et on remplace par un autre dans lequel le beurre d'antimoine vient se concréter. Si le produit obtenu n'est pas blanc, on le rectifie. Lorsque la rectification est achevée, on liquéfie de nouveau le produit; on le coule dans une capsule de porcelaine, qu'on recouvre avec un obturateur, et quand il est entièrement refroidi et figé, on le brise par morceaux, on l'introduit dans un flacon à l'émeri à large ouverture, qu'on a séché d'avance. On a soin de graisser légèrement le bouchon, afin qu'il n'y ait pas d'adhérence de ce corps avec le goulot du flacon.

La théorie de la formation du chlorure est simple. Dans le premier cas, le chlore quitte le mercure auquel il était uni dans le sublimé corrosif; il s'unit à l'antimoine, et forme un chlorure qui se volatilise à une douce chaleur. Dans le second, on forme un chlorure, et l'on amène ce produit à l'état de chlorure sec, par la concentration.

Le chlorure d'antimoine est blanc, demi-transparent, très caustique, onctueux, fusible au-dessous de la chaleur de l'eau bouillante, cristallisable en tétraèdre par refroidissement. Il est légèrement déliquescent et volatil au-dessous de la chaleur rouge.

Le beurre d'antimoine est un caustique des plus violens. On

---

(1) M. Robiquet recommande l'évaporation dans une cornue.

l'emploie à l'extérieur contre les excroissances fongueuses, les verrues, la carie. Ce produit est aussi employé dans les arts, pour bronzer les canons de fusil. Administré à l'intérieur, ce chlorure est un violent poison. Les premiers secours à donner consistent dans l'administration d'une grande quantité d'eau, dans la provocation du vomissement, et dans l'emploi après l'évacuation d'eau légèrement alcaline.

Le beurre d'antimoine solide, mis en contact avec l'eau, donne naissance à un précipité blanc qui, lavé, séché et traité à l'aide de la chaleur, par le charbon, donne de l'antimoine métallique. La solution de chlorure d'antimoine est précipitée en jaune orangé ou en rouge brun par les hydro-sulfates: le précipité obtenu est du kermès ou du soufre doré.

(A. C.)

CHLORURE D'ARGENT, *Muriate d'argent, Lune cornée.* On a donné le nom de chlorure d'argent à un produit qui résulte de l'union de l'argent avec le chlore, dans les proportions de

Chlore	24,66
Argent	75,34 (Thomson.)

Ce combiné se prépare de la manière suivante. On fait une solution d'argent, en prenant de l'argent pur, ou, si l'on veut, de l'argent de vaisselle (l'alliage de cuivre et d'argent); on le met en contact avec deux parties d'acide nitrique à 32°. Lorsque la dissolution est opérée, on l'étend d'une assez grande quantité d'eau distillée, on filtre ou on laisse déposer pour tirer la liqueur à clair. A la dissolution claire on ajoute de l'acide muriatique, ou une solution de muriate de soude, ou de potasse, jusqu'à ce qu'il n'y ait plus de précipité. On laisse déposer, on décante la liqueur claire, on jette le précipité sur un filtre, et on le lave avec de l'eau distillée bouillante, jusqu'à ce que le liquide qui a passé sur ce produit en sorte tout-à-fait insipide; on fait égoutter, puis on le laisse sécher sur un filtre. Dans cette opération, les deux acides changent de base; mais tandis que l'acide nitrique se combine à la soude, ou à la potasse, l'acide hydro-chlorique qui s'est porté sur l'oxide d'argent est décomposé ; son hydrogène s'unit à l'oxigène de l'oxide, forme de l'eau ; le chlore mis à nu s'unit à l'argent, et forme un chlorure insoluble, qui se précipite. Si l'on ajoute de l'acide hydro-chlorique seulement, l'acide se porte sur l'oxide d'argent ; il est décomposé, et il en résulte de même de l'eau et du chlorure

Le chlorure d'argent jouit des caractères suivans. Il est au moment de la précipitation sous forme de flocons volumineux ; exposé au contact de la lumière, il se colore en brun foncé, puis en violet. A l'état humide, il est insoluble dans l'acide nitrique, soluble dans l'ammoniaque. La solution ammoniacale laisse déposer par évaporation des cristaux de chlorure. Exposé à l'action de la chaleur, il se fond très facilement. Il prend par refroidissement une couleur grise et la transparence de la corne, ce qui lui a fait donner le nom de *lune cornée.* Traité par la potasse, à l'aide de la chaleur, il y a décomposition, réduction du métal. *V.* ARGENT.

Le chlorure d'argent est employé dans les arts pour argenter. On le prépare quelquefois dans le but d'obtenir de l'argent à l'état de pureté.

Ce produit n'a pas encore été introduit dans la Thérapeutique. Cependant si l'on considère l'action que conserve le nitrate d'argent, mêlé à des extraits qui contiennent presque toujours des hydro-chlorates qui doivent le décomposer, on pourra peut-être en conclure que l'examen des propriétés de ce sel ne serait pas tout-à-fait inutile. (A. C.)

CHLORURE DE BARIUM. *V.* HYDRO-CHLORATE DE BARYTE.

CHLORURE DE CALCIUM. *V.* HYDRO-CLORATE DE CHAUX FONDU.

CHLORURE DE CHAUX, *Bichlorure de chaux, Muriate oxigéné de chaux, Oximuriate de chaux, Muriate sur-oxigéné de chaux, Poudre de Tenant, Poudre de blanchîment, Chlorure d'oxide de calcium.*

On a donné le nom de *chlorure de chaux* à un produit résultant de l'union du chlore avec l'oxide de calcium. On doit avoir soin de faire une différence de cette combinaison avec celle qui résulte de l'union du chlore et du calcium, le *chlorure de calcium* (1).

La découverte du chlorure de chaux n'est pas précisée dans les ouvrages que nous avons consultés : on sait seulement que ce produit fut préparé en grand à l'état sec par Mascintosck, de Glascow, en 1798. Il fut ensuite préparé par Tennant, qui prit un brevet (*patente*) pour sa préparation et son application à l'art du blanchîment. Divers travaux sur cette combinaison furent publiés; Dalton, Welter, Thompson et plus récemment M. Grouvelle, ònt donné des détails sur l'examen qu'ils firent du chlorure et sur son analyse.

Le chlorure de chaux fut d'abord employé au blanchîment. Les heureux résultats qu'on obtint de son emploi ont rendu son usage très fréquent; on s'en sert aujourd'hui pour décolorer la toile, les cotons, la pâte du papier, l'amidon de fécule, etc.

Depuis quelques années, ce chlorure a acquis une nouvelle importance par les soins que se donna M. Labarraque, pharmacien de Paris, pour faire connaître son importance dans l'art de l'assainissement. Des discussions s'étant élevées sur la priorité de la découverte des propriétés désinfectantes, du chlorure, et sur son application à la désinfection, nous allons établir les faits d'une manière exacte.

Les premières expériences dans lesquelles le chlorure de chaux fut employé paraissent avoir été faites par M. Masuyer, professeur à l'école de Strasbourg. En effet, on lit dans des observations faites en 1809 et publiées en 1811, que ce produit, placé entre les lits des malades, détruit les miasmes (2). Le passage suivant, que nous rapportons textuellement, explique ce phénomène de la manière suivante : *Le muriate sur-oxigéné de chaux* (le chlorure de chaux) *a la propriété, comme le savent les chimistes, de laisser dégager petit à petit son gaz acide muriatique oxigéné, de manière que, depuis le pavé jusque passé la hauteur d'homme, on sent à de grandes distances son*

(1) Le muriate de chaux auquel on a fait subir la fusion ignée.

(2) Paris, Gabon libraire.

odeur, qui est plutôt agréable, dans un certain éloignement, que désagréable ; et ce dégagement est continu et successif, de manière que le lendemain matin on en sent encore les émanations en approchant des endroits où il a été répandu; d'où il suit que pendant tout ce laps de temps il a produit ce double effet, de détruire les miasmes émis par le malade, à mesure de leur émission, et de garantir, autant que possible, les deux voisins des funestes effets de cette émission, qui ne traverse pas impunément cette atmosphère.

Les expériences de M. Masuyer sont antérieures à cette publication, car on trouve dans les *Ann. de Chim.*, t. LXIV, un écrit de Parmentier, publié en réfutation d'une lettre de M. Masuyer, qui, d'après la note insérée dans les Annales, paraissait contenir les expressions suivantes (1) : *Il suffit d'avoir du muriate sur-oxigéné de chaux qu'on jette dans de l'eau destinée à l'arrosement des salles avec un deux-centième d'acide sulfurique, lorsqu'on veut un dégagement prompt et rapide de chlore, et sans le concours de cet acide si l'on ne veut pas accélérer ce dégagement* (2).

La réfutation du moyen proposé par M. Masuyer, faite par Parmentier, a pour base la préparation longue et dispendieuse du muriate sur-oxigéné de chaux; elle contient la phrase suivante : *Comment M. Masuyer, guidé par des motifs assurément bien louables, n'a-t-il pas senti qu'il était impossible qu'une matière qui n'a pas les inconvéniens du gaz muriatique oxigéné en état de vapeur ou de fluide élastique, eût cependant la faculté d'exercer sur l'air infecté l'action qui n'appartient qu'au gaz? Recommander un agent qui n'a pas la puissance d'affecter les organes, c'est supposer contradictoirement qu'il conservera deux propriétés incompatibles.* Cette note du savant Parmentier, publiée en 1807 donne à M. Masuyer la priorité de

(1) Voir le tome XLIV des Annales de Chimie.

(2) Formule donnée par M. Masuyer, pour préparer le muriate sur-oxigéné de chaux liquide

Muriate sur-oxigéné de chaux.	5 parties,
Eau ordinaire	100 parties.

l'application du chlorure de chaux (*muriate oxigéné de chaux*) à la désinfection. Cette application a depuis été étendue à un bon nombre de désinfections; mais il est à remarquer que la manière dont furent accueillis les premiers travaux de M. Masuyer a pu dégoûter ce savant d'appliquer ce produit à d'autres cas d'assainissement (1).

Une application du chlorure de chaux fut ensuite indiquée par M. Bories, pharmacien de Montpellier (*Annales de la Société de Médecine de Montpellier*, 1822), mais il existe une grande différence entre l'application du chlorure par MM. Masuyer et Bories. Le premier appliqua directement ce combiné à la desinfection de l'air; le second se servait du chlorure pour préparer une liqueur chargée de chlore, dont on faisait des lotions pour se préserver des maladies contagieuses. M. Bories, dans ce cas, a dû considérer le chlorure comme un réservoir de chlore, susceptible d'être utilisé au besoin.

En 1822, M. Labarraque fit usage des chlorures comme moyen d'assainissement. Il les appliqua d'abord à l'art du boyaudier, et les succès qu'il obtint de l'emploi de ces produits furent tels, que la Société d'Encouragement, à ce sujet, lui décerna un prix.

Encouragé par ce succès, M. Labarraque appliqua successivement le chlorure à la désinfection des cadavres, des amphithéâtres, des salles de dissection, des paniers à poissons. Il en conseilla l'usage dans la Thérapeutique, et bientôt on reconnut que l'on pouvait s'en servir avec avantage pour obtenir la guérison des plaies de mauvais caractère, pour combattre les causes des asphyxies produites par les gaz qui se dégagent des puisards, des fosses d'aisance, etc. Il mit encore les chlorures en usage pour détruire l'odeur infecte des plombs, des baquets à urine; il l'indiqua comme préservatif du typhus nautique. Les divers succès qu'eurent ces applications valurent à l'auteur

(1) L'Académie royale des Sciences a décerné un prix à M. Masuyer.

6..

le prix de l'Institut, et en novembre 1826, il fut nommé membre de la Légion-d'Honneur.

Les applications du chlorure ayant eu d'aussi heureux résultats, elles se multiplièrent, et postérieurement à ces faits MM. Payen et Chevallier firent usage du chlorure de chaux dans la désinfection des fosses d'aisances (*Journ. de Chir. méd.*, t. I); mais la quantité de chlorure nécessaire à cette désinfection rendant cet emploi trop coûteux, ils firent intervenir la chaux en même temps que le chlorure, et la désinfection en grand fut opérée avec succès sur la fosse d'aisance d'une maison de santé établie rue Copeau, n° 15. L'emploi de la chaux et du chlorure, dans ce cas, est peu considérable, et le prix de vidange est peu augmenté.

Le chlorure de chaux fut aussi appliqué par M. Chevallier à la désinfection des étables; et ce fait, publié dans l'Hygie du 25 novembre 1823, fut confirmé par une note de M. Labarraque contenant des faits analogues, et qui fut insérée dans le Journal de Médecine vétérinaire, année 1826.

M. Accarie, pharmacien de Valence, proposa plus tard le chlorure de chaux liquide pour désinfecter l'alcool odorant qui avait servi à conserver des matières animales. Un rapport à ce sujet fut fait à l'Académie royale de Médecine, par M. Chevallier. Ce pharmacien reconnut que l'emploi du chlorure dans cette opération est moins convenable que celui du chlore employé à faire la même opération.

Assimilant à l'infection l'odeur et le goût que les eaux-de-vie de fécule et de grain possèdent, quelques chimistes indiquèrent l'emploi du chlorure pour les priver de ces propriétés. Quelques difficultés s'opposent à l'emploi de ce procédé; c'est la détermination exacte des quantités, détermination qui ne peut être que le résultat de tâtonnemens faits sur chacune des liqueurs alcooliques que l'on doit traiter. Cependant ce moyen, étudié avec soin, ne peut manquer de donner d'heureux résultats à celui qui parviendra au but que l'on se propose dans cette application utile aux arts.

Préparation du chlorure de chaux.

Le chlorure de chaux se prépare en grand pour le besoin des arts, en faisant passer du chlore dans une chambre bâtie d'une manière convenable, et dans laquelle on a établi des tablettes de bois sur lesquelles on place de la chaux délitée. Cette chambre a deux fenêtres en regard, par lesquelles l'opérateur voit si les vapeurs de chlore sont absorbées par l'hydrate de chaux. Au moyen d'une porte pratiquée sur l'une des parois, on retire le chlore lorsqu'il est préparé; en face de la porte est une ouverture par laquelle le chlore gazeux, préparé dans un appareil et d'une manière convenable, arrive dans la chambre. Une soupape hydraulique, placée sur le toit de la chambre, est utile en cas de dilatation des gaz. Cet appareil, indiqué dans le deuxième volume du *Journal de Chimie médicale*, n'est pas employé par le pharmacien, qui peut préparer son chlorure, soit liquide, soit solide, par d'autres procédés.

Procédé employé à Jouy en 1816.

On introduit dans un tambour ou cylindre garni intérieurement de rayons de bois étroits et minces, et tournant autour d'un axe creux, de la chaux hydratée; à travers l'axe creux, on fait passer du chlore, et l'on met le cylindre en mouvement. Le chlore qui arrive dans le cylindre étant, par cet état d'agitation, en contact avec la chaux hydratée, il se combine avec cet oxide qu'il sature : lorsque la combinaison est faite, on retire le chlorure, et on le conserve dans des vases bien bouchés.

Procédé de M. Labarraque.

On prend de la chaux hydratée, préparée en éteignant la chaux avec l'eau; on la mêle avec du muriate de soude, dans la proportion de 20 parties de chaux et d'une partie de sel marin. On introduit le mélange dans de grands pots en grès, ayant une forme allongée; on fait arriver le chlore préparé par les moyens ordinaires dans ce mélange, en ayant soin de faire arriver lentement ce gaz dans le vase contenant le mélange; on continue l'opération jusqu'à ce que la chaux hydratée soit suffisamment chargée de chlore, ce que l'on reconnaît à ce que le mélange s'humecte; ce phénomène indique que l'opération tire à sa fin. On s'assure à l'aide du chloromètre de M. Gay-Lussac, du point de saturation de ce chlorure.

On peut encore préparer ce produit en introduisant dans un cylindre de plomb, de la chaux délitée, fermant ce cylindre par deux tampons, à l'un desquels on adapte un tube destiné à conduire le chlore pur et lavé dans le cylindre; et à l'autre tampon est adapté un second tube dont l'extrémité inférieure, courbée à angle droit, va plonger dans du lait de chaux. Ce tube sert à recueillir les portions de chlore qui ne se seraient pas combinées à la chaux, qui se dégageraient inutilement, et qui pourraient incommoder l'opérateur.

On se sert pour la production du chlore d'une tourille en grès à deux tubulures : l'une supporte un tube destiné à introduire l'acide dans la tourille qui contient les produits destinés à la formation du chlore; l'autre à conduire le chlore qui se dégage dans une tourille contenant un peu d'eau destinée à laver ce gaz. Cette tourille supporte un second tube par lequel le chlore lavé se rend dans l'appareil. Pendant l'opération, on rafraîchit les parois du cylindre, afin que la température ne puisse pas s'élever et donner lieu à la décomposition d'une partie de chlorure, et en même temps pour faciliter son union avec l'hydrate de chaux. Les quantités des produits mis en usage pour la fabrication du chlore ont été indiquées à l'article Chlore. *V.* ce mot.

On peut aussi se procurer le chlorure de chaux liquide, en faisant arriver du chlore gazeux dans du lait de chaux, continuant l'introduction du gaz jusqu'à ce qu'il y en ait en excès. L'opération étant finie, on filtre la liqueur que l'on conserve dans des bouteilles bien fermées. (A. C.)

CHLORURE DE CHAUX LIQUIDE, *Solution de chlorure de chaux*. On a donné le nom de chlorure de chaux liquide à la solution du chlorure de chaux dans l'eau. Cette solution est employée au blanchîment et à la désinfection. Elle se prépare de la manière suivante.

On divise dans un mortier le chlorure de chaux sec ; on y ajoute d'abord une petite quantité d'eau ; on en ajoute successivement, de manière à rendre le tout liquide. On laisse déposer ; on décante ; on remet à plusieurs reprises de l'eau sur le résidu ; on réunit les solutions plus ou moins concentrées, et on les enferme dans des bouteilles bien bouchées. Des proportions différentes les unes des autres ont été données pour préparer la solution destinée à la désinfection.

Formule donnée par M. Masuyer (1).

Chlorure de chaux (muriate sur-oxigéné).	50 gram. (1 once 4 gros ½),
Eau	1000 gram. (2 livres).

Dissolvez, tirez à clair ou filtrez.

Formule donnée par M. Labarraque.

Chlorure de chaux.	500 grammes	(1 livre),
Eau	24 litres	(48 liv.).

Formule donnée par A. Chevallier. (Journal de Chimie médicale.)

Chlorure de chaux à 90° . .	100 grammes (3 onces 1 gros),
Eau	1000 grammes (2 livres).

Chacune de ces solutions, comme on le voit, contient une quantité différente de chlorure. Lorsqu'on destine ce produit à la désinfection, on peut employer l'eau saturée de chlorure. La quantité de ce combiné contenue dans cette dernière solution fournit 32 grammes de chlore, qui, lors de la désinfection, agissent en désorganisant les miasmes qui s'élèvent des corps en putréfaction.

(1) Si l'on veut dégager le chlore en masse, on ajoute 20 grammes (5 gros) d'acide sulfurique à la solution.

Emploi du chlorure de chaux liquide pour la désinfection des cadavres, chairs putréfiées, latrines, baquets à urines, plombs, etc. (1).

L'emploi de chlorure liquide a été le sujet d'une instruction détaillée publiée par les ordres de M. Delaveau, préfet de police de Paris. Cette instruction prescrit, lors de la levée d'un cadavre en putréfaction, de tremper un drap dans une solution de chlorure préparée d'après la formule donnée par M. Labarraque, de couvrir le cadavre avec le drap ainsi mouillé, de laisser en contact pendant quelque temps. S'il y a eu écoulement de matière, celles-ci doivent être désinfectées à l'aide d'une quantité convenable de solution de chlorure. Si les lieux environnans étaient salis, soit par des matières répandues pendant le transport, soit par les émanations provenant des cadavres, ces lieux doivent être arrosés avec la solution, afin de détruire l'infection.

S'il s'agit de plombs, baquets à urines, planches de latrines, etc., on prépare la solution suivante (*formule donnée par M. Labarraque*). Chlorure de chaux, 2 onces; eau, 3 à 4 litres (6 ou 8 livres). On jette le chlorure dans l'eau ; on remue fortement; on laisse déposer; on tire à clair, et avec le liquide ainsi clarifié, on lave les baquets, etc. Si un premier lavage ne suffisait pas, il faudrait en faire deux, et plus si le cas l'exigeait.

Lors de la désinfection des étables par la solution chlorurée, on prépare une solution concentrée, on la laisse déposer, on tire à clair ; ensuite on nettoie bien l'étable, et on lave à l'aide d'une éponge trempée dans l'eau chlorurée, les murs, planches, râteliers, etc. Lorsque le lavage est fait, on répand le reste de la dissolution et sur les murs et sur le sol. On laisse sécher le local ; on peut ensuite y introduire les animaux.

Le chlorure de chaux peut encore être employé chez les hon-

(1) La désinfection des latrines, lors de la vidange, exige un autre travail. *V.* le mémoire inséré dans le tome Ier du Journal de Chimie médicale.

groyeurs, dans les magasins des chiffonniers, pour détruire les miasmes qui émanent des chiffons entassés, des os, etc. Toutes les manufactures ou ateliers qui contiennent des matières végéto-animales ou animales, susceptibles d'entrer en putréfaction, et de donner lieu à des émanations putrides, peuvent être assainis par l'emploi de la solution de chlorure appliquée d'une manière convenable pour opérer la désinfection. (A. C.)

CHLORURE D'ÉTAIN (PROTO-), *Muriate d'étain.* On a donné le nom de *proto-chlorure d'étain* à la combinaison de l'étain avec le chlore, dans les proportions suivantes :

Chlore	60,71
Étain	100, (1)

On prépare le proto-chlorure de la manière suivante : on dispose sur un bain de sable des terrines ou des cucurbites en grès; on place dans chacun de ces vases une partie d'étain en grenaille ; on verse un peu d'acide hydro-chlorique sur le métal ; on brasse la grenaille, pour qu'elle puisse avoir le contact simultané de l'air et de l'acide. Après quelques heures, on ajoute l'acide nécessaire pour compléter quatre parties d'acide. Il y a dissolution, production d'hydrogène, qui contient de l'étain et qui a une odeur très désagréable. On remue de temps en temps avec une baguette de verre. On conduit ainsi l'opération, jusqu'à ce qu'on s'aperçoive que le dégagement de gaz devienne moins vif. On chauffe le bain de sable, et l'on augmente la chaleur, que l'on continue de manière à ce que le liquide soit suffisamment saturé ; on fait alors évaporer jusqu'à ce que la liqueur porte 45° à l'aréomètre ; on laisse reposer pendant quelques heures : lorsque la liqueur chaude est éclaircie, on la tire dans des terrines propres, chauffées d'avance, et on porte ces vases dans un lieu où la cristallisation puisse s'opérer tranquillement. Lorsque la cristallisation est faite, on décante les eaux mères, on les fait évaporer pour obtenir

(1) M. J. Davy a démontré que l'étain se combine avec le chlore en deux proportions, et forme deux chlorures, le proto et le deuto.

de nouveau du sel. On réitère cette manipulation jusqu'à ce que la liqueur ne fournisse plus de cristaux. On fait égoutter et sécher le sel d'étain en mettant les terrines dans une étuve chauffée modérément. Lorsque le sel est sec, on l'enferme dans des cruches bien sèches, qu'on bouche parfaitement.

Ce produit est blanc; il cristallise en octaèdre; mais pour l'obtenir en aiguilles, comme on le trouve dans le commerce, on rapproche assez les dissolutions pour qu'elles se prennent en masse par refroidissement, et que la cristallisation soit confuse. Ce produit a une odeur caractéristique d'une grande ténacité, et qui a quelque analogie avec celle du poisson; ce chlorure est très avide d'oxigène, ses dissolutions s'altèrent promptement lorsqu'on les laisse exposées au contact de l'air.

La solution du proto-chlorure est employée par le pharmacien-chimiste, pour reconnaître la présence de l'acide molybdique; il précipite cet acide de ses dissolutions: le précipité est bleu. On l'emploie aussi pour reconnaître les solutions de platine, avec lesquelles il donne naissance à un précipité de couleur orangée. Ce précipité chauffé fournit du platine métallique mêlé avec un peu d'étain; ce mélange forme une masse spongieuse, d'une couleur grisâtre. Ce chlorure peut servir à démontrer la présence de l'albumine, qu'il précipite à l'état de flocons. Ce réactif, employé pour démontrer la présence de cette substance animale, est moins sensible que le sublimé corrosif.

Le muriate d'étain a été administré avec quelque succès, comme vermifuge: on le donnait à la dose d'un grain à deux, divisé en pilules, au nombre de trois, qu'on prenait dans le cours de la journée (expériences inédites). Des essais analogues, tentés par un savant praticien, Girard, méritent d'être répétés. On a fait l'application, dans les cas de Médecine vétérinaire, de ce sel, et nous avons vu un chien rendre un paquet de vers deux heures après avoir pris 6 grains de muriate d'étain.

(A. C.)

CHLORURE D'ÉTAIN (PER-), *Muriate sur-oxigéné d'étain.*

On a donné le nom de *per-chlorure d'étain* à la combinaison du chlore avec l'étain, dans les proportions suivantes :

Chlore. 140 44
Étain. . . . . 100 (J. Davy.)

On peut préparer ce produit en faisant passer du chlore dans une solution de proto-chlorure d'étain, continuant l'introduction de ce gaz jusqu'à ce que la liqueur soit arrivée au point de colorer à peine la dissolution de muriate d'or ; on fait alors concentrer convenablement. On peut aussi préparer le per-chlorure en traitant l'étain par l'acide hydro-chloro-nitrique, faisant évaporer.

Aucun essai, à notre connaissance, n'a été fait sur l'action de ce sel, introduit dans l'économie animale. (A. C.)

CHLORURE DE FER. *V*. HYDRO-CHLORATE DE FER.

CHLORURE DE MAGNÉSIUM. *V*. HYDRO-CHLORATE DE MAGNÉSIE.

CHLORURE DE MERCURE (PROTO-), *Muriate de mercure, Calomel, Calomélas, Mercure doux, Mercure sublimé doux, Panacée mercurielle, Aquila alba.* L'époque de la découverte de ce chlorure, long-temps considéré comme un muriate, n'est pas connue ; elle paraît dater du temps de l'alchimie, et le mode de préparation, tenu secret, fut publié par Béguin, en 1608, sous le nom barbare de *dragon mitigé*, dans son traité ayant pour titre *Tyrocinium chemicum.* Ce médicament eut ensuite du succès, et il fut administré sous les noms de *Panchymagogue*, de *Quercetan* et de *Duchesne.* Neuman postérieurement lui donna le nom de mercure doux, et Bergman a indiqué divers modes de préparation. Ceux qui sont maintenant mis en usage pour la préparation du chlorure, sont les suivans.

Procédé décrit dans le Codex.

On prend :

Deuto-chlorure de mercure pulvérisé. . . . . 480 gr. (15 onces 3 gros),
Mercure purifié. . . . . . . 300 gr. (9 onces 3 gros).

On met ces deux substances dans un mortier de marbre, on triture avec un pilon de bois, en ajoutant une certaine quantité d'eau pour empêcher une partie de la poudre de se volatiliser (ce qui pourrait fortement incommoder le préparateur); lorsque la trituration est terminée, et que le mélange, étendu en petite quantité sur le dos de la main, ne présente plus de points métalliques, on cesse la trituration, on introduit le mélange pulvérulent dans des matras à fond plat, en ayant soin de n'en mettre que la quantité nécessaire pour remplir à peu près la moitié de la capacité du matras; on place ensuite ces vases dans un bain de sable commun, de manière qu'il n'y ait pas une trop grande quantité de sable entre le fond du pain et la paroi inférieure du matras; lorsque les matras sont disposés, on place sur l'ouverture de petites fioles renversées, qui servent à boucher imparfaitement l'orifice. On recouvre de sable, et l'on commence la sublimation, en allumant du feu dans le fourneau qui supporte le bain de sable, chauffant doucement, puis élevant la température, et la soutenant jusqu'à ce que la sublimation soit terminée. A ce point de l'opération, il est convenable de donner un coup de feu un peu fort; ensuite on laisse refroidir lentement dans le bain de sable, de manière à ce que le refroidissement ne puisse pas s'opérer brusquement, ce qui donnerait lieu à la fracture des vases et par suite à celle des pains de chlorure. Lorsque les matras sont froids, on les retire du sable, on les essuie et on les casse avec précaution, pour détacher le pain sans le mettre en morceaux; on réunit les débris, qui peuvent être réduits de nouveau en pains par sublimation.

Le résultat de cette sublimation est le proto-chlorure de mercure, qui se présente sous la forme d'une masse vitreuse, quelquefois salie par un peu de mercure qui en altère la pureté. Pour l'avoir pur, on le fait sublimer une deuxième fois, en agissant de la même manière; on l'enlève, et on le conserve dans des boîtes de bois garnies de papier. On a substitué au procédé décrit, le suivant, et l'on a fait la remarque qu'il avait l'avantage sur celui que nous venons de rapporter, de ne pas exposer le préparateur à être incommodé. Cependant quelques chimistes pensent que ce dernier procédé, qui demande l'emploi du sulfate de mercure, offre plus d'une difficulté : la principale est celle d'obtenir un proto-sulfate exempt de deuto-sulfate ; en effet, si le sel employé à préparer le proto-chlorure est un mélange des deux sels, on obtient tout-à-la-fois du proto et du deuto-chlorure de mercure.

Deuxième procédé. (Hermbstaed.)

On prend :

Mercure pur.	230 gr. (7 onces 1 gros et demi),
Acide sulfurique.	128 gr. (4 onces),
Muriate de soude.	176 gr. (5 onces et demie).

On introduit l'acide dans une cornue, on y ajoute 128 gram. (4 onces) de mercure ; on place la cornue sur un bain de sable, ou à feu nu, et l'on aide l'action de l'acide au moyen de la chaleur. Lorsque le métal est converti en une masse sèche et blanche, on triture le sulfate formé avec les 112 grammes (3 onces et demie) de mercure restant, et l'on continue la trituration jusqu'à ce que le métal soit entièrement disparu ; on ajoute alors le muriate de soude, on mêle, on introduit dans des matras et l'on procède à la sublimation. Le produit obtenu par cette opération étant encore sali par du mercure, on procède à la purification en le faisant sublimer une seconde fois.

Le procédé suivant, dû à Josiàs Jewel, a été connu en France par les soins de M. Henry fils, notre collègue, qui l'a modifié. Ce procédé et ses modifications ont été adoptés par les auteurs du Nouveau Codex, et le produit préparé par ce moyen est presque généralement employé pour l'usage médical.

Description de ce procédé.

On lute avec soin une cornue de grès exempte de fissures ; lorsque le lut est bien sec, on introduit dans ce vase un mélange préparé exactement avec : proto-sulfate de mercure, six parties ; sel marin décrépité, quatre parties. On place la cornue dans un fourneau de manière à ce que le col soit presque entièrement renfermé dans ce fourneau, afin que les vapeurs de proto-chlorure ne puissent se condenser dans cette partie de l'appareil, l'obstruer et faire rompre les parois de la cornue. On adapte au col de la cornue un ballon de verre à triple ouverture, dont deux sont latérales, et la troisième, placée à la partie inférieure du ballon, va plonger dans de l'eau contenue dans un flacon à deux tubulures. Une des tubulures du flacon reçoit le ballon par la tubulure inférieure, l'autre supporte un tube en S, destiné à laisser un passage à l'air contenu dans l'appareil et en même temps à la vapeur d'eau qui ne se serait pas condensée en traversant l'eau contenue dans le flacon; à la deuxième tubulure latérale du ballon, on adapte une seconde cornue remplie jusqu'aux deux tiers d'eau distillée, qu'on place sur un triangle de gros fil de fer supporté par un fourneau. L'appareil étant monté, on lute les jointures avec des bandelettes enduites de blanc d'œuf et saupoudrées de chaux délitée; quand le lut est sec, on introduit du feu dans les deux fourneaux qui supportent les cornues; on chauffe d'abord modérément, puis on élève la température. On a soin de chauffer un peu plus vite la cornue qui contient de l'eau, afin qu'une portion de ce liquide réduit en vapeur occupe déjà la capacité du ballon lors de l'arrivée des vapeurs de chlorure. On continue ensuite la conduite du feu sous les deux appareils jusqu'à ce que l'on s'aperçoive que la cornue qui contenait le mélange destiné à la production du chlorure ne fournit plus de vapeurs; on cesse alors le feu, on laisse refroidir et l'on démonte l'appareil; on recueille le proto-chlorure de mercure sur un filtre, et on le lave avec de l'eau bouillante; on continue de laver jusqu'à ce que le liquide qui a passé sur le filtre ne soit plus précipité par l'eau de chaux. On met le filtre à égoutter, on l'enlève de dessus l'entonnoir et on le met sécher sur du papier gris: quand il est bien sec, on le réduit en poudre fine, on passe au tamis de soie. On conserve dans des flacons de verre bouchés en liége, placés à l'abri des rayons lumineux, ce produit qui est de la plus grande ténuité. Dans cette opération, le proto et le deutochlorure de mercure qui se forment dans la cornue passent à l'état de vapeurs; celles-ci se trouvent en contact avec la vapeur d'eau ; elles ne peuvent se réunir pour former une masse, puisqu'elles se condensent en même temps, et qu'elles tombent (sous forme d'un liquide chargé d'une poudre blanche très ténue) dans le flacon qui sert de récipient. Pendant la condensation, le deuto-chlorure qui s'est formé se dissout dans l'eau et reste en solution, tandis que le proto-chlorure reste indissous et est recueilli comme nous l'avons indiqué (1).

On a donné au chlorure de mercure ainsi préparé le nom *d'hydro-sublimé* (sublimé hydraté) de Howard et de Jewel (*Pharmacopée d'Edimbourg*). Le proto-chlorure de mercure se rencontre ordinairement dans le commerce sous la forme de pains ayant une couleur blanche, un aspect cristallin ; son poids spécifique a été porté à 7,1758. (Hassenfratz.) Ce produit sublimé lentement se condense sous forme de cristaux prismatiques qui jouissent à un haut degré de la propriété de réfracter la lumière ; il est à peine soluble dans l'eau, et par conséquent sa saveur est peu sensible. (Il est nécessaire pour cela que ce produit soit pur et privé de deuto-chlorure.) Exposé au contact de l'air, il prend une couleur brune ; frotté dans l'obscurité, il est phosphorescent ; exposé à l'action de la chaleur, il exige une température plus élevée que le deuto-chlorure pour passer à l'état de vapeurs. Traité par le chlore, il passe à l'état de deuto-chlorure ; le même effet a lieu à l'aide de l'acide nitrique ; il y a dégagement de deutoxide d'azote. Soumis à la porphyrisation avec une certaine quantité d'eau, il acquiert une légère couleur jaune ; broyé avec la potasse caustique, il prend une couleur noire très intense. La plupart de ces caractères servent à le différencier du per-chlorure soluble dans l'eau, qui, mêlé avec la potasse ou les autres alcalis, acquiert une couleur jaune qui passe au rouge ; enfin, qui, par la porphyrisation, n'ac-

(1) Pendant tout le cours de l'opération, on doit avoir soin que le chlorure sublimé ne se condense, ni dans le col de la cornue, ni dans le col du récipient ; on évite la condensation en chauffant ces parties de l'appareil, en ayant soin de ne pas donner lieu à la rupture des vases.

quiert pas la couleur jaunâtre que prend toujours le proto-chlorure.

Le proto-chlorure de mercure est employé dans l'usage médical ; mais lorsqu'il n'a pas été préparé par le procédé que nous a fait connaître M. Henry fils, on doit le soumettre à la porphyrisation à l'aide de l'eau distillée, laver la poudre jusqu'à ce qu'elle ne précipite plus par les alcalis. Sans cette précaution, on pourrait administrer, au lieu de proto-chlorure, un mélange de proto et de deuto-chlorure, et donner par là, lieu à quelques accidens. Selon Davy, le proto-chlorure de mercure est un composé de mercure, 100 parties, et de chlore, 18.

On emploie le mercure doux dans une foule de circonstances; il est regardé comme anti-vénérien, vermifuge, purgatif; on l'administre dans les cas d'engorgemens abdominaux, de fièvres intermittentes rebelles, de maladies syphilitiques; on le recommande dans le cas d'amaurose; on l'administre encore en l'insufflant dans l'œil pour faire disparaître les taches de la cornée; on le fait entrer dans des poudres, pilules, opiats, pommades, etc. La dose à laquelle on administre ce produit doit varier selon les résultats qu'on veut tirer de son administration. Pour en faire un errhin, on le mêle au sucre, à la dose d'un grain contre 5 grains de sucre; on l'administre comme anti-vénérien, à la dose de 1 à 6 grains; comme purgatif, à la dose de 8 à 15 grains ; combiné aux sudorifiques, mais à de petites doses, il augmente l'activité de ces médicamens.

Le mercure doux, préparé par la méthode de Jewel, jouit des mêmes propriétés; étant plus divisé, il remplit mieux l'indication du praticien. Les doses sont les mêmes. (A. C.)

CHLORURE DE MERCURE (PROTO-) PRÉPARÉ PAR LA VOIE HUMIDE, *Précipité blanc*. Proto-chlorure que quelques auteurs regardent comme un produit différent du proto-chlorure obtenu par la sublimation, mais qui, lorsqu'il est bien préparé, paraît n'en devoir pas différer sensiblement. Il peut être obtenu par le procédé suivant, dû à Scheèle, et modifié par Chénevix, qui a démontré que pour obtenir le proto-chlorure exempt de sous-nitrate, il fallait ajouter à la dissolution de sel marin une petite quantité d'acide hydro-chlorique (1).

Préparation.

On fait dissoudre dans l'acide nitrique, à l'aide de la chaleur, autant de mercure qu'on peut en dissoudre, en ayant soin de laisser du métal au fond du vase. Lorsque la dissolution est faite, on la verse avec précaution dans une solution de sel marin aiguisée d'acide hydro-chlorique. Cette solution doit être étendue d'une grande quantité d'eau, pour éviter la réaction des acides hydro-chlorique et nitrique et la formation du chlore, qui, en se combinant avec une certaine quantité de proto-chlorure, donnerait lieu à du per-chlorure soluble dans l'eau. On ajoute de cette solution de muriate de soude acidulée, jusqu'à ce que l'addition de ce liquide ne détermine plus de précipitation (2). On laisse déposer; on décante la liqueur, qu'on met à part, parce qu'elle retient du mercure en solution, qu'on peut précipiter par un alcali. On lave le précipité à l'eau bouillante jusqu'à ce que l'eau qui en sort ne précipite plus par la potasse; on met à égoutter; on fait sécher à une douce chaleur, et on le réduit en poudre qu'on passe à travers un tamis fin; on conserve ce proto-chlorure, à l'abri de la lumière. On peut, si l'on veut, prendre le précipité encore humide et le réduire en trochisques, qui doivent être conservés de même que le précipité blanc en poudre.

---

(1) M. Robiquet pense que quel que soit le soin qu'on ait apporté au lavage du proto-chlorure obtenu par précipitation, on ne doit pas le confondre dans son emploi avec le proto-chlorure sublimé et porphyrisé; ce savant regarde ce produit comme soluble dans l'eau, et il attribue cette solubilité à ce qu'il retient un peu du muriate employé à la précipitation.

(2) Les proportions suivantes pour la préparation de ce produit sont données dans la Pharmacopée d'Édimbourg.

Acide nitrique étendu.	250 grammes	(8 onces).
Mercure pur.........	250 grammes	(8 onces).
Sel marin...........	144 grammes	(4 onces 4 gros $\frac{1}{2}$).
Eau bouillante	4 kilogr.	(8 livres).

Le précipité blanc se donne à la dose de 1 à 5 grains par jour. On le fait entrer dans des pilules (il faut qu'il soit bien lavé); on l'ordonne à plus haute dose dans des pommades destinées à frictionner quelques parties malades, comme nous l'avons déja dit. Les propriétés du précipité blanc sont, lorsqu'il est bien lavé, les mêmes que celles du calomélas; cependant le pharmacien ne doit pas, lors de l'exécution d'une ordonnance quelconque, substituer l'un de ces produits à l'autre. (A. C.)

CHLORURE DE MERCURE (DEUTO-), *Sublimé corrosif, Muriate de mercure oxigéné, Oxi-muriate de mercure, Muriate corrosif de mercure.* On a donné le nom de *per-chlorure de mercure* à la combinaison du chlore avec le mercure. L'époque de la découverte de ce produit est inconnue. Rhases et Avicène, qui vivaient dans le Xe et XIe siècle, font mention du sublimé corrosif dans leurs ouvrages. On connaît un grand nombre de procédés proposés pour sa préparation, et Bergman en a compté jusqu'à quatorze. Parmi les auteurs qui se sont occupés de ces méthodes, Kunkel est le premier qui ait prescrit de chauffer ensemble un mélange de sulfate de mercure et de muriate de soude; d'autres chimistes après lui recommandèrent les oxides de mercure précipités par la potasse. Bergman prescrivit l'emploi du sous-nitrate et du sel marin, ce procédé ancien est regardé par Murray comme supérieur par ses résultats, à ceux qui sont donnés par le nouveau procédé. Tromsdorff et Berthollet le préparèrent par la dissolution du deutoxide de mercure dans l'acide hydro-chlorique; M. Boullay l'obtint en faisant réagir du chlore sur l'oxide de mercure. Enfin les Hollandais, qui le préparaient pour les procédés des Arts, le fabriquaient en éteignant du mercure par le sel marin, et calcinant ce mélange avec du per-sulfate de fer, dans des matras.

Le sublimé corosif, le per-chlorure de mercure, a été fourni pendant long-temps à la France par l'étranger; en 1793, on en établit en France une fabrique; depuis cette époque, ce nouveau genre d'industrie s'est maintenu, et cette fabrication, à présent trop répandue pour offrir de grands bénéfices, nous exempte cependant du tribut que nous payions à nos voisins.

Le mode de préparation mis en usage pour fabriquer le perchlorure de mercure, est le suivant : on mêle ensemble parties égales de deuto-sulfate acide de mercure, de sel marin, et de per-oxide de manganèse ; quand le mélange est fait et qu'il est parfaitement homogène, on le laisse réagir dans une chaudière de fer ou dans une terrine de grès, pendant 24 heures. Au bout de cet espace de temps, on dessèche le tout à l'aide d'une température peu élevée. Quand le mélange est desséché, on l'introduit dans des matras à fonds plats, en ayant soin de ne mettre de mélange dans chaque matras, que la moitié environ de sa capacité. Lorsque les matras sont garnis, on les dispose dans un bain de sable commun ou particulier; si ces vases sont placés dans un bain de sable commun, on les espace convenablement, en ayant soin de placer sous le matras une petite quantité de sable, on garnit ensuite les interstices avec une nouvelle couche de sable qui doit couvrir le matras jusqu'à la naissance du col; on chauffe doucement, en ayant soin de laisser le matras ouvert pour qu'une petite quantité d'humidité contenue dans le mélange, puisse se dégager. Quand l'eau s'est volatilisée, on recouvre la partie supérieure du col des matras avec de petites fioles renversées sur le col, ou avec de petits pots de faïence; on continue le feu progressivement, en ayant soin de remarquer la manière dont la volatilisation s'opère : si les vapeurs blanches se montrent au col des vases, c'est une preuve que le feu est trop vif, il faut alors le rallentir, et découvrir la partie supérieure des matras. On continue ordinairement le feu pendant 10 heures; au bout de ce temps, si la sublimation est complète, on augmente l'activité du feu pour donner aux pains de sublimé une apparence vitreuse due à un commencement de fusion. Si cette précaution n'était pas prise, les pains seraient sans consistance et se casseraient par morceaux lorsqu'on voudrait les détacher du matras. Lorsque l'opération est terminée, on laisse refroidir dans le bain de sable même, pour éviter que le refroidissement subit ne fasse casser les matras; on les brise ensuite vers la partie inférieure, et on détache avec précaution les morceaux qui entourent les pains.

Malgré les précautions que nous avons indiquées, le produit ainsi obtenu n'est pas entièrement formé de sublimé corrosif, il est souvent mêlé de proto-chlorure de mercure; mais comme ce dernier produit est moins volatil, il se condense à la partie inférieure du vase, et forme une masse d'une couleur différente, qu'il est facile de séparer du deuto-chlorure. La quantité de proto-chlorure mêlé au deuto-chlorure, est beaucoup plus grande lorsque le sulfate de mercure employé est un mélange de proto et de deuto-sulfate, et plus encore lorsqu'on n'ajoute pas d'oxide de manganèse, dans la crainte qu'une petite partie de chlorure de fer ou de manganèse ne soit entraînée à l'aide du chlorure de mercure, pendant la volatilisation, et ne donne au produit une teinte rosée.

Lorsqu'on enlève les pains, on obtient souvent des fragmens de chlorure; on réunit ces fragmens pour les sublimer de nouveau et les convertir en pains, afin de les mettre dans le commerce.

Voici ce qui se passe pendant l'opération : le métal du chlorure de sodium s'oxide aux dépens de l'oxigène de l'oxide métallique, pour s'unir à l'acide sulfurique du sulfate. Le chlore et le mercure mis à nu se combinent, et il en résulte un chlorure de mercure que l'on sublime à l'aide de la chaleur.

Si l'on a employé un proto-sulfate de mercure, il se forme un proto-chlorure; si c'est un deuto-sulfate, on obtient un deuto-chlorure. Si le sulfate employé est un mélange de proto et de deuto-sulfate, on obtient un mélange des deux chlorures. L'oxide de manganèse n'est là que comme auxiliaire pour fournir de l'oxigène au proto-sulfate qui pourrait s'y trouver, et pour l'amener à l'état de deuto.

Une précaution à prendre lors de la préparation du sublimé corrosif et du proto-chlorure, consiste à placer le fourneau qui supporte le bain de sable, sous une cheminée exerçant un bon tirage, ou tout au moins dans un endroit très aéré, et où l'air puisse se renouveler avec la plus grande facilité. Cette précaution a pour but de soustraire le préparateur à des accidens résultans de l'action du sublimé en vapeur, qui pourrait être introduit dans l'économie animale. Le per-chlorure de mercure présente les caractères suivans : il est ordinairement sous forme de pains ronds, creux dans leur partie inférieure, offrant dans leur cassure de petites aiguilles prismatiques. Son poids spécifique a été porté par Hassenfratz à 5,398 ; il est facile à réduire en poudre ; sa saveur est excessivement âcre caustique et suivie d'une sensation stiptique, métallique, très désagréable ; mis en contact avec l'eau, il s'y dissout ; une partie de per-chlorure est soluble dans 19 parties d'eau froide, et plus soluble dans l'eau ayant un degré de température plus élevé ; sa solution cristallise par refroidissement ; la forme de ces cristaux varie, le plus souvent ils affectent celle d'aiguilles prismatiques ; ce chlorure est plus soluble dans l'alcool et dans l'éther sulfurique, que dans l'eau ; exposé à l'action du feu, il se volatilise en répandant des fumées blanches, qui, recueillies sur une lame de cuivre ou d'or, la blanchissent. Il est soluble dans les acides sulfurique, hydro-chlorique et nitrique, sans éprouver de décomposition ; on peut l'obtenir par l'évaporation de ces solutions, etc.

Le pharmacien étant souvent consulté sur les empoisonnemens causés par le sublimé corrosif, dans le but de porter secours contre les accidens qui résultent de son introduction dans l'économie animale, ou sur les moyens de le reconnaître, nous indiquerons ici les secours à donner, et les réactifs à employer. Les secours consistent à donner promptement au malade de l'eau albumineuse préparée en délayant et battant avec l'eau ordinaire des blancs d'œufs. Un accident, qui a manqué de nous priver d'un de nos plus savans professeurs de Chimie, M. Thenard, a démontré toute l'efficacité de ce contre-poison, qui neutralise parfaitement le deuto-chlorure, et qui le rend insoluble dans l'eau. A défaut d'eau albumineuse, on peut administrer le gluten, la farine de seigle. D'après des expériences de MM. Taddei, l'action d'un grain de sublimé corrosif est anéantie par 13 grains, de gluten sec, 25 de gluten frais, et par 5 à 600 grains (7 à 8 gros de farine).

Les réactifs qui peuvent servir à faire reconnaître le per-chlorure de mercure, et les phénomènes qu'ils présentent, sont les suivans : 1°. la chaleur le volatilise sous forme de vapeurs blanches qui, recueillies sur l'or ou le cuivre, blanchissent ces métaux ; 2°. l'eau le dissout ; cette solution a une saveur métallique âcre et caustique. Mêlée avec les alcalis, elle précipite en jaune orangé. Le précipité, recueilli, séché et chauffé dans une petite cornue avec du charbon, donne du mercure métallique qui se volatilise, et vient se condenser dans le col de l'appareil. L'eau de chaux mêlée à la dissolution de per-chlorure, détermine un précipité rouge briqueté. Les hydro-sulfates y produisent un précipité noir, qui, séché et mis sur des charbons ardens, brûle avec une odeur de soufre, en laissant dégager des vapeurs qui, recueillies sur une lame de cuivre, la blanchissent ; 3°. le barreau aimanté, recouvert d'une couche de vernis, étant placé dans cette solution, ramène le mercure à l'état métallique.

Le sublimé corrosif, introduit sans précautions dans l'économie animale, détermine l'empoisonnement ; il cause de vives douleurs, des nausées, des vomissemens, et souvent la mort. Malgré ces propriétés vénéneuses, il est administré comme médicament, mais à des doses qui doivent être déterminées par le praticien, selon la force du sujet et le mode d'administration.

Le deuto-chlorure de mercure est employé plus particulièrement contre les maladies vénériennes et les maladies de la peau. On l'administre à l'intérieur ou l'on s'en sert en lotions, frictions, etc. Les doses à laquelle on l'administre intérieurement varient selon le sujet : on le donne depuis un seizième de grain jusqu'à un tiers de grain, et même un demi-grain par jour. Pour l'administrer on prépare une dissolution aqueuse, ou on le fait entrer dans des pilules. Pour l'appliquer sur la peau, on prépare des lotions plus ou moins chargées : la quantité la plus ordinairement employée est de douze grains pour

1 livre d'eau. Cette quantité peut être doublée et triplée, d'après l'ordonnance du praticien. Quelquefois on en fait entrer dans l'eau composant un bain. J'ai préparé, d'après l'ordre d'un médecin, des bains qui contenaient une once de deuto-chlorure de mercure en solution. Ces bains, que je n'eusse pas voulu prendre, ne causèrent aucun accident au malade, qui avait une maladie syphilitique invétérée, dont il fut guéri par ce mode de traitement. Le per-chlorure de mercure ne doit être délivré que sur l'ordonnance d'un médecin, ou à des personnes bien connues, et en prenant les précautions recommandées par les lois qui régissent la pharmacie.

La solution nommée *liqueur de Wan-Swieten* est souvent préparée par le pharmacien, et administrée par le médecin contre la syphilis. On la prépare de la manière suivante :

Prenez deuto-chlorure de mercure 4 décigrammes (8 grains),
Eau distillée pure . . . . . 452 grammes (14 onces 4 gros),
Alcool. . . . . 48 grammes (1 once 4 gros).

On dissout le proto-chlorure dans l'alcool; on ajoute la solution à l'eau. Cette solution se donne à la dose de 2 gros à 4, une ou deux fois par jour. Pour la prendre, on l'étend dans un véhicule mucilagineux. Cette solution contient un demi-grain de deuto-chlorure par once de solution. Cette préparation, additionnée de 4 gros de laudanum, peut servir, sous le nom de *solution opiacée*, à panser les ulcères vénériens. (A. C.)

CHLORURE DE MERCURE ET HYDRO-CHLORATE D'AMMONIAQUE, *Muriate de mercure oxigéné et d'ammoniaque*, *Sel allembroth*. Ce sel, qui est peu employé dans l'art médical, se prépare de la manière suivante. On prend parties égales de per-chlorure de mercure et de muriate d'ammoniaque : sublimé ou dissout dans l'eau, ce mélange donne un sel triple, très soluble, et qui peut être regardé, d'après des expériences publiées depuis peu, comme un combiné de sel ammoniac et d'hydro-chlorate de mercure.

Un de nos pharmaciens les plus distingués par des travaux qui demandent du soin et de l'exactitude, M. Soubeiran, a publié un travail sur le sel allembroth. Il a fait voir 1°. que ce sel, préparé d'après la formule donnée dans le nouveau codex, est un mélange de deuto-chlorure et de sel ammoniac, qui varie dans ses proportions; 2°. que ce sel ne devait pas être préparé par sublimation ; 3°. il a indiqué le moyen suivant comme propre à fournir un combiné toujours formé de quatre parties de sel ammoniac et d'une partie d'hydro-chlorate de mercure.

On prend parties égales de sel ammoniac et de deuto-chlorure de mercure; on fait dissoudre dans l'eau, on filtre et on fait évaporer et cristalliser; la première cristallisation ne donne pas la combinaison triple; il en est de même de la deuxième, la troisième offre deux sortes de cristaux; on prend ceux qui sont prismatiques et rhomboïdaux, on les fait redissoudre une seconde fois, et cristalliser, puis on la conserve pour l'usage.

Ce sel, autrefois employé contre les maladies chroniques de la peau, contre les ulcères, comme détersif, n'est plus employé aujourd'hui, ou du moins très rarement. (A. C.)

CHLORURE D'OR, *Muriate d'or, Hydro-chlorate d'or*. On a donné le nom de chlorure d'or à une préparation qui résulte de l'union du chlore avec l'or. Ce produit, employé dans la Thérapeutique, se prépare de la manière suivante. On prend or parfaitement pur, laminé et divisé en morceaux, 100 grammes (3 onces 1 gros); on l'introduit dans un matras ou dans une fiole à médecine; on verse dessus acide nitro-hydrochlorique, 300 grammes (9 onces 3 gros); on pose le matras sur un bain de sable placé sur un fourneau, et l'on chauffe doucement le bain de sable jusqu'à ce que la dissolution soit opérée. On verse alors le liquide dans une capsule de porcelaine; on rince le matras avec une petite quantité d'eau distillée, et l'on ajoute ce liquide à la solution acide. On fait ensuite évaporer à une douce chaleur, en ayant soin d'agiter avec un tube de verre. Si l'on portait la chaleur à un haut degré, le chlorure pourrait se décomposer en partie, et de l'or pourrait être revivifié. Lorsque ce produit est amené au point convenable de dessiccation, on l'enferme dans un flacon bouché à l'émeri, ayant une large ouverture. On a soin de ne pas laisser de chlorure entre le bouchon et le col du flacon. On pourrait aussi conserver le chlorure d'or en le dissolvant dans une quantité déterminée d'eau. Cette solution, facile à employer, offrirait un grand avantage lorsqu'on voudrait administrer cet agent dans une potion ou tout autre médicament liquide (1).

Le chlorure d'or possède des caractères qui peuvent facilement le faire reconnaître. Chauffé fortement, il se décompose, laisse de l'or pour résidu; mis en contact avec l'eau, il donne une solution d'une belle couleur jaune. Cette solution, dans laquelle on plonge une lame de fer, se décompose; l'or se précipité à l'état métallique sous forme d'une poudre d'une couleur jaune-brunâtre. Le même effet a lieu par l'addition d'une solution de proto-sulfate de fer. La poudre qui résulte du précipité lavé et séché, frottée sur du papier avec un corps dur, laisse voir la belle couleur jaune de l'or.

Le chlorure d'or est administré comme antisyphilitique. Il est surtout d'une grande utilité dans les cas d'affections vénériennes chroniques, qui résistent aux traitemens sudorifiques et mercuriels (les exostoses, les engorgemens). La dose à laquelle on l'administre est de $\frac{1}{8}$ de grain à $\frac{1}{2}$ grain. Le mode d'administration consiste à frictionner la langue et les gencives. On le mêle ordinairement avec de la poudre de réglisse; mais le mélange ne devrait être fait qu'au moment même de l'administration, ce produit étant très facilement réduit lorsqu'il est en contact avec des substances végétales. On donne aussi le chlorure d'or en pilules à la dose de $\frac{1}{10}$ ou de $\frac{1}{16}$ de grain, mêlé avec des extraits (ceux de garou, de salsepareille, de gayac, etc). Donné en trop grande quantité, le chlorure d'or pourrait causer des accidens. Les premiers secours à donner consistent dans

---

(1) La solution de muriate d'or préparée dans les proportions suivantes, nous paraîtrait convenable :

Eau distillée. 99 grammes (3 onces 54 grains).
Chlorure d'or. 1 gramme (18 grains).

Cette solution contiendrait un centième de chlorure.

l'administration d'une solution étendue de sulfate de fer, ou dans celle de la limaille de ce métal délayée dans l'eau.

Le chlorure d'or ne doit pas être délivré, si ce n'est sur l'ordonnance d'un médecin bien connu, ou après avoir rempli les formalités prescrites par les ordonnances concernant l'exercice de la pharmacie. (A. C.)

CHLORURE D'OR ET DE SOUDE, *Muriate d'or et de soude* (1).

M. Chrétien, praticien distingué de Montpellier, voulant faciliter l'emploi du chlorure d'or qu'il administre avec succès dans le traitement des maladies vénériennes, a proposé de mêler ce chlorure avec une quantité déterminée de sel marin bien pur. On prépare ce produit de la manière suivante (procédé de M. Figuier). On prend or pur, 32 gram. (2 onces); on fait dissoudre ce métal dans une quantité convenable d'acide hydro-chlorique; on fait évaporer pour chasser l'excès d'acide; on dissout le produit dans huit fois son poids d'eau distillée; à cette solution on ajoute huit grammes (2 gros) de sel marin bien pur et décrépité, qu'on fait dissoudre dans quatre fois son poids d'eau. On fait ensuite concentrer jusqu'à ce que la liqueur cristallise, ou mieux encore on fait dessécher en ayant soin de remuer avec une tige de verre. On enferme ensuite ce produit dans un flacon bouché hermétiquement.

Ce sel a une belle couleur jaune d'or. S'il a été obtenu par cristallisation, il se présente sous forme de cristaux allongés, d'une belle couleur jaune. Ces cristaux sont inaltérables; et n'attirent pas l'humidité de l'air. Réduits en poudre et lavés, ils ne perdent pas leur couleur. Exposés à l'action de la chaleur, ils perdent de l'eau de cristallisation, se fondent; à une température plus élevée, ils commencent à s'altérer; si l'on continue de chauffer, le chlorure d'or est décomposé. Le mu-

(1) Quelques personnes considèrent ce produit comme un chlorure d'or et de sodium. M. Figuier, qui a examiné ce sel, l'a trouvé composé de

Chlorure d'or	70
Chlorure de sodium	13,4
Eau	16,6.

riate d'or et de soude est aussi facile à reconnaître que le chlorure simple. On peut en précipiter l'or par le fer métallique, ou par une solution de proto-sulfate. Donné à de trop hautes doses, il agirait de même que le chlorure d'or. Les secours à donner sont les mêmes que ceux indiqués pour le chlorure simple.

Le chlorure d'or et de sodium s'administre de la même manière que le chlorure d'or; les doses sont les mêmes. (A. C.)

CHLORURE DE PLATINE, *Muriate de platine*. *V*. HYDROCHLORATE DE PLATINE.

CHLORURE DE POTASSE, *Chlorure d'oxide de potassium*, *Eau de Javelle*. On a donné le nom d'eau de Javelle à un produit dont la préparation, tenue d'abord secrète par les manufacturiers, fut ensuite donnée par Berthollet dans le tome IIe des *Annales de Chimie*. Ce produit est le résultat de l'union du chlore avec l'oxide de potassium; il est employé au blanchîment et peut servir dans la désinfection.

Préparation.

On monte un appareil composé d'une tourille, placée dans un bain de sable posé sur un fourneau; la tubulure de la tourille reçoit un bouchon (1) supportant deux tubes, l'un en S, l'autre de sûreté courbé à angle droit, va plonger dans un flacon contenant de l'eau destinée à laver le chlore; de cé flacon part un second tube dont l'extrémité va plonger dans une solution de potasse.

L'appareil étant monté, on introduit dans la tourille les substances suivantes:

Oxide de manganèse. . . . . 500 gram. (1 livre),
Muriate de soude. . . . . 2000 gram. (4 livres),
Eau. . . . . 1000 gram. (2 livres).

On adapte les tubes, on lute les jointures avec un mélange de farine de lin, et de colle d'amidon; on recouvre ce lut avec des bandes de toile enduites de blanc d'œuf et saupoudrées de chaux hydratée: lorsque les luts sont

(1) On peut, à volonté, se servir d'une tourille à deux tubulures.

secs, on introduit par le tube en S de l'acide sulfurique à 66°, 1000 grammes (2 livres). On laisse d'abord réagir l'acide sur les substances, puis on échauffe graduellement le bain de sable, et l'on continue de chauffer jusqu'à ce qu'il n'y ait plus de dégagement de chlore. Le gaz produit par la réaction de l'acide sulfurique sur le sel marin et l'oxide de manganèse, passe d'abord dans l'eau, où il se lave; il va de là se rendre dans un flacon terminant l'appareil, et qui doit contenir une solution de potasse préparée avec les proportions suivantes :

Sous-carbonate de potasse. . . 2,040 gram. (4 liv. 1 onc. 2 gros),
Eau ordinaire. . . . . 17,000 gram. (17 litres).

Lorsque le dégagement de chlore est terminé, on décante le chlorure de potasse et on le conserve pour l'usâge dans des bouteilles bien fermées.

On peut encore préparer l'eau de Javelle en employant, au lieu de sel marin, d'oxide de manganèse, d'eau et d'acide sulfurique, un mélange d'acide hydro-chlorique et d'oxide de manganèse, dans les proportions suivantes :

Oxide de manganèse. . . 500 gram. (1 liv.),
Acide hydro-chlorique. . 1,100 gram. (2 liv. 3 onc. 1 gros);

on se sert du même appareil, on agit de la même manière en faisant passer le chlore produit dans la solution de potasse.

L'eau de Javelle, pour être employée à enlever les taches de fruits, etc., doit être étendue de 10 à 12 parties d'eau. A défaut de chlorure de soude ou de chaux, elle pourrait être employée à la désinfection.

Ce produit est quelquefois d'une couleur blanche, quelquefois il est coloré en rose plus ou moins foncé; cette couleur, due d'abord à un accident, puisqu'une partie du résidu passait dans l'eau de Javelle à la fin de l'opération, est maintenant communiquée à volonté. Pour obtenir cette coloration, on met en contact avec une partie du résidu, de l'eau de Javelle en excès, on laisse le mélange exposé à l'air; bientôt ce liquide se colore en violet. Lorsqu'il a pris cette couleur, on décante, on met en bouteilles; on s'en sert pour colorer à volonté l'eau de Javelle, qui, par cette coloration, acquiert l'aspect exigé par quelques personnes. (A. C.)

CHLORURE DE POTASSIUM. *V.* HYDRO-CHLORATE DE POTASSE.

CHLORURE DE SODIUM. *V.* HYDRO-CHLORATE DE SOUDE.

CHLORURE DE SOUDE, *Chlorure d'oxide de sodium.* On a donné le nom de chlorure de soude à la combinaison qui résulte de l'union du chlore avec l'oxide de sodium. Ce produit est employé comme topique pour le traitement des plaies et des ulcères de mauvais caractères. Comme la combinaison de la chaux avec le chlore, il peut être employé (mais avec moins d'économie) à la désinfection des salles de dissection, des salles renfermant des malades, un grand nombre de personnes ou des matières susceptibles d'altérer la pureté de l'air atmosphérique, par des émanations putrides.

Deux procédés ont été indiqués pour fournir ce produit propre à la désinfection et à l'usage médical: l'un de ces procédés est dû à M. Labarraque, l'autre à notre collègue M. Payen.

Procédé de M. Labarraque.

On prend les substances suivantes:

Sous-carbonate de soude cristallisé . 2,500 gram. (5 livr.),
Eau distillée. . . . . 10,000 gram. (20 livres).

On fait dissoudre le sel dans l'eau; on s'assure si la solution marque 12° à l'aréomètre des sels. Si la liqueur porte un degré moindre, on y ajoute la quantité de sel nécessaire pour l'amener à ce degré; si elle porte un degré supérieur, on l'étend d'eau jusqu'à ce qu'elle marque ce degré.

La solution étant préparée, on prend un matras dans lequel on introduit les substances suivantes:

Sel marin concassé. . . 576 gram. (1 livre 2 onces 3 gros),
Oxide de manganèse. . 448 gram. (14 onces).

On ferme le matras avec un bouchon de liége, on place ce vase sur un triangle supporté par un fourneau; on adapte au bouchon deux tubes, l'un en S, destiné à l'introduction de l'acide; l'autre de sûreté, courbé à angle droit, plonge par l'extrémité inférieure dans un flacon à deux tubulures, contenant de l'eau destinée au lavage du chlore. De la seconde tubulure du flacon part un tube de sûreté dont l'extrémité se rend dans le vase contenant la solution de sous-carbonate de soude. L'appareil étant ainsi disposé, on lute les jointures, on recouvre les luts avec des bandes de toile enduites de blanc d'œuf et saupoudrées de chaux délitée, et on laisse sécher. Aussitôt que les luts sont secs, on introduit à plusieurs reprises, par le tube en S, 1,024 grammes d'acide sulfurique étendu, préparé avec les proportions suivantes:

Eau.	448 gram. (14 onces),
Acide sulfurique 66°. . .	576 gram. (1 livre 2 onces 3 gros).

Lorsque l'acide est introduit, on laisse aller l'opération pendant quelque temps. Si le dégagement de gaz n'a plus lieu, on place sous le matras quelques charbons allumés, et on élève graduellement la température ; l'on continue de chauffer l'appareil jusqu'à ce qu'il n'y ait plus de dégagement de chlore.

L'opération étant terminée, on démonte l'appareil, on examine quelle est la force décolorante du chlorure. M. Labarraque a déterminé celle que doit avoir le chlorure destiné à être employé; il a reconnu qu'une partie de ce chlorure doit décolorer 18 parties de sulfate d'indigo préparé avec : indigo, 1 partie (1 gros ou 4 grammes); acide sulfurique, 6 parties (6 gros ou 24 grammes); faisant agir à chaud et étendant la dissolution entièrement faite dans 993 parties d'eau (993 grammes ou 1 livre 15 onces 18 grains). Si la quantité de chlore produite par le mélange et absorbée par le liquide alcalin n'était pas assez considérable pour donner à ce liquide cette force décolorante, il faut y faire passer du chlore afin de l'amener à ce degré de concentration (1).

(1) M. Labarraque recommande de faire plusieurs essais afin de bien reconnaître positivement la force décolorante du chlorure.

Procédé donné par M. Payen.

Ce mode d'agir, d'une extrême simplicité, a été employé pour préparer du chlorure qui, essayé dans la Thérapeutique, a donné les bons résultats qu'on devait en attendre.

On prend les substances suivantes :

Chlorure de chaux sec à 98°. . . . . . 500 gram. (1 livre),
Sous-carbonate de soude cristallisé. . 1,000 gram. (2 livres),
Eau . . . . 9,000 gram. (18 livres).

On fait dissoudre le chlorure de chaux en le délayant dans 6 kilogrammes (12 livres) d'eau, agitant à l'aide d'un mortier, et ayant soin de n'ajouter l'eau que successivement et par petites portions. Lorsque le mélange est bien fait, on laisse déposer pendant 3 heures dans un vase fermé ; au bout de cet espace de temps on tire à clair le liquide, que l'on passe à travers un filtre ; on verse le marc sur le filtre, et, à l'aide d'une nouvelle quantité d'eau, 1 kilogramme (2 livres), versée à plusieurs reprises, on lave le résidu.

Lorsque la solution de chlorure de chaux est faite, on fait dissoudre, à l'aide de la chaleur, le carbonate de soude dans 1 kilogramme (2 livres) d'eau ; on laisse refroidir, on mêle ensuite cette solution avec celle de chlorure, en ayant soin d'agiter. Il y a formation d'un précipité abondant (sulfate de chaux) qu'on laisse déposer ; on décante la liqueur, qui est le chlorure de soude ; on filtre et on l'introduit dans des bouteilles que l'on ferme hermétiquement. On jette le dépôt sur un filtre ; et si l'on veut, après qu'il est égoutté, on peut le laver avec de l'eau pour obtenir une solution faible de chlorure qui peut servir à dissoudre de nouveau du chlorure de chaux et l'employer à une deuxième opération.

Les proportions indiquées par M. Payen m'ont donné 9 litres et demi de chlorure de soude liquide.

Selon M. Payen, on peut préparer le chlorure de soude neutre en employant les mêmes proportions de chlorure de chaux, mais seulement 690 grammes de sous-carbonate de soude au lieu de 1000 grammes.

Le chlorure de soude a été mis en usage par les soins de M. Labarraque pour la guérison de la pourriture d'hôpital, des ulcères vénériens dégénérés, des plaies gangréneuses ou de mauvais caractère. On emploie la solution préparée comme nous l'avons dit, soit pure, soit coupée avec 1, 2 et même 3 parties d'eau; on s'en sert d'abord en lotions, puis on panse la plaie deux fois par jour en la recouvrant de plumasseaux de charpie humectée avec la liqueur. On cesse l'application aussitôt que la plaie devient rouge et qu'elle présente des signes d'inflammation.

Le chlorure de soude médical, étendu de 12 à 15 et même 30 parties d'eau, peut servir à laver les plaies infectes du cancer de l'utérus. Ce produit a encore été proposé pour servir à une foule d'opérations de désinfection; mais l'emploi de ce produit dans la plupart de ces cas étant plus dispendieux que ne l'est celui du chlorure de chaux, celui-ci doit être préféré à cause de l'économie qui en résulte, économie qui met toutes les classes de la société à même d'en faire usage. Parmi les cas où le chlorure de chaux doit être préféré, on peut citer la désinfection des étables, celle des salles de dissection, des halles, des matières animales putrides, des boues fétides, des latrines, etc. Il appartient aux praticiens d'appliquer le chlorure de soude dans les circonstances convenables; on doit des essais en ce genre à des médecins distingués, au nombre desquels nous citerons MM. Biett, Cullerier, Cloquet (Jules), Chanas, Chantourelle, Dupuy, Girard fils, Gorse, Lagneau, Lisfranc, Marjolin, Orfila, Rey, Roche, Sanson, Ségalas, etc. (1).

(A. C.)

(1) Voir les *Annales de l'Industrie nationale et étrangère*, *le Journal de Chimie médicale*, *les Archives générales de médecine*, *la Revue médicale*, *le Recueil des Mémoires de Médecine*, *de Chirurgie et de Pharmacie militaire*, *les Annales de la Médecine physiologique*, *le Journal de Physiologie expérimentale*, *le Journal de Pharmacie*, etc., etc.

CHOCOLAT. On a donné le nom de chocolat à une préparation alimentaire dont la base est le cacao. Ce produit est associé à du sucre, à des aromates et quelquefois à des substances médicamenteuses qui lui communiquent des propriétés particulières.

L'origine du chocolat est très ancienne; ses procédés de fabrication paraissent avoir été importés, en 1510, du Mexique par les Espagnols, et ces procédés, tenus secrets d'abord, se répandirent ensuite chez toutes les nations.

Le chocolat varie et pour le goût et pour la forme, selon le lieu où il est fabriqué. Les Espagnols le font peu sucré et fortement aromatisé; les Italiens l'aiment préparé avec le cacao auquel on a fait subir une torréfaction prolongée, qui lui donne un goût amer, modifié et par le sucre qu'ils y ajoutent en petite quantité et par la cannelle qui est le principal des aromates qu'ils y adjoignent; les Français l'aiment généralement sucré et homogène dans toutes ses parties : ils y ajoutent principalement de la vanille, qui paraît être l'aromate le plus agréable pour eux.

La pâte de chocolat se prépare en broyant le cacao sur une pierre, mélangeant le sucre et les aromates, mettant la pâte bien fine dans des moules d'une configuration différente, selon la forme qu'on veut lui donner. Les pierres en liais qui servent à broyer le chocolat sont plates ou concaves : les pierres plates sont mises en usage en France, les concaves servent en Espagne; déjà même on s'en sert en France. Ces dernières ont l'avantage de moins fatiguer le chocolatier et de lui donner plus de force dans le broiement. Dans la fabrication du chocolat en grand, on emploie aussi la force des chevaux et même celle de la vapeur.

Les formules suivantes sont données dans le Codex; mais chacun des fabricans les modifie pour en former des pâtes qui ont une valeur différente.

Chocolat de santé.

On prend : cacao caraque, torréfié convenablement et

dépouillé, par le triage, des tégumens et des radicules, 1758 grammes (3 livres 8 onces 2 gros); cacao des îles ayant subi les mêmes opérations, 3000 grammes (6 livres); sucre blanc, 5000 (10 livres); écorce de cannelle en poudre, 40 grammes (10 gros). On pile les semences de cacao dans un mortier de fer chauffé d'avance, en y ajoutant le quart du poids en sucre; lorsque le mélange est bien incorporé et bien homogène, on met une petite partie de la masse sur une pierre à chocolat chauffée convenablement: à l'aide d'un rouleau en fonte tournée, on la réduit en une pâte bien unie; lorsque cette pâte est bien fine et bien homogène, on ajoute le reste du sucre et la cannelle; on broie ensuite pendant quelque temps; enfin, on pèse la masse, puis on la distribue dans des moules qui sont sur une tablette de bois garnie de rebords; on balance la tablette entre les mains, pour que la masse qui est dans les moules, se répande d'une manière égale sur toute la surface de ce moule; on laisse ensuite refroidir le chocolat, qu'on enlève et qu'on enveloppe de papier blanc.

Chocolat à la vanille.

Le chocolat à la vanille ne diffère du précédent que parce qu'on ajoute à la masse, et sur la fin de l'opération, 40 grammes 10 gros de vanille pulvérisée, que l'on mêle exactement comme on l'a fait pour la cannelle.

Si l'on a des substances médicamenteuses à faire entrer dans le chocolat, par exemple du salep, du sagou ou du café pour faire le *chocolat-café*, on ajoute ces substances réduites en poudre, comme on le fait pour la cannelle, la vanille, etc.

La quantité de chocolat qui se fabrique en France est maintenant considérable; c'est à cette préparation qu'est principalement employé le cacao qui nous arrive de l'étranger (1).

Le chocolat est sujet à être falsifié : aussi voit-on des chocolats dans lesquels la fécule entre en quantité considérable. Les falsificateurs trompent le public en vendant, sous le nom

(1) La quantité de cacao importé en France pendant les années 1822, 1823, 1824, s'est élevée à 2,385,801 kilogrammes.

de chocolat, un produit qui n'a ni le goût ni les propriétés du chocolat bien préparé.

Les Allemands préparent une espèce de chocolat en poudre : ils enlèvent la pellicule du cacao à l'aide de l'eau bouillante, ils font ensuite dessécher les amandes, en les soumettant à l'action de la chaleur, dans un poêle de fer. Ils réduisent les amandes séchées en une poudre très fine, à laquelle ils ajoutent du sucre pulvérisé et des aromates.

Cette poudre, mêlée à de l'eau chaude ou à du lait, sert à préparer cet aliment liquide.

Le chocolat jouit de propriétés qui varient selon la méthode suivie lors de sa préparation. Si le cacao a été légèrement torréfié (méthode suivie par les Espagnols), il sera tonique ; si cette amande a été torréfiée fortement, de manière à donner au chocolat une légère amertume (méthode italienne), le chocolat qu'on obtient avec ce cacao est seulement analeptique.

Des détails sur cette opération, appliquée à la fabrication en grand de ce produit, peuvent être puisés dans l'art. publié par M. Robiquet dans le Dict. technolog., t. V, p. 243, et dans un nouvel ouvrage intitulé *Monographie du cacao*, publié par M. Gallais. (A. C.)

CHOLESTÉRINE. M. Chevreul a donné le nom de *cholestérine* à la substance grasse cristalline qui existe dans les calculs biliaires.

Cette substance s'obtient de la manière suivante : on traite les calculs biliaires de l'homme par de l'alcool, à l'aide de la chaleur; lorsque l'alcool est bouillant, on jette sur un filtre; la cholestérine qui a été dissoute par l'alcool, se précipite par refroidissement sous forme de belles lames micacées ; on sépare la matière cristallisée du liquide, et si elle n'est pas d'un beau blanc, on la purifie en la traitant de nouveau par l'alcool, ajoutant une petite quantité de charbon animal, faisant bouillir, filtrant, recueillant le produit qui se dépose par refroidissement, le mettant à égoutter sur un filtre, et l'introduisant dans un flacon lorsqu'il est sec.

La cholestérine est blanche, elle est sous la forme d'écailles brillantes et insipides ; elle est fusible à 137° ; par le refroidissement, elle prend la forme cristalline ; exposée à l'action de la chaleur, elle ne donne point de produit ammoniacal ; traitée par l'acide nitrique, elle donne naissance à un acide particulier, nommé *acide cholestérique;* cet acide s'unit aux bases salifiables et forme un nouveau genre de sel nommé *cholestérates ;* ces sels ne sont pas employés. (A. C.)

CHOUAN. La substance que l'on nommait ainsi dans le commerce de la droguerie, avait une assez grande analogie avec le *semen contra* pour qu'on les confondît souvent ensemble. Toutes deux offrent un mélange de pédoncules et de sommités de fleurs, réduits en très petits fragmens. On distinguait le chouan, en ce qu'il était plus gros, plus léger, d'une saveur légèrement salée et dépourvu d'odeur. M. Desvaux (*Journ. de Pharm.,* t. II, p. 404) a reconnu que le chouan était produit par les sommités de l'*Anabasis tamariscifolia,* plante indigène des contrées orientales, qui appartient à la famille des Chénopodées et à la Pentandrie Digynie L., et qui se rapproche beaucoup des soudes. (A. R.)

CHOU CARAIBE. On nomme ainsi, dans les Antilles, l'*Arum esculentum* et l'*Arum sagittæfolium* de Linné, dont on mange quelquefois les feuilles comme celles du chou, mais plus ordinairement les racines. (A. R.)

CHOUCROUTE. *Sauer kraut.* On a donné le nom de choucroute à une préparation alimentaire salubre, qui nous est venue du Nord, où l'on en fait un grand usage, et de laquelle on fait des approvisionnemens lors des voyages de long cours.

La choucroute se prépare de la manière suivante : on prend *le chou cabu blanc,* on enlève les grandes feuilles qui recouvrent le cœur, et on divise cette partie en petits rubans sinueux, en la faisant passer sur un instrument garni de lames disposées parallèlement et à une petite distance les unes des autres ; ces lames, qui sont en saillies, divisent la partie du végétal qui se trouve en contact avec elle.

Lorsque le chou est coupé, on le place dans des tonneaux,

en commençant par mettre au fond une couche de sel de cuisine, sur laquelle on met une couche de choux coupés, puis une poignée de genièvre ou de carvi, quelquefois des deux ; on ajoute ensuite un lit de sel (1), puis un lit de choux aromatisé avec l'une ou l'autre des graines, et on continue jusqu'à ce que le tonneau soit plein ; dès la troisième couche on comprime fortement ces couches, soit en marchant sur un couvercle entrant facilement dans le tonneau, soit avec une batte arrondie.

On couvre le dernier lit, de sel et de grandes feuilles vertes ; on étend une toile humide, et l'on recouvre le tout avec le fond du tonneau que l'on charge d'une masse du poids de 100 à 150 livres, afin d'empêcher la masse d'être soulevée lors de la fermentation.

Les choux ainsi placés laissent écouler leur eau de végétation, qui dissout le sel marin ; la solution saline devient acide, boueuse ; elle exhale une odeur des plus fétides au bout d'un certain temps ; on la remplace par une autre saumure, que l'on doit changer encore au bout de quelques jours.

La choucroute est employée en grand, comme moyen thérapeutique, et les capitaines de navires en emportent afin de préserver leurs marins du scorbut.

C'est à l'aide de cette préparation que le capitaine Cook parvint à maintenir en bon état la santé des gens de son équipage, pendant une navigation qui dura trois ans. Les marins de son bord faisaient usage de choucroute, qu'il leur faisait distribuer deux ou trois fois par semaine.

Depuis cette époque, les divers navires en emportent dans des barils bien fermés. M. Payen recommande d'ajouter à ce produit destiné à voyager, un deux-millième d'acide sulfureux, ou de sulfite de soude, pour aider à sa conservation. (A. C.)

CHOU CULTIVÉ. *Brassica oleracea*, L.—Rich. Bot. méd.,

(1) La quantité de sel gris à employer est d'une livre pour 50 livres de choux.

t. II, p. 664. (Famille des Crucifères, Juss. Tétradynamie Siliqueuse, L.)

Cette espèce, la plus intéressante du genre, se trouve à l'état sauvage dans quelques contrées maritimes de l'Europe. Elle est cultivée, depuis un temps immémorial, dans tous les jardins, et l'on en connaît plusieurs races ou variétés dont nous mentionnerons les principales, c'est-à-dire les types auxquels on peut rapporter toutes les autres variétés, à la suite de la description de celle qui est la plus commune.

La racine du Chou commun est bisannuelle ou très rarement vivace, pivotante et offrant de nombreuses fibrilles. La tige est dressée, rameuse à sa partie supérieure, et elle s'élève à la hauteur de 2 à 3 pieds. Ses feuilles sont sessiles, grandes, glauques, épaisses et charnues, les inférieures ovales arrondies, très obtuses, onduleuses et bosselées; les supérieures sont ovales allongées et garnies de dentelures inégales. Les fleurs, de couleur jaune soufrée, sont assez grandes et forment de longs épis lâches à l'extrémité des rameaux. Les siliques sont allongées, presque cylindriques, un peu toruleuses, et terminées par un bec un peu comprimé.

Le Chou cavalier ou Chou vert (*Brassica oleracea acephala*) se reconnaît à ses feuilles écartées qui ne se réunissent pas en tête. Sa tige s'élève à une hauteur assez considérable (quelquefois 4 ou 5 pieds); elle est tantôt simple dans le *chou cavalier ordinaire*, tantôt offrant plusieurs ramifications comme dans le *chou en arbre* ou *cavalier branchu*. Ses feuilles sont vertes, pâles et découpées en lobes profonds, planes et entiers, dans la sous-variété nommée *chou à feuilles de chêne*. Elles ont des lobes sinueux, déchiquetés à leur contour, et elles sont variées de pourpre et de blanc dans le *chou frangé*, ce qui donne à celui-ci un aspect fort agréable, et le fait cultiver comme plante d'ornement. Enfin, les feuilles du *chou palmier* sont allongées, peu découpées, irrégulièrement bullées et réunies au sommet de la tige. C'est encore au chou cavalier qu'on rapporte le *chou vert de Touraine* et le *chou à grosses côtes*; celui-ci est cultivé dans plusieurs départemens sous le nom de

Chou de Beauvais; il se fait remarquer par l'épaisseur de sa tige et par la largeur considérable de ses côtes.

Le chou cavalier est surtout cultivé dans l'ouest de l'Europe, soit pour la nourriture de l'homme, soit pour celle des animaux domestiques. Sa tige tend sans cesse à s'accroître, à mesure que l'on retranche ses feuilles inférieures.

Le Chou de Milan, nommé aussi Chou frisé et Chou bullé (*Brass. oleracea bullata*), est facile à reconnaître à ses feuilles bullées, c'est-à-dire bosselées et sinueuses, se réunissant en tête, surtout dans les jeunes individus. On en distingue plusieurs sous-variétés, parmi lesquelles figurent le *Chou de Milan hâtif,* le *Chou doré,* le *Chou nain,* etc., qui sont fréquemment servis sur les tables.

Le Chou cabu ou pommé (*Brass. oleracea capitata*) est la race qui est la plus cultivée pour la nourriture de l'homme. Ses feuilles sont réunies en une tête fort grosse, et très serrées les unes contre les autres, de manière que les plus intérieures, par l'effet de l'étiolement, sont blanches et douées d'une saveur plus douce et d'une odeur moins forte que les extérieures. Les têtes de choux pommés présentent plusieurs formes : de là les noms de *chou aplati, chou sphérique, chou ové, chou conique, chou ellipsoïde*, etc., que l'on a donnés à certaines sous-variétés. Les couleurs des feuilles ont encore servi à distinguer d'autres variétés dans le chou pommé ; ainsi le *chou rouge* appartient à cette race.

Le Chou-Rave ou Chou-Navet (*Brass. oleracea caulorapa*), qu'il ne faut pas confondre avec la rave (*B. Rapa,* L.) et le navet (*B. campestris napo-brassica*), espèces distinctes du chou cultivé ; le chou-rave, disons-nous, a la tige renflée au-dessus du collet de la racine, et formant un gros tubercule arrondi, duquel naissent les feuilles. Celles-ci sont abandonnées aux bestiaux ; mais le tubercule de la tige est réservé pour la nourriture de l'homme. En Allemagne, on prépare une mauvaise eau-de-vie avec ce chou.

Le Chou-fleur (*Brass. oleracea botrytis vel cauliflora*) est le résultat d'une monstruosité dans laquelle les pédoncules floraux se sont soudés, ont pris beaucoup d'accroissement, sont devenus tendres, blancs et succulens, en même temps que les fleurs sont réduites par avortement à des bourgeons blancs-jaunâtres, où l'on ne reconnaît plus les organes qui les composent. Les choux-fleurs se distinguent des *Broccolis,* en ce que, dans les premiers, les pédoncules forment par leur soudure un corymbe dense et régulier, tandis que dans les seconds ils sont moins épais, plus allongés et écartés de manière à ce que chacun de ces pédoncules ressemble à une tige d'asperge. Tout le monde connaît les usages culinaires de ces races monstrueuses du chou.

Considérés comme alimens, les choux tiennent le premier rang parmi les légumes dont se nourrit, surtout pendant l'hiver, le peuple des villes et des campagnes de toute l'Europe. Quelques personnes ne peuvent les digérer qu'avec beaucoup de difficulté. On évite cet inconvénient en le mélangeant avec des substances aromatiques et excitantes, comme les fruits du genièvre, ceux du cumin, du fenouil et de quelques autres ombellifères. La choucroute (*Sauer-kraut* des Allemands) est une préparation de choux auxquels on a fait subir un commencement de fermentation acide. *V.* ce mot.

Le chou rouge contient une certaine quantité de soufre. On en prépare un sirop que l'on a vanté dans les inflammations chroniques du poumon, et spécialement dans la phthisie.

Les autres espèces de choux sont connues sous des noms vulgaires, trop usités pour ne pas être adoptés dans cet ouvrage, où nous préférons nous mettre à portée de tous nos lecteurs, plutôt que de nous astreindre à une classification rigoureusement méthodique. *V.* les mots Colza, Navet, Navette et Rave.

(A. R.)

CHOU DE MER. *V.* Crambe maritima.

CHOU-PALMISTE. *V.* Arec.

CHROMATES. On a donné le nom de *chromates* à un genre de sels qui résultent de l'union de l'acide chromique avec les bases salifiables. La découverte de ces sels dérive de celle de l'acide chromique; cet acide combiné aux bases fournit des sels qui servent à des applications des Arts, à la préparation de l'oxide de chrôme, et à celle du chromate de potasse sur lequel on a fait quelques essais physiologiques, etc.

Le but de ce Dictionnaire ne nous permettant pas de nous étendre autant que nous le voudrions sur ces produits, nous ferons cependant notre possible pour indiquer en peu de mots le mode suivi pour obtenir ces sels, dont la préparation est du ressort du pharmacien chimiste. (A. C.)

CHROMATE DE BARYTE. Combinaison de l'acide chromique avec l'oxide de barium. Ce sel s'obtient en décomposant le chromate de potasse par le nitrate de baryte, lavant le précipité (le chromate de baryte) à grande eau, le mettant à égoutter, le faisant sécher. Ce chromate est employé à la préparation de l'acide chromique. (*V.* ce mot.) (A. C.)

CHROMATE DE FER. Ce sel est le résultat de l'union de l'oxide de fer avec l'acide chromique; il existe dans la nature, et en 1799 M. Pontier le trouva à la Bastide de la Carrade, près Gassin, département du Var. Depuis on l'a trouvé en divers endroits, aux environs de Nantes, en Sibérie, en Styrie, dans l'état de Maryland, à l'île à Vaches, etc.

L'analyse de quelques-uns de ces minerais a été faite par d'habiles chimistes. M. Vauquelin a reconnu que le chromate de fer du Var contient : fer oxidé, 0,34; acide chromique, 0,43; alumine, 20; silice, 0,02. M. Laugier a prouvé que dans le chromate de fer de Sibérie, le chrôme y est à l'état d'oxide, et dans la proportion de 53 pour 100; le reste du minerai consiste en fer, 34; alumine, 11; silice, 1.

Le chromate de fer existant dans la nature en grande quantité, on s'en sert pour obtenir les autres chromates. (A. C.)

CHROMATE DE MERCURE. Combinaison qui résulte de l'union de l'oxide de mercure avec l'acide chromique. Il y a deux espèces de sel : le proto-chromate et le deuto. Le premier est le seul usité pour la préparation de l'oxide de chrôme. On le prépare de la manière suivante :

On verse dans une solution limpide de proto-nitrate de mercure, légèrement aiguisée d'acide nitrique, du chromate de potasse liquide d'une densité de 6 à 8° ; on continue l'addition du chromate jusqu'à ce qu'on s'aperçoive qu'il n'y a presque plus de précipitation ; on laisse déposer, on décante la partie liquide ; on jette sur un filtre le précipité, on le lave à plusieurs reprises à l'eau bouillante ; on laisse égoutter, ensuite on fait sécher : l'on conserve le chromate ainsi obtenu pour le soumettre à la calcination, en séparer le mercure qui se volatilise et obtenir l'oxide vert de chrôme.

Voici ce qui se passe dans cette opération : le chromate de potasse et le nitrate de mercure étant en contact, il y a échange de base ; l'acide chromique s'unit à l'oxide de mercure, forme un chromate insoluble qui se précipite : l'acide nitrique s'unit à l'oxide de potassium et forme du nitrate de potasse qui reste en dissolution.

On doit avoir soin d'employer une solution de proto-nitrate; si elle était mêlée de deuto-nitrate, il y aurait formation de deuto-chromate soluble dans l'acide nitrique ; ce sel resterait en dissolution ; la liqueur surnageante serait colorée.

Le chromate de mercure est composé

d'acide chromique............	17	
d'oxide de mercure (protoxide).	83	(Godon.)

(A. C)

CHROMATE DE PLOMB. Combinaison de l'acide chromique avec l'oxide de plomb. Ce sel existe dans la nature, et l'on a donné à ce produit naturel le nom de *plomb rouge de Sibérie*. On prépare deux espèces de chromates, le neutre et le sous-chromate. Le premier s'obtient en précipitant les sels neutres solubles de plomb par du chromate de potasse liquide. Le second se prépare de la même manière, mais en précipitant une dissolution de sous-sel de plomb, ou encore mieux en faisant réagir un alcali (la potasse) sur le chromate neutre de plomb que l'on a obtenu. La couleur du chromate de plomb est d'un jaune brillant ; celle du sous-chromate varie du jaune orangé au rouge. J'ai préparé, avec MM. Lenormand et Pasch, de ce chromate qui, pour la couleur, l'eût disputé en éclat, avec celle du vermillon le plus éclatant.

Le chromate de plomb n'étant pas usité en Médecine, nous renverrons aux ouvrages de Technologie pour la préparation en grand de ces produits employés dans les Arts.

Ce sel est formé de

Acide chromique..........	34,9
Oxide de plomb............	65,1 (Vauquelin.)

(A. C)

CHROMATE DE POTASSE. Sel qui résulte de l'union de l'acide chromique avec la potasse. Le chromate de potasse a été examiné par MM. Vauquelin et John, qui reconnurent deux espèces de chromates : le *chromate neutre*, regardé par quelques personnes comme un sous-chromate, et le *bi-chromate* ou *sur-chromate*. Le premier est d'une couleur jaune citron; il cristallise en petits prismes. Ce chromate, exposé à l'action de la chaleur, acquiert une couleur rouge; mais par le refroidissement, il reprend sa couleur naturelle. Le second, le bi-chromate, a de l'analogie pour la couleur avec le plomb chromaté natif. Sa forme cristalline est celle d'un prisme.

Ce sel n'existe pas dans la nature, il est le produit de l'art. Le procédé de fabrication de ce sel et son emploi à la coloration des toiles a pris naissance en France; il a été importé chez l'étranger, qui, profitant de l'épuisement de la mine du Var, nous imposa un tribut en nous livrant, pour la consommation de nos établissemens, des chromates fabriqués à Baltimore.

Le chromate de potasse s'obtient de la manière suivante : on prend du chromate de fer en poudre fine, on le mêle avec une demi-partie de nitrate de potasse; on emplit un ou plusieurs creusets de ce mélange ; on garnit le creuset de son couvercle (1); on met ensuite ce creuset dans un fourneau, et on

(1) On peut calciner le mélange de chromate de fer et de nitre, dans un cornet de papier fort, plaçant les cornets sur une grille, les espaçant assez pour laisser passer la flamme, et chauffant convenablement.

soumet à l'action d'une forte chaleur qui est plus ou moins long-temps continuée selon la quantité de mélange contenu dans le vase soumis à la calcination. Lorsque l'opération est terminée, on retire les creusets, on enlève la masse; on jette dans l'eau bouillante la matière divisée ; après une ébullition d'un quart d'heure, on laisse déposer le liquide, on décante, on ajoute de nouveau de l'eau, on fait bouillir. On épuise de cette façon la masse de tout le chromate de potasse qu'elle contenait, et on réunit les liqueurs. Si l'opération a été bien conduite, et que le chromate de fer soit de bonne qualité, l'alcali contenu dans le nitrate est employé pour saturer l'acide chromique existant dans le chromate de fer. Si la quantité d'alcali est surabondante, on sature par de l'acide nitrique en excès, et l'on fait évaporer et cristalliser le sel, qu'on lave avec un peu d'eau distillée; on fait égoutter et on conserve ce produit pour l'employer.

Le chromate de potasse est un des réactifs les plus employés; il peut servir à faire reconnaître plusieurs solutions métalliques, avec lesquelles il donne des sels colorés diversement. Le chromate de plomb précipite en jaune plus ou moins foncé les solutions de plomb; en rouge, les solutions de mercure; en rouge pourpre, les solutions d'argent.

Le chromate de potasse, vendu dans le commerce, est quelquefois falsifié. M. Boutron Charlard, pharmacien chimiste, qui s'occupe avec le plus grand zèle de divers travaux chimiques, a examiné un sel vendu dans le commerce sous le nom de chromate de potasse, et qui contenait 56,7 de sulfate de potasse, et seulement 43,3 de chromate. *Journal de Pharmacie*, t. IX, p. 185.

Le chromate de potasse a été le sujet d'expériences physiologiques. Gmelin a reconnu que le chromate de potasse détermine chez les chiens un prompt vomissement; qu'en séjournant plus long-temps dans l'estomac, il excite une inflammation qui du reste n'est pas ordinairement considérable; qu'il peut être injecté en petite quantité dans le système veineux, sans produire d'effet sensible; mais que lorsqu'il est injecté en plus grande quantité, il produit le vomissement, l'inflammation de l'estomac et la mort; si on l'administre encore en plus grande quantité, il tue subitement; introduit sous la peau dans le tissu cellulaire, il cause l'amaigrissement, l'inflammation de la conjonctive, la sécrétion d'un mucus purulent, et la formation dans les branches de mucus fibreux coagulé; l'action de ce sel sur le système nerveux détermine des convulsions, la paralysie; il paraît donner la mort en paralysant le système nerveux. (*Journal de Chimie médicale*, t. Ier.)

CHROME. On a donné le nom de chrôme à un corps combustible métallique, dont la découverte est due à M. Vauquelin, qui la fit en 1797 (1). Le chrôme existe dans la nature sous plusieurs états.

1°. En combinaison avec le fer oxidé (*le chromate de fer*) dans le département du Var, à la Bastide de la Carrade; on le trouve aussi à Baltimore, en Sibérie, en Styrie, près de Nantes, à l'île à Vaches, à Maryland. Ce dernier gisement en fournit au commerce une grande quantité.

2°. A l'état acide et en combinaison avec l'oxide de plomb (*le chromate de plomb*, *le plomb rouge de Sibérie*) et dans le rubis spinelle.

3°. A l'état d'oxide colorant l'émeraude, l'amphibole actinote, le pyroxène. Il existe encore dans un grès ancien, près de la ville de Conches et de l'établissement du Creusot.

4°. Dans les pierres tombées du ciel (Laugier).

Le chrôme s'obtient de la manière suivante.

On calcine pendant deux heures, dans un creuset de terre, un mélange fait avec deux parties de chromate de fer débar-

---

(1) Le minéral dans lequel on trouva le chrôme pour la première fois était connu sous le nom de plomb rouge de Sibérie. Il fut examiné successivement par Pallas, Macquart, Vauquelin, Bindheims (de Moscou), enfin par M. Vauquelin qui reconnut sa nature; les expériences de ce savant, dont nous nous honorons d'être l'élève, furent confirmées par Klaproth, Gmelin, Mussin, Puschkin, Richter, etc.

rassé de la gangue qui l'accompagnait, et une partie de nitrate de potasse; lorsque la calcination est opérée, on laisse refroidir, on verse de l'eau bouillante sur la masse, on laisse digérer ; on sépare le liquide: on traite le résidu par une nouvelle quantité d'eau bouillante, et l'on épuise de nouveau la masse jusqu'à ce que l'eau en sorte incolore ; on sature l'excès d'alcali qui existe dans la liqueur, par de l'acide nitrique; on filtre; on verse dans la liqueur filtrée du proto-nitrate de mercure, qui donne lieu à une décomposition et à la précipitation d'un sel (*le chromate de mercure*) ; on ajoute du nitrate de mercure jusqu'à ce qu'il n'y ait plus de précipitation ; on laisse ensuite déposer, on décante le liquide surnageant; on recueille le précipité sur un filtre, on le lave à l'eau bouillante, on le fait sécher ; lorsqu'il est sec, on l'introduit dans une cornue et l'on chauffe fortement: le chromate de mercure se décompose, le métal se volatilise, l'oxide de chrôme reste dans la panse de la cornue. On mêle cet oxide avec du charbon ; on place le mélange dans un creuset, et, à l'aide d'une chaleur très intense, on obtient la réduction du métal.

Voici ce qui se passe dans cette opération : le nitrate de potasse et le chromate de fer se trouvant en contact à une température très élevée, le nitre est décomposé, l'oxigène de l'acide nitrique acidifie le chrôme et sur-oxide le fer ; l'acide chromique formé s'unit à la potasse à mesure qu'elle abandonne l'acide. Il résulte de ces opérations du chromate de potasse. Lorsqu'on met ensuite ce chromate en contact avec du nitrate de mercure, il y a échange de base, formation de nitrate de potasse soluble et de chromate de mercure qui se précipite ; celui-ci, chauffé, se décompose ; l'oxide de chrôme fixe reste dans la cornue ; le mercure, par une haute température, se réduit et se volatilise ; l'oxide chauffé avec du charbon se décompose ; l'oxigène de l'oxide se porte sur le charbon. Il en résulte de l'acide carbonique ou de l'oxide de carbone, qui se volatilise; le chrôme mis à nu reste dans le creuset.

Le chrôme est un métal blanc, dont la couleur tient le milieu entre celle de l'acier et de l'étain; son poids spécifique est de

5,90. Il est cassant, susceptible de prendre un beau poli. Il est insoluble dans l'acide hydro-chlorique et dans l'acide nitrique; mais il est soluble dans l'acide hydro-chloro-nitrique. (Richter.) Le chrôme n'est fusible qu'à une très haute température; son degré de fusion n'a pas encore été déterminé; ce métal ne s'altère pas par le contact de l'air; lorsqu'il est chauffé, il s'oxide; il forme deux oxides et un acide. *V.* ACIDE CHROMIQUE.

Des expériences sur l'action des sels de chrôme ont été faites par Gmelin. Voyez le *Journal de Chimie*, première année et les articles Hydro-chlorate de chrôme et Chromate de potasse. (A. C.)

CHRYSIDE ou GUÊPE DORÉE, *Chrysis ignita*, Fabricius. Figuré par Panzer. (*Faun. Ins. Germ. Fasc.* 5. tab. 22.) Cet insecte, de l'ordre des Hyménoptères, est commun en Europe, où il voltige près des troncs d'arbres et des murailles, et se fait remarquer par le brillant métallique et les vives couleurs de rouge et de bleu qui ornent son corps. On a vanté ses propriétés stimulantes et on en préparait une teinture alcoolique que l'on donnait à la dose de 40 gouttes, 2 fois par jour, dans les paralysies opiniâtres et spécialement dans les paraplégies. (A. R.)

CHRYSOBALANUS ICACO, vulgairement ICAQUIER ou PRUNIER D'AMÉRIQUE. C'est un petit arbre de 10 à 12 pieds d'élévation qui croît aux Antilles, sur le continent de l'Amérique et dans l'Afrique équinoxiale. Il est le type de la section des Chrysobalanées, dans la famille des Rosacées, et il appartient à l'Icosandrie Monogynie, L. Ses feuilles sont alternes, à peine pétiolées, obovales, arrondies, entières, glabres, luisantes et un peu coriaces. Les fleurs forment de petites grappes à l'aisselle des feuilles supérieures et au sommet des ramifications de la tige; elles sont portées sur des pédoncules articulés, di ou trichotomes, soyeux ainsi que le calice. Les fruits, que l'on appelle *icaques* ou *prunes-coton*, sont ovoïdes, de la grosseur d'une moyenne prune, de couleur variable, tantôt jaunes, tantôt rougeâtres. La chair est pulpeuse, douce, légèrement âpre, mais agréable. On les mange dans les contrées où cet arbre croît naturellement. (A. R.)

CHRYSOCOLE. *V*. Borax.

CHRYSOLITHE. *V*. Phosphate de chaux.

CICHE COMMUN. *V*. Pois chiche.

CICHORIUM ENDIVIA et INTYBUS. *V*. Chicorée.

CICUTAIRE AQUATIQUE ou CIGUE VIREUSE, *Cicuta virosa*, L. *Cicutaria aquatica*, Lamck., Orfil. *Leçons de Méd. lég.*, tab. 11 *bis*.—Rich. Bot. méd., t. II, p. 472. (Famille des Ombellifères, Juss. Pentandrie digynie, L.) Cette plante, que l'on rencontre sur le bord des mares et des ruisseaux, est vivace. Sa racine est grosse, charnue et blanchâtre, pleine d'un suc laiteux et jaunâtre. Sa tige est dressée, rameuse, striée, glabre, verte, et haute de 2 à 3 pieds. Les feuilles inférieures sont très grandes, tripinnées, à folioles lancéolées, aiguës, étroites, très profondément et irrégulièrement dentées, enfin assez souvent confluentes par leur base; les feuilles supérieures ont des folioles presque linéaires et dentées. Les ombelles sont composées de 10 à 15 rayons de fleurs petites, blanches, quelquefois munies d'un involucre à une seule foliole linéaire et d'involucelles à plusieurs folioles, souvent plus longues que les ombellules. Sous le nom de ciguë vireuse, Bulliard (*Herb. de la France*, pl. 151) a figuré le *cicutaria maculata*, Lamck, autre espèce indigène de l'Amérique septentrionale.

La cicutaire aquatique est une plante excessivement vénéneuse, rangée parmi les poisons narcotico-âcres. Sa racine, qui ressemble à celle du panais, a quelquefois occasioné de funestes méprises. Toute la plante est beaucoup plus active que la grande ciguë, et plusieurs médecins l'ont regardée comme très efficace dans les cas où celle-ci est employée; cependant son usage est maintenant abandonné. D'après l'opinion de plusieurs botanistes célèbres, et entre autres du grand Haller, cette plante serait la grande ciguë des anciens, si célèbre par l'empoisonnement de Socrate. (A. R.)

CICUTA MAJOR. *V*. Cigue.

CICUTA VIROSA. *V*. Cicutaire.

CIDRE. On a donné le nom de cidre à une boisson que l'on prépare avec les pommes. Ce produit se fabrique dans quelques provinces de France, et plus particulièrement en Normandie et en Picardie. La préparation du cidre paraît avoir été importée en Normandie par les Maures de la Biscaye, qui en avaient conservé l'usage en venant d'Afrique. Elle s'est ensuite répandue de Normandie dans quelques autres provinces de la France ; de là elle a passé en Angleterre, en Allemagne, en Amérique et en Russie. Cette fabrication s'est aussi multipliée en France ; déjà elle s'introduit avec avantage dans les départemens des Ardennes et dans quelques parties de la Bourgogne. Le sol, la température, la culture, les espèces d'arbres qui produisent les pommes destinées à la fabrication du cidre, le mode de fabrication, influent sur les qualités du produit, et lui communiquent la propriété d'être plus ou moins vineux, de se conserver plus ou moins long-temps, etc. Toutes ces indications ne pouvant être données dans ce Dictionnaire, nous renverrons à des traités spéciaux, ou aux documens publiés par M. Payen dans le cinquième volume du Dictionnaire technologique.

Préparation du cidre.

La préparation du cidre varie dans chaque endroit où on le fabrique ; mais la méthode suivante doit être mise en usage lorsqu'on veut se procurer ce liquide d'une bonne qualité. On abat les pommes à cidre par un temps sec ; on les ramasse et on les met en tas sur le sol d'un magasin, qu'on a recouvert de paille. On les laisse ainsi entassées pendant quinze jours si les pommes sont mûres ou tendres, ou pendant un mois ou six semaines si elles ne le sont pas. Au bout de ce temps, on porte les pommes au moulin, en ayant soin de séparer les pommes gâtées de celles qui ne le sont pas. Ces fruits, mélangés aux autres, communiquent au jus, et par suite au cidre, un goût désagréable. C'est à tort que les gens de la campagne regardent les pommes pourries *comme améliorant la qualité du cidre*. On pile les pommes à l'aide de meules verticales, mues par un ou plusieurs chevaux. Ces meules tournent dans une auge en pierre ou en bois ; lorsque le fruit est à demi écrasé, on y ajoute environ un cinquième de son poids d'eau de rivière ou de pluie recueillie dans des citernes. On met la pâte dans une cuve ; on la laisse dans ce vase pendant 12, 18 ou 24 heures, pendant lequel temps un mouvement de fermentation s'excite dans la masse, déchire les cellules, et met une certaine quantité de suc en liberté. (Ce mouvement de fermentation donne lieu à la perte d'une certaine quantité d'alcool, qui affaiblit le produit.) On porte la pâte au pressoir, et, par une douce pression, on en fait sortir une partie du suc que l'on sépare. Ce premier produit donne un cidre de meilleure qualité. On augmente ensuite la pression pour obtenir la plus grande quantité du liquide ; ce dernier participe davantage du goût des pepins et des pelures.

Le moût obtenu est mis dans des tonneaux à larges bondes : dans ces vases, il éprouve une fermentation tumultueuse ; les corps légers en suspension dans le liquide, à l'aide de l'acide carbonique, s'élèvent sous la forme d'une écume, qui doit être séparée pour qu'elle ne retombe pas dans le cidre ; elle pourrait déterminer la fermentation acide. Au bout d'un temps plus ou moins long, deux trois jours si l'on veut boire le cidre doux, huit ou dix si l'on veut boire cette liqueur devenue plus forte, on soutire le cidre, que l'on met dans des fûts propres, n'ayant pas de mauvais goût. (Les meilleurs fûts sont ceux qui ont contenu de l'eau-de-vie.) On conserve le cidre pour l'usage alimentaire, ou on le distille pour en retirer de l'eau-de-vie, qu'il fournit en plus ou moins grande quantité (1). Le cidre de poires se prépare d'une manière analogue ; il contient plus de sucre, et donne par conséquent naissance à une liqueur plus vineuse. Le cidre de cormes (préparé avec le fruit du cormier) s'obtient avec les fruits mûrs ; mais on doit rejeter ceux de ces fruits dont la maturité est trop avancée. On concasse les

---

(1) Brande a reconnu que le cidre le moins spiritueux contient 0,87 d'alcool, le plus spiritueux 5,21, et enfin qu'il y en a 7,26 dans le poiré.

cormes, on en remplit à moitié le tonneau; on les couvre ensuite d'eau, et on laisse fermenter. Lorsque la fermentation commence à se ralentir, on soutire le cidre dans un fût, et on l'emploie comme boisson.

Le cidre est un composé, 1°. d'eau; 2°. d'une plus ou moins grande quantité de matière sucrée; 3°. d'une matière fermentescible; 4°. d'acide carbonique; 5°. d'alcool; 6°. de mucilage; 7°. d'acide malique; 8°. d'acide acétique; 9°. d'une matière azotée. Le parenchyme n'existe dans les pommes que pour $\frac{1}{200}$.

Le cidre est plus ou moins laxatif, selon qu'il est plus ou moins fermenté. On a préparé quelques médicamens avec le cidre; mais cette méthode n'est pas suivie.

Le *technic. Reposit.*, septembre 1825, contient un mémoire sur la théorie et la pratique de faire le cidre. Dans cet article, l'auteur prescrit un procédé pour faire le cidre, qui consiste à choisir les pommes, et à exprimer la pâte sans la laisser fermenter. Ce procédé avait déjà été décrit par M. Payen, dans le Dictionnaire technologique. (A. C.)

CIGUË MACULÉE ou GRANDE CIGUË. *Cicuta major,* Lamk. *Conium maculatum*, L. — Rich. Bot. méd., t. II, p. 469. Orfila, Leçons de Méd. lég., tab. 10. (Famille des Ombellifères, Juss. Pentandrie Digynie, L.) Cette plante est une des plus importantes à connaître, soit à cause de la célébrité qu'elle a acquise par ses propriétés vénéneuses, soit à cause de la réputation médicale dont plusieurs praticiens se sont efforcés de la faire briller. Une description exacte de cette espèce nous semble donc indispensable pour qu'on puisse la distinguer des autres Ombellifères de nos climats, et la reconnaître facilement, sans être obligé de recourir aux ouvrages de Botanique et aux figures qu'on en a données.

De sa racine fusiforme, blanche, pivotante et bisannuelle, s'élève une tige herbacée, rameuse, haute de 3 à 6 pieds, glabre, légèrement striée, et marquée de taches d'une couleur rougeâtre foncée. Elle a des feuilles alternes, très grandes, tripinnées, à folioles allongées, profondément dentées; les inférieures glabres et quelquefois maculées. Les ombelles des fleurs sont terminales et composées d'environ 10 ou 12 rayons, accompagnées d'un involucre à quatre ou cinq petites folioles lancéolées et réfléchies. Les involucelles ont trois folioles ovales, aiguës, étalées et tournées du même côté. Les pétales sont blancs, à peu près égaux et cordiformes. Le fruit est un double akène, offrant sur chacune de ses deux moitiés latérales cinq côtes saillantes et crénelées, ce qui le fait paraître couvert de tubercules. La grande ciguë se trouve dans les lieux incultes et pierreux de toute l'Europe.

Une odeur extrêmement désagréable, que l'on a comparée à celle de l'urine des chats, caractérise cette plante. Elle se développe surtout à l'époque de la floraison, qui a lieu en France aux mois de juin et de juillet. La plante renferme auparavant une quantité de sucs aqueux qui en délaient ou masquent les principes délétères. En général, la ciguë a d'autant plus d'activité que la saison a été plus chaude et plus sèche; dans les climats chauds de l'Europe, tels que la Grèce, l'Italie et l'Espagne, elle est un poison beaucoup plus redoutable que dans le nord. On assure même, et nous tenons ce fait d'un savant botaniste russe, M. Steven, qu'en certains lieux, comme, par exemple, la Crimée, aux environs d'Odessa, les paysans mangent impunément de la ciguë, après l'avoir fait bouillir dans plusieurs eaux.

Une bonne analyse chimique de cette plante est encore à désirer; on sait seulement qu'elle contient de l'albumine, de la chlorophylle, un principe résineux, une huile ou un principe volatil très odorant et quelques sels. M. Brande y a signalé un principe particulier de nature alcaline, auquel il a donné le nom de *cicutin*. Le docteur Pâris assure que l'activité de la ciguë, comme médicament, réside dans le principe résineux qu'on peut obtenir en faisant évaporer la teinture éthérée à une douce chaleur. Cette résine est d'un beau vert foncé, et a l'odeur particulière de la plante. Schrader, dans le Journal de Schweigger, a donné les résultats suivans de l'analyse du suc des feuilles fraîches : résine, 0,15; extractif, 2,73; gomme, 3,52; albumine, 0,31; fécule verte, 0,8;

92,4 parties se composaient d'eau, d'acide acétique, de sulfate, d'hydro-chlorate et de nitrate de potasse, de malate et de phosphate de chaux, de phosphates de magnésie, de fer, et de manganèse.

La ciguë est un poison narcotico-âcre, que plusieurs médecins célèbres ont mis au rang de médicamens, mais dont ils ont exagéré les vertus. Storck est celui qui lui a donné le plus de vogue dans le traitement des maladies cancéreuses. Il ne faut pas s'aveugler sur les propriétés si pompeusement exaltées de cette plante : la raison seule nous dit qu'elle ne peut rien, absolument rien sur les dégénérescences morbides qui ont totalement altéré les tissus; et l'expérience n'a pu constater un seul fait de cancer véritable guéri par la ciguë. Si elle a produit quelques bons effets dans cette cruelle maladie, c'est en émoussant en quelque sorte la sensibilité, et en calmant les douleurs lancinantes dont elle est accompagnée. Cependant on a constaté l'efficacité de cette plante, prise intérieurement, sous forme de poudre ou d'extrait, ou appliquée en cataplasme, pour résoudre des engorgemens chroniques, mais qui n'étaient le siége d'aucune douleur. On l'a également employée avec succès dans quelques maladies du système nerveux; et son mode d'action a paru le même que celui de la belladone, et en général de tous les narcotiques. Nous passons sous silence une foule de maladies dans lesquelles on a préconisé la ciguë, parce que, dans ces nombreux cas, les médecins ont été divisés d'opinion sur ses propriétés.

Les feuilles de ciguë doivent être desséchées promptement, et à l'abri de la lumière; car on a observé que celle-ci en altère la couleur verte, et lui fait perdre une partie de ses propriétés. On les réduit en poudre fine que l'on conserve dans des bocaux hermétiquement fermés, et qu'il convient de renouveler souvent. Rarement on fait usage de l'infusion et du suc exprimé des feuilles récentes de ciguë, quoique cette dernière préparation soit une des plus actives. L'extrait se prépare de deux manières : tantôt, suivant le procédé de Storck, on exprime le suc que l'on fait évaporer jusqu'en consistance sirupeuse, et l'on y ajoute de la poudre de ciguë pour le réduire à un épaississement convenable. Le second procédé consiste à séparer la chlorophylle albumineuse par le filtre, à faire évaporer lentement et à un feu doux le suc clarifié, puis à y ajouter la matière verte qui est restée sur le filtre. Les doses de l'extrait et de la poudre de ciguë sont variables suivant l'âge et l'idiosyncrasie des malades, et surtout suivant les effets qu'on se propose d'obtenir. En général, on commence par en donner une faible dose, comme un à deux grains, en poudre ou en pilules; puis on augmente graduellement, en surveillant avec soin l'action que ce médicament exerce sur le cerveau et les organes de la digestion, afin, en cas d'accident, d'en suspendre promptement l'usage. (A. R.)

CIGUË (PETITE). *V*. ÉTHUSE.

CIGUË VIREUSE. *V*. CICUTAIRE.

CIMOLITE, *Terre cimolienne*. La substance terreuse nommée *cimolia* par Pline, et dont les anciens faisaient usage en Médecine et dans le blanchîment des étoffes, fut souvent confondue avec la terre de pipe et l'argile à foulon. M. Hawkins ayant trouvé ce produit dans l'île d'Argentière, l'une des îles de l'Archipel, il fut analysé par Klaproth, qui reconnut qu'il était formé : 1°. de silice, 63 ; 2°. d'alumine, 23 ; 3°. de fer oxidé, 1,25; 4°. d'eau, 12.

La cimolite n'est presque plus employée dans la Thérapeutique. (A. C.)

CINABRE. *V*. SULFURE DE MERCURE.

CINABRE D'ANTIMOINE. *V*. SULFURE D'ANTIMOINE.

CINCHONA. Nom générique des divers arbres dont l'écorce est usitée sous le nom de quinquina. *V*. Ce mot. (A. R.)

CINCHONINE, *Cinchonin*. On a donné le nom de *cinchonine* à une substance particulière, de nature végétale, qui existe dans les écorces de quinquina, et en plus grande quantité dans l'écorce de quinquina gris.

La découverte de la cinchonine est attribuée à Duncan, à Gomez et à M. Laubert; mais aucun de ces chimistes n'a considéré ce produit comme une substance alcaline. C'est a

MM. Labillardière, Pelletier et Caventou, mais particulièrement à ces deux derniers, que sont dus les beaux travaux qui ont éclairci une question du plus grand intérêt.

Plusieurs procédés pour l'extraction de la cinchonine ont été mis en usage ; le premier est le suivant. On prend du quinquina gris pulvérisé ; on le met en contact avec l'alcool à l'aide de la chaleur ; on l'épuise totalement en réitérant les décoctions, jusqu'à ce que l'alcool qui a bouilli sur la poudre passe tout-à-fait privé d'amertume. On réunit les solutions alcooliques, on les filtre, on les introduit dans le bain-marie d'un alambic, et l'on procède à la distillation pour séparer presque tout l'alcool employé à faire la décoction. Lorsque la distillation est terminée, on traite le résidu par de l'eau aiguisée d'acide hydro-chlorique, qui dissout la cinchonine, la sépare d'une certaine quantité de résine, qui avait été dissoute par l'alcool. On filtre le liquide acide, et on lave avec de l'eau aiguisée d'acide hydro-chlorique le résidu de nature résineuse; on continue ce lavage jusqu'à ce que l'eau acidulée ait dissous toute la cinchonine, ce qu'on reconnaît à ce que le liquide qui a passé sur le résidu n'est plus amer. On réunit toutes les eaux acidulées; on les met en contact avec de la magnésie calcinée, en assez grande quantité pour saturer l'excès d'acide hydro-chlorique, et précipiter la base de l'hydro-chlorate qui s'était formé : la cinchonine se dépose, mêlée à une certaine quantité de magnésie ajoutée en excès. On lave le précipité ; lorsqu'il est bien lavé, on le fait sécher; on le traite ensuite par l'alcool à l'aide de la chaleur; on filtre la solution bouillante. La cinchonine dissoute s'obtient par refroidissement et par évaporation. Si ce principe ainsi obtenu était coloré, on le prive du principe colorant auquel il est mêlé, en le convertissant en sulfate à l'aide de l'acide sulfurique; traitant ensuite, par le charbon animal, la solution aqueuse du sulfate, filtrant, précipitant par un alcali, et reprenant par l'alcool, comme nous l'avons déjà dit.

On peut encore obtenir la cinchonine en traitant le quinquina gris pulvérisé, par l'acide sulfurique ou hydro-chlorique affaibli, précipitant la solution acide par la chaux en excès, recueillant le précipité sur un filtre, le lavant, le traitant par l'alcool, et agissant de la même manière que nous l'avons dit plus haut.

La cinchonine existant en même temps que la quinine dans diverses variétés de quinquina, on a cherché à les séparer l'une de l'autre. Le procédé suivant, avec quelques modifications, était déjà connu de MM. Pelletier, Caventou et Robiquet, lorsque M. Callaud, pharmacien d'Anecy, le publia. Ce procédé, basé sur la solubilité différente des deux sulfates, est le suivant. On combine avec l'acide sulfurique le mélange de cinchonine et de quinine; de cette façon on obtient tout-à-la-fois du sulfate de quinine et du sulfate de cinchonine. Ce dernier sel, qui est plus soluble que le premier, ne cristallise pas. Pour le séparer, on ajoute aux eaux mères qui ont fourni le sulfate de quinine une solution de potasse en excès : cette addition détermine une décomposition des sels, et donne lieu à du sulfate de potasse qui reste en dissolution. La cinchonine, encore mêlée à de la quinine, se précipite; on recueille le précipité sur un filtre, on le lave à l'eau bouillante, on le fait égoutter et sécher; lorsqu'il est sec, on le traite par l'alcool à l'aide la chaleur; on filtre la solution alcoolique encore bouillante. On réitère le traitement alcoolique lorsque le précipité est épuisé par l'alcool. On réunit les solutions; on les introduit dans une cornue, et l'on soumet à la distillation pour retirer une partie de l'alcool; on coule le résidu de la distillation encore chaud dans une capsule : bientôt il fournit une matière cristalline, qui est la cinchonine; on sépare les cristaux des eaux mères; on fait évaporer celles-ci; elles fournissent de nouveau des cristaux; on les sépare du liquide, et l'on continue d'opérer ainsi jusqu'à ce que la liqueur ne fournisse plus de cristaux.

Si la cinchonine ainsi obtenue n'est pas à l'état de pureté et qu'elle soit mêlée de quinine, il faut l'amener à cet état, en la convertissant de nouveau en sulfate et en opérant comme nous l'avons déjà dit. Si elle est colorée, on emploie le charbon animal pur, pour la décolorer (la cinchonine doit être amenée à l'état de sulfate) ; on précipite ensuite le sel, et l'on reprend le précipité par l'alcool à l'aide de la chaleur, etc.

La cinchonine pure est blanche, transparente, soluble dans 2500 fois son poids d'eau bouillante, presque insoluble dans l'eau froide, soluble dans l'alcool froid, plus soluble dans le même liquide bouillant, peu soluble dans les huiles fixes et volatiles et dans l'éther. La saveur amère de la cinchonine est peu appréciable d'abord, mais elle se développe au bout d'un certain temps, lorsqu'une petite quantité de cet alcali a eu le temps de se dissoudre. La cinchonine en contact avec l'air ne s'altère pas ; mais elle absorbe au bout d'un certain temps une petite quantité d'acide carbonique ; elle est alcaline, bleuit le papier de tournesol rougi, s'unit aux acides et donne naissance à des sels. Soumise à l'action de la chaleur, elle fournit des produits analogues à ceux que l'on obtient de la décomposition par le feu des matières végétales azotées. D'après MM. Pelletier et Dumas d'une part, et Brande de l'autre, elle est composée :

de carbone.......	76,97	de carbone.....	79,30
d'azote..........	09,02	d'azote..........	13,72
d'hydrogène......	06,22	d'hydrogène	7,17
d'oxigène	07,97		
(Pelletier et Dumas.)		(Brande.)	

Le sel de cinchonine le plus employé est le sulfate. (*Voir* ce mot.)

La cinchonine fut employée comme fébrifuge par plusieurs praticiens, et particulièrement par M. le docteur Chomel ; son usage fut en partie abandonné, parce que l'on crut remarquer moins d'efficacité dans ce produit que dans la quinine.

L'attention des praticiens parut être fixée de nouveau sur ce produit, par les réflexions suivantes, que nous publiâmes dans le *Manuel du pharmacien* et dans le *Journal de Chimie médicale*, t. Ier, p. 148. *Il serait convenable que quelques médecins fissent de nouvelles recherches sur l'action de la cinchonine*, *comparée à celle de la quinine, dans le traitement des fièvres; et si la valeur médicale de cette base était constatée par l'expérience, le sulfate de quinine, dont le prix élevé paraît effrayant à beaucoup de personnes, pourrait être maintenu à un prix modéré, par l'usage du sel à base de cinchonine, que je crois aussi actif, en me basant sur les succès obtenus autrefois avec la poudre de quinquina gris.*

Des expériences faites par M. Bailly confirmèrent l'idée que j'avais émise; et ce savant, dans la séance de l'Académie royale de Médecine, du 18 octobre 1825, lut un mémoire sur la propriété fébrifuge de la cinchonine. Il résulte de ce travail que le sulfate de cinchonine arrête les fièvres aiguës et périodiques lorsqu'il est pris à la dose de 6 à 8 grains par jour. Cette combinaison est, d'après M. Bailly, moins irritante que ne l'est le sulfate de quinine.

Les expériences de M. Bailly furent faites à l'hôpital de la Pitié, sur 27 malades attaqués de fièvres aiguës et périodiques.

Les préparations de cinchonine sont : le sirop, le vin et l'alcool préparé avec ces substances.

Sirop de cinchonine.

Sirop simple .... 1 livre (500 grammes),
Sulfate de cinchonine... 48 grains (2 gram. 6 décigr.).

F. S. l'art. On le prend à la dose de 5 à 6 cuillerées.

Vin de cinchonine.

Vin de Madère........... 1 litre,
Sulfate de cinchonine..... 1 gramme (18 grains).

e vin s'administre comme le vin de quinquina; on peut le préparer avec le vin de Bourgogne, le vin de Bordeaux, etc.

Alcool de cinchonine.

Sulfate de cinchonine... 4 décigr. ½ (9 grains),
Alcool à 34°.......... 32 gramm. (1 once).

F. S. l'art. On peut se servir de cet alcoolat pour faire immédiatement le vin de cinchonine : pour cela, on ajoute 64 gram. (2 onces) de teinture à un litre de vin de Bordeaux ou de Madère. (A. C.)

CINNAMOMUM. *V.* CANNELLE.

CIRE D'ABEILLES. La cire fournie par l'*Apis mellifica* de Linné est une substance de nature végétale, formant des rayons composés de cellules dans lesquelles cet insecte dépose ses œufs et amasse une provision de miel qu'il destine à sa nourriture pendant les temps froids.

Ce produit a été pendant long-temps considéré comme formé aux dépens du pollen des fleurs récolté et élaboré par les abeilles. Cette opinion, qui, d'après l'examen, paraissait probable, a été combattue par divers auteurs. Bonnet, en 1768, annonça, d'après des documens fournis par une société de Lusace, que la cire était sécrétée par des anneaux placés sous le ventre de l'abeille. En 1791, Hunter consigna dans les *Transactions*, la découverte et la description des organes qui sont destinés à fournir ce produit. Depuis, M. Huber a confirmé ces découvertes, et il a prouvé que le pollen des fleurs est inutile à la production de la cire; il a appuyé son opinion du fait suivant. Un nouvel essaim d'abeilles fut enfermé dans une ruche, on lui fournit à discrétion du miel et de l'eau. Au bout d'un certain temps, on reconnut que ces abeilles avaient formé des rayons composés de cellules; ceux-ci, examinés, étaient formés d'une cire blanche, transparente et cassante.

La récolte de la cire se fait ordinairement dans les mois de septembre et d'octobre ; on opère de la manière suivante : on chasse les abeilles de la ruche, on les recueille dans une autre; on prend les gâteaux ou rayons, qui sont composés de deux substances, l'une solide, la cire, forme les cellules ; l'autre fluide ou demi-solide, le miel, remplit ces cavités. On coupe les rayons en deux parties, on les expose au soleil sur des claies; le miel s'écoule. Lorsqu'après avoir retourné ces rayons il n'y a plus d'écoulement, on brise les gâteaux, on les introduit dans des sacs de toile claire; on soumet à la presse pour obtenir une certaine quantité de miel qui ne s'était pas écoulé ; on retire le marc des sacs, on le jette dans un vase contenant de l'eau bouillante; la cire se fond; on la tient en fusion pendant quelque temps, afin de donner le temps aux impuretés de se déposer; on laisse ensuite refroidir le pain de cire; on enlève celui-ci, formé de deux parties bien distinctes, la partie supérieure qui est la cire, et la partie inférieure, *le pied*, qui est formé des substances étrangères; celles-ci sont encore mêlées d'une certaine quantité de cire. On réunit *les pieds* des divers pains pour en séparer la cire par la fusion et le repos. La cire est ensuite livrée au commerce et soumise au blanchîment.

La cire peut être blanchie par l'exposition à l'air: pour cela, on la réduit en rubans en la faisant fondre et la laissant tomber en filet sur un cylindre placé dans une cuve d'eau, et tournant sur son axe. Lorsque la cire est *rubanée*, on la place sur des châssis de toile, élevés de terre et exposés à l'air; on l'arrose tous les soirs, et on la retourne de temps en temps. Par cette exposition à l'air, la matière colorante se détruit; elle acquiert alors de la blancheur et devient cassante. Lorsque la cire est à un état de blancheur parfaite, ce qui a lieu, lorsqu'on a pris les rubans déjà presque blancs, qu'on les a fait fondre et qu'on les a réduits de nouveau en rubans et qu'on les a exposés à l'air; on retire la cire de dessus les toiles, on la fait fondre en y ajoutant un peu de suif pour lui donner du liant, et on la coule en petites plaques rondes que l'on vend sous le nom de cire vierge.

On a proposé l'emploi du chlore pour blanchir la cire; mais, selon le dire des ciriers, ce corps altère ce produit. J'ai décoloré de la cire par le charbon animal; mais jusqu'à présent j'ai rencontré de la difficulté à séparer le charbon employé à ce blanchîment.

Cire jaune. La cire jaune pure doit être d'un beau jaune, sans mélange d'autres couleurs; placée dans la bouche et soumise à la mastication, elle ne doit pas avoir le goût de suif, mais un goût aromatique assez agréable. Ce produit doit son odeur et sa couleur à des substances étrangères dont on n'a pas examiné la nature; on a cependant attribué cette coloration et cette odeur à des principes aromatiques et colorans, dérivant des plantes. Son poids spécifique, selon Bostock et Fabroni, varie de 0,9600 à 0,9650.

Cire blanche, cire pure. Elle est blanche, solide, cassante, inodore, presque insipide; à 35°, elle devient molle et ductile; à 70°, elle éprouve la fusion, en se solidifiant; à 62°,75, elle ne prend pas la forme cristalline. Exposée à l'action de la chaleur à une haute température, elle se volatilise et se détruit en partie. Le poids spécifique de ce produit, selon Bostock, est de 0,8203 à 0,9650. La cire est insoluble dans l'eau, peu soluble dans l'alcool froid et l'éther; elle est plus soluble à chaud dans ces deux liquides. Le docteur John a publié un travail sur la cire des abeilles et sur celle du *Myrica cordifolia;* il a reconnu dans ces produits deux substances distinctes, l'une soluble dans l'alcool, qu'il a nommée *cérine,* l'autre insoluble, qu'il a nommée *myricine.* Ce travail incomplet a fourni un sujet d'expériences chimiques faites dernièrement par MM. Félix Boudet et Boissenot. Ces jeunes chimistes ont obtenu les résultats suivans de ces expériences : « La cire est formée de deux matières essentiellement distinctes, non-seulement par leur différence » de solubilité dans l'alcool et l'éther, mais encore par les » propriétés diverses qu'elles manifestent au contact des alcalis et de la chaleur; propriétés qui déterminent positivement » *leur nature ignorée jusqu'ici,* et permettent de leur assigner » parmi les corps gras déjà connus, un rang que ne pourrait » marquer ni leur fusibilité ni leur solubilité dans l'alcool et » l'éther. La *myricine,* inaltérable par les alcalis caustiques, » est susceptible de se volatiliser en grande partie sans décomposition, se rapproche des corps gras du troisième genre, la » cholestérine, l'éthal, etc. La *cérine* traitée par les alcalis fournit des acides margarique et oléique, et une matière grasse » neutre, insaponifiable, et, comme on aurait pu la juger d'avance, d'après la relation découverte par MM. Bussy et Lecanu, » entre les produits de la saponification et de la distillation des » corps gras, donne encore sous l'influence de la chaleur, les

» mêmes acides margarique et oléique, sans qu'il se produise » en même temps une quantité sensible de la matière neutre » qui résulte de la réaction des alcalis sur la cérine. » D'après ces propriétés, les auteurs de ce travail regardent la cire comme formée de trois substances, la cérine, la myricine et la matière grasse neutre insaponifiable qui résulte de l'action des alcalis sur la cérine, et qu'ils proposent de nommer *céraïne;* ils pensent que la cérine doit prendre place dans le quatrième genre des corps gras, la myricine dans le troisième, et la *céraïne* dans le même genre, à côté de l'éthal. (*V.* le Mém. de MM. Félix Boudet et Boissenot, *Journ. de Pharm.*, janv. 1827.)

La cire est souvent allongée par du suif; on doit, lorsqu'on achète ce produit, avoir soin de le choisir pourvue des propriétés que nous avons indiquées, et n'offrant pas le goût de suif. Elle est aussi mêlée à de l'amidon, et M. Gaultier de Claubry en a vu qui contenait une très grande quantité de ce produit. M. Delpech, pharmacien au Bourg-la-Reine, a aussi indiqué ce mélange, et il a proposé l'huile de térébenthine comme propre à faire reconnaître cette falsification, cette huile dissolvant la cire et laissant la fécule, dont on peut alors déterminer la quantité.

Selon MM. Gay-Lussac et Thénard, la cire est composée

d'oxigène	5,544
d'hydrogène..................	12,672
de carbone....................	81,784

La cire, pure ou colorée, entre dans diverses préparations cosmétiques ou pharmaceutiques, les pommades, les emplâtres, les onguens, etc.

On la donne intérieurement contre les maladies intestinales, les diarrhées opiniâtres, à la dose de 24 grains à 2 gros. On l'a fait entrer dans une émulsion, en fondant d'abord avec un peu d'huile d'amandes douces, ajoutant un jaune d'œuf, triturant et mêlant ensuite à une solution gommeuse quelconque. L'émulsion de cire se trouve naturellement dans quelques végétaux.

(A. C.)

CIRE VÉGÉTALE. La cire, ou du moins un produit très analogue à cette substance, existe dans les divers organes de plusieurs végétaux. Nous ne parlerons pas des parties, comme certaines racines, d'où on l'a obtenue en petites quantités, et nous mentionnerons seulement ici celles qui en offrent des proportions assez considérables. Ainsi, les pollens de quelques végétaux sont enduits d'une couche de cire, où sans doute celle-ci est unie à quelque principe huileux qui lui donne de la fluidité, et qui rend ces pollens très visqueux ; celui de la courge en offre une couche assez épaisse, qui s'étend à la surface de l'eau, lorsqu'on le soumet à son action. La poussière glauque qui recouvre les prunes et plusieurs autres fruits, celle qui donne aux feuilles de quelques variétés de choux ainsi qu'à une foule de feuilles d'autres végétaux, une teinte blanche-grisâtre ou bleuâtre, est une substance très analogue à la cire. Le professeur Delile, de Montpellier, a lu, il y a quelques années, à l'Institut, une note sur le *Benincasa cerifera*, nouveau genre de la famille des Cucurbitacées, qui donne aussi une proportion considérable de cire. Le parenchyme ou la fécule verte des plantes herbacées contient de cette substance, qu'il est facile d'extraire par des lavages successifs à l'eau et à l'alcool, par l'addition de l'ammoniaque et par la précipitation qu'un acide faible détermine dans ces liqueurs. Enfin la plante dont MM. de Humboldt et Bonpland ont parlé dans leur voyage, sous le nom d'arbre de la vache (1), *Palo de vacca* des indigènes de l'Amérique du sud, contient un suc laiteux qui paraît être une véritable émulsion cireuse. MM. Boussingault et Rivero ont publié à Santa-Fé de Bogota l'analyse de ce lait, et y ont découvert, entre autres principes, une proportion très considérable de cire. La traduction de cet intéressant mémoire

(1) M. Kunth en a fait un nouveau genre de la famille des Urticées, sous le nom de *Galactodendrum*. (*Nov. gener. et sp. plant. æquin.*, v. VII, p. 163.) C'était la dénomination qu'avait proposée M. De Humboldt dans sa relation historique, v. II, p. 106 à 130.

que nous connaissons en original, a paru dans les Annales de Chimie et de Physique, t. XXIII, p. 219.

Mais les arbres où l'on recueille la plus grande quantité de matière cireuse sont les *Myrica cerifera*, L., et *Ceroxylon andicola*, Humboldt et Bonpl. Le premier est un arbre très abondant aux États-Unis de l'Amérique septentrionale, dont les fruits sont entièrement recouverts de cire d'une blancheur éclatante, et qui en donnent le quart de leur poids; il suffit de faire bouillir ces fruits dans l'eau, en ayant soin de les frotter contre les parois de la chaudière. On laisse refroidir, et l'on enlève avec des écumoires la cire qui s'est rassemblée à la surface; on la passe à travers un linge, et on la fond de nouveau. Cette cire est verte, couleur que l'on peut lui enlever au moyen de l'éther. Les habitans des États-Unis en préparent des bougies dont l'éclairage est assez brillant (1). Le *Myrica cerifera* réussit très bien sous le climat de Paris. Il serait à désirer que sa culture reçût une plus grande extension.

Le *Ceroxylon andicola* est un des palmiers les plus élevés de l'Amérique. Ses rapports botaniques avec l'*Iriartea* de Ruiz et Pavon sont tels, que M. Martius et d'autres botanistes distingués sont d'avis de réunir ces genres de palmiers. Il existe sur la montagne de Quindiu, partie la plus élevée des Andes; il y est limité à un espace circonscrit dans un rayon de 15 à 20 lieues. La cire forme une couche de 5 à 6 millimètres d'épaisseur, sur le tronc, dans les anneaux résultant de la chute des feuilles. D'après l'analyse de M. Vauquelin, insérée dans les Ann. du Muséum d'Hist. nat., c'est un mélange de deux tiers d'une résine jaune et d'un tiers de cire pure, qui cependant est plus cassante que celle des abeilles. M. Bonastre a obtenu de la substance résineuse du *ceroxylon*, en la soumettant à l'action de l'alcool, une sous-résine qui a la propriété de cristalliser en aiguilles très ramifiées. Il lui a donné le nom de *céroxyline* (2). Les habitans des Andes, après avoir fondu la substance brute avec

(1) Voyez le Mémoire de Cadet. (*Ann. de Chimie*, t. XLIV, p. 140.)

(2) V. Annales de la Société Linn. de Paris, novembre 1826.

un tiers de cire, en font des cierges et des bougies d'un usage agréable et varié. (A. R.)

CISSAMPELOS PAREIRA ET C. CAAPEBA. Noms botaniques des plantes dont les racines sont connues dans le commerce sous le nom de *Pareira brava*. *V*. ce mot. (A. R.)

CISTE. *Cistus*. Plusieurs espèces de ce genre, qui forme le type de la famille des Cistinées, et qui appartient à la Polyandrie Monogynie, L., fournissent la substance résineuse connue dans le commerce sous le nom de *Ladanum* ou *Labdanum*. *V*. ce mot. On la recueille principalement sur les *Cistus creticus, ladaniferus* et *laurifolius*. Ces arbrisseaux croissent abondamment en Orient, en Espagne et dans toute la région méditerranéenne. (A. R.)

CISTINÉES. *Cistineæ*. C'est le nom d'une petite famille de plantes très voisine de celle des Tiliacées, avec laquelle M. de Jussieu la réunissait autrefois, et qui en diffère surtout par ses feuilles opposées et ses graines attachées à des trophospermes qui règnent à l'angle interne de chaque loge, ou forment des saillies sur le milieu des parois internes des valves. Cette famille se compose du genre *Cistus* de Linné, que Tournefort séparait en deux, sous les noms de *Cistus* et d'*Helianthemum*, genres qui ont été rétablis par les botanistes de notre époque. C'est sur quelques cistes que l'on recueille le *ladanum*. *V*. ce mot. (A. R.)

CITRATES. On a donné le nom de *citrates* aux sels qui sont le résultat de la combinaison de l'acide citrique avec les bases salifiables.

Les citrates, exposés à l'action de la chaleur, sont décomposés en fournissant des produits analogues à ceux qu'on obtient de la décomposition des sels dont l'acide est de nature végétale.

Les citrates sont divisés en deux classes : les citrates solubles dans l'eau, les citrates insolubles. Ces sels ne sont pas employés en Thérapeutique. En Pharmacie, on se sert du citrate de chaux pour obtenir l'acide citrique. *V*. ce mot. Selon M. Berzélius, dans ces sels, l'oxigène de l'oxide est à la quantité de l'acide, comme 1 à 7,277. (A. C.)

CITRON. *V.* CITRONNIER.

CITRONELLE. Nom vulgaire de plusieurs plantes qui, froissées entre les mains, exhalent une odeur analogue à celle des zestes de citron. Telles sont la mélisse, l'aurone et la verveine triphylle. *V.* ces mots. (A. R.)

CITRONNIER. *Citrus medica*, L. — Rich. Bot. méd., t. II, p. 696. (Famille des Aurantiacées, Jussieu. Polyadelphie Icosandrie, L.)

MM. Risso et Poiteau, qui ont publié sur les orangers un superbe ouvrage enrichi de figures coloriées, avertissent que l'on confond, à Paris, sous le nom de citrons, les fruits de cet arbre, qui partout ailleurs sont nommés limons, quoique, par un usage bizarre, on se serve dans la capitale, des termes de *limonade* et de *limonadiers*, pour désigner la boisson que l'on prépare avec ces fruits, et les personnes qui font la profession de vendre cette boisson au public. L'arbre que nous nommons citronnier est donc le limonier ordinaire de tous les peuples du midi. Au reste, les différences qui existent entre les vrais limoniers et les citronniers se réduisent à de simples variétés dans la forme générale et l'écorce des fruits. Ces arbres proviennent de la même souche (*Citrus medica, L.*), et l'on peut attribuer à une culture soignée depuis plusieurs siècles, les diversités qu'ils présentent (1).

Le citronnier a pour patrie primitive, les contrées de l'Inde orientale au-delà du Gange. On croit qu'il fut introduit dans l'Asie-Mineure et sur les bords de la Méditerranée, par les Mu-

---

(1) Ce n'est pas l'opinion des auteurs qui ont écrit spécialement sur les orangers. Ces auteurs, en tête desquels nous citerons M. Gallesio (Traité du *Citrus*, Paris 1811), semblent regarder comme espèces distinctes le citronnier et le limonier, et ils subdivisent ces espèces en un grand nombre de variétés. Mais comme celles-ci ne peuvent être appréciées que par ceux qui se livrent à leur culture, nous ne pensons pas qu'il soit utile de les mentionner ici. Nous croyons également qu'après avoir averti de la fausse application du mot *citron* aux fruits à pulpe acide, il convient néanmoins de nous servir de cette expression, parce qu'elle est généralement usitée parmi les médecins et dans le commerce de la droguerie.

sulmans, à l'époque où les califes étendirent leurs conquêtes jusqu'au pied des Pyrénées. Ce ne fut du moins que postérieurement au siècle de Virgile et de Pline qu'on le cultiva en Italie.

Cet arbre est plus élevé que l'oranger, et ses branches pliantes peuvent se prêter à l'espalier. Ses pousses, lorsqu'elles sont encore tendres, sont teintes d'une couleur violacée. Les feuilles sont larges, acuminées, dentées, d'un vert jaunâtre, et portées sur des pétioles articulés et munis de légères saillies sur les côtés, mais non d'ailes proéminentes comme dans les orangers. Les fleurs sont nombreuses, plus grandes que celles de l'oranger, disposées en grappes, et teintes de rouge-violet en dehors. Les fruits sont presque ovoïdes, d'un jaune clair, mamelonnés à leur sommet, ayant l'écorce extérieure mince, parsemée de petites vésicules pleines d'huile volatile ; l'écorce intérieure est mince, blanche, coriace ; elle adhère fortement à l'écorce extérieure. La pulpe est renfermée dans environ dix loges, et se compose d'un grand nombre de vésicules oblongues, amincies chacune en un pédicule très grêle, et remplies d'un suc très agréable qui contient une grande quantité d'acide citrique.

Les citrons sont fréquemment employés en Thérapeutique et dans l'art culinaire. On en prépare avec l'eau et le sucre une boisson extrêmement rafraîchissante, connue sous le nom de *limonade*. Le sirop de limons entre dans les potions où l'on a besoin d'un acide faible et d'un goût agréable en même temps ; ainsi dans la potion *anti-émétique de Rivière*, l'acide citrique du sirop de limon se combine avec la potasse du carbonate de potasse, et en dégage l'acide carbonique. La limonade est la tisane qui convient par excellence pour diminuer la chaleur fébrile, en apaisant la soif ; on en fait aussi usage dans toutes les phlogoses peu intenses de la membrane muqueuse intestinale. Les zestes fournissent, soit par expression, soit par distillation, une huile volatile qui est employée comme parfum, ou pour enlever les taches de graisse sur les tissus d'étoffe et de soie. On les fait aussi sécher, et elles servent aux mêmes usages que celles des oranges. Les graines sont blanches, oblongues, dures et d'une saveur amère ; elles passent pour anthelmintiques. Le suc de citron s'emploie comme condiment dans plusieurs préparations de cuisine, principalement pour les viandes noires, telles que les diverses espèces de gibier. Comme ce suc contient beaucoup de matière extractive, il fermente très facilement; on doit donc le conserver à l'abri du contact du l'air après l'avoir soumis au procédé de M. Appert.

Outre la limonade, le suc de citron sert encore à la préparation du *punch*, c'est-à-dire d'une sorte de limonade au rhum ou à l'eau-de-vie ; cette liqueur d'agrément est aussi un cordial prescrit dans certains cas. (A. R.)

CITROUILLE. Une des espèces du genre Courge (*Cucurbita*). *V.* ce mot. (A. R.)

CIVETTE. *Zibethum* officin. On désigne sous ce nom une substance demi-fluide, onctueuse, jaunâtre, devenant brune et très épaisse à l'air, d'une odeur très forte approchant de celle du musc, mais qui, quoique plus fétide, est cependant moins diffusible. Elle est sécrétée par un appareil spécial de glandes, dans plusieurs animaux formant un genre qui appartient à l'ordre des Carnassiers digitigrades. L'espèce qui fournit la civette la plus répandue dans le commerce a été nommée par Linné, *Viverra Civetta ;* les voyageurs l'ont souvent désignée sous le nom de *Chat musqué*. Cet animal ressemble au renard par la tête ; il est gros comme un chat, possède des ongles rétractiles, a les yeux brillans dans l'obscurité, ce qui lui permet de chasser de nuit les oiseaux et les petits quadrupèdes. Son pelage est d'un gris brun foncé, varié de taches et de bandes d'un brun noirâtre. Il habite les contrées les plus chaudes de l'Afrique, où, malgré sa férocité, on l'élève en domesticité dans des cages pour en retirer le produit odorant. Les Hollandais, qui pendant long-temps ont fait un très grand commerce de la substance fournie par les civettes, nourrissaient beaucoup de ces animaux, et comme ils apportaient plus de soins dans le choix et la préparation de cette drogue, on convenait généralement que la meilleure venait de la Hollande.

L'appareil sécréteur de la civette a été décrit avec exactitude par Perrault (1). Entre l'anus et la vulve, chez les femelles, et l'orifice correspondant chez les mâles, se trouve une troisième ouverture aussi grande que l'anus, et placée à peu près à égale distance de ces deux orifices. C'est l'embouchure d'une grande cavité au fond de laquelle s'ouvrent deux poches à parois glanduleuses et bosselées; chaque bosselure répond à une sorte de follicule ou petit sac sécrétoire d'une liqueur huileuse. L'intérieur de chaque follicule en contient encore d'autres qui sécrètent également de la liqueur huileuse. Ces follicules communiquent entre eux, mêlent leur liqueur et la dégorgent dans la cavité générale, où elle prend une consistance de pommade. Pour retirer celle-ci, on assujettit l'animal dans une position telle, que ses mouvemens ne risquent pas de le faire blesser; on introduit une petite cuiller dans la cavité générale, et l'on renferme immédiatement l'humeur onctueuse dans un vase que l'on tient exactement bouché.

La civette est plus employée comme parfum que comme médicament; sous ce dernier rapport, elle est analogue au *Castoréum*, c'est-à dire très stimulante et anti-spasmodique. On en prépare une teinture alcoolique. La composition de cette substance n'est pas bien connue; on croit, avec assez de fondement, qu'elle doit se rapprocher beaucoup de celle du castoréum.

Nous avons dit que plusieurs animaux du genre *Viverra* fournissent le produit odorant nommé civette. Le plus remarquable d'entre eux est le Zibeth (*Viverra Zibetha*, L.), qui habite les îles de l'Archipel indien. On l'a confondu longtemps avec la civette, dont il se distingue non-seulement par les couleurs du pelage, mais encore par quelques différences dans la structure anatomique.

On donne vulgairement le nom de civette à une espèce d'*ail* (*A. Schœnoprasum*, L.), employée comme assaisonnement.

(A. R.)

CLARIFICATION. La clarification est une opération mise en pratique, dans le but de séparer d'un liquide les parties étrangères qui troublent sa transparence.

---

(1) Mém. anat. pour servir à l'Hist. des animaux; in fol. 1670.

La clarification s'opère de plusieurs manières : 1°. par le repos, la *dépuration;* 2°. par l'emploi du filtre, la *filtration;* 3°. par l'aide de la chaleur, la *coagulation;* 4°. à l'aide de la chaleur et d'une substance quelconque, la *clarification par intermède.*

La clarification par dépuration s'opère de la manière suivante. On laisse le liquide à clarifier dans un repos parfait : ce repos permet aux corps qui se trouvent en suspension de gagner la partie inférieure du vase. Deux conditions sont indispensables lorsqu'on veut obtenir la clarification par dépuration. La première est fondée sur le poids spécifique des substances qui doivent se déposer. Ce poids doit être plus considérable que celui de la liqueur. La seconde demande que le liquide qu'on veut dépurer ne soit pas susceptible de s'altérer lorsqu'on l'abandonne à lui-même pour obtenir le dépôt. La dépuration est quelquefois employée comme une opération préliminaire de la clarification; il est cependant des cas où le liquide acquiert un degré de limpidité tel, qu'il ne nécessite aucune opération subséquente. Lorsque la dépuration est terminée, on sépare la partie solide (le dépôt) du liquide en penchant le vase pour faire écouler le liquide clair, ou en enlevant celui-ci à l'aide d'un siphon. On peut aussi jeter sur un filtre, et procéder à la filtration. Dans ce dernier cas, la dépuration est préliminaire de la filtration.

On peut, par dépuration, clarifier l'eau, l'alcool, l'éther, les huiles diverses, etc.

La clarification *par filtration* se fait en plaçant sur un *filtre* le liquide à clarifier; les pores du filtre laissent passer le liquide, tandis qu'ils retiennent les molécules qui étaient en suspension. L'instrument nommé filtre varie par sa nature et sa forme, le papier, le drap, la toile, le coton filé et cardé, l'éponge, le sable, les terres, le verre pilé, le charbon, les pierres poreuses, peuvent servir à la filtration. On doit employer, pour faire des filtres, des substances qui ne puissent être attaquées par celles que l'on met sur le filtre, ou qui ne puissent leur communiquer aucun mauvais goût pendant le temps de la filtration.

Les filtres de papier peuvent servir à clarifier les liqueurs aqueuses, vineuses, alcooliques, huileuses. On emploie, pour les faire, du papier poreux, n'ayant aucune mauvaise odeur. Si les papiers employés étaient susceptibles de communiquer de la couleur ou de l'odeur aux substances qu'on place dans ces filtres, on leur ferait subir une opération préliminaire qui consiste en un lavage à l'eau pure, versée chaude sur toutes les surfaces du filtre. Les filtres de drap sont employés à la clarification des sirops, des mellites. Tantôt ces filtres ont la forme d'un cône dans lequel on verse le liquide (ex. la *chausse d'Hippocrate*); tantôt c'est un carré de laine que l'on fixe par ses angles sur un cadre de bois (ex. l'*étamine*, le *blanchet*). La chausse est plus convenable : la colonne de liquide étant plus haute, elle exerce une pression qui rend la filtration plus prompte. Lors de cette opération, les premières liqueurs qui passent sont troubles. On les jette de nouveau sur le filtre, afin d'obtenir un liquide parfaitement clair. Les filtres de toile sont ordinairement des carrés qu'on place comme les étamines ; ils sont employés à la filtration des liqueurs salines, et particulièrement des solutions salines avec excès d'alcali : l'excès d'alcali réagirait sur les filtres de laine, les détruirait, et le sel qui aurait agi ne serait plus à l'état de pureté. Les filtres de verre consistent en une réunion de fragmens de verre bien nets, disposés dans un entonnoir de verre, de manière à ce que le bec de l'entonnoir soit garni avec une couche de fragmens assez gros, plaçant sur cette couche d'autres couches formées de fragmens plus petits. Ces filtres sont destinés à priver les solutions salines, les acides, les solutions alcalines concentrées, etc., des substances en suspension dans ces liquides, et qui en troublent la transparence. Les filtres de sable, de pierre, de charbon, sont employés pour filtrer l'eau, diverses huiles. Ces filtres n'étant pas mis en usage dans les pharmacies, mais dans les arts industriels, nous n'insisterons pas sur la manière de s'en servir. Le coton cardé sert à priver les huiles essentielles ou les liquides très chers des substances qui altèrent leur transparence : pour cela on tasse dans la douille d'un entonnoir une petite quantité de coton cardé ;

on verse sur l'entonnoir l'huile ; celle-ci passant à travers le coton, se sépare des molécules qu'elle tenait en suspension. La quantité de coton employée étant peu considérable, on évite de perdre une grande quantité d'huile, ce qui arriverait si l'on employait des filtres de papier dont les pores resteraient imprégnés de ce liquide.

La manière de disposer les filtres de papier sur un entonnoir n'est pas indifférente pour le succès de l'opération : il faut que les plis de ces filtres soient bien marqués et de manière à laisser de l'espace entre le papier et les parois de l'entonnoir. Lorsque ces plis ne peuvent se soutenir d'eux-mêmes, on obvie à cet inconvénient, en plaçant dans l'entonnoir des lames ou de petits tubes de verre qui tiennent le filtre à une distance convenable. (*Voir* les planches.) A l'article FILTRE nous indiquerons la manière de plier le papier afin de lui donner la meilleure forme pour cet emploi.

La coagulation est la clarification, fondée sur la propriété que possède l'albumine de se coaguler par la chaleur ou à l'aide des acides (1). On ne peut l'employer qu'autant que le liquide contient ce principe, ou qu'on lui en ajoute une certaine quantité. Dans le premier cas, la coagulation a lieu sans addition ; dans le second, la coagulation a lieu par l'intermédiaire d'une substance employée. Cette opération se nomme clarification par intermède.

La clarification par coagulation s'applique à l'éclaircissement des sucs de plantes, des sirops, des vins, des dissolutions salines, etc. Si l'on clarifie le suc vert extrait d'une plante qui contient de l'albumine, il suffit d'appliquer à ce produit la chaleur ; bientôt on voit une matière blanchâtre nager dans la liqueur ; cette matière est l'albumine coagulée, et qui a en-

(1) Nous croyons, d'après quelques expériences, que lorsqu'on applique la chaleur aux liquides qui contiennent de l'albumine et des substances acides, il y a tout-à-la-fois action de l'acide et de la chaleur sur l'albumine. En effet, l'albumine séparée par coagulation est plus acide que ne l'est le liquide lui-même.

traîné avec elle la chlorophylle et les portions des fibres divisées, qui troublaient la transparence. Si le liquide à clarifier ne contient pas d'albumine, on lui ajoute du blanc d'œuf (formé d'albumine); on fait chauffer; on filtre après la coagulation. Si l'on agit sur des vins, la coagulation de l'albumine se fait à l'aide des acides et de l'alcool contenus dans ce liquide, et sans avoir besoin de l'emploi de la chaleur; celle-ci détériorerait ces liquides. On se sert aussi de l'albumine contenue dans le sang; mais nous ferons observer que l'emploi du sang, convenable pour diverses préparations des arts, doit être rejeté par le pharmacien, ce mode de clarification apportant dans les substances clarifiées des produits qui ne devraient pas s'y trouver, et qui proviennent du sang.

La plupart des sucs d'herbes peuvent être clarifiés par une douce chaleur; mais il faut apporter le plus grand soin dans l'emploi de ce moyen, si on l'applique à des sucs provenant de plantes aromatiques. On doit aussi, lorsque la coagulation est faite, séparer le liquide et le priver du magma, qui, s'il restait en contact avec le liquide, pourrait se redissoudre en partie. On a remarqué que l'emploi de l'albumine, dans la clarification, a quelques inconvéniens : quelquefois elle modifie la nature des substances, et anéantit en partie leurs propriétés médicinales. (Lewis.)

Plusieurs substances sont aussi employées à la clarification. Dans le cours de cet ouvrage, nous aurons l'occasion de revenir sur l'application des divers moyens de clarification que nous venons d'exposer. (A. C.)

CLAVAIRE. *Clavaria.* Genre de champignons dont la consistance est charnue ou subéreuse, et dont les formes sont fort variées. Il en est qui ressemblent à des massues; d'autres qui ont la forme de branches de corail ramifiées. La plupart de ces champignons sont comestibles, ou du moins ne renferment aucun principe nuisible; ce n'est qu'autant qu'ils seraient trop coriaces, et par conséquent d'une difficile digestion, qu'il conviendrait de s'en abstenir; mais comme, en général, la chair des grandes espèces, de celles qui croissent en abondance dans les haies et les buissons de nos contrées, est assez tendre, les clavaires peuvent offrir des ressources aux gens pauvres, pendant l'automne. La CLAVAIRE CORALLOÏDE, *Clavaria coralloïdes*, L. Bulliard, tab. 222, — Rich. Bot. méd., t I, p. 30, est la plus remarquable des espèces. Ses ramifications sont courtes, serrées les unes contre les autres, très allongées. Sa couleur est ordinairement rosâtre ou d'un jaune orangé; quelquefois aussi elle est blanche. Sa chair est blanche, cassante, un peu coriace, mais assez nourrissante. (A. R.)

CLÉMATITE BLANCHE. *Clematis Vitalba*, L. — Rich. Bot. méd., t. II, p. 621. (Famille des Renonculacées, Juss. Polyandrie Polygynie, L.) Plante grimpante, extrêmement commune dans les haies de toute l'Europe. Ses rameaux, très allongés, faibles, anguleux, légèrement pubescens, portent des feuilles opposées, imparipinnées, dont le pétiole commun est très long et se roule en vrille à son extrémité. Les folioles, au nombre de cinq, sont ovales, presque en cœur, entières ou grossièrement incisées. Les fleurs sont blanches, disposées en cime pédonculée, et naissent dans les aisselles des feuilles supérieures. Les fruits sont surmontés d'une longue queue plumeuse, en forme d'aigrette.

Toutes les parties de cette plante, et surtout les feuilles fraîches, contiennent un principe dont l'âcreté est extrême; il suffit d'en appliquer sur la peau pour y déterminer subitement une vive inflammation, suivie de phlyctènes qui se crèvent et produisent un ulcère. C'est un moyen que les misérables ont employé pour se faire des plaies dégoûtantes, afin d'exciter la commisération des passans : de là le nom d'*herbe aux gueux*, sous lequel on l'a vulgairement désignée. La clématite, prise intérieurement, doit agir encore avec plus d'activité. C'est un poison âcre qui corrode immédiatement les membranes du tube intestinal. On a remarqué que ces qualités corrosives s'évanouissent en partie par la dessication ou la coction dans l'eau, ce qui prouve que le principe actif est d'une nature volatile.

Malgré le danger inséparable de l'usage interne de la clématite des haies ou de la clématite droite (*Clematis recta*), qui jouit à peu près d'une semblable action, Storck a fait des essais nombreux avec cette dernière espèce, pour constater son efficacité dans le traitement des symptômes vénériens consécutifs, tels que les chancres, les tumeurs osseuses et les douleurs ostéocopes. Il administrait l'extrait de cette plante à la dose d'un à deux grains. On préparait aussi un liniment contre la gale, par la macération des feuilles de clématite dans l'huile, et l'on en frictionnait la surface du corps. Ce médicament n'est plus usité.

On cultive dans les jardins la *Clematis Flammula,* L., dont les fleurs sont blanches, petites, très nombreuses et d'une odeur très agréable, qui approche un peu de celle des amandes amères ou du laurier-cerise. Ces fleurs ayant été soumises à la distillation dans l'eau, par M. Guibourt; il s'est formé dans l'eau distillée un dépôt blanc, pulvérulent, insoluble dans l'eau, l'alcool et l'éther. Ce dépôt s'est réuni pendant une seconde distillation, en une masse agglutinée, mais qui a repris son état pulvérulent par la dessication. C'est une substance azotée, d'une nature particulière, et qui ne peut être assimilée à l'albumine ni au gluten. Elle est un peu soluble dans l'ammoniaque et la potasse caustique bouillante. Enfin, elle brûle sans se fondre ni se contracter, en scintillant comme de l'amadou imprégné de nitre. (A. R.)

CLOCHES. On a donné le nom de cloches à des instrumens de verre ou de cristal, creux, cylindriques, ouverts à la base qui est circulaire, et entièrement fermés à la partie supérieure qui est en dôme. Celui-ci se termine par un bouton ou par une ouverture servant à supporter un bouchon ou un robinet, etc.

Les cloches varient par la forme et la grandeur, selon les usages auxquels elles sont destinées. Les cloches à recueillir les gaz peuvent être terminées par un bouton de verre; celles destinées à recueillir les gaz et à les faire passer dans d'autres, sont garnies à la partie supérieure d'un robinet en cuivre, sur lequel on peut adapter à volonté une vessie ou un ballon. Ces vases sont quelquefois gradués : des échelles placées sur les parois de la cloche indiquent les quantités de substances qu'elle renferme.

Cloches courbées. On donne le nom de cloches courbées à des tubes cylindriques, dont l'extrémité supérieure, fermée, est inclinée de 45 degrés environ, le tube étant posé verticalement. Ces tubes éprouvettes sont commodes pour faire des expériences sur le mercure, avec plusieurs substances qu'on place dans le bout supérieur courbé, et que l'on chauffe ensuite au moyen d'une lampe à esprit-de-vin.

Les cloches sont destinées à recueillir et mesurer les gaz, à opérer des combustions sur l'eau ou le mercure, à faire des mélanges de gaz, des analyses, etc. (A. C.)

CLOPORTES ou MILLEPIEDS. Deux espèces de petits animaux classés parmi les Crustacés isopodes de la section des Pterygibranches, sont désignées sous le nom de cloportes par les naturalistes et les médecins. Les premiers ont restreint ce nom à un genre ayant pour type l'*Oniscus Asellus*, L., que l'on trouve fréquemment dans les lieux humides des maisons. Ce crustacé a le corps ovale-oblong, gris, composé d'anneaux imbriqués, le dernier muni de deux appendices à son extremité. Ses antennes sont sétacées, formées de sept ou huit articles. Chaque articulation du corps est accompagnée d'une paire de pieds terminés par un crochet simple. Les anciens attribuaient à cet animal des propriétés merveilleuses dans le traitement de certaines maladies de la peau. Quelques modernes ont voulu lui restituer son antique réputation; d'autres l'ont regardé comme éminemment diurétique, se fondant sur des analyses chimiques faites anciennement, et qui avaient indiqué la présence des nitrates de potasse et de chaux. Cependant Tromsdorff, qui a examiné de nouveau les cloportes, n'y a signalé qu'une gelée animale sans efficacité. M. Guibourt observe judicieusement que la propriété diurétique qu'on leur attribue provient des particules salpêtrées au milieu desquelles ils vivent, et qui s'attachent à leur corps. Quant aux cures merveilleuses de plusieurs maladies graves qu'on a prétendu avoir obtenu par le moyen des cloportes, on sait à quoi s'en tenir sur ces faits toujours exagérés. Il est même probable que d'autres causes ont beaucoup plus influé sur la guérison des malades, que le remède lui-même. Ainsi des médecins ont prescrit d'avaler les cloportes vivans, ou de les écraser, et d'en boire le jus. N'est-il pas probable que le dégoût occasioné par un tel remède agisse fortement sur l'imagination, et par suite sur la constitution physique des malades?

Les *cloportes desséchés* ou *préparés,* dont on fait encore un article de commerce, et que les pharmaciens font entrer dans quelques vieilles préparations, appartiennent à une espèce originaire d'Italie, nommée par Linné *Oniscus Armadillo,* et dont Latreille et Duméril ont fait le genre *Armadillo.* Ils diffèrent des cloportes, en ce que leur corps est poli, brillant, très convexe, susceptible de se rouler en boule, et ayant les appendices latéraux du bord de la queue à peine distincts.

La préparation des cloportes consistait à les suffoquer dans du vin blanc, où ils se dépouillaient de la terre et des impuretés attachées à leur corps. (A. R.)

CLOUS DE GIROFLES. *V.* Girofliek.

CLOUS FUMANS. On a donné les noms de *clous* et de *chandelles fumantes,* de *pastilles odorantes* à un mélange d'aromates susceptible de répandre pendant la combustion des vapeurs aromatiques. Ce produit, dont la forme la plus ordinaire est à peu près celle d'un clou, se prépare avec les substances suivantes :

Poudre de benjoin . . .	16 grammes (4 gros),
de storax calamite.	6 gram. 6 décig. (1 gros 48 grains),
de baume sec du Pérou	8 gram. (2 gros),
de cascarille. . . .	4 gram. 12 décig. (1 gros 24 grains),
de girofle	16 gram. (4 gros),
de charb. préparé.	48 gram. (1 once et demie),
de nitre.	4 gram. (1 gros),
Huile essentielle de fleur d'oranger.	2 gram. (36 grains),
Teinture d'ambre gris. .	2 gram. (36 grains),
Mucilage de gomme adraganthe	quantité suffisante.

On met toutes ces poudres dans un mortier de fer, et à l'aide d'un pilon et du mucilage de gomme adraganthe, on en forme une pâte bien unie, que l'on réduit, au moyen du rouleau et d'un emporte-pièce, en pastilles; ou bien, à l'aide des doigts, on en fait des cylindres ou des cônes de la longueur de 6 à 10 lignes; on fait sécher cette préparation (quelque forme qu'elle ait), on la conserve dans une bouteille fermant bien. Lorsqu'on veut s'en servir, on allume le bout du cylindre ou la pointe du petit cône, et on laisse brûler. Si le mélange a la forme d'une pastille, on place celle-ci sur un charbon. (A. C.)

CLYSTÈRES. *V.* Lavemens.

CNEORUM TRICOCCUM. *V.* Camélée.

COAGULATION. On a désigné sous le nom de coagulation un phénomène chimique qui offre la solidification partielle ou totale d'une substance liquide. L'exemple de ce phénomène peut être pris sur le blanc d'œuf, qui, étant exposé à l'action de la chaleur, se prend en masse et se coagule. La coagulation peut être déterminée par la fermentation, les acides, la chaleur, l'alcool, etc., etc. Nous aurons lieu, dans quelques-unes des parties de ce Dictionnaire, de parler de nouveau de ce phénomène. (A. C)

COAGULUM. On a donné ce nom au produit de la coagulation. (A. C.)

COAK que l'on prononce *Coke.* Ce mot anglais est maintenant adopté généralement pour désigner le résidu de la distillation à vase clos, du charbon de terre. *V.* Houille.

Le coke est du charbon mêlé avec des substances terreuses en diverses proportions; sa valeur réelle est d'autant plus grande, qu'il contient plus de charbon pur; cependant on regarde sa densité comme une des propriétés que doit posséder ce produit. Quelques auteurs prescrivent de le préparer en grande quantité : les masses, en s'affaissant, empêchent qu'il soit rempli de grandes cavités qui lui font occuper plus de volume en offrant une moindre quantité de combustible. M. Payen pense que l'on pourrait donner au coke une densité plus grande en le comprimant lors de la préparation. Le coak est employé, dans les officines, à fournir la chaleur nécessaire à diverses opérations. (A. C.)

COBALT. Le cobalt est un corps combustible, simple, métallique, dont la découverte est due à Brandt, qui fit connaître, en 1733, la nature de ce métal dont la mine est employée pour communiquer au verre une couleur bleue. Les essais de Brandt furent répétés par Bergman qui confirma, en 1780, la découverte du cobalt. Depuis, ce métal a été le sujet de recherches faites par un grand nombre de savans, au nombre desquels on compte MM. Tassaert, Thénard, Proust et Laugier; c'est particulièrement à ce dernier que l'on doit les moyens d'obtenir ce métal à l'état de pureté.

Le cobalt existe sous divers états dans la nature : 1°. *combiné à l'oxigène,* à l'état d'oxide; 2°. *combiné à l'acide sulfurique,* à l'état de sulfate; 3°. *uni à l'acide arsenique,* à l'état d'arseniate; 4°. *en combinaison avec divers corps combustibles et particulièrement avec le soufre et l'arsenic.*

Ce métal s'obtient de la manière suivante. (*Procédé de M. Laugier.*)

Ce procédé consiste, 1°. à faire griller la mine pour en séparer la plus grande partie de l'arsenic; 2°. à faire dissoudre le résidu de la calcination dans l'acide nitrique, à le faire évaporer pour en séparer une partie de l'acide arsenieux et quelques arseniates; 3°. à faire passer dans le liquide tenu à l'état acide, autant d'acide hydro-sulfurique qu'il en faut pour décomposer tous les arseniates, et précipiter le cuivre, s'il s'en trouve dans la mine; 4°. chauffer la dissolution filtrée pour chasser l'excès d'hydrogène sulfuré, filtrer, et précipiter ensuite les métaux (le fer, le nickel, le cobalt) par le sous-carbonate de soude; 5°. traiter les carbonates obtenus par l'acide oxalique pour séparer l'oxide de fer, du nickel et du cobalt. L'oxide de fer s'unit à l'acide oxalique, forme un sel soluble, tandis que cet acide forme un sel insoluble avec les oxides de nickel et de cobalt; 6°. mettre les oxalates de cobalt et de nickel en contact avec l'ammoniaque étendu de 2 parties d'eau, qui dissout d'abord ces sels, mais qui laisse déposer l'oxalate ammoniacal de nickel, l'oxalate d'ammoniaque et de cobalt restant en dissolution; 7°. exposer à une haute température dans un creuset brasqué, l'oxalate pur de cobalt mêlé à des fondans, pour obtenir le métal fondu et sous forme de culot (1).

Le cobalt pur est solide, dur, cassant, un peu ductile à chaud; son grain est serré, sa couleur est le blanc, mais cette couleur se rapproche plutôt de celle du plomb que de celle de l'étain; sa densité a été portée à 8,7 par Lampadius, et à 8,5384 par Tassaert. Le cobalt est magnétique, mais moins que le fer; comme ce métal, il est fusible à environ 130 degrés du pyromètre de Wedgwood; il n'est point susceptible d'être volatilisé à la température ordinaire de l'atmosphère; il n'agit ni sur l'air sec ni sur le gaz oxigène. A une température élevée, il se combine avec le gaz oxigène, et forme des oxides.

Quelques sels de cobalt sont employés pour préparer des *encres dites de sympathie*.

Des expériences sur l'action thérapeutique du cobalt ont été faites par Gmelin, et précédemment par Tuputi. Ces essais méritent d'être répétés pour pouvoir fixer l'opinion des praticiens.

On ne doit pas confondre le cobalt avec les minerais qui contiennent ce métal uni à l'arsenic, et que l'on appelle *cobolt*. *V*. Arsenic. (A. C.)

COCCINILLA. *V*. Cochenille.

COCCULUS. *V*. Colombo et Coque du Levant.

COCCUS CACTI. *V*. Cochenille.

COCCUS ILICIS *V*. Kermès animal.

COCCUS LACCA *V*. Résine laque.

COCCOLOBA UVIFERA. *V*. Raisinier d'Amérique.

COCHENILLE. *Coccus cacti*, L. *Coccinilla* officin. C'est un insecte de l'ordre des Hémiptères, de la section des Homoptères et de la famille des Gallinsectes. Le mâle est très petit; ses antennes sont composées de onze articles, moins longues que le

(1) *Voir* les Annales de Chimie et de Physique, 1818.

corps qui est d'un rouge foncé, allongé, et terminé par deux soies divergentes et assez longues ; les tarses n'ont qu'un article et un seul crochet à l'extrémité ; les ailes sont grandes, blanches, croisées et couchées sur l'abdomen. La femelle est du double plus grosse que le mâle ; elle n'a point d'ailes ; mais elle est munie d'un bec qui manque dans le mâle. Ses antennes et ses pattes sont courtes ; son corps aplati en dessous, convexe en dessus, bordé, avec les anneaux assez visibles, d'une couleur brun foncé, recouverte d'une poussière blanche ou grisâtre.

La cochenille est originaire du Mexique, et surtout des environs de Guaxaca et d'Oxaca. Avant l'invasion de l'empire du Mexique par Fernand Cortez, ses habitans se livraient à l'éducation de cet insecte précieux ; mais ce genre d'industrie acquit plus d'importance quand la consommation de la cochenille reçut une extension considérable par le commerce des Européens (1). Lorsque les Espagnols étaient maîtres des plus belles contrées du Nouveau-Monde, non-seulement ils exploitaient à leur profit les richesses minérales enfouies dans le sein de la terre, mais encore ils s'appropriaient exclusivement le monopole des autres productions naturelles du Mexique, du Pérou et des vastes régions de l'Amérique méridionale, qu'ils tenaient sous le joug. Des peines excessivement sévères étaient infligées à celui qui aurait osé transporter la cochenille dans d'autres contrées favorisées d'un climat analogue. D'un autre côté, pour tenir ces pays dans la dépendance de la métropole, les tyrans du Mexique en forçaient les habitans de recevoir d'Espagne les denrées qu'ils auraient pu rencontrer chez eux. Ainsi, quoiqu'il existât des mines de mercure dans le Nouveau-Monde, il était défendu de les exploiter, afin que le mercure employé dans l'extraction des mines d'or fût entièrement tiré des mines d'Espagne. Vers la fin du dernier siècle, un simple particulier français, Thierry de Menonville, conçut et exé-

(1) D'après les renseignemens que M. de Humboldt s'est procurés, l'importation annuelle est de 32,000 arrobes de 32 livres chacune.

cuta le projet d'enlever aux Espagnols mexicains cette source abondante de richesses. Il aborda au Mexique, et cacha si bien l'objet de sa mission (1), qu'il parvint à embarquer et à conduire à Saint-Domingue plusieurs caisses renfermant des cactiers vivans chargés de cochenilles. Mais la mort de cet estimable citoyen, et les évènemens politiques qui portèrent le ravage dans Haïti, firent perdre le fruit de plusieurs années de peines et de recherches. Cependant le voyage de Thierry de Menonville ne fut pas tout-à-fait inutile. Il parut, en 1787, un traité de la culture du nopal, imprimé au Cap français, dans lequel on trouve des documens très intéressans sur les procédés usités chez les Indiens pour nourrir et récolter la cochenille. L'extrait de cet ouvrage est consigné le tome V des Annales de Chimie.

Depuis un petit nombre d'années, le gouvernement espagnol ayant perdu successivement toutes ses possessions d'Amérique, à l'exception de Cuba, s'est vu privé de ses principaux revenus; mais, livré à la merci des moines et des ignorans, il n'a pas dépendu de ce gouvernement que les immenses ressources qui lui étaient naturellement offertes par le climat fortuné de la péninsule ne fussent d'aucune utilité ni pour lui ni pour ses peuples. Cependant quelques particuliers de la côte de Murcie et de Malaga ont réussi à cultiver en grand le *Cactus coccinilifer* et ses congénères, sur lesquels ils ont élevé de l'excellente cochenille, dont une partie a déjà été versée dans le commerce. Nous ne doutons pas qu'une semblable culture ne puisse avoir de grands succès dans certaines localités méridionales de la France dont le climat est analogue à celui des côtes méditerranéennes d'Espagne, comme, par exemple, le littoral des départemens

---

(1) Thierry de Menonville était parti de Paris en qualité de botaniste du Roi, et il avait reçu diverses instructions des professeurs du Jardin de Paris, avec lesquels il entretint une correspondance suivie. Transporté de joie lorsqu'il fut dans le pays de la cochenille, il écrivit à M. de Jussieu qu'enfin il avait trouvé ces chers *petits oiseaux*, et qu'il espérait incessamment les faire arriver bien vivans et chantans dans les colonies françaises.

des Pyrénées orientales, des Bouches-du-Rhône, du Var, des environs de Nice, etc. Les Anglais ont aussi de leur côté cherché à introduire la cochenille dans leurs établissemens des Indes orientales. L'insecte y a été apporté en 1795, de Rio-de-Janeiro, par le capitaine Nelson.

On donne le nom de nopaleries aux plantations de nopal ou de *Cactus coccinilifer,* plante grasse, garnie de piquans, sur laquelle on élève les cochenilles. La culture en est très facile, car il suffit d'arracher les mauvaises herbes; et un seul homme peut entretenir en bon état une de ces nopaleries d'un arpent et demi à deux arpens. Pour semer la cochenille, on prépare un grand nombre de petits nids avec des fibres de palmier ou avec une matière cotonneuse; on met huit ou dix feuilles dans chacun de ces nids, et on les assujettit aux feuilles de nopal au moyen des épines dont celles-ci sont armées. La chaleur du soleil fait éclore les œufs, et la plante se couvre bientôt d'une innombrable quantité de petites cochenilles rouges, enduites d'une matière pulvérulente blanche. Les mères femelles ne tardent pas à périr, et leur progéniture, qui se compose de mâles et de femelles, subit deux genres de vie bien différens. Les mâles, pourvus d'ailes, s'approchent des petites femelles fixées au nopal par leur bec, et les fécondent. Celles-ci prennent de l'accroissement et forment la cochenille du commerce, que l'on enlève avec un couteau non tranchant, pour ne pas blesser le nopal; mais on a soin d'en laisser une petite quantité pour produire une seconde génération, et ainsi de suite.

On fait ordinairement trois récoltes de cochenilles par an, quoique, selon Thierry de Menonville, il y ait six générations chaque année, et qu'on pourrait les recueillir toutes si les pluies ne détruisaient en partie quelques-unes de ces générations. La première récolte fournit la cochenille la plus estimée : celle de la dernière l'est beaucoup moins que les deux autres.

On fait périr les cochenilles par l'immersion dans l'eau bouillante, et on les fait sécher ensuite au soleil; ou bien on les met immédiatement dans des fours ou sur des plaques chaudes. On prétend que la cochenille qui a été préparée par le procédé d'immersion, y perd sa couleur blanchâtre, tandis qu'elle la conserve lorsqu'elle a été seulement soumise à la dessication dans les fours; mais M. Guibourt observe avec raison que l'eau devrait lui enlever de sa matière colorante, et que la cochenille noire ou celle d'un brun rouge serait inférieure par conséquent à la cochenille blanchâtre, ce qui n'est pas; car on estime beaucoup plus la première variété. Leurs différences ne paraissent pas tenir à la préparation, mais à une variété de culture, ou peut-être à une variété originelle.

La *cochenille noire,* telle qu'on la trouve dans le commerce, est sous forme de petits grains orbiculaires, anguleux, d'une ligne environ de diamètre, convexes d'un côté, concaves de l'autre, avec des rides transversales, qui sont les traces des anneaux du corps, entre lesquels on voit un enduit blanchâtre. Trempée dans l'eau, elle se déroule, et l'on distingue facilement les onze anneaux qui forment son corps. Sa poudre est d'un rouge cramoisi, passant au rouge-brun très foncé lorsqu'on la délaie dans l'eau. La *cochenille grise* ou *jaspée* est ainsi nommée à cause de la poussière blanchâtre qui adhère à toute sa surface; sa poudre est moins foncée en couleur que celle de la cochenille noire, et elle donne moins de principe colorant que celle-ci. La poussière blanchâtre dont cette sorte de cochenille est enduite, peut provenir non-seulement de l'insecte lui-même, mais aussi d'une fraude qui heureusement n'offre point d'inconvénient grave, et que M. Boutron-Charlard (*Journal de Pharmacie,* vol. X, p. 46) a signalée. Il s'est assuré que cette cochenille était souvent blanchie avec du talc de Venise ou de la céruse. Il est possible que le blanchîment de la cochenille par ces substances ait sa source dans l'opinion erronée des marchands de la Vera-Cruz et de Cadix, que la cochenille blanchâtre est meilleure que la noire (1). Une autre sophistication

---

(1) On a reproché à M. Boutron-Charlard d'avoir fait connaître la manière dont on jaspe la cochenille. L'auteur de ce reproche aurait dû plutôt adresser des remercîmens à cet estimable pharmacien; car faire connaître une falsification, c'est mettre l'acheteur à même de s'en garantir.

beaucoup plus grossière, et par conséquent très rare, consiste, selon le docteur Pâris, dans des parcelles terreuses moulées sur la forme de la cochenille, et colorées au moyen de celle-ci. Il suffit, pour reconnaître cette supercherie, de mettre ces grains dans l'eau, où la matière terreuse se délaie entièrement.

Les deux variétés de cochenille que nous venons de décrire constituent la *cochenille fine* du commerce, anciennement nommée *C. mestèque,* du nom d'une localité dans la province d'Honduras, remarquable par la culture de la cochenille. Il est une autre sorte moins estimée, et qui a reçu le nom de *cochenille sylvestre.* Celle-ci a une couleur rougeâtre, terne et non argentée, et se compose de plusieurs parties assez dissemblables. On y trouve en effet quelques insectes isolés, beaucoup plus petits que ceux de la cochenille fine; des parties agglomérées, de forme globuleuse ou ovée, composées d'une matière cotonneuse, blanche ou rouge, dans chacune desquelles on aperçoit, si on la soumet à l'action de l'eau, un, deux ou trois insectes semblables aux précédens, plus un grand nombre de très petites cochenilles. On peut considérer cette sorte de cochenille comme composée des nids d'une espèce qui habite aussi bien le nopal commun des jardins (*Cactus opuntia*) que le nopal épineux. Les indigènes du Mexique ont même plus d'avantages à l'élever sur la première de ces plantes, parce que la cochenille est beaucoup plus facile à détacher, un ouvrier pouvant en récolter au moins trois livres dans le même temps où il n'en obtiendrait que deux onces sur le cactier épineux. La cochenille sylvestre ne donne à l'eau qu'une couleur vineuse foncée qui produit peu à la teinture; elle est en général peu estimée.

La cochenille a été, il y a quelques années seulement, l'objet de recherches très soignées de la part des chimistes. M. John d'une part, MM. Pelletier et Caventou (1) de l'autre, sont arrivés à des résultats fort analogues. Le travail des chimistes

(1) *V.* Journal de Pharmacie, t. IV, p. 193, et Annales de Chimie et de Physique, t. VIII.

français nous étant le mieux connu et nous paraissant aussi le plus complet, nous allons en faire connaître les principaux détails. Traitée par l'éther sulfurique bouillant, la cochenille abandonne à ce véhicule une matière grasse odorante, d'un jaune orangé, et une matière odorante et acide. La première est composée d'une petite quantité du principe colorant, de stéarine et d'élaïne; la seconde est un acide odorant que l'on peut comparer à ceux qui, dans les diverses graisses d'animaux, leur communiquent une odeur particulière, comme, par exemple, les acides butyrique, caprique, hircique, etc. Après avoir épuisé par l'éther les substances solubles dans ce liquide, on traite le résidu par l'alcool très rectifié et bouillant. Le liquide se colore en rouge jaunâtre; évaporé et refroidi, il a laissé précipiter une matière d'une belle couleur rouge sur laquelle de l'alcool rectifié a été mis en digestion à froid. Celui-ci en sépare une matière brunâtre très animalisée, et retient en dissolution le principe colorant uni à une petite quantité de matière grasse que l'on enlève par l'éther. Enfin, l'action plusieurs fois répétée de l'eau bouillante finit par enlever tout le principe colorant qui résiste à l'alcool, étant protégé par la matière animale qui y est insoluble; il ne reste plus qu'une matière translucide gélatineuse et brunâtre.

Le principe colorant jouit de propriétés particulières, et il a reçu de MM. Pelletier et Caventou le nom de *Carmine*. (*V.* ce mot.) M. John l'a nommé *Cochenilline*. La matière animalisée, insoluble dans l'alcool, et qui compose le squelette de l'insecte, diffère à plusieurs égards de la gélatine, de la fibrine et des autres matières animales connues. Nous croyons qu'elle est identique avec la chitine, que M. Auguste Odier a signalée comme principe constituant des élytres et des autres parties cornées des insectes.

L'analyse de M. John a fourni les résultats suivans : cochinelline ou matière carminée particulière rouge, 50; gélatine, 10,5; graisse cériforme, 10; mucus gélatineux, 14; substance membraneuse, 14; phosphates et muriates alcalins et terreux, 1,5. Total 100

La cochenille est la matière qui fournit le plus beau rouge en teinture. On prépare avec elle le carmin et la substance connue sous le nom de laque carminée. Les pharmaciens s'en servent pour colorer diverses liqueurs alcooliques, ainsi que des opiats et poudres dentifrices. L'addition de l'ammoniaque et en général des alcalis fonce considérablement la couleur des liquides où l'on a fait entrer de la cochenille. (A. R.)

COCHLEARIA ARMORACIA ET COCHLÉARIA DE BRETAGNE. *V.* RAIFORT SAUVAGE.

COCHLÉARIA OFFICINAL. *Cochlearia officinalis*, L. — Rich. Bot. méd., t. II, p. 673. (Famille des Crucifères, Juss. Tétradynamie siliculeuse, L.) Vulgairement cranson et herbe aux cuillers. Cette plante bisannuelle croît spontanément sur le littoral des mers de l'Europe septentrionale; on la cultive en abondance dans les jardins. Elle pousse, vers la fin de l'hiver, une touffe de feuilles radicales, cordiformes, en forme de cuillers (d'où l'un de ses noms vulgaires), très obtuses, d'un vert foncé, luisantes, portées sur de longs pétioles. Ses feuilles supérieures sont alternes, allongées, sessiles, prolongées inférieurement en deux petites languettes. La tige, rameuse inférieurement, porte des fleurs blanches aux extrémités des ramifications. Les fruits sont des silicules arrondies à deux loges contenant plusieurs graines. Les feuilles de cochléaria sont âcres, amères, et possèdent au plus haut degré les propriétés anti-scorbutiques et toniques des Crucifères; elles les doivent à l'huile volatile qu'elles renferment abondamment. Selon Murray, une goutte de cette huile dissoute dans l'alcool suffit pour communiquer l'odeur et la saveur du cochléaria à une livre de vin.

Le cochléaria entre dans la préparation de plusieurs vins, teintures, sirops et élixirs officinaux, auxquels il a donné son nom, mais on lui associe constamment les racines d'une autre espèce de cochléaria encore plus riche en principe volatil, espèce connue sous le nom de raifort sauvage. *V.* ce mot.

On fait entrer le suc de cochléaria, après l'avoir dépuré et filtré à froid, dans les sucs d'herbes anti-scorbutiques.

L'analyse chimique du cochléaria y a démontré la présence de l'azote, principe répandu généralement, mais en plus ou moins grande quantité, dans les Crucifères. On doit cueillir le cochléaria au moment de sa floraison; c'est l'époque où ses propriétés actives sont le plus concentrées. (A. R.)

COCHON ou PORC. *Sus*. Ce genre de la famille des Pachydermes (Règne animal de Cuvier) renferme un petit nombre d'espèces, au premier rang desquelles figure le SANGLIER, *Sus Scrofa*, L., que la plupart des naturalistes regardent comme la souche de tous nos cochons domestiques. On sait que cet animal, à l'état sauvage, habite les forêts humides de l'ancien continent. Les races de cochons domestiques sont fort nombreuses; elles diffèrent entre elles à plusieurs égards et à tel point, qu'on peut élever des doutes raisonnables sur l'identité originelle de plusieurs d'entre elles. La chair du cochon, proscrite sans doute d'après de hautes considérations d'intérêt public, par les législateurs religieux de l'Orient, où l'on croyait qu'elle causait certaines maladies endémiques, comme la lèpre, l'éléphantiasis, etc., est au contraire la nourriture habituelle des nations qui habitent les climats tempérés et septentrionaux. Tous les peuples répandus sur les îles de l'Océanie élèvent cet animal en domesticité, et il a paru aux voyageurs que c'était la même espèce que celle de nos climats. Le porc fournit, indépendamment de sa chair, plusieurs produits utiles; telle est sa graisse, connue sous le nom d'axonge et de saindoux. *V*. AXONGE. Son sang sert à faire le boudin; ses intestins, sa vessie, et ses soies sont aussi usités dans les arts. (A. R.)

COCOTIER. Parmi les espèces intéressantes dont se compose ce beau genre de la famille des Palmiers, nous ferons une mention particulière du COCOTIER ORDINAIRE, *Cocos nucifera*, L. et Jacq. (*Plant. Americ.*, tab. 168.) Cet arbre, qui atteint une hauteur très considérable, est originaire des Indes orientales; non-seulement on le rencontre sur les nombreuses îles qui forment l'Océanie, mais encore il a été naturalisé dans toutes les contrées équinoxiales de l'Amérique. Son tronc en forme de colonne est couronné d'une douzaine de palmes dont la longueur est quelquefois de 12 à 15 pieds sur 3 pieds de largeur ; les folioles qui les composent sont placées sur les deux côtés d'un pétiole commun qui est nu, élargi et membraneux à la partie inférieure. Au centre de ces palmes est un bourgeon énorme et conique, composé de jeunes feuilles qui doivent remplacer celles de la touffe, à mesure qu'elles tombent. C'est de l'aisselle de celles-ci que naissent les régimes de fleurs, d'abord entourées de leurs spathes, puis se ramifiant et prenant un grand développement. Les fleurs femelles occupent la partie inférieure des ramifications du régime. Il leur succède des fruits arrondis ou ovales, obscurément triangulaires, d'une grosseur qui égale souvent la tête d'un homme, et auxquels on donne le nom de *cocos*. Ces fruits sont composés d'un épicarpe ou pellicule externe, mince et sèche, sous laquelle se trouve d'abord une sorte de bourre ou de filasse formée de fibres très dures, puis un noyau d'une grande dureté, percé à la base de trois trous fermés par une membrane noire. L'intérieur du noyau offre une amande blanche qui est l'endosperme ou albumen de la graine, et à la base de laquelle on voit un petit embryon.

Toutes les parties que nous venons d'énumérer sont des substances alimentaires éminemment utiles aux peuples des climats situés entre les tropiques. L'amande a une saveur douce qui ressemble à celle des noisettes fraîches. Lorsqu'on cueille les cocos avant leur maturité, cette amande est peu consistante et d'un goût plus délicat que lorsqu'ils sont parfaitement mûrs ; alors elle contient plus de parenchyme et d'huile, ce qui la rend propre à former de bonnes émulsions. Ordinairement elle présente une cavité remplie d'une liqueur lactescente, très recherchée dans les climats brûlans où croît le cocotier.

Si l'on coupe l'extrémité des spathes avant l'épanouissement des fleurs, il s'en écoule un fluide aqueux et sucré qui, au bout de quelques heures, subit une légère fermentation, et acquiert une saveur aigrelette vineuse ; c'est ce que l'on nomme vin de palmier. On peut en retirer de l'alcool en poussant plus loin la fermentation, et en soumettant le produit à la distillation. Si l'on ne donne pas au suc le temps de fermenter, et qu'on le fasse réduire sur le feu en y ajoutant un peu de craie, on obtient une sorte de sirop ou de conserve dont les habitans peu fortunés se servent pour confire leurs fruits.

La bourre qui enveloppe le noyau des cocos sert à fabriquer des cordages et des toiles grossières. Le bois du tronc est d'une extrême dureté dans les parties les plus voisines de la circonférence : on l'emploie avec avantage pour former des tuyaux de conduite ; on en fait aussi différens vases et ustensiles.

Le cocotier ordinaire est surtout très précieux, en ce qu'il s'accommode de tous les terrains possibles, des plus maigres, des plus sablonneux, de ceux enfin où ne peut vivre aucun autre végétal.

Dans le nombre des autres cocotiers qui offrent des produits utiles, on distingue le COCOTIER DU BRÉSIL, *Cocos butyracea*, L., dont le fruit, moins gros que le coco ordinaire, n'a qu'un noyau cartilagineux fort mince, et dont les amandes sont remplies d'une huile fort épaisse, qui a la consistance du beurre frais, et que l'on extrait facilement en écrasant les fruits avec leurs coques et les jetant dans des vases pleins d'eau.

Les noyaux du *Cocos lapidea,* Gærtn. (*de fruct.*, tab. 6.) servent à faire de petits vases, des coquetiers, des pommeaux de cannes, des verres à liqueurs, etc. (A. R.)

CODAGA-PALA. Sous ce nom, est usitée dans les Indes orientales l'écorce du *Nerium antidyssentericum*, L., ou *Wrightia antidyssenterica* de R. Brown, arbuste de la famille des Apocynées. Elle est en plaques un peu roulées, rugueuses extérieurement, rougeâtres à l'intérieur, d'une saveur amère, âcre, et légèrement astringente. On l'administre en décoction, à la dose d'une demi-once pour une livre d'eau, et l'on fait avec sa poudre et du sirop d'écorces d'oranges un électuaire que l'on prend par bols, à la dose d'une demi-once. Ce médicament a été vanté jusqu'à l'exagération par Rheède, dans son *Hortus malabaricus,* comme possédant de merveilleuses propriétés contre la diarrhée et la dyssenterie. (A. R.)

COHOBATION, *Cohober*. Opération qui consiste à remettre plusieurs fois de suite le produit d'une distillation sur son résidu, et à le faire distiller de nouveau, afin d'obtenir un produit plus chargé de principes volatils. (A. C.)

COIGNASSIER. *Pyrus Cydonia*, L. *Cydonia vulgaris*, Pers. — Rich. Bot. méd., t. II, p. 536. (Famille des Rosacées, section des Pommacées. Icosandrie Pentagynie, L.) Arbrisseau originaire de l'île de Crète, cultivé dans les jardins potagers de toute l'Europe. Ses rameaux nombreux, blanchâtres et cotonneux portent des feuilles arrondies ou ovales, obtuses, molles, cotonneuses en dessous, pétiolées, et entières sur leurs bords. Les fleurs sont solitaires à la partie supérieure des jeunes branches. Le tube de leur calice est adhérent aux ovaires, très cotonneux et renflé à la base. Le fruit, que l'on nomme *coing*, ressemble à une très grosse poire; il est odorant, et recouvert d'un épiderme jaune clair, cotonneux; sa chair, quoique ferme, est très succulente; elle offre dans son milieu cinq loges à parois cartilagineuses, renfermant chacune plusieurs graines entourées d'un mucilage abondant. Le suc de coings est un peu astringent; mais du reste, sa saveur et son odeur agréable le font employer par les confiseurs et les liquoristes pour la préparation d'un sirop, d'une gelée, et d'une liqueur de table très estimée, qui porte le nom d'eau de coings. Les coings ne peuvent se manger crus, à cause de l'âpreté de leur pulpe; mais cuits sous la cendre, ils sont assez agréables; on en fait aussi de bonnes confitures. On en prépare une marmelade astringente, connue sous le nom de *cotignac*. *V*. ce mot. Le sirop de coings, par ses propriétés astringentes, est employé en Médecine pour édulcorer les boissons que l'on administre contre la diarrhée et la dyssenterie. Le mucilage de semences de coings est fréquemment usité dans les gargarismes et les collyres émolliens; il sert encore à tenir en suspension et à un état de division extrême, dans un véhicule aqueux, certaines substances huileuses ou résineuses. Pour préparer ce mucilage, on a coutume de verser un peu d'eau bouillante sur les graines récentes ou sèches, et d'exprimer au travers d'un linge. Mais comme cette préparation ne laisse pas que de prendre un peu de temps, M. Bender, pharmacien allemand, a proposé d'extraire immédiatement le mucilage au moyen de l'eau, de le dessécher parfaitement à une douce chaleur, et de le réduire en poudre. Trois grains de cette poudre forment, avec une once d'eau, un mucilage de bonne consistance. (A. R.)

COING. *Malum cydonium* officin. Fruit du coignassier. *V.* ce mot.

COLATURE. On a donné le nom de colature au liquide qu'on fait passer au travers d'un linge ou de toute autre étoffe, pour le séparer de quelques impuretés. (A. C.)

COLCHICACÉES ou COLCHICÉES. *Colchicaceæ*, *Colchiceæ*. Famille de plantes établie par M. De Candolle, dans la Flore française, sur quelques genres placés par M. de Jussieu parmi les Joncées. L'institution de cette famille est non-seulement justifiée par des caractères botaniques bien tranchés, mais encore par ses propriétés actives, qui paraissent dépendre d'un principe âcre que l'on a trouvé dans plusieurs d'entre elles. Les Joncées, au contraire, sont des plantes fades et absolument inertes. Les Colchicacées sont des plantes herbacées, qui ont le port des Liliacées; mais elles s'en distinguent surtout par le style triparti, leurs étamines opposées aux divisions du périanthe, et surtout par la structure et la déhiscence de leurs capsules, dont les valves n'entraînent point avec elles les cloisons. Deux genres de cette famille renferment des espèces dont les produits sont usités en Médecine : ce sont les genres Colchique et Vératre. C'est à ce dernier qu'appartiennent la cévadille et l'ellébore blanc. *V.* ces mots. (A. R.)

COLCHIQUE. *Colchicum autumnale*, L. — Rich. Bot. méd. t. I, p. 76. (Famille des Colchicacées. Hexandrie Monogynie, L.) Cette plante est très commune dans les prairies humides de toute l'Europe tempérée et méridionale, où elle commence à paraître au mois de septembre. On lui donne en diverses parties de la France les noms vulgaires de *veilleuse*, *veillote*, *safran bâtard*, *tue-chien*, etc. Elle a un bulbe charnu, solide, qui se renouvelle chaque année à la partie latérale et inférieure de celui de l'année précédente, en sorte qu'il tend à s'enfoncer de plus en plus dans la terre, sans se déplacer de beaucoup, et voyager pour ainsi dire comme les bulbes des orchis. Les fleurs sont grandes, légèrement purpurines ou rosées, munies d'un long tube terminé par un limbe à cinq divisions profondes. Ce périanthe est corolloïde, analogue à celui des safrans. Les feuilles ne poussent qu'en hiver ou au printemps; elles sont lancéolées, obtuses, luisantes, réunies en touffes, et engaînent la tige qui est fort courte. On trouve au centre de ces feuilles une capsule ovoïde, allongée, glabre, trifide à son sommet, et marquée de trois sillons profonds.

Le bulbe récent de colchique est enveloppé d'une tunique brune, au-dessus de laquelle se trouve le plateau ou collet, garni de son chevelu. Il contient un suc laiteux, caustique, exhalant une odeur qui irrite le nez et la gorge. Comme ce principe irritant s'évanouit en partie par la dessication, Storck et les autres médecins qui ont vanté l'efficacité du colchique contre plusieurs maladies, ont conseillé de l'employer à l'état frais. Tel que le commerce le présente, il a une forme ovoïde; sa grosseur est celle d'un marron; il est convexe d'un côté et creusé longitudinalement de l'autre, d'un gris jaunâtre à l'extérieur, marqué de stries uniformes, produites par la dessication, blanc et farineux intérieurement.

D'après l'analyse chimique du bulbe de colchique, par MM. Pelletier et Caventou (1), il est composé: 1°. d'une matière grasse, formée de stéarine, d'élaïne et d'un acide volatil particulier; 2°. d'un nouveau principe végétal alcaloïde, combiné à l'acide gallique, et que ces auteurs ont nommé *Vératrine*, parce qu'il existe en plus grande abondance dans les *Veratrum album* et *Sabbadilla;* 3°. d'une matière colorante jaune; 4°. de gomme; 5°. d'amidon; 6°. d'inuline en abondance; 7°. de ligneux.

C'est à la vératrine qu'il faut attribuer les qualités si actives

(1) Annales de Chimie et de Physique, vol. XIV, p. 82.

du colchique, que les toxicologistes regardent comme un poison éminemment âcre. Il paraît que le bulbe du colchique en contient une plus ou moins grande dose, selon qu'il a acquis plus ou moins de développement. Ce n'est même qu'à l'époque où la plante a pris tout son accroissement, que les propriétés de ce bulbe ont atteint leur maximum d'intensité. Les maladies dans lesquelles on l'a employé avec le plus de succès sont les différentes espèces d'hydropisies. Son action est la même que celle des autres médicamens drastiques et diurétiques. On fait usage de la poudre, en commençant par une dose très faible, comme 2 à 3 grains, que l'on augmente graduellement. On en prépare un vinaigre, un oxymel et une teinture alcoolique. C'est sous la forme d'oxymel qu'on administre ordinairement le colchiqne. La dose en est d'une once à deux onces dans un véhicule approprié. Celle de la teinture est d'un à quatre gros; elle est rarement usitée. (A. R.)

COLCOTHAR. *V.* Oxide de fer rouge.

COLÉOPTÈRES. *Coleoptera.* Ordre de la classe des Insectes, établi par Linné et adopté, avec quelques retranchemens, par tous les entomologistes modernes. Il est essentiellement caractérisé par quatre ailes, dont les deux supérieures en forme d'étuis, et que l'on a nommées *élytres*; les inférieures membraneuses, pliées transversalement. Geoffroy a divisé cet ordre en quatre sections, nommées *Pentamères, Hétéromères, Tétramères* et *Trimères,* d'après le nombre des articles de leurs tarses. Les espèces qui composent cet ordre sont excessivement nombreuses : le catalogue de la collection du général comte Dejean, publié en 1821, en énumère près de 7000, nombre qui s'est prodigieusement accru depuis cette époque. Parmi ces insectes, il n'en est que bien peu de véritablement utiles; sous ce rapport nous ne pouvons citer que la cantharide et le mylabre de la chicorée. *V.* ces mots. (A. R.)

COLLE DE PATE. La colle de pâte est une préparation que l'on obtient en délayant de la farine de blé avec un peu d'eau d'abord, afin de bien la mêler sans obtenir de grumeaux. On augmente ensuite la quantité d'eau, en ayant soin de remuer pour obtenir un liquide homogène, ayant la blancheur et la consistance du lait. On met ce lait sur le feu, et l'on chauffe jusqu'à l'ébullition, en remuant sans cesse pour empêcher la colle de s'attacher au fond du vase. Pendant cette opération, on voit le liquide s'épaissir considérablement. Après quelques minutes d'ébullition, on retire la colle de dessus le feu; on la coule dans des vases où, par refroidissement, elle se prend en une masse demi-solide, tremblante lorsqu'on l'agite.

Les diverses farines peuvent servir à la préparation de la colle. On en prépare aussi avec le tubercule du *Solanum tuberosum*, la pomme de terre. On prépare avec l'amidon une variété de colle de pâte qu'on appelle *empois*. *V*. ce mot. (A. C.)

COLLE DE POISSON. *V*. ICHTYOCOLLE.

COLLE D'OS. *V*. GÉLATINE.

COLLE FORTE. *V*. GÉLATINE.

COLLINSONIA CANADENSIS. Depuis un petit nombre d'années, quelques médecins des États-Unis d'Amérique ont employé la racine de cette plante, qui appartient à la famille des Labiées, et à la Didynamie Gymnospermie, L. Elle croît abondamment dans le nord de l'Amérique. Le docteur Ch. Hooker de New-Haven vient de publier (1) un essai sur les propriétés de cette racine. Elle est tonique, astringente et diurétique; on en fait usage dans les maladies des voies urinaires, principalement dans les catarrhes de la vessie. Il résulte d'un essai d'analyse chimique de cette racine, qu'elle ne contient point de mucilage ni de résine; qu'elle donne des traces d'un acide que l'auteur suppose être l'acide gallique; qu'elle renferme une quantité considérable de tannin et de principe extractif uni au principe colorant. Soumise à la distillation, la liqueur qui s'est élevée avait un aspect laiteux, dû à la grande quantité d'huile volatile dont la plante est pénétrée. C'est à cette huile volatile que M. Hooker attribue les propriétés de la racine; car elle ne produit de bons effets que lorsqu'on en fait usage râpée et à l'état de fraîcheur. En ce cas, il serait utile d'en obtenir l'huile

(1) Ann. de la Soc. Linn. de Paris, novembre 1826.

volatile, et d'examiner avec soin l'action de celle-ci, ainsi que les doses auxquelles on peut l'employer. (A. R.)

COLLYRES. On a donné le nom de collyres à des médicamens employés pour combattre les maladies des yeux. Ces préparations sont à l'état sec, à l'état liquide et quelquefois à l'état de vapeurs. Les collyres secs sont composés de poudres très fines que l'on insuffle dans l'œil avec un tuyau de plume. Parmi les poudres employées, on peut citer celles préparées avec le sucre candi, le vitriol blanc, la tuthie, le mercure doux, le sel ammoniac. Les collyres liquides sont préparés avec les décoctions émollientes, les eaux distillées de roses, de plantain, d'euphraise, de fenouil, de bleuet, dans lesquelles on fait entrer diverses substances : le sulfate de zinc, le laudanum, l'iris de Florence, l'acétate de plomb. C'est au praticien à indiquer les substances qu'il faut employer. Quelques onguens sont employés pour frotter les bords des paupières : on considère ces préparations comme des collyres. (A. C.)

COLLYRE AMMONIACAL SEC, *Poudre de Laeyson.* La poudre dite de Laeyson, qui est vendue comme propre à fortifier la vue, a été analysée par différens chimistes. Un journal allemand a donné sa composition comme étant la suivante :

Hydro-chlorate d'ammoniaque... 1 partie,
Sous-carbonate de potasse....... 2 parties ;

ou encore, carbonate d'ammoniaque et poudre aromatique colorée. M. Henry fils a indiqué le moyen de le préparer, et les résultats de son analyse, qui sont : hydro-chlorate d'ammoniaque, 45 centigrammes (9 grains) ; chaux hydratée, 6 grammes 43 centigrammes (1 gros 45 grains) ; silice, alumine et magnésie, 31 centigrammes (6 grains) ; per-oxide de fer, 18 centigrammes (3 grains) ; noir de fumée, 19 centigrammes (3 grains) ; écorce de cannelle et girofle, 22 centigram. (4 grains) ; eau, 2 gram. 21 centigram. (40 grains) (1).

(1) M. Menigaut, pharmacien, a donné une troisième analyse de la poudre de Laeyson. (*V. Journal de Chimie médicale*, t. II, p. 134.)

Le mode de préparation de ce collyre consiste à faire dans un flacon des couches des différentes substances, à recouvrir ces couches, qui sont les unes sur les autres, avec de la chaux hydratée, et à fermer exactement le bouchon. Lorsqu'on veut se servir de ce collyre, on débouche le flacon et l'on place l'ouverture de ce vase près de l'œil malade, qui reçoit les vapeurs ammoniacales qui émanent de ce mélange.

On peut considérer le baume de Fioraventi comme un collyre aromatique alcoolique. (A. C.)

COLLYRE ANODIN, *Collyre opiacé*. Codex. (L.)

Prenez	Eau distillée de roses.	64 grammes (2 onces),
	Gomme arabique....	16 grammes (4 gros),
	Laudanum liquide...	0,35 centigr. (6 gouttes).

F. S. L'art. (A. C.)

COLLYRE ASTRINGENT, *Collyre avec le sulfate de zinc*. (Codex.)

Prenez	Eau distillée de roses.	250 grammes (8 onces),
	Sulfate de zinc.......	1 gramme (18 grains),
	Alcool à 22°.........	8 grammes (2 gros).

On peut ajouter à ce collyre

Sucre candi......... 8 grammes (2 gros).

(A. C.)

COLLYRE DE LANFRANC. *V*. Mixture cathérétique.

COLLYRE PRÉPARÉ AVEC LES SELS FONDUS, *Pierre divine*.

Prenez	Sulfate de cuivre pur...	96 grammes (3 onces),
	Nitrate de potasse pur...	96 grammes (3 onces),
	Alun pur.............	96 grammes (3 onces).

Réduisez ces sels en poudre, mêlez-les, et faites fondre dans un creuset. Lorsque les sels sont liquefiés, ajoutez camphre pulvérisé, 4 grammes (1 gros). Laissez refroidir, cassez ensuite le creuset, et introduisez la masse dans un col droit que vous boucherez. Conservez pour l'usage.

Solution de pierre divine.

Eau commune...... 250 grammes (8 onces),
Pierre divine....... 1 gramme (18 grains).

Dissolvez. (A. C.)

COLOCYNTINE. Principe amer de la coloquinte. *V.* ce mot.

COLOMBATES. On a donné le nom de colombates aux sels qui résultent de l'union de l'acide colombique avec les bases salifiables. La découverte de ces sels est due à M. Hatchett. Ils sont peu connus et inusités. (A. C.)

COLOMBIUM, *Tantale*. Le colombium est un corps combustible simple, découvert en 1801, par M. Hatchett, dans un minéral venant d'Amérique. Le nom de colombium lui fut donné en souvenir de Cristophe Colomb. Ce métal fut quelque temps après (en 1802) trouvé par Ekeberg dans des minéraux provenant des mines de Suède. Il lui donna alors le nom de *Tantale*. En 1809, M. Vollaston s'étant procuré des minéraux semblables à ceux examinés par M. Ekeberg, et ayant comparé les produits qu'il en obtint avec ceux qui provenaient de l'analyse de M. Hatchett, il fut conduit à reconnaître que le tantale et le colombium étaient le même métal.

Le colombium existe dans la nature à l'état d'acide, et combiné avec les oxides de fer, de manganèse et d'yttria, et, selon Berzélius, avec de l'oxide d'étain en très petite quantité.

On obtient le colombium en mêlant l'acide colombique (*V.* ce mot) avec du charbon, soumettant le mélange à un fort feu de forge, pour opérer la réduction et obtenir le métal.

D'après MM. Berzélius, Gahn et d'autres chimistes, le colombium est un métal d'un gris foncé. Frotté sur un corps dur, il acquiert le poli et le brillant métallique; il raie le verre. Réduit en poudre, il devient terne et acquiert une couleur brune. Le plus violent feu de forge l'agglutine seulement; et comme on ne peut pas le fondre, on n'a pu prendre sa densité. A la température ordinaire de l'atmosphère, il n'a aucune action sur l'oxigène ni sur l'air sec. Chauffé au rouge à l'air libre, il s'embrase, brûle faiblement, absorbe quelques centièmes d'oxigène, et se convertit en une poudre grisâtre.

Ce métal n'a pas été employé jusqu'à présent dans la Médecine ni dans les arts. (A. C.)

COLOMBO ou COLUMBO. On nomme ainsi la racine du *Cocculus palmatus*, DC. ou *Menispermum palmatum*, Lamck. — Rich. Bot. méd., t. II, p. 644, plante de la famille des Ménispermées et de la Dioecie Dodécandrie, L. Ce nom de colombo lui vient de ce qu'on l'apportait autrefois de la ville de Colombo, dans l'île de Ceylan; mais la plus grande partie de la racine que le commerce fournit provient des côtes orientales d'Afrique, de Madagascar et du continent indien. Cette racine est en rouelles d'un à trois pouces de diamètre, ou en tronçons de 2 à 3 pouces de long. Elle est recouverte d'un épiderme gris-jaunâtre, ou brunâtre, quelquefois uni, ordinairement marqué de rugosités irrégulières, et non de stries circulaires parallèles. Les surfaces transversales sont déprimées à leur centre, d'un jaune verdâtre, plus pâle à mesure que l'on s'éloigne de la circonférence; elles offrent des impressions concentriques comme celles de la racine de la bryone, avec laquelle celle de colombo offre quelques ressemblances; enfin, vers la limite des couches corticales et ligneuses, on voit un cercle plus foncé. La poudre a une teinte verdâtre, qui devient, par le temps, plus foncée et comme brunâtre. Sa saveur est très amère, son odeur désagréable, mais très faible.

On doit à M. Planche (1) une analyse chimique de cette racine; il en a obtenu : 1°. le tiers de son poids d'amidon; 2°. une matière azotée très abondante; 3°. une matière jaune, amère, non précipitable par les sels métalliques; 4°. des traces d'huile volatile; 5°. du ligneux; 6°. des sels de chaux et de potasse, de l'oxide de fer et de la silice. Ces résultats ont été confirmés par M. Guibourt, qui a repris l'examen chimique de la racine de colombo, dans la vue de comparer sa composition avec celle d'une fausse racine de colombo que l'on débite depuis quelques

(1) *V.* Journal de Pharmacie, t. III, p. 289.

années, et dont il sera question plus bas. La grande quantité d'amidon contenue dans la racine de colombo, et qui est décèlée si facilement par l'action de la teinture d'iode, est un caractère précieux pour reconnaître la sophistication que l'on pourrait en faire au moyen d'autres racines dont les qualités extérieures seraient analogues. Il est même raisonnable d'attribuer en partie à la présence de l'amidon certaines propriétés médicales de cette racine, propriétés qui ont autrefois été en grande réputation dans les diarrhées, les dyssenteries, contre les vomissemens opiniâtres, etc. On a observé avec raison qu'il n'est pas indifférent d'employer cette racine en décoction ou en infusion. Par la première de ces opérations, on extrait non-seulement les principes extractifs amers, mais encore la fécule, qui alors tempère ou modifie l'action de ceux-ci; tandis que par l'infusion, on obtient un médicament simplement amer et tonique. Le docteur Duncan, dans le Nouveau Dispensaire d'Édimbourg, avance que la racine de colombo contient de la cinchonine; mais cette assertion n'est appuyée d'aucune autorité, et n'a pas, que nous sachions, été confirmée par aucun chimiste.

La poudre de colombo s'administre à la dose d'un scrupule, sous forme de bols ou d'électuaires, en se servant d'un sirop amer pour intermède. La décoction se fait avec demi-once de la racine pour deux livres d'eau. On prépare aussi une teinture alcoolique de colombo.

Les propriétés actives de cette racine ayant été bien constatées par les médecins, peut-être même un peu trop vantées, son usage se répandit prodigieusement en Europe, et surtout en Angleterre. Mais comme le vrai colombo se tirait de contrées éloignées, et qu'il était devenu rare dans le commerce, les marchands lui substituèrent une autre racine dont les apparences sont semblables, mais qui en diffère totalement par les propriétés. M. Guibourt, qui a signalé cette sophistication, a donné (1) les moyens de la reconnaître. Le *faux colombo* est apporté des États Barbaresques; on n'a pu déterminer quelle

(1) *V*. Journal de Chimie médicale, t. II, p. 336.

est la plante qui le fournit. Il diffère principalement du vrai colombo, par l'absence complète de l'amidon; il communique à l'éther une belle teinte jaune, tandis que le vrai colombo ne colore point celui-ci; son infusion rougit la teinture de tournesol, et la potasse caustique en dégage de l'ammoniaque, circonstances qui ne s'observent pas en traitant par les mêmes réactifs l'infusion du véritable colombo. La racine avec laquelle le faux colombo a le plus de rapports est celle de grande gentiane (*Gentiana lutea*, L.); mais sa forme générale, arrondie à la partie supérieure en forme de navet, son odeur plus faible, sa saveur médiocrement amère, ne permettent pas de la confondre avec cette dernière racine. Celle-ci est en outre chimiquement caractérisée par la présence d'une grande quantité de *grossuline*, ou d'un principe gélatiniforme analogue à celui des groseilles, et que M. Guibourt considère comme identique avec l'acide pectique de M. Braconnot. La racine de faux colombo paraît, au contraire, totalement dépourvue de ce principe. (A. R.)

COLOPHANE, *Colophone*, *Colofane*, *Colofone*. On a donné le nom de colophane à une matière résineuse employée dans les arts et dans l'art médical. Cette substance se tirait autrefois d'une des villes d'Ionie, Colophonia, Colophon.

La colophane se prépare maintenant en très grande quantité à Mirecourt (Vosges); de là on l'expédie dans toute l'Europe. Pour l'obtenir, on agit de la manière suivante. On fait fondre dans une chaudière de fer un mélange de deux parties de résine provenant du résidu de la distillation de la térébenthine (le bray sec), avec une partie de poix blanche. On fait bouillir ce mélange à petit feu, en le remuant de temps à autre pour qu'il ne s'attache pas aux parois de la chaudière. Par cette ébullition, on obtient le dégagement de l'huile essentielle. Lorsque le dégagement a cessé, et que la matière, au lieu de présenter une espèce de mousse à sa surface, est bien unie et bien tranquille, on s'assure en tirant une petite partie de la masse, et la laissant refroidir, si la colophane est cassante, friable et susceptible de se réduire en poudre fine entre les doigts. Si elle ne jouit pas de ces propriétés, et qu'elle ne soit pas assez sèche, on continue de chauffer la masse pour en chasser les parties volatiles qui y existent encore; on couvre la chaudière; on retire du feu; on laisse en repos. Les matières étrangères se séparent : les unes se précipitent au fond, d'autres surnagent. On enlève, à l'aide d'une écumoire, et avant que la liqueur ne soit refroidie, les substances qui surnagent; puis on tire la colophane claire à l'aide d'une cuiller à bec; on la coule dans de petits cylindres faits en papier, et préparés d'avance. Lorsqu'on est près d'atteindre le dépôt du fond, on met de nouveau de la poix et de la résine, et l'on recommence l'opération. Lorsque le résidu est considérable, on le met en réserve pour le fondre, le tirer au clair, et brûler les autres parties pour en faire du noir de fumée.

La colophane ainsi préparée sert pour faire mordre les crins de l'archet sur les cordes des instrumens. Mais cette colophane ainsi obtenue est trop belle pour les ménétriers, tandis qu'elle ne l'est pas assez selon les luthiers, qui lui font subir un raffinage dans le but d'en obtenir un produit peut-être meilleur, mais d'un prix plus élevé.

Divers moyens de raffinage sont employés : on l'additionne avec quelques gouttes de vinaigre; on fait cuire; on malaxe la pâte à demi fondue, et on la réduit en cylindres.

D'autres procédés sont mis en usage dans les arts. Celui indiqué par M. Payen, dans le Dictionnaire technologique, a été donné par M. Séguin (1). Il ferait de la colophane un produit trop coûteux.

La colophane entre dans divers composés pharmaceutiques : on l'applique à l'extérieur pour arrêter les hémorrhagies. On l'administrait autrefois à l'intérieur comme astringent, et l'on en obtenait de bons résultats.

Selon M. Guilbert, pharmacien de Paris, la colophane est soluble dans l'ammoniaque, d'où elle est précipitée par les acides. (A. C.)

(1) Annales de Chimie, t. XCI, p. 209.

COLOQUINTE. *Cucumis Colocynthis,* L.—Rich. Bot. méd., t. I, p. 352. (Famille des Cucurbitacées, Juss. Monoecie Syngénésie, L.) Cette plante, originaire d'Orient et des îles de l'Archipel, a une tige herbacée, annuelle, couchée à terre ou s'accrochant aux corps voisins par les nombreuses vrilles dont les côtes de ses feuilles sont pourvues. Celles-ci sont alternes, presque en forme de rein, aiguës, à cinq lobes et pubescentes. Il y a des fleurs mâles et des fleurs femelles sur les mêmes individus. Les fleurs mâles ont un calice hérissé de poils blancs, une corolle jaunâtre et cinq étamines soudées intimement deux par deux, la cinquième libre; les anthères sont rapprochées en une sorte de cône, et repliées plusieurs fois sur elles-mêmes comme dans les courges. Aux fleurs femelles succèdent des fruits globuleux, jaunes, de la grosseur d'une orange, glabres, recouverts d'une écorce coriace, mince, renfermant une pulpe blanche dans laquelle on trouve des graines nombreuses, blanches, ovales et comprimées.

La coloquinte du commerce est le fruit dépouillé de son écorce. On l'apporte des contrées méridionales de l'Europe, sous forme de boules blanches, légères, spongieuses et sèches, auxquelles on donne vulgairement le nom de *pommes de coloquinte.* La plante étant d'une culture facile dans les jardins, on pourrait en France s'affranchir de cette redevance que l'on paie à l'étranger, en employant les pommes de la coloquinte cultivée; mais il est probable que leur principe actif aurait moins d'intensité que celui des plantes qui croissent dans les climats méridionaux. La saveur de cette drogue est d'une amertume tellement excessive, que, pour exprimer le plus haut degré d'amertume d'une substance, on dit vulgairement *amer comme chicotin:* ce nom était anciennement donné à la coloquinte

M. Vauquelin (1) a publié des recherches sur la nature de ce principe amer. Il a reconnu que c'était une matière résinoïde, que l'on pouvait obtenir par l'action alternativement répétée

(1) Journal de Pharmacie, t. X, p. 416.

de l'eau et de l'alcool. Cette substance, à laquelle M. Vauquelin donne le nom de *colocyntine,* est plus soluble dans l'alcool que dans l'eau; cependant elle communique à celle-ci une extrême amertume; et la solution aqueuse, traitée par l'infusion de noix de galle, donne un précipité blanc et abondant. Soumise à l'action de la chaleur, la substance résinoïde donne une fumée blanche, et laisse un charbon léger et volumineux. L'acide nitrique la dissout promptement; mais il est décomposé par elle; lorsqu'on ajoute de l'eau au mélange avant que l'acide nitrique n'ait épuisé son action, ou obtient des flocons blancs très amers.

La coloquinte est un drastique violent, qu'on administre dans les hydropisies passives et dans d'autres maladies où il est urgent d'irriter les voies intestinales. La dose est de 10 à 12 grains, que l'on peut porter au plus à 24.

Cette substance fait partie de plusieurs médicamens officinaux, aujourd'hui entièrement négligés, tels que les trochisques alhandal, la confection hamec, le hiera diacolocynthidos, etc.

(A. R.)

COLUBER BERUS. *V.* Vipère.

COLUBRINA. Nom officinal de la racine de couleuvre. *V.* ce mot.

COLUMBO. *V.* Colombo.

COLUTEA. *V.* Baguenaudier.

COLZA ou CHOU DES CHAMPS. *Brassica campestris*, L. — Rich. Bot. méd., t. II, p. 666. (Famille des Crucifères, Juss. Tétradynamie siliqueuse, L.) Cette plante croît spontanément dans les champs d'une grande partie de l'Europe; elle forme l'objet d'une culture assez considérable, dans plusieurs départemens du nord et de l'ouest de la France. Elle diffère du chou cultivé, par ses feuilles lyrées et hispides à leur face inférieure. On en connaît plusieurs variétés, dont une est remarquable par sa racine renflée, charnue, jaunâtre extérieurement, et employée comme aliment, sous le nom de *rutabaga*. Le colza est cultivé pour ses graines, qui contiennent une huile grasse, d'une saveur qui n'est pas agréable, peu usitée par conséquent comme substance comestible, mais que son bas prix fait employer avec économie pour l'éclairage et les besoins des arts.

(A. R.)

COMBUSTION. On a donné le nom de *combustion* à la combinaison d'un corps combustible avec l'oxigène; combinaison qui s'opère toujours avec dégagement de chaleur, et quelquefois de lumière. (Lavoisier.) On a donné à l'oxigène le nom de corps *comburent*, et aux corps qui s'unissent à ce gaz le nom de corps *combustibles*. On donne le nom de *combustion lente* à la combinaison lente d'un corps combustible quelconque à l'oxigène, et *combustion rapide*, la combinaison rapide de l'oxigène avec le corps combustible. Cette dernière combinaison s'opère avec dégagement de chaleur et de lumière. Les anciens avaient émis d'autres idées sur la combustion; mais ces idées ayant été combattues avec raison, il nous semble inutile de les rapporter ici.

M. Orfila ayant vu que l'on pouvait remarquer tous les phénomènes attribués à la combustion, lors de la formation de quelques produits qui ne contiennent pas d'oxigène, il a été conduit à regarder la combustion comme *un phénomène très général, qui a lieu toutes les fois qu'un ou deux corps se combinent avec dégagement de calorique ou de lumière*. Nous renverrons aux ouvrages de Chimie pour avoir de plus grands détails à ce sujet. (*V.* Orfila, *Chimie médicale*, t. 1, p. 90.)

(A. C.)

COMESTIBLE. On désigne par ce mot qui dérive du mot latin *comedere*, manger, les substances qui peuvent servir d'alimens. (A. C.)

CONCASSER. On désigne par ce mot, l'opération qui a pour but de réduire en poudre grossière une substance quelconque. On dit aussi *concassation*. (A. C.)

CONCOMBRE. *Cucumis sativus*, L.—Rich. Bot. méd., t. I, p. 355. (Famille des Cucurbitacées, Juss. Monoecie Syngénésie, L.) Depuis plusieurs siècles, le concombre est une plante cultivée dans les jardins d'Europe, mais on ignore le lieu de son origine; on croit cependant qu'il a été apporté de l'Orient et des Indes. C'est principalement par son fruit qu'il se distingue du melon et de la coloquinte, autres espèces du même genre. Celui du concombre est allongé, cylindroïde, quelquefois un peu recourbé, ayant la surface lisse ou légèrement mamelonnée, d'un jaune plus ou moins intense, selon les variétés. Le *concombre blanc*, dont la peau est lisse et blanchâtre, est le plus estimé à Paris; le *concombre jaune* a la peau d'un jaune plus ou moins intense; le *concombre vert petit*, dont les jeunes fruits confits au vinaigre, sont connus sous le nom de *cornichons;* enfin le *concombre de Russie*, a ses fruits fort petits, presque ronds, et groupés par bouquets; c'est la variété la plus hâtive.

La chair du concombre est fade, aqueuse, d'une odeur un peu nauséabonde qui disparaît par la coction; aussi a-t-on coutume de faire cuire ce fruit pour le manger. Quelquefois, néanmoins, on le mange cru après l'avoir coupé par tranches minces que l'on arrose avec du vinaigre. Cet aliment est fort peu nourrissant, et ne convient guère qu'aux tempéramens bilieux et sanguins.

La pulpe récente peut être employée pour faire des applications rafraîchissantes. On la fait entrer dans une pommade qui porte son nom, et que l'on emploie comme cosmétique pour adoucir la peau, et pour en faire disparaître les petites efflorescences. Le suc appliqué sur les dartres diminue, par sa fraîcheur et ses qualités émollientes, les démangeaisons qui surviennent après l'usage des bains sulfureux. (A. R.)

CONCOMBRE SAUVAGE. *V.* ELATERIUM.

CONCRÉTIONS. *V.* CALCULS.

CONFECTIONS. *V.* ÉLECTUAIRES.

CONGÉLATION. La congélation est le changement que le froid produit sur un corps liquide, en lui faisant prendre une forme solide; l'eau est une substance liquide qui, par le froid, éprouve la congélation et passe à l'état solide (la glace).

(A. C.)

CONIFÈRES. *Coniferæ.* Famille naturelle de plantes dicotylédones, apétales, diclines, composée d'arbres et d'arbustes, dont les feuilles presque toujours persistantes les ont fait désigner vulgairement par le nom d'*arbres verts*. La structure des organes floraux, dans cette famille, est très particulière ; elle avait été jusqu'en ces derniers temps, complètement méconnue, non pas qu'on eût négligé de l'étudier, mais parce qu'on s'était généralement trompé sur la nature des organes, en les assimilant à des organes qui, dans d'autres végétaux, remplissent des fonctions différentes. J'ai publié récemment un ouvrage sur l'organisation des genres de cette famille ; il est le fruit de plusieurs années d'observations et d'études de mon père, que j'ai rassemblées et mises au complet (1). La plupart des conifères se font remarquer par leurs produits résineux : tels sont les pins, sapins et mélèzes. Le genévrier est usité en Médecine à cause de ses fruits ; la sabine pour ses feuilles odorantes. *V.* ces mots. (A. R.)

CONIUM MACULATUM. *V.* Cigue (grande).

CONSERVES. *V.* Électuaires.

CONSIRE. *V.* Consoude.

CONSOUDE (grande). *Consolida major* officin. *Symphitum officinale*, L.—Rich. Bot. méd., t. I, p. 276. (Famille des Borraginées, Juss. Pentandrie Monogynie, L.) Vulgairement consire. Cette plante croît en assez grande abondance dans les prairies humides, sur le bord des mares et des ruisseaux de l'Europe. Sa racine est vivace, très allongée, peu rameuse, d'un brun noirâtre extérieurement, très blanche à l'intérieur, facile à rompre, succulente, pulpeuse et mucilagineuse. Sa tige est herbacée, anguleuse, couverte de poils rudes, garnie de feuilles décurrentes, ovales, lancéolées. Les fleurs sont blanches ou légèrement purpurines, disposées en épis géminés au sommet des tiges.

La saveur de la racine de grande consoude est mucilagineuse, suivie d'un léger goût astringent. Sa décoction est très visqueuse, et conséquemment cette racine ne doit être considérée

(1) Mémoires sur les conifères et les cycadées ; ouvrage posthume de L.-C. Richard. Stuttgard, Cotta, éditeur ; Paris, Renouard, 1825.

que comme un médicament émollient, et non doué de propriétés styptiques, ainsi qu'on le croyait autrefois. Si on l'emploie avec succès dans le traitement de certaines hémorrhagies, de la dyssenterie, etc., ces bons effets sont dus aux principes émolliens qu'elle contient, et qui réussissent dans certains cas; mais l'usage de cette racine ne saurait être préconisé dans les hémorrhagies qui ont lieu par suite d'une faiblesse locale ou générale.

Le sirop de consoude composé exerce une action astringente et tonique, qui dépend des autres substances que l'on fait entrer dans sa composition.

Le nom de consoude (*Consolida*) est dérivé, dit-on, de la propriété qu'on supposait autrefois à cette racine de cicatriser ou *consolider* les plaies; on la faisait entrer dans la préparation de plusieurs médicamens externes. (A. R.)

CONSOUDE (PETITE). On donnait anciennement ce nom à une espèce de bugle (*Ajuga reptans*, L.), et à la paquerette (*Bellis perennis*, L.). (A. R.)

CONSOUDE ROYALE. Nom que portait autrefois le pied d'allouette des champs. (*Delphinium Consolida*, L.) (A. R.)

CONTRAYERVA. *Dorstenia Contrayerva*, L. — Rich. Bot. méd., t. I, p. 195. (Famille des Urticées, Juss. Monoecie Monogynie, L.) Cette plante, originaire du Pérou, du Mexique et d'autres contrées de l'Amérique équinoxiale, a une racine irrégulièrement renflée, tuberculeuse, couverte d'écailles dans sa partie supérieure, et de fibrilles grêles à sa partie inférieure qui se termine en une pointe recourbée qui lui donne à peu près la figure d'un scorpion. Au-dessous de la racine s'élèvent trois à quatre feuilles pétiolées, larges, palmées, à lobes lancéolés et dentés; du milieu de ces feuilles naissent deux ou trois pédoncules portant un réceptacle plane, irrégulièrement quadrangulaire, à bords sinueux, et chargés de fleurs mâles et de fleurs femelles, mélangées, plongées dans autant de petites alvéoles.

On a ignoré pendant long-temps l'origine de la racine de *Contrayerva*, nom espagnol qui signifie contre-poison, et qui indique ses usages principaux dans les pays dont elle est indigène. C'était d'après des idées semblables que quelques médecins, en Europe, ont recommandé cette racine contre les fièvres malignes, et certaines maladies que l'on croyait occasionées par des miasmes ou d'autres venins subtils. De telles propriétés sont à peu près illusoires ; la racine de contrayerva, douée d'une odeur aromatique, d'une saveur faiblement âcre et amère, très mucilagineuse, est un médicament stimulant dont l'emploi peut être utile dans les circonstances où il est nécessaire de faire développer les phénomènes produits par toute médication excitante. La dose de la poudre est d'un à deux gros, que l'on peut faire prendre en bols préparés avec un sirop ou un extrait appropriés. On prépare l'infusion en vase clos, en employant 2 gros de racine pour une livre d'eau.

Le sirop et la teinture de contrayerva ne sont presque plus usités. (A. R.)

CONVALLARIA. C'est le nom scientifique d'un genre de plantes qui renferme quelques espèces usitées autrefois en Médecine: telles sont les plantes nommées vulgairement muguet (*Convallaria maialis*, L.), et sceau de Salomon (*C. Polygonatum*, L.). *V.* ces mots. (A. R.)

CONVOLVULACÉES. *Convolvulaceæ.* Famille naturelle de plantes dicotylédones, monopétales, hypogynes, qui a pour type le genre Liseron (*Convolvulus*). Elle se compose d'herbes ou de sous-arbrisseaux, à tiges grêles et volubiles, à feuilles alternes, dépourvues de stipules; à fleurs dont la corolle offre souvent l'apparence d'une petite clochette, et dont le fruit est une capsule renfermant des graines pourvues d'un endosperme charnu et de cotylédons chiffonnés. Dans les nombreuses espèces de Liserons, on en compte quelques-unes pourvues de propriétés médicales énergiques : telles sont celles qui fournissent le jalap, la scammonée, le turbith végétal, le méchoacan; d'autres où le principe alimentaire est dominant: telles sont les patates. *V.* ces mots. (A. R.)

CONVOLVULUS JALAPPA. *V.* JALAP.

CONVOLVULUS MECHOACAN. *V.* MÉCHOACAN.

CONVOLVULUS SCAMMONIA. *V.* SCAMMONÉE.

CONVOLVULUS TURPETHUM. *V.* TURBITH VÉGÉTAL.

COPAHU. *V.* RÉSINE DE COPAHU.

COPAIER. *Copaifera officinalis*, L. L'arbre d'où découle la résine de copahu. *V.* ce mot. (A. R.)

COPAL. *V.* RÉSINE DE COPAL.

COPALCHI. Nom sous lequel est connue, au Mexique, une écorce usitée comme fébrifuge, et qui a été soumise à l'analyse chimique par M. Marcadieu, pharmacien (1). Sa couleur est noirâtre en dedans, blanche en dehors; sa texture est analogue au liége, et sa saveur excessivement amère.

On n'a pu déterminer avec certitude le végétal qui la fournit; cependant il y a lieu de croire qu'elle provient du *Croton suberosum,* que MM. de Humboldt et Bonpland ont découvert sur les côtes de la mer du Sud, au nord d'Acapulco. Ce qui justifie ce rapprochement, c'est que plusieurs autres espèces de *croton,* et notamment la cascarille, ont des écorces douées de qualités physiques analogues à celles que présente le copalchi.

Il résulte du travail de M. Marcadieu, que cette écorce renferme : 1°. une matière astringente de couleur marron; 2°. une matière excessivement amère, contenant aussi du principe astringent, provoquant des nausées, se dissolvant dans l'eau, à laquelle elle communique toute sa saveur; c'est dans cette matière que résident les propriétés fébrifuges de l'écorce qui ont été constatées par les médecins de la Vera-Cruz, dans les fièvres intermittentes; 3°. une substance grasse verte, en petite quantité; 4°. une résine d'un brun clair, insipide et inodore; 5°. une matière colorante brune animalisée, insoluble dans l'éther et l'alcool très rectifié, soluble au contraire dans l'alcool à 28° et au-dessous; 6°. de l'amidon; 7°. du ligneux; 8°. du phosphate et de l'oxalate de chaux. Les cendres de l'écorce de copalchi ont donné de l'hydro-chlorate et du sulfate de potasse, des oxides de fer et de manganèse, du carbonate

(1) *V.* Journal de Chimie médicale, t. I, p. 236. Juin, 1826.

et du phosphate de chaux, enfin, quelques traces de magnésie et de silice. (A. R.)

COPALME. *V.* LIQUIDAMBAR.

COQ DES JARDINS. Nom vulgaire de la balsamite. *V.* ce mot.

COQUE DU LEVANT. On nomme ainsi dans le commerce de la droguerie, le fruit de plusieurs arbres que Linné a décrits sous le nom commun de *Menispermum Cocculus,* mais qui forment des espèces réellement distinctes, rapportées par M. De Candolle au genre *Cocculus,* de la famille des Ménispermées, et de la Dioecie Décandrie, L. Ces espèces ont reçu les noms de *Cocculus lacunosus, C. suberosus, et C. Plukenetii;* elles n'offrent entre elles que de légères différences, et leurs petits fruits, qui se distinguent seulement par des variations de grandeur, sont doués des mêmes propriétés. Ceux du *Cocculus lacunosus,* espèce qui croît dans les Moluques, sont, d'après Rumphius, les coques de l'Inde (*Cocculi indici*). Le *Cocculus suberosus* habite la côte de Malabar, et fournit, au rapport de Roxburgh, la vraie coque officinale, c'est-à-dire celle qui était autrefois apportée par la voie d'Alexandrie, d'où le nom de coque du Levant qui lui fut imposé. Enfin le *Cocculus Plukenetii,* également de la côte du Malabar, ainsi appelé parce que Plukenet l'a figuré sous le nom de *Cocculus officinarum,* est le *Menispermum Cocculus* de Willdenow, lequel diffère un peu de ceux ainsi désignés par Linné, surtout par ses fruits d'un tiers moins gros.

Quoi qu'il en soit des plantes qui produisent la coque du Levant, celle-ci se présente ordinairement sous une forme arrondie, légèrement réniforme, et de la grosseur d'un pois; chaque fruit offre une partie extérieure sèche, mince, noirâtre, rugueuse, et d'une saveur âcre et amère; elle recouvre une coque blanche, ligneuse, à deux valves, portant sur son milieu un placenta central, étroit à sa base, élargi à son sommet, et renfermant une seule graine qui est formée d'une amande blanche huileuse très amère, et dans laquelle résident les propriétés vénéneuses de la coque du Levant.

M. Boullay a publié deux mémoires sur les principes immédiats de la coque du Levant. Dans le premier travail, il a reconnu l'existence d'un acide végétal qu'il crut être l'acide malique, et d'un principe amer, vénéneux et cristallisable. Dans le second, qui a été le sujet d'une thèse soutenue devant la Faculté des Sciences de Paris, ce qu'il considérait comme de l'acide malique lui a paru un acide nouveau, possédant des propriétés particulières, et il lui a donné le nom d'acide ménispermique. Le principe amer, vénéneux et cristallisable, fut nommé *picrotoxine* par M. Boullay, qui le regarda comme une nouvelle base salifiable végétale. Cependant quelques doutes furent élevés par les chimistes sur l'alcalinité de ce principe amer, et sur l'existence de l'acide ménispermique. C'est dans le but d'éclaircir cette question que furent entreprises de nouvelles recherches par M. Casaseca (1), qui est arrivé aux conclusions suivantes : 1°. que l'acide ménispermique n'existe pas, et que ses propriétés particulières sont dues à un mélange de l'acide sulfurique employé dans le procédé de M. Boullay, avec une matière organique; 2°. que la picrotoxine n'est point une nouvelle base salifiable. Celle-ci, en effet, n'a pu saturer la moindre quantité d'acide sulfurique étendu. M. Casaseca avait précédemment, de concert avec M. Lecanu, démontré la présence d'une matière grasse assez abondante, laquelle est formée des acides oléique et margarique. M. Boullay avait également signalé, dans son analyse, la présence d'une huile concrète et céracée, qui constituait presque la moitié du poids de la graine isolée. Quant aux principes qui forment le squelette de la coque du Levant, épuisés dans l'alcool, M. Casaseca a reconnu qu'ils se composent : 1°. d'une matière organique; 2°. d'une matière colorante; 3°. de silice, de fer, de sulfate et hydro-chlorate de potasse, et de phosphate de chaux.

Les peuples qui habitent les contrées où croissent les diverses espèces de *Cocculus* emploient leurs fruits pour l'usage

(1) *V*. Journal de Chimie médicale, février 1826.

de la pêche. Ces fruits jettent le poisson dans un état de stupeur dont le pêcheur profite pour le saisir. Depuis long-temps, on les fait servir en Europe aux mêmes usages; mais la conservation des eaux et forêts prohibe sévèrement cet emploi, parce qu'il occasione une destruction trop considérable de poisson. On a prétendu que le poisson pris au moyen de cet appât était vénéneux, mais cette assertion est entièrement fausse.

La coque du Levant n'est point usitée en Médecine. Prise à l'intérieur, elle agit à la manière des poisons narcotico-âcres : on s'en est servi à l'extérieur pour détruire la vermine.

(A. R.)

COQUELICOT ou PAVOT ROUGE. *Papaver Rhœas*, L. — Rich. Bot. méd., t. II, p. 653. (Famille des Papavéracées, Juss. Polyandrie Monogynie, L.) Cette plante annuelle est extrêmement abondante en Europe, dans les champs de céréales, qu'elle tapisse souvent du plus beau rouge. Sa tige dressée, rameuse, hispide, haute d'environ un pied, est garnie de feuilles alternes, profondément pinnatifides, à lobes allongés, dentés et aigus. Ses fleurs ont leurs pétales fort grands, chiffonnés avant l'épanouissement, d'un rouge vif, entiers ou irrégulièrement crénelés sur leurs bords. La capsule est obovoïde, glabre, couronnée par un stigmate étoilé.

Les pétales du coquelicot sont employés en infusion théiforme, comme adoucissans, béchiques et légèrement calmans; ils font partie des *fleurs pectorales*. Leur dessiccation ne s'opère pas sans quelques précautions; il faut avoir soin de les étendre sur des claies après les avoir séparés un à un, pour qu'ils ne s'agglutinent point. Étant très sujets à moisir, il faut les renfermer dans des bocaux bien fermés et à l'abri de toute humidité.

L'analyse des fleurs de coquelicot a fourni à M. Riffard les résultats suivans pour 100 parties de fleurs : 1°. matière grasse jaune, 12; 2°. matière colorante rouge, 40; 3°. gomme, 20; 4°. fibre végétale, 28. Des essais tentés par M. Chevallier, sur de l'extrait de fleur de coquelicot préparé à Mont-Louis, et qui lui avait été remis par M. Julia Fontenelle, l'ont conduit à reconnaître la présence d'une petite quantité de morphine dans ce produit. D'autres travaux ont indiqué que les résultats obtenus par M. Riffard étaient susceptibles d'être modifiés, et que quelques-unes des substances qui entrent dans la composition de ces fleurs avaient échappé à ce pharmacien. (A. R.)

COQUELOURDE. Un des noms vulgaires de l'anémone pulsatille. *V.* ANÉMONE.

COQUERET. Synonyme d'alkekenge. *V.* ce mot.

COQUILLES D'HUITRES. On a donné le nom de coquilles aux enveloppes dures des diverses espèces de coquillages. Les enveloppes de l'huître étant employées dans l'art médical, après avoir été calcinées, nous croyons devoir rapporter les résultats des essais tentés sur cette enveloppe par divers chimistes, et notamment par Hatchett, Fourcroy, Vauquelin, John, Bostock. D'après toutes les analyses de ces savans, ces coquilles contiennent : 1°. du carbonate de chaux; 2°. une matière animale très coriace; 3°. des traces de soufre; 4°. du phosphate de chaux; 5°. de la magnésie; 6°. du fer; 7°. de l'oxide de manganèse; 8°. du carbonate de magnésie; 9°. du mucus; 10°. de la gélatine. On pourrait ajouter à ces substances la présence d'une matière grasse que nous avons remarquée en faisant des essais sur cette enveloppe.

La coquille d'huître, exposée à l'action de la chaleur, est convertie en chaux vive ou en carbonate de chaux, selon le degré de température apporté à cette calcination. Ce produit était autrefois employé comme absorbant, contre la diarrhée, le rachitis, à la dose de 10 grains à un demi-gros. Les coquilles d'huîtres sont rarement employées (1). (A. C.)

COQUILLES D'ŒUFS. La coquille solide qui recouvre la membrane mince, le blanc, le jaune et les ligamens a été

---

(1) Nous nous proposons de publier quelques recherches sur la coquille de l'huître considérée chimiquement et examinée comme pouvant servir d'engrais lorsqu'elle est réduite en poudre.

employée comme moyen thérapeutique. Cette coquille, examinée par M. Vauquelin, lui a fourni les produits suivans : 1°. carbonate de chaux en grande quantité; 2°. carbonate de magnésie; 3°. phosphate de chaux ; 4°. fer oxidé; 5°. soufre; 6°. une matière animale.

Les coquilles d'œufs calcinées ont été employées comme absorbantes; on les a administrées contre le rachitis, la diarrhée, etc. La coquille d'œuf calcinée peut être prise à la dose d'un gros à quatre. Cette préparation est peu usitée. (A. C.)

CORAIL. La nature de cette belle production marine fut pendant long-temps méconnue. Les doctes de l'antiquité, Théophraste particulièrement, en ont fait mention comme d'une pierre précieuse, et ils ont transmis beaucoup plus de renseignemens sur les usages de cette substance que sur son origine. De leur temps, on avait pour elle, comme objet d'ornement, la même passion qu'aujourd'hui, et de plus on lui attribuait de merveilleuses propriétés médicales. A la restauration des sciences, lorsque la Botanique fut étudiée avec une sorte de prédilection, Tournefort renouvelant les vieilles idées de Pline, considéra le corail comme une plante; et cette opinion fut admise jusqu'à ce que Peyssonnel, Réaumur, Bernard de Jussieu, Donati et Ellis eurent fixé, par leurs recherches sur les polypiers, la nature du corail, qu'ils classèrent parmi ceux-ci, en le considérant comme un des premiers échelons de l'organisation animale. Mais les auteurs furent encore divisés d'opinion sur le genre dont le corail devait faire partie. Enfin, après avoir été placé dans les Madrépores par Linné, dans les Isis par Pallas, dans les Gorgones par Solander et Gmelin, le corail a été séparé en un genre particulier par Lamarck, sous le nom de *Corallium*, qui a été admis par Cuvier, Lamouroux et par tous les zoologistes modernes.

Le corail rouge (*Corallium rubrum*, Lamarck) est un polypier fixé aux rochers par un large empâtement, et qui s'élève au plus à environ un pied. Il offre l'exacte figure d'un petit arbre dont le tronc branchu serait dénudé de ses feuilles et de ses ramuscules. Son axe, recouvert d'une écorce gélatino-crétacée, est d'une extrême dureté, susceptible du poli le plus brillant; il est formé de plusieurs couches calcaires concentriques, faciles à apercevoir par la calcination; sa surface présente des stries parallèles et inégales en profondeur. L'écorce gélatineuse est couverte de tubercules épars, dont le sommet est terminé par une ouverture divisée en huit parties.

Le corail existe dans la Méditerranée et dans la Mer Rouge, à des profondeurs qui varient et qui paraissent influer sur la grosseur de l'axe et sur la vivacité de sa couleur. On a également remarqué qu'il se trouve plus abondamment dans certaines expositions. Ainsi, sur les côtes de France, il couvre les roches exposées au midi; dans le détroit de Messine, on le pêche du côté de l'orient; les côtes du midi, du nord et de l'ouest de la Sicile sont dépourvues de ce polypier.

Le corail des côtes de France passe pour avoir la couleur la plus éclatante; peut-être ne doit-il sa supériorité sur celui des autres régions de la Méditerranée, qu'à ce qu'il est mieux choisi. On en fait des pêcheries considérables sur les côtes d'Afrique, où il est beaucoup plus gros, mais d'une nuance moins vive. On distingue dans le commerce un grand nombre de variétés de corail, qui, à raison de l'éclat de leur couleur, portent les noms de corail écume de sang, fleur de sang, premier, second, troisième sang, etc. Le principe colorant ne se détruit point par le chlore; il est insoluble dans l'alcool et les autres menstrues végétaux; il noircit par l'acide hydro-sulfurique, disparaît par l'action dissolvante des acides minéraux; enfin, selon M. Vogel de Munich, l'oxide de fer paraît être la base de ce principe colorant. Voici les résultats de l'analyse publiée par ce savant chimiste (1) : acide carbonique, 27,50; chaux, 50,50; magnésie, 3,0; oxide rouge de fer, 1,0; eau, 5,0; débris animaux, 0,50; sulfate de chaux, 0,50; muriate de soude, une trace; total, 88,00. Le déficit assez considérable

(1) *V*. Annales de Chimie, t LXXXIX, p. 113.

que présente cette analyse provient sans doute de ce que les moyens employés n'ont pas permis d'apprécier la quantité de matière animale qui forme une sorte de ciment entre les parties calcaires.

L'analyse du corail rouge avait aussi été faite par MM. Mérat, Guillot et Fourcroy; elle ne présente rien de particulier.

On fait avec le corail des bracelets, des colliers et d'autres ornemens d'un prix assez élevé. On en préparait autrefois un sirop et une teinture après l'avoir fait dissoudre dans le suc de fruits d'épinevinette : ces préparations ne sont plus usitées. Il sert encore à confectionner des poudres et opiats dentifrices; pour cela, on le réduit en poudre impalpable au moyen de la porphyrisation. (A. R.)

CORAIL DES JARDINS. C'est un des noms vulgaires du *Capsicum annuum*, L., plante plus connue sous celui de poivre de Guinée. *V.* ce mot. (A. R.)

CORALLINE DE CORSE. Ce nom a été donné au mélange de productions marines, soit animales, soit végétales, qui se vend dans les pharmacies, sous les noms plus usités, quoiqu'aussi impropres, de mousse de Corse et d'Helminthocorton. *V.* Mousse de Corse. (A. R.)

CORALLINE OFFICINALE. *Corallina officinalis*, L. Gmel. (*Syst. nat.*) et Lamouroux (*Hist. des polyp. flexibles*, nº 414). Cette production marine a long-temps passé pour végétale. Il est aujourd'hui certain qu'elle appartient aux polypiers, quoique l'on ne connaisse point les animaux dont elle est la demeure. C'est un polypier phytoïde, articulé, rameux, trichotome, dont l'axe est entièrement composé de fibres cornées, couvertes d'une écorce crétacée, dont les cellules ne sont pas visibles à l'œil nu. La coralline varie beaucoup quant aux dimensions et aux couleurs; ordinairement elle offre une couleur verdâtre qui blanchit avec le temps, mais on en rencontre aussi fréquemment qui est d'un rose pâle; on la trouve attachée aux rochers dans presque toutes les mers, et surtout dans la Méditerranée. Les anciens en faisaient un grand usage comme d'un puissant anthelmintique et absorbant, propriétés justifiées par la nature de ses principes constituans, qui consistent principalement dans une matière animale gélatineuse et albumineuse, ainsi que dans du carbonate de chaux. Voici les résultats de l'analyse publiée par M. Bouvier de Marseille (*Annales de Chimie*, t. VIII, p. 308 à 317) : gélatine, 66 ; albumine, 64 ; carbonate de chaux, 616 ; carbonate de magnésie, 74 ; sulfate de chaux, 19 ; sel marin, 10 ; phosphate de chaux, 3 ; silice, 7 ; oxide de fer, 2 ; eau, 141 ; total, 1002. La coralline est une des nombreuses substances qui composent le mélange que l'on vend dans la droguerie sous le nom de mousse de Corse. (A. R.)

CORIANDRE. *Coriandrum sativum*, L. — Rich. Bot. méd., t. II, p. 468. (Famille des Ombellifères, Juss. Pentandrie Digynie, L.) Cette plante est originaire d'Italie, mais sa culture extrêmement facile l'a presque naturalisée en France et dans toutes les autres parties de l'Europe. Sa racine est annuelle, fusiforme, surmontée d'une tige rameuse couverte de feuilles à segmens très étroits, les inférieures bipinnatifides. Les fleurs sont blanches ou d'un rose tendre, plus grandes à la circonférence de l'ombelle ; elles sont dépourvues d'involucre général ; à chaque ombellule on voit un involucelle composé de quatre à huit folioles linéaires. Le fruit est un diakène globuleux, séparable en deux portions hémisphériques. Toute la plante, lorsqu'elle est fraîche, exhale une odeur de punaise, d'où elle a tiré son nom. Les fruits, par la dessication, acquièrent une odeur et une saveur si agréables, que les liquoristes l'emploient comme un des meilleurs aromates indigènes. Les confiseurs l'enveloppent de sucre pour en former des sortes de dragées globuliformes fort agréables. En Médecine, ils passent pour stomachiques et carminatifs ; ils font partie de l'eau de mélisse composée. Dans les potions purgatives, c'est un correctif usité pour masquer la saveur nauséabonde du séné.

On donne le nom de *petite coriandre* à une autre espèce nommée par Linné *C. testiculatum*, remarquable par ses fruits composés de deux portions parfaitement sphériques. Cette plante est moins odorante que la grande coriandre. (A R.)

CORIARIA. C'est le nom générique d'un arbrisseau dont toutes les parties sont très astringentes, et conséquemment employées pour tanner les cuirs, et dont les feuilles, analogues à celles du myrte, lui ont fait imposer le nom spécifique de *myrtifolia*. On le connaît vulgairement sous le nom de *sumac des teinturiers*; mais il ne faut pas le confondre avec le vrai sumac ou *roure des corroyeurs*, qui est une espèce du genre *Rhus*. *V*. Sumac. (A. R.)

CORNE DE CERF. La corne de cerf est fournie par un animal ruminant de l'ordre des Mammifères, le *Cervus elaphus*, L. Ces excroissances poussent sur le front de l'animal, tombent chaque année, et poussent de nouveau, enveloppées d'une membrane épaisse recouverte de poil, qui se détache lorsque les cornes approchent du terme de leur accroissement.

L'examen de la composition de ces excroissances a été fait par plusieurs chimistes, au nombre desquels on compte Fourcroy, Geoffroy, Hatchett, Scheèle, Rouelle, etc. Ces chimistes ont trouvé, pour résultat de leurs recherches, que la corne de cerf contient : 1°. de la gélatine; 2°. du phosphate de chaux; 3°. du carbonate de la même base; 4°. des traces de carbonate de soude (1). M. Merat Guillot a établi cette composition de la manière suivante pour 100 de corne de cerf:

Gélatine	27
Phosphate de chaux	57,50
Carbonate de chaux	1
Eau et perte	14,50
	100,00.

La corne de cerf est employée en Pharmacie à la préparation des gelées. Lorsqu'elle est calcinée au blanc et amenée par la chaleur à l'état de phosphate de chaux mêlé d'un peu de carbonate, on la fait entrer dans diverses préparations. On en

(1) Tableaux chimiques du règne animal; John et Robinet.

fait des trochisques désignés sous le nom de *trochisques de corne de cerf*.

La corne de cerf est vendue dans le commerce sous deux états : 1°. en morceaux pointus appelés *cornichons*, et qui sont la partie supérieure des andouillers séparés de la corne entière ; 2°. divisée (à l'état de râpures). La corne de cerf ainsi divisée est de deux couleurs : la *corne de cerf grise* est la véritable, et la *corne de cerf blanche*, qui est de la râpure d'os. Le praticien doit donc recommander l'emploi de la *corne de cerf grise* lorsqu'il ordonne la gelée de corne de cerf. Le pharmacien doit avoir soin de priver ce produit de la poussière qu'il contient, en le remuant sur un tamis avant de l'employer.

Ce produit est regardé comme nutritif, mais il a besoin pour cela d'être soumis à l'ébullition ; par ce procédé, il fournit une solution gélatineuse adoucissante, que l'on a administrée avec succès contre les diarrhées et les flux anciens.

(A. C.)

CORNE DE CERF CALCINÉE. La corne de cerf calcinée est un produit solide, formé de phosphate de chaux mêlé d'une petite quantité de carbonate ; ces sels, qui forment la base de la corne de cerf, doivent être isolés de l'eau de la gélatine par l'action de la chaleur.

On doit à M. Planche le mode d'agir que nous allons rapporter, et qui doit être suivi pour obtenir ce produit convenablement préparé.

On établit sur la grille d'un fourneau de réverbère une couche de charbon de bois de la hauteur d'environ 2 pouces, on achève de remplir le laboratoire du fourneau avec des morceaux de corne ; on a soin de laisser entre les morceaux une distance convenable, afin que l'air puisse circuler librement ; on place sur le laboratoire le dôme du fourneau ; on place sur la cheminée du dôme un tuyau de tôle ; on lute les jointures du fourneau ; on allume ensuite le charbon : ce corps, en brûlant, communique assez de chaleur à la corne de cerf pour que celle-ci puisse brûler à son tour ; l'opération se continue d'elle-même. On s'aperçoit qu'elle est terminée quand il ne sort plus aucun produit par le tuyau de tôle formant la partie supérieure de l'appareil; on laisse refroidir le fourneau, on en retire la corne de cerf; on met à part celle qui est entièrement blanche, afin de la réduire en poudre, en pâte et enfin en trochisques. On réunit les morceaux qui sont charbonnés et bleuâtres, on les réduit en poudre fine; on place cette poudre dans un creuset ordinaire; on chauffe au rouge la matière, en ayant soin de la remuer de temps en temps avec une tige de fer. Par cette calcination, le produit acquiert la blancheur qui lui manquait.

M. Planche a fait remarquer qu'il y avait de l'inconvénient de se servir d'autres procédés que celui que nous venons d'indiquer. En effet, si l'on opère la calcination à l'aide d'une température plus élevée, la matière se vitrifie, acquiert une dureté considérable et change de nature; si l'on place les *cornichons* dans un creuset, et que l'on expose à l'action d'une haute température, on peut obtenir un produit vitrifié à la surface et carbonisé seulement à l'intérieur.

La corne de cerf calcinée, porphyrisée et trochisquée est employée comme absorbant, astringent, dans les rachitis, à la dose de 2 gros à 4 et plus. (A. C.)

CORNE DE CERF PRÉPARÉE PHILOSOPHIQUEMENT. On a donné ce nom bizarre à la corne de cerf préparée de la manière suivante :

On fait bouillir dans l'eau, ou l'on expose à la vapeur de ce liquide les extrémités des andouillers du cerf (*les cornichons*). Lorsque la partie supérieure est ramollie, on enlève, à l'aide d'une lame de couteau, l'épiderme qui forme la première couche; on se sert ensuite de la partie privée de cette couche pour préparer la gelée de corne de cerf. (A. C.)

CORNES. On a donné le nom de cornes à des parties solides des animaux, et qui sont fixées sur le front du bœuf, du mouton, du cerf, et sur celui d'autres animaux. Les cornes ne sont pas très dures; elles sont susceptibles d'être coupées au couteau, divisées à la râpe; elles ne peuvent pas cependant être divisées par l'action du pilon. Réduites en lames minces, elles ont de la transparence, peuvent être substituées au verre pour garnir les châssis des fenêtres; chauffées suffisamment sans qu'il y ait décomposition, elles deviennent flexibles; on peut leur communiquer des formes qu'elles n'auraient pas. Soumises à l'action de la chaleur et de l'eau dans la marmite de Papin, elles se convertissent en une substance gélatineuse; exposées à l'action du feu, à une haute température, elles se décomposent, donnent naissance à des produits liquides, semblables à ceux que l'on obtient de la décomposition des matières animales, et à un produit solide, formé de charbon, de phosphate et de carbonate de chaux.

L'analyse des cornes des divers animaux a été le sujet des travaux de plusieurs chimistes. Hatchett, Fourcroy, publièrent les résultats qu'ils obtinrent de l'analyse de la corne de bœuf. L'un reconnut que ces substances contenaient: 1°. une grande quantité d'une matière membraneuse, analogue à l'albumine coagulée; 2°. un peu de gélatine; 3°. du phosphate de chaux. (Hatchett.) L'autre y trouva de la gélatine colorée et du phosphate de chaux seulement. (Fourcroy.) Une analyse plus détaillée de la corne ne nous semblerait pas inutile.

La corne de bœuf est principalement employée dans les arts à faire différens ouvrages; on en prépare des plaques de lanternes, et l'on se sert de la râpure comme engrais.

M. Dumont d'Épluche a rendu service aux agriculteurs, en les forçant, par l'exemple, à employer un engrais de la plus grande efficacité, et qui sert pendant plusieurs années. (*Voir* les travaux de la Société d'Agriculture du département de l'Oise.) (A. C.)

CORNICHONS. On nomme ainsi les fruits jeunes et verts d'une variété du concombre cultivé, que l'on confit au vinaigre pour servir d'assaisonnement à diverses sortes de mets. Pour les avoir d'un beau vert, il faut, après les avoir brossés fortement, les laver dans plusieurs eaux, les laisser tremper pendant quelque temps dans la dernière eau, les laisser égoutter, et les tenir immergés dans le vinaigre bouillant à plusieurs reprises. (A. R.)

CORNOUILLER. *Cornus mas*, L. (Famille des Caprifoliacées, Juss. Tétrandrie Monogynie, L.) C'est un arbre de moyenne grandeur, qui croît abondamment dans les forêts de l'Europe. Ses branches très nombreuses portent des feuilles opposées, ovales, aiguës, entières, légèrement pubescentes en-dessous, à nervures convergentes et parallèles. Les fleurs, de couleur jaune, forment des petits bouquets entourés à la base d'un involucre de quatre folioles jaunâtres. A ces fleurs, qui paraissent dès le mois de février, succèdent des fruits drupacés de la grosseur d'une petite cerise, mais ovoïdes allongés, ordinairement d'un rouge vif, d'une saveur aigrelette; on les mange dans les campagnes, où on les nomme *cornes* et *cornouilles*. Le bois de ce petit arbre est d'une très grande dureté; son écorce possède des propriétés astringentes.

On rencontre encore, dans les forêts de l'Europe, une autre espèce du même genre, qui porte le nom de CORNOUILLER SANGUIN, *Cornus sanguinea*, L. Ses fleurs sont blanches et forment une cime étalée au sommet des ramifications de la tige; elles sont remplacées par de petites drupes globuleuses, pisiformes, ombiliquées, d'une couleur noirâtre à l'époque de leur maturité. On a proposé, il y a quelque temps, à l'Académie des Sciences, un procédé économique pour extraire de ces fruits une huile fixe d'un goût assez agréable, et qui pourrait, dans certains cas, remplacer l'huile d'olive. Déjà des résultats analogues avaient été publiés dans l'Encyclopédie, édition de Genève, vol. IX, p 504, et dans le tome XXXVIII, p. 174 des Annales de Chimie, par M. Margueron, pharmacien. (A. R.)

CORNUES. Les cornues sont des vases distillatoires en verre, en grès, en porcelaine, en platine, en plomb, en fer, etc., et qui sont employés par le pharmacien-chimiste dans quelques-unes de ses opérations.

Les cornues de verre doivent être choisies bien égales dans toutes leurs parties, et exemptes de bulles et d'inégalités saillantes qui peuvent les faire casser. Lorsqu'on s'en sert, il faut les échauffer avec précaution et les laisser refroidir de même; on les place ordinairement dans un bain de sable; on peut cependant les exposer à feu nu, en ayant soin toutefois de ne pas trop élever la température, et d'éviter que le vase soit frappé par un courant d'air. Les cornues tubulées, qui sont inégales dans quelques-unes de leurs parties, se cassent plus souvent que celles qui ne le sont pas. Pour que les cornues de verre puissent supporter une température plus élevée, et pour éviter qu'elles ne se déforment, on les recouvre d'une couche de lut composé d'argile, de sable fin, mêlé de crottin de cheval.

Les cornues en grès peuvent subir un plus haut degré de chaleur que celles de verre; elles sont cependant susceptibles de se casser, surtout lors de leur refroidissement : on les lute ordinairement pour les rendre plus propres à résister à l'action de la chaleur.

On doit les essayer avec de l'eau, pour reconnaître si elles ne contiendraient point quelques fissures par lesquelles les produits pourraient s'échapper lorsqu'on s'en servirait pour faire une opération.

Les cornues en porcelaine sont plus réfractaires que les précédentes; elles sont aussi sujettes à se casser. On les enveloppe d'une couche de lut comme les cornues de terre et de verre; on appelle cette couche de lut *chemise*.

Les cornues faites avec les divers métaux sont employées à faire diverses opérations; celles de fonte de fer servent à la distillation du mercure; celles de plomb, à la préparation de l'acide fluorique. Ces vases, construits en platine, sont employés dans les arts à la concentration de l'acide sulfurique : on pourrait, en les faisant d'une plus petite capacité, s'en servir pour la distillation de cet acide.

Une foule d'appareils usités dans les arts peuvent être considérés comme des cornues d'une grande dimension.

(A. C.)

COROLLE. Les botanistes désignent sous ce nom la plus interne des enveloppes florales. Cet organe est ordinairement composé de plusieurs pièces que l'on nomme *pétales*, tantôt libres et distinctes, tantôt soudées plus ou moins complètement ensemble. Dans le premier cas, la corolle est dite *po-*

lypétale; dans le second, la plupart des auteurs considèrent la corolle comme d'une seule pièce, et ils la nomment *monopétale.*

La corolle se distingue du calice en ce qu'elle affecte des couleurs brillantes et très diversifiées, qu'elle est presque toujours caduque, et qu'elle est produite par le liber de la plante, tandis que le calice est presque toujours foliacé et vert, qu'il est ordinairement persistant ou marcescent, et qu'il est, suivant Linné, la prolongation de l'écorce. Cependant, et ce cas est très fréquent dans les monocotylédons, les enveloppes florales réduites à un seul rang ont un aspect corolloïde; mais elles ne doivent être considérées alors que comme un appareil calicinal. Un auteur célèbre a voulu trancher la difficulté en considérant l'enveloppe florale des monocotylédons comme résultant de l'intime cohérence de la corolle et du calice, et il a donné le nom de *périgone* à cet organe composé. Les corolles d'une foule de plantes sont usitées en Médecine; c'est dans ces parties que réside en plus grande abondance le principe aromatique. *V.* pour plus de détails l'article Fleurs. (A. R.)

CORONILLE. *Coronilla.* Ce genre de la famille des Légumineuses et de la Diadelphie Décandrie, L., se compose d'espèces douées de propriétés actives, parmi lesquelles nous mentionnerons : 1°. le *Coronilla Emerus,* vulgairement nomme *séné bâtard* et *faux baguenaudier.* Cet arbrisseau croît dans les régions montueuses du midi de l'Europe, et on le cultive pour l'ornement des bosquets; il a le port du baguenaudier, mais il est glabre dans toutes ses parties; ses feuilles sont douées de propriétés purgatives. 2°. Le *Coronilla varia* est une jolie petite plante herbacée, très commune sur le bord des chemins et des champs. Ses fleurs sont disposées en couronne, et nuancées de blanc, de rose et de violet. Elle est nuisible aux bestiaux, qui, par un instinct admirable, n'y touchent jamais. Elle a aussi des qualités délétères pour l'homme, et, selon le professeur Seiler de Wirtemberg, son suc est un poison violent. Deux jeunes filles qui en avaient pris deux cuillerées, croyant que c'était du trèfle d'eau, périrent quatre heures après. (A. R.)

COROSSOLIER. Dans les colonies, on donne ce nom à l'*Anona muricata*, L., et on l'a étendu à d'autres arbres du même genre qui, de même que cette espèce, fournissent des fruits excellens. Ces fruits portent encore d'autres noms, tels que *pommes cannelles*, *atte*, *cachiment*; mais ces derniers noms et celui de *corossol* désignent plus particulièrement le fruit de l'*Anona muricata*.

M. Lassaigne (1) a donné l'analyse chimique d'un fruit qu'il nomme corossolier, et qui est celui de l'*Anona triloba*, L., ou *Asimina triloba* de Dunal. Voici les résultats de cette analyse : 1°. de la cire ; 2°. de la chlorophylle ; 3°. une matière amère ; 4°. du sucre incristallisable fermentescible ; 5°. une matière mucilagineuse ; 6°. de l'acide malique ; 7°. des malates de chaux et de potasse ; 8°. du ligneux. (A. R.)

CORRECTIF. On a donné le nom de correctif aux substances que l'on fait entrer dans une préparation pharmaceutique quelconque, dans le but d'adoucir et de tempérer l'activité des substances actives destinées à jouer le principal rôle. (A. C.)

CORYLUS AVELLANA. *V.* NOISETIER.

COSMÉTIQUES. On a désigné sous ce nom des préparations destinées à entretenir la souplesse de la peau et à conserver la beauté ; mais la plupart de ces composés, dans lesquels on fait entrer des matières tannantes, des oxides métalliques, des substances vénéneuses, jouissent de propriétés tout-à-fait opposées à celle qu'on leur suppose ; ils déterminent souvent l'altération de la membrane, et ils donnent lieu à des accidens plus ou moins graves.

Les huiles solides et liquides, l'eau simple, les eaux aromatiques, sont les meilleurs cosmétiques.

On doit surtout éviter l'emploi des mélanges dont on ne connaît pas la nature, et qui peuvent contenir des substances susceptibles d'être absorbées par le système cutané. Les cosmétiques sont vendus indistinctement par des individus de toutes

(1) *V.* Journ. de Pharm., t. V, p. 114.

professions, et quelquefois par des gens de la plus crasse ignorance; on doit rejeter ceux dont la nature est inconnue et qui sont offerts par des charlatans, comme possédant des propriétés innombrables. (A. C.)

COSMIBUENA. Ruiz et Pavon ont décrit sous ce nom générique, deux arbres qui fournissent diverses sortes de quinquina; mais ce genre rentre dans le *Cinchona* de Linné, et il a été supprimé par tous les auteurs. *V.* QUINQUINA. (A. R.)

COSTUS. Ce nom était donné par les anciens auteurs grecs, latins et arabes à des substances végétales sur lesquelles il est difficile d'avoir une opinion bien arrêtée. Ils distinguaient trois sortes de costus, savoir : le *Costus arabicus*, le *Costus indicus* et le *Costus syriacus*. Mais ces substances, à l'exception de la première, offraient des caractères tellement insignifians, que l'on ne sait trop ce qu'ils ont voulu désigner. Le costus arabique était blanc, léger, d'une odeur suave et d'une saveur brûlante, propriétés qui s'appliquent à beaucoup de substances végétales, et entre autres au gingembre; aussi Lamarck a-t-il pensé que c'était cette racine que les anciens ont nommée *Costus arabicus*. Commelin et Linné ont cru y reconnaître la racine blanche, rampante, noueuse, tendre et très fibreuse d'une plante de la Monandrie Monogynie, L., placée aujourd'hui dans la famille des Scitaminées, et à laquelle ils ont conservé le nom de *Costus arabicus*. Elle est figurée dans l'*Hortus malabaricus* de Rheede, v. XI, tab. 8, sous le nom de *Tsajana-Kua*, et elle a pour patrie les îles de l'Archipel indien, et non l'Arabie, ce qui a fait changer son nom, spécifique en celui de *speciosus*, adopté par les botanistes modernes. Quoi qu'il en soit de son origine, le *Costus arabicus*, si employé autrefois dans les monstrueuses préparations de la Pharmacie, est une racine dont le diamètre varie d'un demi-pouce à 18 lignes; elle est cassée en morceaux de 2 à 3 pouces, grise extérieurement, d'une couleur plus pâle à l'intérieur, offrant dans sa cassure plusieurs cellules rayonnantes remplies d'une substance rouge, laquelle est criblée de pores ronds ou tubes cylindriques visibles à la loupe. L'odeur de cette racine approche de celle des iris ; sa saveur est fortement amère, accompagnée d'une légère âcreté. Le principe amer de cette substance est soluble dans l'eau et l'alcool, un peu plus dans le premier de ces véhicules. Son usage est aujourd'hui abandonné, parce que l'on possède d'autres médicamens excitans et toniques doués d'une plus grande activité.

On a donné le nom de costus à d'autres matières qui n'ont que bien peu d'analogie avec celle dont il vient d'être question. Ainsi on a appelé *costus doux* et *costus corticosus*, la cannelle blanche. *V.* ce mot.

D'autres écorces provenant de plantes américaines ont aussi été nommées *costus âcre*, *costus amer ;* mais ces écorces sont peu répandues dans le commerce, et l'on ignore les plantes qui les fournissent. (A. R.)

COTIGNAC. On a donné le nom de cotignac à une marmelade de coings que l'on ordonne quelquefois comme astringent, pour arrêter le vomissement de flux dans les affections catarrhales. On la prépare de la manière suivante : on prend

Coings presque mûrs.... 1 kilogram. (2 livres),
Sucre blanc............ 750 gramm. (1 livre et demie).

On essuie les coings avec un linge rude, afin d'enlever le duvet ; on les pèle, on sépare le fruit en six morceaux ; on sépare les semences, la queue ; on jette ces fruits dans l'eau ; on les retire ensuite, on les met dans une quantité d'eau assez grande pour les recouvrir de deux travers de doigt. On fait cuire à un feu très doux pendant une heure ; au bout de ce temps, on coule le décoctum sans exprimer le fruit ; on ajoute le sucre, on clarifie avec un blanc d'œuf, et l'on fait réduire en consistance de gelée ; on coule cette gelée dans des pots, si l'on veut avoir le cotignac sous cette forme ; si l'on veut avoir le *cotignac sec*, on place la gelée dans des moules de fer-blanc légèrement huilés, et on la porte à l'étuve.

La quantité de cotignac sec ou en gelée que l'on peut prendre, est de 2 à 4 onces par jour. (A. C.)

COTON DE LA CHINE. On a donné ce nom à une sorte de duvet cotonneux qui adhère aux feuilles d'une espèce d'*Artemisia*, dont les Chinois se servent pour faire des mèches grosses comme des tuyaux de plume, qu'ils font brûler sur la peau, opération maintenant très usitée en Europe sous le nom de *moxa*. (A. R.)

COTONNIER. *Gossypium*. Genre de plantes de la famille des Malvacées et de la Monadelphie Polyandrie. L., composé de plusieurs espèces qui croissent dans les climats chauds de l'ancien et du nouveau monde. Ce sont des arbustes plus ou moins élevés, dont les feuilles sont alternes, pétiolées, divisées en lobes digités, et accompagnées à leur base de deux stipules. Les fleurs sont grandes, purpurines ou jaunâtres, solitaires aux aisselles des feuilles supérieures, et portées sur des pédoncules plus ou moins longs. Leur calice est double; l'extérieur a trois divisions larges et frangées, l'intérieur est plus petit, en forme de soucoupe dont le bord est sinueux ou obscurément lobé. La corolle est composée de cinq pétales dressés, se recouvrant par leurs bords, soudés ensemble par leur base et avec la colonne des filets staminaux. Le fruit est une capsule ovoïde, à trois ou cinq sillons longitudinaux, à trois ou cinq valves et à autant de loges qui contiennent chacune un petit nombre de graines recouvertes d'un arille garni de bourre fine qui a reçu le nom de *coton*.

L'utilité de cette matière est trop connue pour que nous nous arrêtions à énumérer ici ses nombreux emplois. C'est, sans contredit, une des denrées commerciales les plus précieuses que fournisse le règne végétal. Aussi les diverses espèces de cotonnier forment-elles des cultures très considérables, soit dans l'Amérique équinoxiale, soit dans les Indes orientales. L'histoire botanique des cotonniers est encore très obscure, ce qui provient des altérations que la culture a fait subir aux espèces sauvages. Cependant il serait extrêmement utile de pouvoir fixer ce point de la science, tant pour l'avancement de la Botanique proprement dite, que pour les avantages qui résulteraient de ces applications. En effet, telle espèce de cotonnier fructifie deux fois par année ; telle autre donne un coton dont les fils sont longs, fins et d'une blancheur éclatante ; telle autre en produit de 8 à 10 onces par pied, tandis que certaines espèces et variétés sont bien inférieures sous ces divers rapports.

Parmi les espèces les mieux connues, nous citerons: 1°. le Cotonnier herbacé, *Gossypium herbaceum*, L., figuré par Cavanilles (Dissert. 6, tab. 164, f. 2). Il croît en Égypte, en Syrie, et dans l'Inde orientale. Sa culture a été propagée jusque dans le royaume de Naples et sur les côtes méditerranéennes de l'Andalousie. On a également tenté de le cultiver dans les régions chaudes de la France, où il a donné des résultats si prospères, qu'il serait désirable de voir ces essais se multiplier. Le nom de cotonnier herbacé, imposé à cette espèce, est fort impropre, car elle varie beaucoup dans son port; c'est quelquefois une plante herbacée annuelle, ne s'élevant pas au-delà de 18 à 20 pouces; d'autres fois c'est un arbuste qui atteint 5 à 6 pieds d'élévation, et dont la tige est vivace et ligneuse dans sa partie inférieure.

2°. Le Cotonnier arborescent, *Gossypium arboreum*, L., et Cavanilles (*loc. cit.*, tab. 165). Arbrisseau qui s'élève jusqu'à la hauteur de 15 à 20 pieds. Il croît dans l'Inde, l'Arabie et l'Égypte, d'où il a été transporté aux Canaries et en Amérique.

3°. Le Cotonnier de l'Inde, *Gossypium Indicum*, Lam., et Cavanilles (*loc. cit.*, tab. 169). Cette espèce paraît tenir le milieu entre les deux précédentes. Comme son nom l'indique, elle est originaire des Indes orientales.

4°. Le Cotonnier velu, *Gossypium hirsutum*, L., et Cavanilles (*loc. cit.*, tab. 167). Originaire d'Amérique. Il se distingue des autres espèces par sa tige herbacée, rameuse, velue, ainsi que les pétioles des feuilles, qui sont molles et pubescentes des deux côtés.

5°. Le Cotonnier religieux, *Gossypium religiosum*, L., et Cavanilles (*loc. cit.*, tab. 164, f. 1). C'est un petit arbuste de 3 à 4 pieds d'élévation, qui se distingue principalement par son style extrêmement long et saillant hors de la corolle, même avant son épanouissement. Il est cultivé en diverses contrées du globe, et surtout à l'Ile-de-France, et dans l'Inde.

Les variétés produites par ces espèces et par beaucoup d'autres sur lesquelles on manque de renseignemens précis, sont très nombreuses. Le docteur Rohr, qui a résidé pendant plusieurs années à Sainte-Croix, l'une des Antilles, a publié le meilleur traité sur leur culture; mais quoiqu'il fût un naturaliste instruit, il a négligé de distinguer botaniquement les espèces qui fournissent les différentes sortes de cotons, et il a conservé à ceux-ci leurs noms vulgaires. Nous n'entrerons point dans tous les détails relatifs, soit à la distinction de ces cotons du commerce, soit aux divers procédés usités pour la culture des cotonniers et les préparations préliminaires que l'on fait subir à leurs produits. Ce sujet intéressant n'est point de notre domaine; il appartient à l'économie industrielle, et nous ne voulons point donner des aperçus trop abrégés sur une matière qui exige d'être traitée avec tout le soin possible. On peut consulter à ce sujet le Traité sur la Culture du Cotonnier, par M. de Lasteyrie; Paris, 1808.

Non-seulement le cotonnier offre des produits utiles dans le duvet qui entoure ses graines, mais dans celles-ci elles-mêmes, qui servent à la nourriture des animaux domestiques, et desquelles on peut extraire une huile employée à plusieurs usages économiques. (A. R.)

COTYLÉDONS ou CORPS COTYLÉDONAIRE. Les botanistes nomment ainsi la partie supérieure de l'embryon, qui tantôt n'offre qu'une seule pièce, tantôt en offre deux ou même un plus grand nombre. De là les deux grands embranchemens qui, dans la série des ordres naturels, divisent les végétaux. On appelle *Monocotylédons* ceux où le corps cotylédoneux est simple et indivis, et *Dicotylédons* ceux où il est séparé en deux parties distinctes. Dans certaines plantes, comme plusieurs conifères, le nombre des cotylédons excède ordinairement deux, mais ce cas exceptionnel ne justifie point les auteurs qui ont voulu changer le nom de dicotylédons en celui de *polycotylédons*; c'est au moins une innovation inutile. Les cotylédons servent à la nourriture de la jeune plante lorsqu'elle commence son évolution. Ils sont d'autant plus épais et charnus, que l'embryon est dépourvu d'endosperme, c'est-à-dire qu'il est immédiatement recouvert par le tégument propre de la graine. Ainsi dans le haricot, le pois et d'autres graines de Légumineuses, les cotylédons sont très épais, tandis qu'ils sont d'une nature foliacée dans les semences des plantes pourvues d'un albumen ou endosperme abondant. Dans le premier cas, les cotylédons sont infiltrés d'une telle quantité de fécule, qu'ils sont employés comme matière alimentaire, surtout lorsqu'ils ne sont point accompagnés d'un principe âcre ou amer. Les cotylédons du marronier d'Inde, par exemple, quoique très épais, ne peuvent pas servir à préparer une fécule nourrissante, à cause des principes amers qu'ils contiennent. (A. R.)

COUDRIER. *V.* NOISETIER.

COUIS. Nom vulgaire du calebassier (*Crescentia cujete*, L.)

COULEUVRE. Ce nom d'un genre de reptiles ophidiens a été appliqué à la racine du *Strychnos colubrina*. *V.* RACINE DE COULEUVRE. (A. R.)

COUMARINE. Substance trouvée par M. Guibourt dans la fève de Tonka, et que M. Vogel, de Munich, assimile à l'acide benzoïque. *V.* FÈVE DE TONKA. (A. R.)

COUMAROU. Nom que les Galipis et les Garipons de la Guiane donnent à la graine odorante d'un arbre décrit par Aublet sous le nom de *Coumarouna odorata*. Elle est connue dans le commerce sous celui de *fève de Tonka*. *V.* ce mot. (A. R.)

COUPELLES. On a donné le nom de coupelles à de petits vaisseaux préparés avec les os calcinés réduits en poudre, puis en une pâte, à laquelle on donne, au moyen d'un moule, la forme d'une petite coupe plate. La propriété que possède la coupelle d'être poreuse et de se laisser traverser par quelques oxides métalliques, l'a fait employer dans quelques opérations des arts, et surtout à l'affinage de l'argent (1).

(1) Voir, pour la coupellation, les ouvrages qui traitent des essais d'or et d'argent; le Manuel de l'Essayeur, de M. Vauquelin; le Traité des Réactifs, p. 432.

M. Lebaillif a indiqué l'emploi de petites coupelles pour faire des essais au chalumeau. Ce savant est parvenu, en se servant de ces petits vases et du chalumeau, à faire des analyses chimiques et à démontrer la présence de divers métaux, en ne se servant que de très petites quantités de substance. Dans notre Traité des Réactifs, nous avons indiqué ces essais, le moyen de fabriquer ces instrumens, et de s'en servir. Cette partie de la science ne pouvant faire partie de ce Dictionnaire, nous renverrons à cet ouvrage, ou mieux encore au mémoire publié par M. Lebaillif. (A. C.)

COUPEROSE BLANCHE. *V*. Sulfate de zinc.

COUPEROSE BLEUE. *V*. Sulfate de cuivre.

COUPEROSE VERTE. *V*. Sulfate de fer.

COURBARIL. *Hymenæa courbaril*, L. Arbre de la famille des Légumineuses, et de la Décandrie Monogynie, indigène de l'Amérique méridionale, du tronc et des branches duquel découle la vraie résine Animé. *V*. ce mot. (A. R.)

COURGE. *Cucurbita*. Ce genre de plantes est le plus remarquable de la famille des Cucurbitacées, à laquelle il a donné son nom. Il renferme plusieurs espèces comestibles, dont nous allons mentionner les principales, et qui se distinguent essentiellement des plantes du genre Concombre, avec lesquelles elles ont de grandes affinités, par leurs graines le plus souvent entourées d'un rebord saillant, ou bien échancrées en cœur, lorsqu'elles ne sont pas munies de ce rebord. D'après cette différence dans la structure des graines, et d'après celle des formes de la corolle, étalée dans les unes, et campaniforme dans les autres, on avait formé deux genres parmi les courges, sous les noms de *pépon* et de *courge ;* mais ces deux genres ne sont plus considérés que comme des sections naturelles d'un même groupe.

COURGE CALEBASSE. *Cucurbita Lagenaria,* L.—Rich., Bot. méd., v. I, p. 358. Cette espèce, qui, de même que la précédente, a pour patrie primitive les Indes orientales, se reconnaît facilement à sa tige grimpante et sillonnée, à ses feuilles cordiformes, denticulées, molles et blanchâtres, pubescentes et gluantes, ainsi que toutes les autres parties de la plante; et par ses fruits, dont l'enveloppe extérieure est dure et crustacée. Ces fruits varient beaucoup quant à la forme. La plus remarquable de ces variétés est la *cougourde* ou *gourde des pélerins*, dont on fait des bouteilles après l'avoir vidée de toutes ses parties tendres. On sait que ces fruits sont étranglés vers leur sommet, de manière à simuler deux fruits superposés, dont le plus petit est à la base du fruit. La *gourde*, plus grosse que la précédente variété, est de forme presque globuleuse. Enfin, la *massue* ou *gourde trompette*, a des fruits très allongés et renflés vers leur extrémité supérieure. Les graines de cette espèce sont presque planes, minces sur les bords et légèrement échancrées à leur sommet. Elles renferment des amandes émulsives comme celles des autres Cucurbitacées. (A. R.)

COURGE POTIRON. *Cucurbita Pepo*, L. *Pepo macrocarpus*, Rich., Bot. méd., t. I, p. 358. Cette plante, originaire de l'Inde, est cultivée abondamment dans les jardins potagers de l'Europe. Sa végétation est des plus rapides; car, en quelques mois, elle acquiert des dimensions considérables. Sa tige herbacée, cylindrique, couverte de poils rudes, étalée sur la terre, offre quelquefois une longueur de 25 à 30 pieds. Elle se ramifie, et porte des feuilles grandes, alternes, pétiolées, et à cinq lobes obtus. Ses fleurs sont d'un beau jaune, grandes, monoïques et axillaires. Dans les mâles, on trouve cinq étamines soudées ensemble par les filets et les anthères; celles-ci sont linéaires, plusieurs fois repliées sur elles-mêmes. Aux fleurs femelles succèdent des fruits globuleux, déprimés au sommet et à la base, d'une grosseur quelquefois énorme, dont la surface est tantôt lisse, tantôt marquée de côtes peu saillantes. Leur chair est jaunâtre, assez consistante; leur écorce mince, non crustacée. Ils sont creusés intérieurement d'une cavité considérable, aux parois de laquelle sont attachées par des filamens nombreux et celluleux, des graines blanches, ovoïdes et aplaties. La culture a fait naître plusieurs variétés de cette plante, parmi lesquelles nous mentionnerons seulement : 1°. le *grand potiron jaune*, variété la plus commune ; 2°. le *petit potiron jaune*, qui est la plus hâtive ; 3°. le *gros potiron vert ;* 4°. le *petit potiron vert.*

Quoique la saveur du potiron n'ait rien d'agréable, on mange assez fréquemment de ce fruit après l'avoir fait cuire, surtout avec du lait. Il est rafraîchissant et légèrement laxatif. Ses graines ont une amande blanche, formée d'un gros embryon dépourvu d'endosperme, et contenant du mucilage et une certaine quantité d'huile fixe, que l'on pourrait extraire par expression. On en prépare des émulsions qui passent pour adoucissantes et calmantes, mais qui ne nous semblent pas posséder des propriétés plus marquées que les émulsions obtenues au moyen des autres graines huileuses, telles que les amandes proprement dites beaucoup plus répandues et plus faciles à conserver. Les graines de courge sont en effet difficiles à séparer de leur tégument ; et lorsqu'elles en sont privées, elles sont très sujettes à rancir ou à moisir.

Le nom de *citrouille* est, pour beaucoup de personnes, synonyme de potiron. D'un autre côté, Linné a nommé *Cucurbita Citrullus* la plante dont le fruit est connu vulgairement sous les noms de *pastèque* ou *melon d'eau. V.* ce dernier mot. Cependant le nom de citrouille est appliqué par les horticulteurs à une variété de *Cucurbita polymorpha* de Duchesne, qui ne se distingue essentiellement du *C. Pepo* que par la pellicule dure et crustacée de ses fruits. La chair, ainsi que celle des *giraumons*, autre variété de *C. polymorpha*, en est d'un jaune plus foncé et d'un goût plus prononcé que celle des potirons. Au surplus, il y a un si grand nombre de sous-variétés de ces variétés, que nous ne pourrions les faire connaître convenablement dans ce Dictionnaire. M. Duchesne, de Versailles, s'est occupé avec zèle de leur distinction, et il a consigné les résultats de ses observations dans l'Encyclopédie méthodique.

COUTEAU A RACINE, *Coupe-racine*. Le coupe-racine est un outil destiné à réduire en tranches minces, coupées transversalement, les parties ligneuses des plantes dont on se propose de faire l'analyse, ou dont on veut obtenir des infusions, des décoctions, etc.

La construction de cet instrument a considérablement varié, et l'on rencontre dans beaucoup de pharmacies, des couteaux dont la forme n'est pas la même. On doit à M. Guilbert des modifications très importantes apportées à cet instrument, qui, autrefois, pouvait être comparé à un levier tranchant dans une de ses parties, qui, à l'aide de la main, pressait perpendiculairement sur la substance à couper. Le couteau de M. Guilbert, décrit dans le tome IX du *Journal de Pharmacie* (1823), a été le sujet d'un rapport fait par M. Henry, dans lequel ce savant a proposé un léger changement dans cet instrument. Ce couteau est composé de deux pièces, d'une lame en forme de serpe et d'un levier. La lame est disposée de manière qu'elle ne puisse changer de direction; elle entre dans une rainure pratiquée dans le billot, et elle peut facilement trancher le corps qui lui oppose de la résistance : la modification apportée par M. Henry consiste à fixer les deux extrémités de la serpe, afin de maintenir la lame dans la rainure.

Un autre couteau à racine a été présenté à l'Académie royale de Médecine, le 17 septembre 1825, par MM. Arnheiter et Petit. Ce couteau, examiné par MM. Boullay et Henry, devait, d'après le rapport de ces savans, recevoir quelques modifications. L'instrument de MM. Petit et Arnheiter est un couteau ou cisaille à tête de compas, fixé à l'extrémité par un boulon à écrou garni en cuivre noyé dans l'intérieur de l'épaisseur du fer, pour rendre le frottement plus doux. A deux pouces du boulon, la branche fixée par deux supports taraudés avec leur écrou, porte une lunette aciérée et trempée, ce qui forme le point d'appui qui sert à placer la racine que l'on veut couper.

La branche supérieure porte le tranchant, qui est ajusté à queue d'aronde et assuré par trois vis, ce qui donne la facilité de démonter le couteau et de le remplacer; le pharmacien peut en avoir de rechange en cas d'accident. Ce couteau peut couper les racines les plus dures en petits morceaux, et en tranches; on peut aussi s'en servir pour couper les herbes de toutes espèces.

MM. Boullay et Henry ont proposé aux fabricans, 1°. d'élever la branche supérieure, afin que la main de celui qui opère ne soit pas comprimée; 2°. de placer près la semelle circulaire une espèce de sabot, afin de faciliter l'introduction des corps et de parer à tous les dangers. Dans l'atlas qui suivra le dernier volume de ce Dictionnaire, nous donnerons les desseins du coupe-racine ordinaire, de celui de M. Guilbert, et de celui de MM. Arnheiter et Petit (1).

(A. C.)

CRAIE PRÉPARÉE. *V*. CARBONATE DE CHAUX.

CRAN DE BRETAGNE. Synonyme de raifort sauvage. *V*. ce mot.

CRANSON. *V*. COCHLÉARIA OFFICINAL.

CRAPAUD. *Rana Bufo*, L. *Bufo vulgaris*, Encycl. Ce dégoûtant reptile, de l'ordre des Batraciens, est tellement commun, que personne n'en ignore les formes hideuses, et qu'il serait superflu d'en donner la description. Nous éprouvons même un véritable sentiment de honte pour la science, en avouant que des médecins de l'ancien temps lui reconnaissaient des propriétés contre une foule de maladies. Les vieux Dispensaires de Pharmacie prescrivaient de laver les crapauds dans du vin blanc, de les vider de leurs intestins, et de les faire sécher, ou de les préparer par la combustion dans des vaisseaux fermés. On en faisait une huile par infusion et décoction dans l'huile d'olive; on en retirait une autre huile empyreumatique en les distillant dans la cornue; enfin, on pensait qu'en les faisant bouillir tout vivans dans le baume tranquille, on augmentait les propriétés sédatives de cette préparation. Il suffit de citer de telles absurdités, pour en faire justice. (A. R.)

CRÈME DE CHAUX. On a donné ce nom au carbonate de

(1) Fabricans, rue Childebert, n° 13, à Paris.

chaux, qui se forme lors de l'exposition de l'eau de chaux à l'air. (A. C.)

CRÈME DE LAIT. La crème est un produit épais, onctueux, d'un blanc jaunâtre, d'une saveur agréable; il est formé de beurre, de sérum et de matière caséeuse.

La crème est employée comme aliment et comme médicament; c'est un adoucissant que l'on applique sur les dartres et sur les éruptions accompagnées de douleurs. Il faut que ce produit soit récent: au bout d'un certain temps, il se rancit et ne jouit plus des propriétés adoucissantes. Il en acquiert de contraires. (A. C.)

CRÈME DE TARTRE. *V.* TARTRATE ACIDULE DE POTASSE, SURTARTRATE DE POTASSE.

CRESSON. Ce nom a été donné à plusieurs plantes de la famille des Crucifères, et même à d'autres de familles différentes, mais qui toutes sont remarquables par le principe âcre et volatil qu'elles renferment. Ainsi la cardamine des prés, la capucine, le beccabunga, les *Spilanthus oleracea* et *acmella*, quelques espèces de *Sisymbrium*, de *Thlaspi* et de *Lepidium*, ont été nommées *cresson*, avec des adjectifs qui déterminent leur nature particulière. Nous mentionnerons ici les principales espèces, sous leurs noms adoptés en matière médicale.

CRESSON ALÉNOIS ou DES JARDINS. *Lepidium sativum*, L. — Rich., Bot. méd., t. II, p. 672. (Famille des Crucifères, Juss. Tétradynamie Siliculeuse, L.) Vulgairement Nasitort. Cette petite plante annuelle croît spontanément dans les lieux stériles de quelques localités d'Europe, mais on la cultive communément dans les jardins potagers, où elle se développe avec beaucoup de rapidité. Sa tige est dressée, cylindrique, glauque, rameuse, garnie inférieurement de feuilles bipinnatifides, pétiolées, et, au sommet, de feuilles simples et sessiles. Ses fleurs sont blanches, très petites, formant des épis courts aux extrémités des ramifications de la tige. Il leur succède des silicules un peu échancrées à leur sommet, à deux valves minces et membraneuses sur le dos, et à deux loges monospermes. La saveur de cette plante est chaude, légèrement âcre et piquante, d'un goût assez agréable pour qu'on puisse la manger crue en salade. Elle jouit de propriétés analogues au cresson de fontaine.

CRESSON DU BRÉSIL ou CRESSON DE PARA. *Spilanthus oleracea*, L. Cette plante, originaire de l'Amérique méridionale, est maintenant cultivée dans quelques jardins d'Europe. Elle appartient à la famille des Synanthérées, tribu des Corymbifères, et à la Syngénésie Polygamie égale, L. Sa tige, haute environ d'un pied, est tendre, succulente, et porte des feuilles cordiformes, obtuses, dentées, pétiolées et opposées. Sa saveur est très âcre, et elle excite fortement la salivation. A l'Ile-de-France, on donne aussi le nom de cresson à une espèce de la même famille que Linné nommait *Spilanthus acmella*, et dont les botanistes modernes ont fait un genre particulier. L'analyse du cresson de Para a été faite par M. Lassaigne; il y a trouvé, 1°. une huile volatile odorante, d'une saveur très âcre; 2°. une matière gommeuse; 3°. une matière extractive; 4°. du malate acide de potasse; 5°. de la cire; 6°. un principe colorant jaune; 7°. du sulfate et du muriate de potasse, du phosphate de chaux; 8°. des traces d'oxide de fer. Des essais thérapeutiques faits sur le *spilanthus oleracea*, par M. Emmanuel Rousseau, lui ont démontré l'efficacité de ce végétal contre les affections scorbutiques; dans ces cas, l'alcoolat de cresson est ordonné par ce praticien, à la dose d'une demi-cuillerée à bouche, matin et soir, dans un verre d'infusion de saponaire.

CRESSON DE CHIEN. Nom vulgaire du *Veronica Beccabunga*. *V*. BECCABUNGA.

CRESSON D'EAU ou DE FONTAINE. *Nasturtium officinale*, R. Brown., et D.C. (*Syst. veget. nat.*); *Sisymbrium Nasturtium*, L. (Famille des Crucifères, Tétradynamie Siliqueuse, L.) Le cresson de fontaine croît sur le bord des eaux, dans les étangs, et les petits ruisseaux de presque toutes les régions du globe. En Europe, on le trouve depuis l'Angleterre et la Norwège jusqu'en Sicile, et depuis le Portugal jusque dans le nord de la Russie. Il croît aussi en Afrique, en Amérique, aux

Antilles, à l'Ile-de-France, et au Japon. Dans ces contrées si éloignées les unes des autres, il ne varie que par ses dimensions, plus considérables dans les climats chauds. On cultive le cresson aux environs de Rouen et de Senlis, dans des jardins à demi inondés que l'on nomme *cressonnières*. Les tiges de cette plante herbacée sont rameuses, rampantes, étalées, redressées vers leurs extrémités, cylindriques et glabres. Les feuilles inférieures sont alternes, glabres, impari-pinnées, à folioles ovales arrondies, la terminale plus grande, presque cordiforme; les supérieures sont simples et pétiolées. Les fleurs ont une couleur blanche, et forment des épis lâches à la partie supérieure des ramifications de la tige.

De toutes les Crucifères c'est la plante la plus fréquemment employée comme aliment ou assaisonnement et comme plante médicinale. Ses feuilles ont une saveur légèrement amère, très piquante, et sont par conséquent douées de propriétés stimulantes et anti-scorbutiques. On les mange crues en salade, et on en garnit les viandes cuites ou diverses sortes de mets.

Les pharmaciens expriment le suc du cresson de fontaine, qu'ils font entrer dans plusieurs préparations, et particulièrement dans le sirop anti-scorbutique.

CRESSON D'INDE ou DU PÉROU. La capucine (*Tropæolum majus*, L.) est également connue sous ces noms vulgaires.

CRESSON DES PRÉS. Synonyme de cardamine des prés. *V.* ce mot.

CRESSON SAUVAGE. L'un des noms vulgaires du *Nasturtium* ou *Sisymbrium sylvestre*, petite plante à fleurs jaunes, qui croît abondamment le long des rivières, et particulièrement sur les bords de la Seine, jusque dans l'enceinte de Paris. Elle est douée, mais à un faible degré, de propriétés antiscorbutiques. (A. R.)

CREUSETS. On a donné le nom de creusets à des vases ayant ordinairement la forme cylindrique, ou conique à l'extérieur et présentant à l'intérieur celle d'un cône ou d'un cylindre terminé par un fond arrondi. Les creusets s'emploient pour faire subir à différentes substances un haut degré de chaleur.

Ces vases sont faits en terre, en porcelaine, en fonte, en fer forgé, en argent, en platine, en or, etc. La préférence que l'on doit donner au creuset fait avec telle ou telle matière, dépend de la nature des substances que l'on veut chauffer, et du degré de température que l'on veut appliquer à ces substances.

Les creusets sont ordinairement munis d'une deuxième partie appelée couvercle; elle sert à fermer ces vases et à empêcher qu'il ne puisse tomber de matières étrangères dans ce vase lors de l'opération.

Le platine et l'argent employés à la fabrication des creusets doivent être purs; la fonte grise est employée pour faire les creusets des monnaies et pour celle des creusets employés dans la fabrication de l'hydro-cyanate de potasse; la fonte noire est trop peu tenace, et la fonte blanche trop fusible. Les creusets en fer forgé sont destinés aux mêmes usages, mais ils sont plus chers. Les creusets en terre qui servent à une foule d'opérations, doivent être choisis très réfractaires; ceux de Hesse, et ceux de la fabrique Beaufay, de Paris, sont préférés, parce qu'ils possèdent cette propriété. (A. C.)

CREUSETS BRASQUÉS. Les creusets brasqués sont des creusets que l'on emplit de charbon en poudre, mêlé avec un peu d'argile délayée; on pratique au milieu de la masse qui a été fortement comprimée, une cavité qui est plus ou moins grande, selon les besoins.

Au lieu de brasquer des creusets, on fait des creusets avec le charbon même. On prend un charbon exempt de pores, on y pratique une cavité; avec un autre charbon, on prépare un couvercle que l'on adapte au creuset.

Les creusets de charbon, lorsqu'ils doivent être soumis à la chaleur, doivent être enfermés dans d'autres vases et garantis par du sable, du contact de l'air et de la chaleur. (A. C.)

CRIBLE. On a donné le nom de crible à un instrument destiné à séparer les graines des ordures avec lesquelles elles sont mêlées. Le crible est souvent employé par le pharmacien, pour séparer des fleurs, des racines, des tiges, la terre, le sable, ou les autres matières étrangères qui pourraient y être mêlées.

Le crible est formé d'un cercle en bois et d'une peau percée à jour, et qui est tendue sur ce cercle. Les trous qui ont été faits dans la peau à l'aide d'un emporte-pièce, sont d'une dimension plus ou moins considérable, selon que le crible doit être employé à telle ou telle opération.

Le crible employé par le pharmacien se balance entre les mains. Les parties étrangères passent à travers les trous, et les parties mondées de ces substances restent sur la peau du crible.

On doit avoir soin d'entretenir propres ces instrumens, et surtout de ne pas s'en servir à la suite d'une opération, sans avoir pris soin de les nettoyer. (A. C.)

CRISTAL DE ROCHE, *Quartz hyalin*. Le cristal de roche est un minéral, que l'on rencontre dans la nature, et qui cristallise en prismes à six pans réguliers, terminés par des pyramides à six faces.

Ce produit, composé de silicium et d'oxigène, est infusible au chalumeau, insoluble dans les acides; il raie le verre. Il y a plusieurs variétés d'oxide de silicium. Ces variétés sont : l'agate, le grès, le jaspe, le silex, la calcédoine, la pierre meulière, etc.

Le cristal de roche peut être employé pour fournir la silice, (l'oxide de silicium). *V.* ce mot. (A. C.)

CRISTAL MINÉRAL. *V.* NITRATE DE POTASSE.

CRISTAUX DE LUNE. *V.* NITRATE D'ARGENT.

CRISTAUX DE VÉNUS, *Cristaux de Verdet*. *V.* ACÉTATE DE CUIVRE.

CRISTAUX D'HIOERNE. On a donné ce nom à l'acide oxalique provenant de l'action de l'acide nitrique sur l'alcool. (A. C.)

CROCUS METALLORUM, *Safran des métaux*. Ce produit, qui est de l'oxide d'antimoine, mêlé à du sulfure du même métal et à un peu de silice, s'obtient de la manière suivante.

On réduit en poudre le sulfure d'antimoine; on le grille à une température peu élevée, jusqu'à ce qu'il ait perdu son brillant métallique, et qu'il ait acquis une couleur grise cendrée; on le fond ensuite en le soumettant à une chaleur rouge dans un creuset, après l'avoir mêlé avec un cinquième de potasse ; lorsqu'il est en parfaite fusion, on le coule sur une plaque de marbre que l'on a frottée avec du papier imprégné d'huile.

Ce produit est d'un brun marron, sa cassure est vitreuse ; cette apparence est due à la silice du creuset qu'il dissout en petite quantité, pendant la fusion.

Le crocus est employé dans la Médecine vétérinaire.

(A. C.)

CROCUS SATIVUS. *V*. Safran.

CROTON CASCARILLA. *V*. Cascarille.

CROTON LACCIFERUM. *V*. Résine laque.

CROTON MOLLUCANUM. Nom donné par Linné à la plante de la famille des Euphorbiacées, que les botanistes modernes ont nommée *Aleurites ambinux*, et qui fournit la noix de Bancoul. *V*. Bancoul (Noix de).

CROTON TIGLIUM. *V*. Grains de Tilly.

CROTON TINCTORIUM. *V*. Tournesol en pains.

CRUCIFÈRES. *Cruciferæ*. Cette famille, l'une des plus vastes et des plus naturelles du règne végétal, se compose de plantes qui offrent la plus grande analogie dans leurs vertus médicales. Si l'on jette les yeux sur tous les systèmes artificiels imaginés par les botanistes, on trouve les Crucifères séparées ou disséminées dans les nombreuses sections qu'ils ont établies pour la recherche des espèces. Elles forment la totalité de la Tétradynamie de Linné ; et leur corolle, en forme de croix, avait déjà mérité que Tournefort en fît une classe particulière, sous le nom de *Cruciformes*. Elles offrent toutes une similitude d'organisation qui, à la vérité, rend la distinction des genres assez difficile. Un calice et une corolle, composés de quatre pétales croisés à angles droits ; six étamines dont quatre plus grandes, placées sur des glandes entre les pétales supérieurs, et deux petites sur le réceptacle, dont la base est également munie de glandes insérées entre les pétales inférieurs ; un fruit bivalve et biloculaire, séparé par une cloison bordée de chaque côté de deux cordons placentaires auxquels les graines sont attachées ; celles-ci composées d'un embryon, immédiatement recouvertes par le tégument : tels sont les caractères principaux de cette famille.

Linné avait divisé les Crucifères en deux grands groupes, d'après la longueur du fruit, qui est tantôt très allongé et forme une *silique*, tantôt court et arrondi, constituant ce que l'on nomme une *silicule*. Cette division si simple des Crucifères présentant des exceptions dans plusieurs genres, on a cherché d'autres bases de classification. MM. R. Brown et de Candolle les ont trouvées dans la structure des graines, dont l'embryon a la radicule couchée dans la fissure des cotylédons, ou courbée sur leur dos. Mais ces considérations, tout importantes qu'elles sont pour l'ensemble des plantes de la famille, ne peuvent encore être mises en usage pour la Botanique appliquée, et nous sommes forcés de continuer à suivre les divisions établies par Linné.

Les organes de la végétation n'offrent rien de remarquable dans la famille des Crucifères. La plus grande partie sont des végétaux herbacés, annuels, et à feuilles alternes. La distribution géographique de ces plantes ne présente pas non plus de particularités absolues ; on en trouve dans une foule de régions très éloignées. Cependant le plus grand nombre d'entre elles croissent dans les climats tempérés de l'un et l'autre hémisphère.

Nous avons dit plus haut qu'elles avaient une grande analogie de propriétés. Celles-ci sont dues à la présence d'une huile volatile âcre et piquante, dont la plus ou moins grande abondance détermine l'intensité de l'action médicale des diverses espèces. Ainsi les racines de raifort sauvage, les feuilles de cresson, de cochléaria, de plusieurs espèces de passerages, les graines de moutarde, etc., en renferment une telle quantité, qu'elles sont réputées les meilleurs *antiscorbutiques*. L'âcreté de cette huile volatile est telle qu'elle a une action très intense sur la peau ; c'est elle qui paraît occasioner la rubéfaction de celle-ci et même détermine l'excoriation lorsqu'on applique les cataplasmes de moutarde appelés *Sinapismes*. *V.* ce mot. Lorsque l'huile volatile n'est qu'en petite quantité, les Crucifères passent pour emménagogues, sudorifiques et diurétiques. Mais il n'est pas facile d'exprimer d'une manière générale et parfaitement exacte, dans quelle classe de médicamens on doit placer telle espèce de Crucifères; c'est au médecin physiologiste à vérifier par l'observation et la pratique, le mode d'action de chacune d'elles.

Plusieurs Crucifères sont devenues, par la culture qui en a développé les principes aqueux, sucrés et mucilagineux, des alimens nourrissans; telles sont les racines des navets, des raves, des radis, les tiges et les feuilles de chou, etc. Les graines de navette, de colza, de caméline, renferment beaucoup d'huile fixe que l'on obtient par expression, et qui est très usitée pour l'éclairage et dans les arts. Enfin, le pastel renferme assez d'un principe colorant bleu semblable à l'indigo, pour que l'on ait cherché à l'extraire avec bénéfice.

Nous ferons remarquer ici en passant que l'azote et le phosphore, ces deux principes caractéristiques du règne animal, se retrouvent en quantité notable dans beaucoup de Crucifères; mais ils y sont combinés avec plusieurs autres principes que les chimistes sont parvenus à mettre en liberté. Ainsi l'action du feu a pu occasioner, au moyen du carbone qui fait la base principale de toute matière végétale, la décomposition des phosphates alcalins ou terreux que contiennent les graines de moutarde, et en dégager le phosphore.

Nous examinerons plus en détail les principes constituans des parties fournies par les Crucifères, dans chacun des articles consacrés aux plantes de cette famille employées en Pharmacie. *V.* surtout les mots CHOU, COCHLÉARIA, CRESSON, MOUTARDE, et RAIFORT. (A. R.)

CRUSTACÉS. *Crustacea.* Grande classe du règne animal qui comprend tous les animaux articulés, à pieds articulés, et respirant par des branchies. Ils ont une circulation double; leur sang, qui est blanc, après avoir éprouvé l'effet de la respiration, se rend dans un grand vaisseau ventral qui le distribue à tout le corps, d'où il revient à un vaisseau ou ventricule situé sur le dos, lequel le renvoie aux branchies. Celles-ci ont la forme de pyramides composées de lames ou hérissées de filets, et tiennent en général aux bases d'une partie des pieds, qui sont au moins au nombre de cinq paires, et affectent des formes variées, selon le genre de mouvement propre à chaque genre d'animaux. Il y a toujours quatre antennes et au moins six mâchoires, dont la plus intérieure porte le nom de *mandibules*. On a proposé plusieurs classifications parmi les Crustacés. La plus connue est celle de M. de Lamarck, qui les divise en cinq ordres, savoir : les *Décapodes*, les *Stomapodes*, les *Amphipodes*, les *Isopodes* et les *Branchiopodes*. La plupart des Crustacés sont carnassiers et habitans des mers ; on n'en connaît qu'un petit nombre qui sont terrestres et se creusent des terriers. Les crabes, les écrevisses, les cloportes, appartiennent à cette classe. (A. R.)

CRYPTOGAMES. *Vegetabilia cryptogama*. Linné donna ce nom, dérivé de deux mots grecs qui signifient *noces cachées*, à une classe de plantes dont les organes sexuels diffèrent tellement de ceux des autres végétaux, que l'on ne peut déterminer avec certitude quelles sont les fonctions que ces organes remplissent. Plusieurs botanistes se sont même refusés à reconnaître l'existence des sexes dans ces plantes, et les ont nommées *agames*. Dans la méthode naturelle, les Cryptogames correspondent presque entièrement à la classe des *Acotylédones* ou *Inembryonées*, et ces dernières dénominations sont d'autant plus exactes, qu'en admettant même la sexualité de ces végétaux, tout le monde est d'accord sur ce point, que leur germe n'offre point de véritable embryon, c'est-à-dire un corps composé d'une radicule et de cotylédons. Les Fougères, les Équisétacées, et les Lycopodes sont néanmoins considérés, par divers auteurs, comme monocotylédons. Les végétaux cryptogames proprement dits, comme par exemple, les algues, les champignons, les lichens et les mousses, n'offrent point de véritables vaisseaux ; ils sont entièrement composés de tissu cellulaire, et paraissent se nourrir par une simple imbibition, d'où le nom de *végétaux cellulaires*, sous lequel M. De Candolle les a désignés, par opposition à celui de *V. vasculaires*, qu'il a employé pour les végétaux phanérogames.

On distingue les Cryptogames en plusieurs groupes qui sont : 1°. les ALGUES, maintenant subdivisées en petites familles sous les noms de *Confervées*, *Fucacées*, *Ulvacées*, etc. ; 2°. les CHAMPIGNONS ; 3°. les HYPOXYLONS ; 4°. les LICHENS ; 5°. les HÉPATIQUES ; 6°. les MOUSSES ; 7°. les FOUGÈRES ; 8°. les LYCOPODIACÉES ; 9°. les MARSILÉACÉES ; 10°. les ÉQUISÉTACÉES. Plusieurs petits groupes ont été formés aux dépens de ces diverses familles, mais ce n'est pas ici le lieu de les faire connaître. Celles que nous venons d'énumérer suffisent pour classer les substances que les Cryptogames fournissent à la Médecine et aux arts utiles.

(A. R.)

CUBÈBE OU POIVRE A QUEUE. *Piper Cubeba*, L. — Rich. Bot. méd., t. I, p. 52. (Famille des Pipérinées. Diandrie Trigynie, L.) Plante sarmenteuse qui croît dans les climats équinoxiaux de l'ancien continent, et surtout dans les îles de l'Archipel indien. Ses fruits diffèrent de ceux du poivre noir (*Piper nigrum*, L.) en ce qu'ils sont plus gros et munis de leur pédicelle qui y reste adhérent ; leur enveloppe corticale est ridée, et paraît avoir eu moins d'épaisseur à l'état frais que celle du poivre noir. La coque ligneuse, dure et ronde que l'on trouve en dessous, contient une semence non adhérente aux parois internes, et recouverte d'un tégument brun. Cette semence est intérieurement blanchâtre, pleine et huileuse. Elle a une saveur forte, amère et aromatique.

Depuis long-temps, l'emploi du cubèbe était abandonné des médecins, et on le considérait seulement comme analogue au poivre noir ; mais ayant des propriétés stimulantes moins énergiques. On se servit de la poudre de cubèbe, il y a quelques années, en Angleterre, pour combattre les blennorrhagies uréthrales, même les plus intenses, et par ce moyen, on parvint, dit-on, à arrêter presque instantanément les accidens inflammatoires. Plusieurs praticiens ayant confirmé, en France et en Allemagne, les résultats avantageux obtenus par l'emploi de cet irritant, on a cherché, par l'analyse chimique, à quel principe on devait l'attribuer principalement, et l'on a cru que c'était à une résine analogue à celle du copahu, qui est renfermée en quantité assez considérable dans le cubèbe; mais il nous semble que ce n'est pas exclusivement dans ce principe que résident les propriétés anti-blennorrhagiques de cette graine, les autres substances qui la composent, et notamment l'huile volatile, étant douées de qualités pour le moins aussi actives. On doit donc se borner à constater l'utilité de la graine de cubèbe pour le cas dont il s'agit, sans prétendre expliquer entièrement son mode d'action. La poudre de cubèbe est administrée à la dose d'un gros et demi, répétée trois fois dans les vingt-quatre heures. Quelques praticiens préfèrent administrer le cubèbe en lavemens.

Voici les résultats de l'analyse du cubèbe, par M. Vauquelin (*Journal de Pharmacie*, v. VI, p. 309): 1°. une huile volatile presque concrète; 2°. une résine analogue à celle du copahu; 3°. une petite quantité d'une autre résine colorée; 4°. une matière gommeuse colorée; 5°. un principe extractif analogue à celui qui se trouve dans les plantes de la famille des Légumineuses; 6°. quelques substances salines. (A. R.)

CUCUBALUS BEHEN. La racine de cette plante très commune dans nos champs, qui appartient à la famille des Caryophyllées, et que les botanistes modernes placent dans le genre *Silene*, a été substituée au *behen blanc*, qui provient du *Centaurea behen*, L., et que l'on employait autrefois en Médecine. Une autre espèce du même genre (*Cucubalus viscosus*, L.) possède, d'après l'observation du docteur Vendt, médecin danois, des propriétés émétiques. (A. R.)

CUCUMIS COLOCYNTHIS. *V.* COLOQUINTE.

CUCUMIS MELO. *V.* MELON.

CUCUMIS SATIVUS. *V.* CONCOMBRE.

CUCUPHES ET DEMI-CUCUPHES. On a donné le nom de *cucuphes* à des espèces de bonnets piqués, dont l'intérieur était garni avec des plantes ou avec des poudres aromatiques. Ces bonnets étaient destinés à être appliqués sur la tête, dans le but d'obtenir une médication due à l'absorption des parties volatiles qui se dégageaient de ces plantes, ou de ces poudres.

Les cucuphes ne sont plus employés, et nous n'en eussions pas fait mention si les faits que nous allons rapporter ne prouvaient, par analogie, que les praticiens qui s'en sont servis ont pu obtenir des résultats marqués de leur emploi.

Premier exemple. M. Aumont a fait annoncer à l'Académie que deux jeunes personnes qui avaient mis sur leurs cheveux de la poudre d'iris, furent frappées de narcotisme; et les accidens furent tels, qu'ils nécessitèrent des soins prolongés (1).

Deuxième exemple. Un jeune pharmacien qui étudiait en province avait, dans une herborisation, ramassé de la douce-amère; ayant fait une botte de ce végétal, et l'ayant portée sur sa tête, il fut tout à coup frappé de narcotisme, et pendant plus de dix heures, il fut ou dormant, ou éprouvant les plus grandes envies de dormir.

On pourrait citer un grand nombre d'exemples de la propriété active des médicamens absorbés par le système cutané; c'est aux praticiens à réfléchir sur ce mode d'action et sur son application.

Les demi-cucuphes étaient des bonnets beaucoup plus petits, mais garnis à leur intérieur des mêmes aromates. (A. C.)

CUCURBITA LAGENARIA ET PEPO. *V.* COURGE.

CUCURBITACÉES. *Cucurbitaceæ.* Famille de plantes qui a pour type le genre Courge (*Cucurbita*), et qui renferme un assez grand nombre d'autres végétaux, dont les diverses parties, surtout les fruits, sont usitées, soit comme aliment, soit comme médicamens : tels sont, la bryone, la coloquinte, le concombre, le melon, l'élatérium, etc. Cette famille avait été placée par M. de Jussieu dans ses Dicotylédones Diclines, parce qu'en effet toutes les plantes qu'elle contient sont unisexuées; mais aujourd'hui que l'on a dispersé toutes les familles des Diclines dans les diverses classes de la méthode na-

(1) La poudre d'iris, examinée par MM. Caventou et Chevallier, a été reconnue ne contenant rien d'étranger.

turelle, celle des Cucurbitacées a pris place parmi les Dicotylédones polypétales à ovaire infère. Les Cucurbitacées sont en général des plantes herbacées, à tiges flexueuses, très longues, souvent grimpantes, soit par leur propre torsion, soit au moyen des vrilles dont elles sont pourvues. Leurs feuilles sont alternes, pétiolées, simples ou divisées en lobes plus ou moins profonds, et ordinairement hérissées de poils rudes, ainsi que toutes les antres parties. Les fleurs sont unisexuées, généralement monoïques et axillaires. Les fruits sont des péponides, c'est-à-dire charnus, dont l'intérieur est, tantôt plein et renferme des graines nichées dans la pulpe, tantôt offrant une cavité plus ou moins grande.

Nous avons mentionné plus haut quelques-unes des plantes médicinales ou alimentaires que cette famille renferme.

Les propriétés de ces plantes varient d'après les parties employées, et selon qu'elles sont plus ou moins aqueuses. Quelques-unes contiennent un principe excessivement amer et purgatif; d'autres sont simplement rafraîchissantes. Les graines de la plupart sont huileuses et émulsives. (A. R.)

CUCURBITE. *V.* Alambic.

CUILLER A PROJECTION. On a donné ce nom à une cuiller plus ou moins grande, faite ordinairement en fer, et qui sert à introduire ou à retirer des vases placés au milieu du feu, des substances que l'on veut soumettre ou que l'on a soumises à l'action de la chaleur. Cet instrument empêche le manipulateur de s'exposer à un feu trop ardent qui pourrait le brûler. (A. C.)

CUIVRE. Le cuivre est un corps combustible simple, métallique, que l'on rencontre dans la nature; il est connu de toute antiquité. Avant que l'art de travailler le fer eût pris naissance, ce métal était employé à fabriquer les instrumens de guerre et ceux utilisés dans l'économie domestique.

Le cuivre se trouve sous plusieurs états dans le sein de la terre: 1°. *à l'état natif,* quelquefois en cristaux isolés, d'autres fois en cristaux groupés et en lames minces, dans divers minerais; 2°. *à l'état d'alliage,* uni au fer, à l'arsenic; 3°. *uni au soufre*, à l'état de sulfure ; 4°. *combiné à l'oxigène*, à l'état d'oxide ; 5°. *combiné à l'acide carbonique*, à l'état de carbonate ; 6°. *uni à l'acide arsenique*, formant un arseniate ; 7°. *combiné à l'acide phosphorique*, et formant un phosphate; 8°. *uni à l'acide sulfurique*, et formant un sulfate.

Le traitement que l'on fait subir aux minerais de cuivre diffère selon la nature de la mine. Si le minerai consiste en cuivre natif, il suffit de lui appliquer la chaleur convenable pour obtenir la fusion ; s'il est formé de carbonate et d'oxide, on le chauffe dans des fourneaux construits convenablement, après l'avoir préalablement mêlé avec du charbon. Quant au traitement du sulfure ou des alliages qui forment les principaux minerais de cuivre, on procède au triage des minerais, au bocardage, au grillage que l'on répète plusieurs fois, enfin à la fusion des résidus ou mattes, que l'on fond à plusieurs reprises. L'historique de cette opération très longue demanderait une description minutieuse qui ne peut faire partie de notre Dictionnaire (1).

Le cuivre est brillant ; sa couleur est le jaune rougeâtre ; sa saveur est styptique; frotté entre les mains, il leur communique une odeur métallique très désagréable. Ce métal est plus dur que l'argent. Le poids spécifique du cuivre a été examiné par plusieurs chimistes. Lewis a reconnu que celui du cuivre le plus pur qu'il a pu se procurer est de 8,830 ; Hatchett a évalué à 8,895 le poids spécifique du cuivre en grain de Suède, et Cronstedt a vu que celui du cuivre du Japon était 9,000. Le cuivre est malléable ; on le réduit en feuilles assez légères pour que le moindre souffle puisse les emporter. Il est très ductile et très tenace : un fil de cuivre de 2 millimètres de diamètre peut supporter un poids de plus de 137 kilogrammes avant de se rompre.

Exposé à l'action d'une douce chaleur, le cuivre perd son brillant métallique, prend des nuances variées, l'orangé, le

---

(1) *Voir* l'article publié par M. Payen, dans le tome VI du Dictionnaire technologique, chez Thomine, libraire, rue de la Harpe, n° 8.

jaune, le bleu, etc. A une température plus élevée, il s'oxide; sa surface se recouvre d'une croûte qui se détache en petites écailles, lorsque la lame se refroidit. A une température encore plus élevée, il brûle avec une flamme verte, absorbe l'oxigène de l'air et passe à l'état d'oxide. Le cuivre est fusible à une chaleur évaluée environ à 788° du thermomètre centigrade, 27° du pyromètre de Wedgwood; si l'on augmente la température, il se volatilise. Le cuivre fondu prend, en refroidissant, la forme cristalline.

Exposé à l'action de l'air, le cuivre s'altère, se ternit, et finit par se couvrir d'une couche de cuivre carbonaté, d'un vert obscur. Cette action de l'air sur le cuivre est très lente. L'eau n'agit sur ce métal que lorsqu'il y a contact simultané de l'air et de l'eau : le sel de cuivre qui se forme dans ce cas est connu sous le nom de *vert-de-gris*.

Le cuivre s'unit avec les métaux, et forme des alliages employés dans les arts. Uni avec le zinc, dans les proportions de 25 à 33 de ce métal sur 67 et 75 de cuivre, il forme l'alliage connu sous le nom de *laiton*. Fondu avec diverses proportions d'étain, il forme le bronze, le métal de cloche, celui des canons, celui des miroirs; il s'unit à l'oxigène, et forme des oxides; avec les acides, il forme des sels.

D'après les observations de divers auteurs, et notamment de Bartholin, de Lamotte, d'Hervin, de Drouard, le cuivre métallique n'est pas un poison; il peut être introduit dans l'économie animale, à l'état de masse, de limaille, sans causer d'accidens. Il n'en est pas de même lorsqu'il est à l'état d'oxide ou de sel; aussi a-t-on remarqué que les empoisonnemens par le cuivre sont dus aux oxides, ou à la solution des oxides, soit dans les matières grasses, soit dans les acides contenus dans les substances alimentaires. On pourrait objecter à cette manière de voir, que les ouvriers qui travaillent le cuivre sont sujets à des coliques; mais ces accidens sont causés par de l'oxide et non par le métal.

Lorsque nous aurons occasion de traiter des divers sels de cuivre, nous indiquerons les réactifs et les procédés à l'aide desquels on peut reconnaître leur nature et déterminer la présence du cuivre.

Le cuivre a été employé dans l'économie animale comme moyen thérapeutique ; on l'a administré contre l'hydrophobie, à la dose de 3 à 4 grains en limaille, mêlée à du pain beurré. A l'extérieur, on l'a appliqué sur les ulcères chroniques.

L'électuaire improprement appelé onguent égyptiac, doit sa couleur rougeâtre au cuivre métallique qui s'est revivifié de l'acétate par l'action du carbone des substances végétales qui entrent dans sa préparation. C'est un topique fort usité dans la Médecine vétérinaire.

Les instrumens en cuivre destinés à la préparation des substances pharmaceutiques ou alimentaires doivent être tenus avec la plus grande propreté : une foule d'accidens ont été les résultats de la négligence avec laquelle on les entretient. (A. C.)

CULILAWAN. Écorce produite par un arbre des Moluques, décrit par Rumph dans l'*Herbarium amboinense*, et que Linné a placé parmi les Lauriers, nonobstant ses feuilles opposées, en lui imposant le nom vulgaire comme nom spécifique. Cette écorce a été désignée à tort par quelques auteurs sous celui de *cannelle giroflée ;* mais on sait que la vraie cannelle giroflée est produite par un arbre de la famille des Myrtacées.

L'écorce de culilawan est en morceaux presque plats ou peu convexes, d'une à trois lignes d'épaisseur, recouverts d'un épiderme blanchâtre, d'un jaune rougeâtre à la face intérieure. Son odeur est celle d'un mélange de girofle et de muscade, légèrement térébenthinacée ; elle a une saveur aromatique, un peu piquante, mêlée d'un peu d'astringence et d'amertume. On ne fait plus guère usage de cette écorce. (A. R.)

CUMIN. *Cuminum Cyminum,* L. — A. Rich. Bot. méd., t. II, p. 467. (Famille des Ombellifères, Juss. Pentandrie Digynie, L.) Plante annuelle originaire d'Orient, cultivée maintenant dans les jardins d'Europe, et surtout dans les pays septentrionaux. Sa tige rameuse et comme dichotome s'élève à plus d'un pied ; elle est velue à sa partie supérieure, et porte des feuilles glabres, biternées, composées de folioles ovales, lancéolées, découpées en lanières presque capillaires. Les fleurs, tantôt blanches, tantôt purpurines, forment des ombelles terminales composées d'un petit nombre de rayons; elles sont accompagnées d'un involucre et d'involucelles à trois ou quatre folioles linéaires. Les fruits sont ellipsoïdes, striés, quelquefois velus, mais ordinairement glabres. Ils ont une saveur aromatique et agréable, due à la grande quantité d'huile volatile qu'ils contiennent. Sous le rapport des propriétés médicales, ils peuvent être assimilés aux fruits de l'anis, du fenouil, et de plusieurs autres Ombellifères; mais comme leur odeur est plus pénétrante, ils possèdent une action stimulante plus énergique. C'est surtout la Médecine vétérinaire qui fait un grand usage des fruits du cumin, en les associant, sous forme de poudre et d'électuaire, avec des extraits de gentiane, de genièvre et d'autres médicamens toniques.

Les peuples du Nord ont coutume de mettre du cumin dans leur pain. On dit aussi que les Hollandais s'en servent pour aromatiser quelques-uns de leurs fromages. (A. R.)

CURARE. Il nous semble convenable de dire quelques mots, dans cet Ouvrage, d'une substance fameuse sous le nom de *curare*, dans l'Amérique méridionale, où les indigènes l'emploient non-seulement pour empoisonner leurs flèches, mais encore qu'ils considèrent comme un excellent stomachique lorsqu'elle est prise à l'intérieur, pourvu toutefois qu'elle ne soit point introduite immédiatement dans la circulation sanguine. M. de Humboldt (1) a fourni des documens très intéressans relativement à son action sur l'économie vivante, et à sa préparation, que les Indiens ont exécutée sous ses yeux. Le végétal qui fournit cette substance est une liane abondante dans les forêts de Javita et sur la rive gauche de l'Orénoque, au-delà du Rio-Amaguaca. Selon M. Kunth, elle paraît être une espèce du genre *Rouhamon* d'Aublet, voisin du *Strychnos*. Les indigènes lui donnent

(1) Voyage aux régions équinoxiales du nouveau continent, t. II, p. 546 et 547.

le nom de *Bejuco de Mavacure*. On en râcle les branches avec un couteau, et l'écorce enlevée, on la réduit en filamens très minces sur une pierre à broyer, et l'on place cette masse filandreuse sur une sorte de filtre-entonnoir. On y verse de l'eau froide, qui passe goutte à goutte pendant plusieurs heures, et donne un liquide jaunâtre que l'on concentre par l'évaporation dans un grand vase d'argile. Mais comme le suc très concentré n'est pas assez épais pour s'attacher aux flèches, on donne du corps au poison en y versant le suc extrêmement gluant d'une autre plante nommée dans le pays *Kiracaguero*, mais sur laquelle on manque de renseignemens botaniques. A l'instant même, la liqueur concentrée et tenue en ébullition se coagule en une masse de la consistance du goudron ou d'un sirop épais, que l'on enferme dans des vases de calebassier (*Crescentia*).

Cette substance desséchée ressemble à l'opium, et attire puissamment l'humidité de l'air. Son goût est d'une amertume agréable; MM. de Humboldt et Bonpland en ont avalé sans inconvénient de petites portions, et, comme nous l'avons dit plus haut, elle est regardée par les Indiens comme un excellent stomachique, pourvu qu'il n'y ait aucune lésion aux gencives et dans la bouche. Introduit dans le système circulatoire, le curare tue les animaux avec la même promptitude que les Strychnées de l'Asie (la noix vomique, la fève de St.-Ignace, et l'upas-tieuté); on observe cette différence importante, qu'il n'annonce pas l'approche de la mort par l'excitation violente de la moelle épinière. La chair des animaux n'est point infectée lorsqu'on les tue par ce moyen; au contraire, elle passe, dans l'esprit des missionnaires, pour meilleure à manger; et sur les bords de l'Orénoque, on ne mange guère de poule qui n'ait été tuée par le curare. Les grands oiseaux, tels que les hoccos, piqués à la cuisse, périssent en deux à trois minutes; il en faut dix à douze pour faire périr un cochon ou un pécari.

Les symptômes de l'empoisonnement sont à peu près les mêmes que ceux observés dans la morsure des serpens venimeux. L'individu blessé éprouve des congestions à la tête, des vertiges, des nausées, des vomissemens; il est tourmenté par une soif dévorante, et il ressent un engourdissement dans les parties voisines de la blessure. On croit communément que lorsque le poison est frais, très concentré, et qu'il a séjourné long-temps dans la plaie, on croit qu'il n'y a pas de guérison à espérer. En vain a-t-on essayé des ammoniacaux; ils n'ont donné aucun bon résultat. De tous les antidotes, c'est le sucre appliqué sur la blessure qui passe pour être le plus efficace; mais nous ne pensons pas que l'on puisse s'y fier, et il est infiniment plus sûr d'élargir la plaie, d'empêcher l'absorption du poison, soit en pressant les bords de celle-ci pour la faire beaucoup saigner, ou, ce qui nous paraît plus certain, en appliquant une ventouse, ainsi que le docteur Barry l'a recommandé contre l'absorption d'autres poisons, soit enfin en incisant profondément autour de la blessure, et cautérisant. (A. R.)

CURCUMA. *Curcuma longa*, L.—A. Rich. Bot. méd., t. I, p. 3. (Famille des Amomées. Monandrie Monogynie, L.) Cette plante, originaire des Indes orientales, a une racine qui, outre son nom scientifique, est encore vulgairement connue sous ceux de *Terra merita*, *Souchet* ou *Safran des Indes*. A l'état frais, celle-ci est tubéreuse, oblongue, blanchâtre, noueuse, coudée, garnie aux nœuds de quelques fibres charnues. Telle qu'on la trouve dans le commerce, elle est en morceaux un peu moins gros et moins longs que le doigt, plus ou moins contournés, recouverts d'une écorce mince, grise, marquée d'anneaux peu apparens; ils sont intérieurement compactes, d'un jaune orangé foncé, et leur cassure est cireuse. L'odeur du curcuma est analogue à celle du gingembre; sa saveur est âcre, aromatique et un peu amère. Ses propriétés médicales sont les mêmes que celles du gingembre et de la zédoaire, racines fournies par des plantes également de la famille des Amomées et de genres très voisins. Les qualités physiques que nous venons d'énoncer indiquent suffisamment que le curcuma doit être stimulant à un haut degré; c'est ce que confirme l'analyse chimique de cette racine, que l'on doit à MM. Vogel et Pelletier (1). En voici les résultats : une matière ligneuse; de la fécule amilacée; une matière colorante jaune ; une autre matière colorante brune, analogue à celle des extraits; une petite quantité de gomme ; une huile volatile odorante très âcre ; enfin une petite quantité d'hydro-chlorate de soude.

Une autre analyse est consignée dans les écrits chimiques de John ; elle a donné pour résultats : 1°. huile volatile de couleur jaune, 1 ; 2°. jaune de curcuma résineux, 10 à 11 ; 3°. jaune de curcuma extractif, 11 à 12 ; 4°. gomme grise, 14 ; 5°. fibre ligneuse mêlée à une substance soluble dans la potasse, insoluble dans l'alcool, 57 ; 6°. eau et perte, de 5 à 7.

La matière colorante jaune offre beaucoup d'analogie avec les résines ; elle doit être placée parmi les substances végétales très hydrogénées, à côté de la matière colorante de l'orcanette. Elle est très soluble dans l'alcool, l'éther et les huiles fixes et volatiles. L'action des alcalis s'exerce fortement sur elle, et change sa couleur en rouge de sang ; aussi le papier teint par le curcuma est-il un des réactifs les plus sensibles employés par le chimiste pour s'assurer de l'alcalinité des matières qu'il analyse. On emploie le curcuma dans la teinture en jaune, mais cette couleur est peu solide. On s'en sert pour colorer les onguens et les huiles pharmaceutiques. Certains droguistes, en le combinant à l'indigo, donnent une belle couleur verte à l'onguent populéum, à l'huile de laurier, et au baume tranquille ; mais cette couleur factice doit être considérée comme une sophistication qu'un pharmacien consciencieux ne doit point se permettre.

On trouve encore, mais plus rarement, dans le commerce, du curcuma rond, en morceaux arrondis, produit par le *curcuma rotunda,* L., espèce congénère de celle qui fournit le curcuma que nous venons de décrire ; il possède les mêmes propriétés. (A. R.)

CURCUMA ZEDOARIA ET ZERUMBET. Roxburgh a ainsi nommé les plantes qui fournissent la zédoaire longue et la zé-

(1) Journ. de Pharm. 1815, p. 289.

doaire ronde, que Linné et la plupart des auteurs rapportent aux genres *Amomum* et *Kœmpferia*. *V.* Zédoaire. (A. R.)

CUSPARIA FEBRIFUGA. MM. de Humboldt et Bonpland ont décrit sous ce nom l'arbre d'où provient l'angusture vraie. *V.* cet article, où par erreur on a imprimé *Casparia febrifuga*. (A. R.)

CUVE HYDRARGYRO-PNEUMATIQUE, *Cuve à mercure*. C'est un bloc rectangulaire en marbre, en pierre dure, ou en porcelaine, creusé et destiné à contenir une plus ou moins grande quantité de mercure. Ces cuves sont faites de manière à laisser près des parois une plate-forme qui est recouverte de mercure, sur laquelle on pose les cloches et les flacons. Sur les deux côtés d'une cavité creusée au milieu de la plate-forme et terminée d'un bout par un cylindre creux plus large, sont pratiquées des rainures destinées à supporter une planchette percée en entonnoir, et qui doit glisser dans ces rainures. Cette planchette est destinée à supporter les flacons pleins de mercure dans lesquels on veut introduire des gaz.

Dans les planches, nous donnerons la figure de cette cuve.

CUVE HYDRO-PNEUMATIQUE. On a donné ce nom à une caisse rectangulaire en bois, doublée de plomb ou en cuivre, soutenue par des pieds, afin de la porter à hauteur d'appui; une table horizontale, plus basse d'environ 15 centimètres que les bords de la cuve, sert à poser les cloches pleines d'eau ou contenant des gaz. Une cavité carrée ou fosse de la cuve reçoit à sa partie supérieure une tablette qui se glisse dans deux rainures pratiquées horizontalement; cette tablette est perforée de plusieurs trous en forme d'entonnoir, sur lesquels on place les flacons pleins d'eau qui doivent recueillir les gaz. La cuve hydro-pneumatique doit être enduite dans toutes ses parties intérieures d'une couche de vernis gras très épaisse, afin que les globules de mercure ne puissent se trouver en contact avec le métal à nu, s'y amalgamer et le percer, et aussi pour que la couche de plomb ne soit pas attaquée par le contact de l'air et de l'eau, ce qui causerait sa destruction. (A. C.)

CYANOGÈNE, *Azote carboné*. La découverte du cyanogène

est due à M. Gay-Lussac, qui reconnut ce corps en faisant l'examen du combiné connu sous les noms de *prussiate* et de *cyanure de mercure*. Ce produit s'obtient de la manière suivante : on introduit dans une cornue de verre du cyanure neutre et cristallisé, de mercure bien sec; on chauffe; on recueille le cyanogène qui se dégage, dans des cloches pleines de mercure, placées sur la cuve (1).

Le cyanogène est un gaz permanent, inflammable, d'une odeur extrêmement pénétrante; sa densité est de 1,8064; il rougit la teinture de tournesol : en faisant chauffer la teinture ainsi rougie, le gaz se dégage; mêlé à un peu d'acide carbonique, la couleur bleue reparaît alors. Le cyanogène refroidi en même temps que comprimé se convertit en un liquide incolore, qui prend de nouveau la forme gazeuse lorsque l'on cesse la compression. (Faraday.)

Soumis à l'action de la chaleur, il supporte une haute température sans se décomposer. Si l'on plonge une bougie allumée dans une cloche pleine de ce gaz, il brûle avec une flamme d'une couleur violette : le gaz se décompose, l'azote est mis en liberté, le carbone s'unit à l'oxigène, forme de l'acide carbonique. Le cyanogène est soluble dans l'eau à 20°, et sous la pression ordinaire elle en dissout quatre fois et demie son volume; elle acquiert alors une odeur analogue à celle du cyanogène. Selon M. Vauquelin, la solution, d'abord incolore, prend une couleur jaune, puis brune. Au bout de quelques jours, en distillant cette eau, on en retire de l'eau chargée de carbonate et d'hydro-cyanate d'ammoniaque. Ce résidu fournit, par l'évaporation, des cristaux qui contiennent un acide particulier qu'il a nommé *acide cyanique*. (Voir *Ann. de Chimie et de Phys.*, t. IX, p. 113.) L'éther sulfurique, l'essence de térébenthine, en dissolvent autant que l'eau; l'alcool en dissout cinq fois plus.

(1) Il faut que le cyanure soit sec; sans cela, on obtiendrait des acides carbonique et hydro-cyanique, et de l'ammoniaque. M. Vauquelin admet que l'on peut obtenir le cyanogène en décomposant le cyanure de mercure par une quantité convenable de soufre.

A la chaleur de la lampe, le phosphore, le soufre, l'iode, l'hydrogène, le cuivre, l'or, le platine, sont sans action sur le cyanogène; le fer chauffé au rouge-blanc le décompose en partie : le métal se recouvre de charbon divisé; il devient cassant; il y a séparation d'une certaine quantité d'azote.

Le potassium agit avec une grande énergie sur le cyanogène; ce métal en absorbe, à l'aide de la chaleur, autant qu'il dégage d'hydrogène par son contact avec l'eau. Cette absorption a lieu avec dégagement de lumière; il en résulte du cyanure de potassium. Cette expérience peut être faite sur le mercure et à l'aide d'une cloche courbée. Le cyanogène mis en contact avec les solutions alcalines, est absorbé par ces solutions. Ces solutions se colorent peu si l'alcali prédomine; mais il n'en est pas de même lorsque le cyanogène est en excès; elles brunissent; il y a, par le contact de ces substances, formation de cyanures alcalins, susceptibles d'être décomposés par un acide.

L'action du cyanogène n'a pas encore été étudiée sur l'économie animale; elle nous a paru être d'une grande énergie. Pour avoir respiré ce gaz sans précaution, l'un de nous éprouva une indisposition qui s'annonça par des convulsions qui furent suivies de coliques des plus violentes. Cet état maladif dura assez de temps pour inquiéter le malade.

Les caractères qui peuvent servir à faire reconnaître le cyanogène sont les suivans : 1°. odeur vive, pénétrante, bien caractérisée; 2°. propriété de brûler avec une flamme violette, lorsqu'on le met en contact avec une bougie allumée; 3°. résidu de la combustion troublant l'eau de chaux, susceptible d'être absorbé par la potasse et de donner du bleu de Prusse, si l'on ajoute la solution alcaline à de l'eau acidulée dans laquelle on ajoute du sulfate de fer. (A. C.)

CYANURES. Les cyanures sont le résultat de la combinaison du cyanogène avec les corps combustibles. Nous traiterons seulement de ces combinés, qui sont ou qui pourraient être employés dans l'art médical. (A. C.)

CYANURE DE MERCURE, *Prussiate de mercure*. Ce produit, composé de cyanogène et de mercure, fut d'abord obtenu par Scheèle, puis étudié par Proust et par M. Gay-Lussac. On peut l'obtenir en agissant de la manière suivante : on prend 4 parties de bleu de Prusse en poudre, 2 parties de deutoxide de mercure aussi pulvérisé; on introduit ces substances dans un ballon; on y ajoute 32 parties d'eau distillée; on fait bouillir le tout (1) jusqu'à ce que l'hydro-cyanate de fer ait perdu sa couleur bleue, et que le mélange en ait acquis une jaune; on filtre la liqueur bouillante; on lave le filtre avec de l'eau à 100°. On continue le lavage jusqu'à ce que l'eau soit insipide. On réunit les eaux de lavage à la liqueur filtrée; on fait évaporer dans une capsule de porcelaine, on laisse refroidir : on obtient par ce refroidissement des cristaux prismatiques à quatre pans, coupés obliquement. On sépare ces cristaux; on fait évaporer de nouveau l'eau mère, qui fournit de nouveau des cristaux ; enfin, on renouvelle ces évaporations et cristallisations jusqu'à ce que l'on n'obtienne plus de cristaux. Quand tout le cyanure cristallisé est obtenu, on doit, pour le séparer d'une petite quantité de fer qu'il retient, le faire dissoudre dans l'eau, faire bouillir de nouveau avec une partie d'oxide rouge, filtrer et faire cristalliser. Mais lors de cette opération, il arrive que le cyanure s'unit au mercure en excès : pour le débarrasser de cet excès de métal, on ajoute à la liqueur de l'acide hydro-cyanique qui se décompose; l'oxigène de l'oxide de mercure s'unit à l'hydrogène de l'acide, forme de l'eau, et le cyanogène mis à nu s'unit au mercure ; on fait alors évaporer et cristalliser ce combiné, et les cristaux, lavés à l'eau distillée et séchés, sont conservés pour l'usage.

On peut expliquer de la manière suivante ce qui se passe dans cette opération. L'hydro-cyanate de fer et le deutoxide de mercure étant en contact, réagissent l'un sur l'autre; ils se décomposent en donnant lieu à de l'eau, à du cyanogène et à du métal. Ces deux derniers, entrent en combinaison pour former le cyanure de mercure.

(1) On peut aussi se servir d'une terrine au lieu d'un ballon.

Ce produit, parfaitement neutre, est incolore, inodore, cristallisant en longs prismes quadrangulaires; sa saveur est styptique, désagréable; il excite fortement la salivation; il est prévénéneux, et ne doit être délivré qu'avec les plus grandes précautions. Sa pesanteur spécifique a été examinée par Hassenfratz, qui a reconnu qu'elle était de 2,7612. Soumis à l'action de la chaleur, il ne laisse pas de résidu lorsqu'il est pur; il se fond alors, se réduit en cyanogène qui se dégage, et en mercure qui passe à l'état de vapeurs.

Le cyanure de mercure est soluble dans l'eau, plus à chaud qu'à froid; l'eau bouillante laisse déposer de ce sel par refroidissement. La solution aqueuse, traitée par l'acide hydro-sulfurique, est décomposée; il y a production de sulfure de mercure qui se précipite, et d'acide hydro-cyanique qui reste en dissolution mêlé à un excès d'acide hydro-sulfurique.

Le cyanure de mercure est formé de 100 parties de mercure et de 26,089 de cyanogène (en poids).

Les réactifs qui font reconnaître ce produit sont: 1°. la chaleur, qui le décompose en donnant naissance à du cyanogène et à du mercure métallique qui se vaporise; 2°. l'hydro-sulfate de potasse, qui le décompose, et qui donne du sulfure de mercure que l'on peut séparer par le filtre, et un liquide, produit composé d'acide hydro-cyanique et de potasse; 3°. l'éther, qui peut servir à séparer ce produit, s'il est mêlé à du vin, à du café, ou à tout autre liquide coloré.

Le cyanure de mercure, introduit dans l'économie animale sans précaution, est un violent poison; on doit, lorsque des accidens sont causés par ce produit, faire vomir le malade en lui faisant boire abondamment de l'eau tiède, et en titillant la luette et l'arrière-gorge au moyen d'une barbe de plume; on administre ensuite de l'eau hydro-sulfurée (l'eau de Barèges pour boisson), et des antiphlogistiques énergiques.

Des recherches physiologiques sur l'action du cyanure de mercure ont été faites par M. Ollivier d'Angers. (Voir *Journ.*

de Chimie de médicale, juin 1825.) M. Kapeler a été à même d'examiner l'action du cyanure sur le corps d'un homme qui s'était empoisonné à l'aide de ce produit, pris à la dose de 12 décigrammes. M. Caventou a examiné le sang de cet homme pour y chercher le cyanure, que MM. Tiedmann et Gmelin ont reconnu dans le sang des animaux qui avaient avalé de ce produit; mais les recherches de ce pharmacien ne lui permirent pas de reconnaître la présence de ce combiné. L'action du cyanure, regardé comme toxique, a été examinée avec soin, et les résultats, qui sont trop longs pour être rapportés ici, sont consignés dans le tome Ier, page 340, de la Toxicologie générale de M. Orfila.

Quelques médecins emploient le cyanure de mercure comme antisyphilitique, et nous avons vu MM. Cullerier neveu et Gilbert en obtenir de bons résultats. MM. Horn et Chaussier l'ont aussi recommandé. On prépare des solutions avec : cyanure, 12 ou 24 grains; eau distillée, 2 livres; on donne de ces solutions d'une à quatre cuillerées par jour, dans un verre d'eau de gomme. On l'a donné aussi en pilules, contenant un huitième ou un sixième de grain : on en donnait une et deux par jour. On doit l'administrer avec les plus grandes précautions, à cause de ses propriétés énergiques.

(A. C.)

CYANURE DE POTASSIUM. Combinaison du potassium et du cyanogène. M. Robiquet a indiqué le moyen suivant pour le préparer : on expose dans un creuset et à une chaleur longtemps continuée, de l'hydro-cyanate ferruré de potasse. Par l'action de la chaleur, il y a conversion de l'hydro-cyanate double en cyanure de potassium et de fer, puis décomposition du cyanure de fer : on obtient en résultat du cyanure de potassium sali par du fer et par du charbon. On traite par l'eau, et l'on obtient une décomposition et formation d'hydro-cyanate mêlé de charbon et de fer; on sépare par filtration, et l'on fait évaporer dans une cornue; on obtient alors des cristaux cubiques qui sont le cyanure de potassium.

MM. Villermé et Robiquet ont proposé la solution de ce

produit dans l'eau (1) comme un succédané de l'acide prussique. Le but qu'ils veulent atteindre est de présenter aux praticiens un médicament toujours identique, qui n'offre pas les divers inconvéniens qui peuvent provenir de la négligence apportée à la préparation de l'acide hydro-cyanique. Ce médicament liquide doit être préparé dans les proportions suivantes :

Cyanure de potassium pur..	1 gramme	(18 grains),
Eau distillée.............	8 grammes	(2 gros).

Dissolvez. Ce produit liquide peut être administré en même quantité que l'acide prussique médicinal ; il peut, suivant les auteurs que nous venons de citer, lui être substitué à doses égales, dans toutes les préparations où cet acide doit entrer.

L'emploi du *cyanure sec* demande, de la part du médecin, de nombreuses précautions, nécessitées par son action énergique. Le praticien ne doit d'abord l'administrer qu'à $\frac{1}{8}$, $\frac{1}{3}$, $\frac{1}{4}$ de grain, augmentant ensuite la dose, suivant l'indication.

(A. C.)

CYANURE D'IODE. Ce cyanure, nouvellement découvert par M. Serrulas, n'est pas encore employé dans l'art médical. Il serait avantageux pour la science thérapeutique de faire quelques expériences sur ce produit, afin de reconnaître ses propriétés qui doivent être énergiques, et que l'on pourrait peut-être appliquer dans quelques cas particuliers.

Ce cyanure s'obtient de la manière suivante. On introduit dans un petit ballon deux parties de cyanure de mercure et une partie d'iode. Ces deux substances étant bien sèches, et le mélange exactement fait, on soumet à l'action du feu : la réaction s'opère ; il en résulte du proto-iodure de mercure, et du cyanure d'iode très volatil, que l'on recueille aisément en inclinant le ballon et en plaçant l'ouverture de son col dans un flacon à large ouverture.

(1) Le produit de cette solution est de l'hydro-cyanate de potasse pur.

Le cyanure d'iode est blanc; il est sous forme de longues aiguilles très légères; il a une odeur très forte, il irrite vivement les yeux. Mis en contact avec la teinture de tournesol et avec le papier de curcuma, il ne leur fait subir aucun changement. Ce composé ne trouble pas les solutions d'argent, il n'est pas altéré par le chlore. (A. C.)

CYCLAMEN. *Cyclamen Europœum*, L. (Famille des Primulacées. Pentandrie Monogynie, L.) Vulgairement Arthanita et Pain de pourceau. Cette plante croît dans les localités rocailleuses des pays montueux de l'Europe. Sa racine est un gros tubercule arrondi, charnu, blanchâtre extérieurement, d'une couleur brune en dehors, et garni de radicelles noirâtres. Plusieurs hampes, d'abord contournées en spirale, s'élèvent de ces racines et supportent des fleurs solitaires ordinairement rosées, d'un aspect fort élégant, ayant les lobes de la corolle relevés, tandis que le fond du tube est incliné et regarde la terre. Les feuilles sont arrondies, échancrées en cœur à la base, longuement pétiolées, vertes et tachées de blanc en-dessus, rougeâtres en-dessous.

L'extrême âcreté des tubercules de cyclamen décèle des propriétés médicales très énergiques; ils sont violemment purgatifs, émétiques, et provoquent le flux menstruel. Leur emploi, comme celui de toutes les substances vantées comme emménagogues, est toujours dangereux entre les mains des personnes ignorantes, qui souvent s'en servent dans de coupables desseins. De graves accidens ont été occasionés par les racines de cyclamen administrées intérieurement pour produire l'avortement. Il serait à désirer que les chimistes s'occupassent de la recherche du principe actif de ces tubercules, qui n'est pas seulement de nature volatile, car, à l'état sec, ils conservent encore une saveur insupportable.

On en préparait autrefois un onguent sous le nom *d'onguent d'arthanita*, qui était fort estimé comme topique vomitif ou purgatif; il n'est plus employé. (A. R.)

CYDONIUM. *V*. Coing.

CYNANCHUM ARGEL. *V*. Arguel.

CYNANCHUM IPECACUANHA ET VOMITORIUM. *V.* IPÉCACUANHA (FAUX) DE L'ILE-DE-FRANCE.

CYNANCHUM MONSPELIACUM. *V.* SCAMMONÉE DE MONTPELLIER.

CYNODON DACTYLON. *V.* CHIENDENT.

CYNOGLOSSE OU LANGUE DE CHIEN. *Cynoglossum officinale*, L. — A. Rich. Bot. méd., t. I, p. 274. (Famille des Borraginées, Juss. Pentandrie Monogynie, L.) Cette plante croît dans les lieux secs et sablonneux de toute l'Europe. Sa racine est bisannuelle, pivotante, grosse, longue, charnue, grise extérieurement, blanche à l'intérieur, d'une odeur vireuse, et d'une saveur fade. Sa tige est herbacée, dressée, velue, très rameuse supérieurement, et haute de 1 à 2 pieds; elle porte des feuilles sessiles, alternes, ovales, lancéolées, entières, molles et velues; ses feuilles radicales sont grandes, larges et pétiolées. Les fleurs, de couleur rouge ou violette, forment des épis allongés et un peu roulés en crosse à leur extrémité.

La racine est la partie la plus communément employée. Ses propriétés résident dans l'écorce; c'est pourquoi l'on a coutume de rejeter le centre, qui paraît absolument inerte. On a recommandé la cynoglosse comme sédative, et l'on en prépare une composition de pilules qui portent son nom; mais l'opium qui entre dans ces pilules en est, sans aucun doute, la substance éminemment active, la seule d'où dépendent les propriétés de ce médicament, dont la dose doit être fixée d'après la quantité d'opium que renferme la masse. La cynoglosse est seulement émolliente, comme la plupart des autres Borraginées.

(A. R.)

CYNORRHODON. On désigne sous ce nom, dans les ouvrages de matière médicale, les fruits mûrs du rosier sauvage. *V.* ROSIER. (A. R.)

CYPERUS. *V.* SOUCHET.

CYPRÈS. *Cupressus sempervirens*, L. — Rich. Mémoire sur les Conifères, tab. 9. Cet arbre, dont le feuillage sombre orne les monumens funéraires, et qui partout est l'emblème du deuil, appartient à cette belle famille des Conifères, ou arbres résineux de nos climats qui fournissent tant de produits utiles aux Arts et à la Médecine. Il est originaire des contrées orientales, d'où il a été transporté en Europe pour l'ornement des parcs et des jardins paysagers. On en distingue deux variétés : l'une dont les rameaux dressés et appliqués contre la tige lui donnent leur forme pyramidale; c'est le *Cupressus pyramidalis* de quelques auteurs. L'autre variété a, au contraire, ses rameaux étalés et même pendans, surtout lorsqu'ils sont chargés de fruits; elle a reçu le nom de *Cupressus horizontalis*. La verdure de cet arbre est perpétuelle; ses feuilles exhalent une odeur aromatique qui, de même que celles de la sabine et d'autres conifères, éloigne les insectes des habits et des linges entre lesquels on les place. M. Lichtenstein, négociant de Montpellier, a retiré, par la distillation, une assez grande quantité d'huile volatile, dans laquelle réside l'odeur du cyprès; en ayant envoyé à son frère, le professeur Lichtenstein de Berlin, celui-ci a constaté son efficacité contre les insectes ou leurs larves, qui sont si funestes aux collections d'histoire naturelle; il a, en outre, pensé que cette huile volatile pouvait être employée avantageusement contre les vers intestinaux, et l'on assure que des essais tentés par M. Hufeland ont justifié les soupçons de Lichtenstein. Les observations de ce célèbre praticien sont encore inédites, et nous ignorons le mode d'administration ainsi que les doses de ce nouveau médicament, qui d'ailleurs peut être assimilé aux huiles volatiles de plusieurs conifères, et même à celles de plantes appartenant à des familles différentes, comme celles de certains Origans et Valérianes.

Le bois de cyprès est dur, compacte, agréablement veiné de rouge; il est employé pour divers ouvrages de tabletterie.

(A. R.)

CYTINUS HYPOCISTIS. *V*. Hypociste.

CYTISINE. *Matière active du cytise et de l'arnica.* La cytisine a été découverte par MM. Chevallier et Lassaigne dans le *Cytisus laburnum*, et dans l'*Arnica montana*.

Extraction. On prépare avec les graines du cytise un extrait alcoolique; lorsque l'extrait est préparé, on le fait dissoudre dans l'eau, on filtre la dissolution, on la traite par l'acétate de plomb pour séparer les acides et la matière colorante; on filtre : la cytisine, mêlée à l'acétate de plomb en excès, passe dans la liqueur; on sépare le sel de plomb à l'aide de l'hydrogène sulfuré; on filtre et l'on fait évaporer; on obtient un extrait que les auteurs ont nommé cytisine, et qui jouit de quelques propriétés particulières.

La cytisine est d'une couleur jaune; sa saveur est amère et nauséabonde; exposée à l'air, elle en attire l'humidité; elle se dissout difficilement dans l'alcool concentré, très facilement dans l'alcool affaibli; elle est insoluble dans l'éther, soluble dans l'eau. Sa dissolution aqueuse ne rougit ni le papier de tournesol ni le papier de curcuma; elle n'est pas précipitée par l'acétate de plomb, les nitrates d'argent et de mercure, les sulfates de cuivre et de fer, par les hydro-chlorates de baryte, de chaux, d'étain et de strontiane.

La cytisine introduite dans l'économie animale agit et comme vomitif et comme purgatif. A la dose de 5 grains, elle a produit les mêmes effets que ceux qui seraient résultés de l'emploi de 3 grains d'émétique; 8 grains ont déterminé chez l'un des auteurs de la découverte (A. Chevallier) une espèce d'empoisonnement qui a été combattu avec succès par des boissons acidulées, et particulièrement par l'emploi de la limonade tartrique prise en grande quantité. (A. C.)

D

DACTYLUS. Nom officinal de la datte. *V.* Dattier.

DAHLIA. (Famille des Synanthérées; Syngénésie Frustranée, L.) C'est le nom sous lequel Cavanilles (*Icon. Plant.* tab. 266) fit connaître une des plus belles plantes dont se sont enrichis nos jardins vers la fin du siècle dernier. Willdenow changea le nom de *Dahlia* en celui de *Georgina*, qui a été reçu par les botanistes, parce qu'il existait un genre *Dahlia* créé

par Thunberg ; cependant, les jardiniers ayant conservé le nom primitif, nous sommes forcés d'adopter, pour la commodité des lecteurs, la dénomination la plus vulgaire.

La Dahlia changeante, *Georgina variabilis*, Kunth, est une plante originaire du Mexique, dont la tige herbacée s'élève à environ 2 mètres ; elle est rameuse, tantôt lisse, tantôt couverte d'une poussière glauque. Ses feuilles sont opposées, grandes, imparipinnées. Ses fleurs sont très grandes, composées au centre de fleurons tubuleux nombreux, jaunes, et à la circonférence de demi-fleurons en languettes, très grands, formant une couronne dont les couleurs sont extrêmement variées. Sous le rapport des couleurs, comme sous celui des dimensions et de l'aspect glauque ou lisse des feuilles, les Dahlias se divisent en deux races qui ont été regardées comme des espèces distinctes par Willdenow et M. De Candolle ; celui-ci les a nommées *Georgina superflua*, et *Georgina frustanea*. La première race se compose de plantes plus élevées et plus robustes que celles de la seconde ; leurs feuilles sont aussi plus grandes, d'un vert foncé, et ne sont jamais couvertes d'une poussière glauque. La seconde race est en outre caractérisée par ses fleurs marginales, dont le style est entièrement avorté. Enfin, la première race se distingue en ce qu'elle donne des fleurs rouges, purpurines, lilas, pâles et jaunâtres, tandis que la seconde renferme les variétés à fleurs jaunes et safranées. On voit donc que, sous le rapport des couleurs, les deux races se nuancent parfaitement entre elles.

Les dahlias sont cultivées, comme fleurs d'ornement, dans tous les jardins, où elles ont produit un nombre immense de variétés. On les multiplie, non par des semis, qui le plus souvent ne réussissent pas, mais par la division des racines. Celles-ci sont vivaces, tubéreuses, amincies aux extrémités. Dans les contrées méridionales de l'Europe, il suffit, pour les conserver, de couvrir la terre d'un peu de litière pendant la saison rigoureuse ; mais dans les pays septentrionaux on est obligé de déterrer les racines au mois d'octobre, et de les tenir pendant l'hiver dans un lieu sec et chaud. Vers le printemps, on plante les portions de tubercule dans des vases que l'on abrite jusqu'au mois de juin, époque à laquelle on les transplante dans des terrains substantiels et exposés au midi.

Les racines de dahlia ont beaucoup d'analogie avec celles du topinambour (*Helianthus tuberosus*) qui appartiennent à la même tribu naturelle. Elles pourraient offrir un bon aliment pour l'homme, sans le goût aromatique et peu agréable qu'elles retiennent, même après la cuisson. Il y a lieu d'espérer que la culture améliorera ce nouveau légume ; en attendant, son emploi est restreint à la nourriture des animaux, qui paraissent en être très friands.

L'analyse des tubercules de dahlia a été faite par M. Payen. Les résultats qu'il a obtenus sont les suivans : eau, 0,76 ; dahline, 0,10 ; malate et citrate de chaux et d'ammoniaque, fibre ligneuse, phosphate de chaux, silice, albumine azotée, huile essentielle (1), huile fixe, substance aromatique amère, analogue à la vanille, gomme, gelée, nitrate de potasse, hydrochlorate de chaux, acide citrique, matière azotée analogue à l'osmazone, sulfate de chaux et matière colorante. La dahline est la seule fécule nutritive des dahlias et des topinambours ; ses faciles altérations et sa prompte conversion en sucre ont fait penser à M. Payen qu'elle doit être d'une facile digestion, et que sous ce rapport, elle pouvait rendre d'importans services à la Thérapeutique.

MM. Payen et Chevallier se sont aussi occupés d'extraire la couleur des pétales du dahlia, pour la placer sur du papier blanc, et en faire un papier très sensible verdissant par la présence d'une minime quantité d'alcali, et rougissant fortement à l'aide d'un acide excessivement étendu. (A. R.)

DAHLINE. On a donné le nom de *dalhine* à une substance d'un blanc éclatant, pulvérulente, très ferme, analogue à l'inuline qui a été découverte dans les tubercules de la dahlia par M. A. Payen.

---

(1) L'huile volatile des dahlias, d'une odeur particulière, cristallise à 0° en longs prismes aplatis, ayant des caractères analogues à ceux présentés par l'acide benzoïque.

La dahline s'obtient de la manière suivante (procédé de M. Payen) : on râpe les tubercules de dahlias, on exprime le suc, on délaie le marc dans l'eau bouillante, on presse de nouveau, on réunit les liquides, on y ajoute 3 pour 100 de craie ; on fait bouillir, on projette dans la liqueur 5 centièmes de charbon animal ; on agite, on filtre, et l'on rapproche au quart du volume ; on ajoute de nouveau 2 pour 100 de charbon animal ; on clarifie avec 2 blancs d'œufs ; on filtre, on rapproche la liqueur jusqu'à pellicule légère : le liquide se prend en masse par refroidissement ; on délaie dans l'eau aussi froide que possible, on laisse déposer, on jette sur un filtre, on facilite le dépôt et le lavage de la dahline, en ajoutant à l'eau un dixième d'alcool.

La dahline se rapproche beaucoup de l'amidon ; elle est peu soluble dans l'eau froide, très soluble dans l'eau à 70°, et cette solution aqueuse peut être précipitée par l'alcool. Les solutions d'iode, de chlore, d'acétate de plomb, de muriate de platine, de proto et de per-sulfate de fer, des proto-nitrates d'argent et de mercure, du proto-sulfate de cuivre, ne la précipitent pas. La potasse à froid dissout la dahline ; il n'en est pas de même de l'ammoniaque. La baryte la précipite ; le précipité est blanc, très opaque, consistant, soluble par la chaleur, comme par un excès de dahline. Le poids spécifique de la dahline est de 13,56. L'acide sulfurique peut la transformer en sucre, de la même manière qu'il le fait d'autres substances végétales. (*Voir* le mémoire de M. Payen, *Journ. de Pharmacie*, t. IX, p. 387.) (A.C.)

DANAIDE ODORANTE. *Danais fragrans*, Lamck. Illustr. des genres, tab. 166. (Famille des Rubiacées, Juss. Pentandrie Monogynie, L.) Arbrisseau originaire des îles de France et de Madagascar. Ses tiges sarmenteuses et grimpantes sont munies de feuilles opposées, ovales-amincies, entières et glabres. Les fleurs sont rougeâtres, petites, d'une odeur agréable, comparable à celle du narcisse, et forment de petites panicules axillaires. Ordinairement un des sexes par son développement fait avorter l'autre ; ce sont les ovaires, ou le sexe femelle, qui, pour ainsi dire, étouffent les mâles ou les étamines, d'où le nom allégorique imposé par Commerson, faisant allusion aux Danaïdes qui ont étouffé leurs maris.

M. Du Petit-Thouars a fait connaître les propriétés tinctoriales des racines de cet arbrisseau. Selon ce savant naturaliste, les Madécasses en extraient une couleur rouge inaltérable, en les faisant bouillir avec des cendres; ils s'en servent pour teindre les tissus qu'ils fabriquent avec les fibres d'un palmier. Cette couleur est soluble dans l'alcool affaibli, qui, par refroidissement, laisse déposer une poudre jaune que l'on étend facilement sur le papier après l'avoir mêlée avec de la gomme arabique. En faisant bouillir les racines de danaïde avec l'alun, la couleur qui en résulte est jaune mélangée de rouge. Par l'évaporation de la teinture alcoolique, on obtient un extrait dont l'amertume est comparable à celle du quinquina, et qui probablement jouit de propriétés fébrifuges, l'arbrisseau étant de la même famille naturelle que le *cinchona*. (A. R.)

DAPHNÉ. *Daphne*. Genre de plantes de la famille des Thymélées et de l'Octandrie Monogynie, L., dont plusieurs espèces sont des petits arbustes à fleurs agréables et odorantes, et couverts d'une écorce épispastique. Tels sont les *Daphne Gnidium*, *Laureola* et *Mezereum*, connus vulgairement sous les noms de *Garou* ou *Sainbois*, *Laureole* et *Bois gentil*. *V*. le mot GAROU, où il sera traité de ces diverses sortes d'écorces. (A. R.)

DAPHNINE. Le nom de daphnine a été donné à une substance dont M. Vauquelin signala la présence en 1808, lorsqu'il fit l'analyse des daphnés (1). Dans son premier travail, ce savant reconnut que ce produit *avait une saveur âcre et persistante, qu'il était très volatil, agissant sur les couleurs bleues végétales à la manière des alcalis*. D'après de nouveaux travaux du même chimiste (*Journal de Pharmacie*, t. X, p. 333 et 419), l'alcalinité de la daphnine lui semblerait être due à l'ammoniaque, sans que le principe âcre du daphné participât à cette propriété; il eût été à désirer que ce savant chimiste eût décidé d'une manière affirmative cette question du plus haut intérêt.

(1) Ann. de Chimie, t. LXXXVI, p. 174.

Le procédé suivant pour obtenir la daphnine a été donné par Bœr et Gmelin (*Diss. sur la garou.* Tubingue, 1822); on traite l'écorce du *Daphne Alpina* ou *Mezereum,* par l'alcool; on fait évaporer l'alcoolat en ayant soin de recueillir l'alcool pour le faire servir à une autre opération. On traite le résidu de la distillation par l'eau; on précipite la dissolution aqueuse filtrée, par le proto-acétate neutre de plomb; on lave le précipité, on le délaie dans l'eau et on le décompose par l'hydrogène sulfuré; on filtre et l'on fait évaporer la liqueur jusqu'à siccité; on dissout le résidu dans l'alcool absolu et à froid; on filtre la dissolution et on laisse la liqueur s'évaporer spontanément: la daphnine cristallise; on la lave ensuite avec de l'alcool absolu froid, et on la redissout pour la faire cristalliser?

La daphnine cristallise en prismes réunis en faisceaux incolores, transparens, brillans, très solubles dans l'eau chaude; la solution aqueuse, faite à chaud, laisse déposer des cristaux par refroidissement; elle est très soluble dans l'alcool et l'éther; se colore en jaune d'or avec un peu de potasse, de carbonate de potasse, d'eau de baryte ou de chaux; elle n'est pas précipitable par l'acétate de plomb. Par l'acide nitrique, la daphnine se convertit en acide oxalique. (A. C.)

DATTIER. *Phœnix Dactylifera,* L. — Rich. Bot. méd., t. I, p. 80. Delile, Flore d'Égypte, tab. 62. (Famille des Palmiers. Dioecie Hexandrie, L.) Ce beau palmier est originaire de l'Inde, de l'Arabie et de l'Afrique septentrionale, d'où on l'a transporté sur les plages chaudes de la Méditerranée, et jusque dans certaines localités de nos départemens méridionaux; mais dans ces derniers lieux, quoiqu'il végète très bien en plein air, sa fructification ne réussit jamais parfaitement. On le cultive avec succès dans toutes les régions équinoxiales, et surtout aux îles de France et de Bourbon, aux Antilles, et dans l'Amérique méridionale.

Le tronc du dattier présente une colonne cylindrique ou légèrement renflée vers le milieu, d'un pied à un pied et demi de diamètre, et qui s'élève à plus de 50 pieds, sans aucune ramification latérale. A la partie supérieure de cette colonne, on observe des aspérités graduellement plus grandes et qui sont les débris des pétioles des anciennes feuilles. Enfin, l'arbre se termine par une couronne de feuilles sous la forme de palmes, dont la baso est élargie en gouttière, et qui sont formées d'un grand nombre de folioles étroites, lancéolées, aiguës, plissées en deux dans le sens de leur longueur. C'est au milieu de ces palmes que naissent les fleurs; elles sont dioïques, et constituent des régimes rameux renfermés avant l'épanouissement dans de vastes spathes coriaces, monophylles, et fendues d'un seul côté. Aux fleurs femelles succèdent des fruits nommés *dattes ;* ce sont des espèces de drupes ovoïdes, allongées, de la grosseur du pouce, environnées à leur base par le calice, d'une couleur jaune dorée, quelquefois un peu rougeâtre ; leur péricarpe charnu et mielleux recouvre un noyau osseux, terminé en pointe aux deux extrémités, et creusé d'une rainure profonde sur l'une de ses faces.

Les dattiers sauvages fournissent des fruits d'un goût âpre et désagréable; c'est la culture qui, de même que pour la plupart des autres fruits, leur fait acquérir d'excellentes qualités. Les dattes forment en effet la principale nourriture de plusieurs peuplades de l'Afrique ; et comme la culture des dattes n'offre presque point de difficultés, la civilisation des hommes, auxquels ces précieux végétaux fournissent naturellement tant de ressources, est fort peu avancée : car c'est une observation assez générale, que l'industrie humaine se développe d'autant plus que la terre est inféconde, ou qu'elle exige de grands travaux pour être fertilisée. La séparation des sexes dans les divers individus de dattiers est un obstacle à la fécondation, qui s'opère néanmoins habituellement dans les plantes sauvages, parce que le nombre de mâles y est proportionné à celui des femelles, et que la nature les a distribués à proximité. Mais comme on ne cultive les palmiers que pour obtenir des fruits, le nombre des mâles qui se trouvent accidentellement dans les plantations est insuffisant pour la fécondation des femelles : de là cette coutume antique de répandre le pollen des fleurs mâles sauvages sur les régimes de fleurs femelles. On prétend que sans cette opération, le fruit des dattiers ne nouerait point, et l'on cite plusieurs circonstances où la récolte des dattes a manqué, parce que l'on n'avait pu la pratiquer. Cependant il nous paraît difficile d'admettre que l'aspersion du pollen soit absolument nécessaire au développement des péricarpes ; nous pensons, au contraire, que par la fécondation, c'est-à-dire par l'acte qui détermine la vitalité et l'évolution du germe, la partie charnue du fruit s'appauvrit et acquiert une saveur moins agréable. On sait que l'avortement complet des graines produit une grande amélioration dans une foule de fruits; et c'est ainsi que les meilleures oranges sont celles où l'on ne trouve point ou presque point de graines dans les loges. Il ne faut donc pas attribuer une aussi grande importance à la pratique des Orientaux, que certains auteurs, enthousiastes du merveilleux, ont voulu y attacher. Des usages dont l'origine se perd dans la nuit des siècles, et surtout ceux qui ont été introduits sous une influence religieuse, se perpétuent souvent sans motifs raisonnables : la prétendue fécondation artificielle des dattiers nous semble devoir être mise au nombre de ces pratiques inutiles.

Les meilleures dattes viennent de l'Afrique, par la voie de Tunis et des autres états barbaresques. Celles que l'on tire de l'Afrique occidentale sont blanchâtres, petites, sèches et peu sucrées. On doit les choisir récentes, fermes et exemptes de mites. Pour les conserver, il faut les tenir à l'abri de la chaleur et de l'humidité. Il ne convient pas de les mettre dans des vases trop exactement fermés; car, à la moindre chaleur, elles exhalent, en fermentant, de l'humidité et des gaz qui altèrent promptement la masse de ces fruits. Les dattes qui ont été cueillies dans un état de maturité complet sont les plus fermentescibles; aussi, pour être livrées au commerce, en fait-on la récolte un peu avant la maturité, et on les fait sécher au soleil en les étendant sur des nattes.

La saveur sucrée et visqueuse des dattes indique des propriétés adoucissantes et pectorales ; elles sont employées comme telles en décoction et associées avec les raisins secs, les jujubes et les figues. On les faisait entrer dans plusieurs préparations pharmaceutiques; elles ont donné leur nom à l'électuaire diaphœnix. Nous avons parlé de leurs qualités alimentaires pour les peuples qui habitent les pays où les dattiers croissent en abondance; ils en préparent, au moyen d'une forte pression, un sirop épais ou une sorte de miel, dans lequel ils conservent les dattes elles-mêmes, ainsi que plusieurs fruits indigènes; ils en font aussi d'agréables gelées et pâtisseries. Par la fermentation avec addition d'une certaine quantité d'eau, les dattes donnent une fort bonne liqueur spiritueuse, qui peut remplacer l'eau-de-vie obtenue du vin ou des céréales. On en fait aussi du vinaigre, le seul en usage dans l'Égypte supérieure. Le vin de dattier, dont on fait usage dans les pays chauds, se prépare avec la sève de l'arbre, qui découle en abondance du stipe de l'arbre, lorsque l'on y fait des entailles; on choisit pour cette opération les vieux pieds devenus inféconds, parce que la perte de la sève entraîne nécessairement celle de l'arbre. Au centre du faisceau de palmes qui termine le stipe des dattiers, se trouve un bourgeon conique formé des jeunes feuilles, et dont la saveur est analogue à celle de la châtaigne crue; cependant on ne le mange que rarement, parce que l'on ne peut l'enlever sans faire périr l'arbre qui le porte.

Les diverses parties de cet arbre ont des usages économiques. Les fibres de la base des feuilles servent à faire des cordages, des tissus grossiers, des corbeilles, etc.; le bois est employé pour les constructions, mais on ne peut en faire des planches, à cause de sa structure propre aux végétaux monocotylédons; ses fibres longitudinales sont interposées d'un tissu cellulaire plus abondant au centre qu'à la circonférence, de sorte qu'à l'inverse des arbres de nos climats, la partie la plus dure ne se trouve pas au centre. Enfin, les palmes ou feuilles des dattiers ne sont point inutiles; elles forment un article de commerce important pour certains pays où les rits de la religion romaine sont ponctuellement suivis. Ces palmes étaient, dans l'antiquité, le symbole de la victoire et la récompense des triomphateurs; elles figuraient dans toutes les processions et les fêtes du judaïsme. On leur a substitué, dans nos climats septentrionaux, les branches des arbres indigènes ; mais en Italie et en Espagne, on tient beaucoup à la pureté des anciens usages, et il est tels vallons de la Ligurie et de la côte de Valence en Espagne, où l'on cultive les dattiers uniquement pour fournir les processions de palmes, lors des grandes cérémonies.

L'analyse du pollen du dattier a donné pour résultats : 1°. de la pollenine ; 2°. une matière animale soluble dans l'eau, et qui peut être précipitée par l'infusion de noix de galle ; 3°. de l'acide malique libre en grande quantité ; 5°. des phosphates de chaux et de magnésie. (Fourcroy et Vauquelin, *Annales du Muséum d'Histoire naturelle*, t. I, p. 417.)

(A. R.)

DATURA STRAMONIUM. *V.* Stramoine.

DATURINE. *Daturium.* On a donné le nom de *daturine* à une substance cristalline qui a été découverte par Brandes, dans les semences de la *stramoine* ou *pomme épineuse.* La daturine se trouve dans la graine, à l'état de malate acide, que l'on peut obtenir à l'aide de l'alcool bouillant. On décompose ensuite ce sel par la magnésie, et l'on reprend le précipité par l'alcool bouillant ; la liqueur, par évaporation, laisse déposer la daturine.

Ce principe est presque insoluble dans l'eau et dans l'alcool froid ; il est soluble dans l'alcool bouillant, susceptible de s'unir aux acides et de former des sels d'où l'on peut précipiter la daturine par les alcalis.

Les sels que forme la daturine combinée aux acides sont très solubles.

On a attribué à la daturine l'efficacité de l'extrait de stramonium employé contre le rhumatisme invétéré, et dont les bons effets ont été constatés à l'hôpital d'Utrecht, par MM. Kirchoff et Engelbart.

La daturine n'a pas encore été employée comme moyen thérapeutique ; il serait à désirer que quelque praticien s'occupât de l'examen des propriétés de ce nouveau produit. (A. C.)

DAUCUS CAROTTA. *V.* Carotte.

DAUCUS DE CRÈTE. *Daucus creticus* offic. Sous ce nom était

connu, dans l'ancienne Pharmacie, le fruit de l'*Athamantha cretensis*, L., plante de la famille des Ombellifères et de la Pentandrie Digynie. On le faisait venir de l'île de Crète et des autres contrées orientales, quoique la plante qui le produit croisse assez abondamment entre les rochers des montagnes subalpines de la France, telles, par exemple, que la chaîne du Jura. Ce fruit, que l'on considérait autrefois comme une graine nue, est légèrement cotonneux, allongé, couronné par deux styles, séparable en deux portions, et mélangé avec les débris des pédicelles des ombellules, dont il faut le séparer par le triage. Il a une saveur forte et une odeur aromatique. Ses propriétés sont stimulantes comme celles des fruits de la plupart des Ombellifères; ce qui autorise la substitution des fruits de la carotte, lorsque l'on ne peut se procurer le daucus de Crète, aujourd'hui peu répandu dans le commerce. Cette drogue entrait dans la composition du sirop d'armoise, de la thériaque et du diaphænix. (A. R.)

DAUPHIN. *Delphinus*. Genre de Mammifères cétacés habitans des mers, qui renferme plusieurs espèces d'où l'on retire une grande quantité de substance huileuse employée pour l'éclairage. (A. R.)

DAUPHINELLE. *Delphinium*. Nom d'un genre de plantes qui se compose de plusieurs espèces dont les diverses parties ont quelques usages médicinaux. Telles sont celles connues sous les noms vulgaires de pied-d'allouette et staphysaigre. *V.* ces mots. (A. R.)

DAURADE. Un des noms vulgaires du cétérach officinal. *V.* ce mot. (A. R.)

DÉCANDRIE. La dixième classe du système sexuel de Linné a été ainsi nommée, parce que les végétaux qu'elle renferme offrent des fleurs hermaphrodites à dix étamines. (A. R.)

DÉCANTATION. On a donné le nom de *décantation* à une opération qui consiste à verser doucement, par inclinaison, une liqueur qui dépose, dans le but de séparer la partie claire qui surnage, de celle qui s'est précipitée au fond du vase. Le mot décantation dérive du mot *canthus*, bec, goulot, de ce que cette opération se fait plus facilement lorsqu'on se sert d'un vase qui a un goulot. On peut aussi se servir d'une *pipette*, d'un *siphon*, pour pratiquer la décantation. (A. C.)

DÉCAPER. Opération qui consiste à enlever par le frottement, à l'aide du sable, l'oxide ou les substances étrangères qui recouvrent la surface d'un métal. (A. C.)

DÉCOMBUSTION. Le mot *décombustion* a été employé par Fourcroy, comme synonyme de désoxigénation. *V.* ce mot. (A. C.)

DÉCOCTION. *Decoctum.* La décoction est une opération par laquelle on se propose d'extraire les principes solubles d'un ou de plusieurs corps, en les faisant bouillir avec un liquide. La décoction est simple ou composée : *simple*, quand elle est préparée avec une seule substance : *composée*, quand elle est préparée avec plusieurs.

La décoction a aussi été divisée en trois espèces, la *légère*, la *médiocre* et la *forte* : pour la première, l'ébullition ne dure que quelques minutes ; pour la seconde, la durée de l'ébullition est d'une demi-heure ; enfin pour la troisième, elle peut être continuée pendant plusieurs heures de suite. Ce qui établit entre ces trois modes d'agir une différence, c'est la durée de l'ébullition et non sa force ; car sitôt que les liquides commencent à bouillir, ils font monter le degré du thermomètre à un point qui varie pour chacun d'eux ; mais ensuite, que l'ébullition soit lente ou rapide dans un même liquide, le mercure reste au même niveau : preuve incontestable que tout le combustible employé sert à transmettre le calorique au liquide, sans l'y fixer en plus grande quantité.

La décoction pouvant altérer les propriétés médicinales, et changer les caractères physiques et chimiques des corps, quelle que soit leur nature, le pharmacien ne doit l'employer que lorsque cela est nécessaire. Des preuves de ces altérations qui résultent de l'action du feu sur les substances végétales lui sont fournies dans la pratique de son art ; en effet, il a pu remarquer que, par une longue ébullition, les sirops se colorent, les mucilages perdent de leur consistance, les substances purgatives perdent de leurs propriétés, etc., etc.

On donne aussi le nom de décoction, et mieux celui de *decoctum,* au produit que l'on obtient de l'opération que nous venons de décrire. Les décoctions jouissant de propriétés plus ou moins actives d'après le mode suivi pour leur préparation, le praticien doit, autant que possible, donner dans sa formule le mode d'agir qui lui est indiqué par la nature de la maladie, par l'âge et l'état des malades auxquels il ordonne ces préparations.

Les décoctions qui peuvent être ordonnées sont en grand nombre : nous indiquerons ici celles qui sont les plus employées. (A. C.)

DÉCOCTION AMÈRE. Prenez racine de gentiane (*Gentiana lutea*) coupée par tranches, 4 grammes (1 gros); jetez-la dans eau de rivière, 1250 gram. (2 livres 8 onces); faites bouillir pendant 10 minutes; versez la liqueur bouillante sur des espèces amères, 8 grammes (2 gros); laissez infuser pendant 2 heures; passez sans expression. (A. C.)

DÉCOCTION ANTI-VÉNÉRIENNE DE LISBONNE. (*Pharm. batave.*) Prenez bois de santal blanc, de santal rouge, racine de salsepareille, de chaque 96 grammes (3 onces); bois de Rhodes, de gayac, de sassafras, de chaque 32 gram. (1 once); sulfure d'antimoine, 64 grammes (2 onces); écorce de garou, 16 grammes (demi-once); faites infuser pendant 12 heures dans eau de fontaine bouillante, 4000 grammes (8 livres); faites ensuite une décoction assez prolongée pour que la liqueur soit réduite à moitié. Ajoutez, vers la fin de l'opération, racine de réglisse, 16 grammes (demi-once); passez, laissez déposer.

Cette décoction se prend quotidiennement à la dose de 1 livre à 3. (A. C.)

DÉCOCTION BLANCHE, *Décoction de mie de pain.* Prenez corne de cerf calcinée et porphyrisée, 8 grammes (2 gros); mie de pain de froment, 24 gram. (6 gros); sucre blanc, 32 gram. (1 once); mêlez dans un mortier, et pilez pour faire un mélange exact. Faites bouillir pendant 10 minutes avec eau commune, 1000 grammes (2 livres); passez la décoction chaude dans une étamine peu serrée, en exprimant légèrement; ajoutez eau de fleurs d'oranger, 16 grammes (4 gros), ou, si la prescription le porte, eau de cannelle, 8 grammes (2 gros). Cette préparation se donne contre la diarrhée, les affections catarrhales. On doit remuer cette liqueur, afin de la faire prendre trouble au malade. La dose est d'une chopine ou d'une pinte par jour. Quelques praticiens ordonnent quelquefois, au lieu de mie de pain, la gomme, à la dose de 4 à 6 grammes (1 gros, 1 gros ½); on doit suivre ce mode de préparation dans ces cas seulement. (A. C.)

DÉCOCTION DE CASSE. Prenez pulpe de casse, 64 gramm. (2 onces); faites bouillir pendant cinq minutes dans eau, 1000 grammes (2 livres); passez sans exprimer; ajoutez, ou sirop de violettes, 32 grammes (1 once), ou, si l'ordonnance le porte, manne en larmes, 64 grammes (2 onces). Cette préparation est un bon laxatif. (A. C.)

DÉCOCTION DE GAYAC COMPOSÉE. Prenez bois de gayac râpé, racine de salsepareille, de chaque 48 grammes (1 once et demie); faites infuser pendant 4 heures dans eau commune tiède, 2000 grammes (4 livres); faites bouillir de manière à réduire le liquide à 1500 grammes (3 livres). Versez-le ensuite bouillant sur les substances suivantes : sassafras râpé, 8 grammes (2 gros); réglisse ratissée et divisée, 16 grammes (demi-once); laissez infuser pendant demi-heure, passez et tirez à clair. Cette décoction est employée comme sudorifique dans les cas d'affections vénériennes anciennes, dans les cas de maladies cutanées; on la donne à la dose de 1 à 2 livres par jour, prise en plusieurs fois. (A. C.)

DÉCOCTION DE GAYAC COMPOSÉE ET PURGATIVE. Prenez gayac râpé, racine de salsepareille coupée, de chaque 1 once; carbonate de potasse, 25 grains; faites macérer pendant 12 heures dans eau commune, 2000 grammes (4 livres); faites ensuite bouillir de manière à ramener la liqueur à 1500 grammes (3 livres); versez-la bouillante sur les substances suivantes : feuilles de séné mondées, bois de sassafras râpé, réglisse divisée, de chaque 8 grammes (2 gros); rhubarbe concassée, semences de coriandre, de chaque 4 gramm. (1 gros). Passez en exprimant, et décantez la colature lorsqu'elle sera éclaircie.

La décoction de gayac composée et purgative est employée à peu près dans les mêmes cas que la décoction composée; on la donne à la dose d'une livre et plus par jour, prise en quatre fois. (A. C.)

DÉCOCTION DE PAVOTS, *Décoction anodine*. Prenez têtes de pavots blancs, 128 grammes (4 onces); eau, 2000 gram. (4 livres). Faites bouillir pendant 10 minutes, et passez. Cette décoction est souvent employée en fomentation. (A. C.)

DÉCOCTION DE POLYGALA SENEKA. Cette décoction se prépare de même que celle de serpentaire. *V.* cet article. (A. C.)

DÉCOCTION DE QUINQUINA SIMPLE. Prenez écorce de quinquina gris, choisie exempte d'écorces étrangères et concassée, 32 grammes (1 once); faites-la bouillir pendant 10 minutes, dans un vase couvert, avec eau de rivière, 1000 gram. (2 livres); ajoutez ensuite, vers la fin de l'opération, muriate d'ammoniaque, 1 gramme (18 grains), ou sous-carbonate de potasse, 2 grammes (demi-gros). Si l'on veut obtenir les principes actifs contenus dans le quinquina, ajoutez, au lieu de ces sels, acides citrique, oxalique ou tartrique, de l'un ou de l'autre, 1 gramme (18 grains). Passez, laissez déposer, tirez à clair, et ajoutez sirop de quinquina, 16 grammes (demi-once) (1). (A. C.)

DÉCOCTION DE QUINQUINA COMPOSÉE ET LAXATIVE. Préparez la décoction simple comme il est dit plus haut, et, au lieu d'y ajouter le sel, coulez la décoction bouillante sur les substances suivantes :

---

(1) Les praticiens doivent surtout, lors de la prescription de cette décoction, indiquer les substances que le pharmacien doit y ajouter. (*Voir* le *Manuel du pharmacien*, t. I, p. 198.)

Follicules de séné........ 8 grammes (2 gros),
Sulfate de soude......... 8 grammes (2 gros),
Muriate d'ammoniaque.... 1 gramme (18 grains).

Laissez infuser pendant une demi-heure; passez avec expression, laissez déposer, tirez à clair et additionnez la décoction avec sirop de séné composé, 32 grammes (1 once).

(A. C.)

DÉCOCTION DE RACINE DE GRENADIER. Cette décoction, que l'on emploie avec succès pour détruire le tænia, se prépare de la manière suivante : prenez écorce de racine de grenadier de bonne qualité, 64 gram. (2 onces); eau commune, 1000 gram. (2 livres). Faites macérer pendant 24 heures; faites ensuite bouillir jusqu'à ce que la liqueur soit réduite à moitié, 500 grammes (1 livre). On passe, on divise en trois doses qui doivent être prises de demi-heure en demi-heure. La première et la deuxième déterminent, chez quelques personnes, des vomissemens. Sans avoir égard à cet effet, on doit prendre la troisième, qui n'exerce plus la même action sur l'estomac. Cette décoction détermine des selles dans lesquelles on trouve le plus souvent le tænia. (*V.* le *Journal de Chimie médicale*, t. I, p. 377.) Lorsque l'on veut faire prendre cette décoction, on purge la veille le malade avec la potion suivante : huile de ricin, sirop de limon, de chaque une once et demie. On aide l'action du purgatif par des boissons relâchantes.

(A. C.)

DÉCOCTION DE RACINE DE SERPENTAIRE. Prenez racine de serpentaire, 32 grammes (1 once); eau, 2000 gram. (4 livres). Réduisez à moitié par l'ébullition. La décoction de serpentaire est ordonnée à la dose de 250 grammes (8 onces) par jour, en quatre fois, dans les cas d'affections rhumatismales et arthritiques, dans ceux d'hydropisie, et dans les affections du poumon, accompagnées de débilité et de sécrétions abondantes. (A. C.)

DÉCOCTION DE RIZ. Prendre les mêmes doses de riz que d'orge, opérer de la même manière, et remplacer le sirop de guimauve ou de capillaire par du sirop de gomme. Cette décoction est ordonnée contre la diarrhée. (A. C.)

DÉCOCTION DE TAMARIN, *Eau de tamarin.* Prenez eau bouillante, 1000 grammes (2 livres); pulpe de tamarin, 32 ou 64 grammes (1 ou 2 onces). Délayez la pulpe dans l'eau, passez sans expression, décantez; ajoutez ensuite sirop de capillaire, 1 once. Cette décoction est un bon purgatif qui n'occasione pas de coliques. (A. C.)

DÉCOCTION D'ORGE. (*Codex.*) Prenez orge perlé, 16 gram. (demi-once); lavez-le à l'eau froide, puis faites-le cuire avec eau commune, 1250 grammes (2 livres 8 onces); continuez la coction jusqu'à ce que la graine soit bien renflée et bien ramollie, et qu'il ne reste plus qu'environ 1000 gram. (2 livres) de liquide; passez, laissez déposer, tirez à clair, et ajoutez sirop de guimauve ou de capillaire, 32 grammes (1 once): la décoction sera faite. On peut aussi l'édulcorer avec la racine de réglisse ratissée.

L'emploi de l'orge perlé est plus convenable en ce qu'il fournit une tisane qui n'est pas âcre et astringente comme celle qui serait préparée avec l'orge entier ou seulement mondé. (A. C.)

DÉCORTICATION. Opération pharmaceutique qui consiste à enlever l'écorce d'une racine, d'une tige, d'un fruit ou de toute autre partie végétale. La décortication est employée lors de la préparation des écorces de cannelle, de quinquina, de sureau, etc. (A. C.)

DÉCRÉPITATION. La décrépitation est le bruit que font entendre diverses substances, et particulièrement certains sels (ex. le muriate de soude), lorsqu'on les jette sur des charbons ardens. Ce bruit est attribué, 1°. pour les sels qui contiennent de l'eau, à la vaporisation de ce liquide, qui donne lieu à la séparation brusque des molécules; 2°. pour ceux qui n'en contiennent pas, à la dilatation des molécules, causée par le calorique. (A. C.)

DÉFÉCATION. On a donné le nom de *défécation* à une opération qui consiste à séparer d'un liquide, un dépôt qui s'y est formé. On a particulièrement appliqué ce mot à la séparation des dépôts qui se forment dans les sucs des végétaux. (A. C.)

DÉLIQUESCENCE. On a donné le nom de *déliquescence* à la propriété que possèdent certains corps, d'attirer l'humidité de l'air et celle des corps qui les environnent, d'en absorber plus ou moins, et de passer de l'état sec à l'état humide, puis à l'état liquide.

Un grand nombre de sels et plusieurs acides, des oxides, jouissent de cette propriété. On a remarqué, et le fait est démontré, que les corps qui sont déliquescens cristallisent difficilement ou pas du tout, qu'ils sont solubles dans l'eau et aussi dans l'alcool. On doit donc conserver ces produits (ex., l'acide sulfurique, l'hydro-chlorate de chaux, la potasse à l'alcool) dans des flacons bien bouchés. M. Gay-Lussac a communiqué à l'Institut un mémoire sur cette propriété; ce mémoire est inséré par extrait dans les Ann. de Chimie, t. LXXXII, p. 171. (A. C.)

DELPHINE, *Matière active du staphysaigre.* Cette substance a été découverte dans les graines du staphysaigre, (*Delphinium staphysagria*) par MM. Lassaigne et Feneulle; on l'obtient de la manière suivante.

On prépare des décoctions fortes de staphysaigre; lorsqu'elles sont préparées, on les traite par la magnésie; on fait bouillir, on recueille sur un filtre le précipité qui se forme, on le lave et on le traite par l'alcool bouillant, qui dissout la delphine et ne touche pas à la magnésie. On filtre, on fait évaporer la solution alcoolique, qui laisse pour résidu la delphine: quand elle est colorée, on la traite une deuxième fois par l'alcool bouillant; on ajoute un cinquième du poids de la delphine, de charbon animal; on filtre, on fait évaporer la solution alcoolique filtrée.

La delphine est blanche, pulvérulente, ayant dans quelques-unes de ses parties un aspect cristallin; elle est inodore; sa saveur est amère, suivie d'âcreté. Soumise à l'action de la chaleur, elle se liquéfie comme la cire; par le refroidissement, elle devient dure, cassante; à une température plus élevée, elle brûle en laissant un charbon léger. Elle est peu soluble dans l'eau froide, très soluble dans l'alcool; elle s'unit aux acides, et donne naissance à des sels qui sont décomposés par les alcalis, qui précipitent la delphine sous forme de gelée: par l'acide nitrique, elle prend une couleur jaune. La delphine n'a pas encore été employée dans l'économie animale.

(A. C.)

DELPHINIUM. *V.* DAUPHINELLE.

DEMI-FLEURON. *Semi-flosculus.* On nomme fleuron (*flosculus*) chacune des petites fleurs dont l'ensemble constitue la calathide ou tête d'une synanthérée; mais on distingue spécialement sous le nom de demi-fleurons celles de ces petites fleurs qui ont une corolle fendue, unilatérale, tronquée ou dentée au sommet. Les plantes du groupe des Chicoracées ont leur calathide entièrement composée de demi-fleurons, qui renferment alors les organes mâles et femelles; on donne à ces plantes le nom de *semi-flosculeuses*. Dans les autres tribus de la famille des Synanthérées, on trouve quelquefois des demi-fleurons, mais ils forment seulement les rayons ou la couronne de la calathide, et ordinairement ils ne renferment que les organes femelles; souvent même ils sont stériles. (A. R.)

DENSITÉ. La densité est le rapport de la masse au volume. Sous le même volume, les différens corps de la nature contiennent des quantités différentes de matière, et par conséquent ont des poids inégaux. Ex. : une masse de plomb comparée à une masse d'or, est à celle-ci comme 11,352 est à 19,257; c'est-à-dire que de deux culots métalliques d'une même dimension, l'un de plomb, l'autre d'or, si celui de plomb pèse 11,352 gram., celui d'or pèsera 19,257 gram. Cette différence dans le poids de ces deux métaux est due au rapprochement plus ou moins grand des molécules des deux corps. La densité des liquides et des gaz est aussi différente dans ces divers corps; en effet, l'eau distillée pesant 1,000, l'acide sulfurique à 66° pèse, d'après M. Thénard, 1,842; le gaz oxigène pesant 1,10359, le gaz hydrogène ne pèse que 0,07321. Nous renverrons aux ouvrages de Physique pour faire connaître la manière de prendre et de constater la densité des solides, des liquides et des gaz, ces détails ne pouvant faire partie de ce Dictionnaire. (A. C.)

DENT DE LION. *V.* Pissenlit.

DENTELAIRE D'EUROPE. *Plumbago Europœa*, L.—Rich. Bot. méd., t. I, p. 222. (Famille des Plumbaginées, Juss. Pentandrie Monogynie, L.) Vulgairement Herbe au cancer, et Malherbe. Cette plante croît naturellement dans les lieux stériles de l'Europe méditerranéenne. Sa tige rameuse, haute d'environ 2 pieds, porte des feuilles alternes, amplexicaules, ovales, aiguës, légèrement ondulées, et velues ou dentelées sur leurs bords. Ses fleurs sont violettes avec des nuances de pourpre, et elles sont ramassées en bouquet au sommet des ramifications de la tige. Le calice est parsemé de petits tubercules glanduleux et visqueux; la corolle est infundibuliforme, ayant un long tube et un limbe plane à cinq lobes obtus.

Toute la plante, mais surtout la racine, est douée d'une grande âcreté qui diminue d'intensité par la dessication. On s'en sert comme masticatoire pour augmenter l'action des glandes salivaires. Elle a été aussi employée comme émétique; mais l'incertitude de son action en a fait depuis long-temps abandonner l'usage. A l'extérieur, son efficacité contre les maladies psoriques a été constatée par les commissaires de la Société royale de Médecine (1). Les habitans des départemens méridionaux s'en servent dans les mêmes maladies : à cet effet, ils font bouillir 2 à 3 onces de racine de dentelaire dans une livre d'huile d'olive, et appliquent ce liniment sur les parties galeuses. Malgré l'énergie bien reconnue de cette plante, on lui refuse aujourd'hui les propriétés anticancéreuses qui jadis lui avaient fait donner un de ses noms vulgaires. (A. R.)

DENTIFRICES. On a donné le nom de *dentifrices* à diverses préparations pharmaceutiques destinées à nettoyer les dents. *Voir* Poudre, Électuaire, Opiat dentifrice. (A. C.)

DÉPILATOIRES. On a donné le nom de *dépilatoires* à des préparations caustiques qui déterminent la chute des filamens

(1) *V.* Mém. de la Société royale de Médecine, année 1779, p. 6.

cornés nommés *poils*. La chaux vive, le sulfure d'arsenic, entrent ordinairement dans la composition de ces remèdes, qui n'empêchent pas le poil de croître de nouveau. On ne doit les employer qu'avec précaution.

Exemples de préparations employées comme dépilatoires.

Rusma des Orientaux. Il s'obtient par le procédé suivant : on prend 64 grammes (2 onces) de chaux vive; orpiment ou réalgar, 16 gram. (4 gros); on fait bouillir dans une livre de lessive alcaline, jusqu'à ce que la liqueur soit assez active pour qu'une plume plongée dans ce liquide, et retirée, laisse tomber les barbes; on applique cette préparation froide sur les parties velues dont on veut détruire le poil. Ce dépilatoire est très caustique, on doit donc ne l'employer qu'avec la plus grande circonspection.

Poudre dépilatoire. Chaux vive, 8 grammes (2 gros), orpin, 4 grammes (1 gros); réduisez en poudre fine, et faites de cette poudre une pâte claire que vous étendez sur la peau couverte de poil, et que vous enlevez quand cette pâte est desséchée.

Onguent dépilatoire. (D'Alexis). Orpin, amidon, chaux vive, de chacun 4 grammes (1 gros); eau, quantité suffisante pour former une pâte que l'on emploie de la même manière.

Une foule de préparations analogues à celles-ci ont été décrites dans le Dispensaire de Jacques Wecker, imprimé à Genève en 1616. (A. C.)

DÉPURATIFS. On a donné le nom de *dépuratifs* à des médicamens qui passent pour avoir la propriété d'enlever à la masse des humeurs les principes qui en altèrent la pureté, et de les porter au dehors. Un grand nombre de médicamens sont regardés comme dépuratifs; de ce nombre sont les sudorifiques, les antiscorbutiques, etc., etc. (A. C.)

DÉPURATION. *V.* Clarification.

DÉSINFECTION. On a donné le nom de *désinfection* à l'opération qui consiste à enlever à l'air, aux vêtemens, aux tissus organiques, les miasmes dont ils peuvent être chargés, et qui peuvent provenir des émanations qui s'élèvent dans les cas de putréfaction, d'épidémies, etc. Les moyens employés pour opérer la désinfection furent d'abord les vapeurs de vinaigre, les fumées produites par la combustion des baies de genièvre, par celle du sucre ; mais ces fumigations, qui ne faisaient que masquer les odeurs sans détruire les miasmes, furent successivement remplacées par les fumigations faites avec les acides sulfureux, nitrique et hydro-chlorique, enfin par celles de chlore, etc. (Guyton-Morveau), et par l'application du chlorure de chaux, qui fut faite dernièrement. *V.* Chlore, Chlorure de chaux, de soude, Fumigations. (A. C.)

DÉSOXIDATION, *Désoxigénation.* On a donné ce nom à l'opération par laquelle on enlève l'oxigène d'un corps avec lequel ce gaz est combiné. Ce terme n'est presque plus mis en usage. (A. C.)

DESPUMATION. On a donné ce nom à l'opération qui consiste à séparer d'un liquide exposé à l'action du feu, les écumes ou les substances étrangères qui se séparent du produit ; on applique particulièrement ce mot à la séparation des écumes du miel et des sirops exposés à l'action de la chaleur. (A. C.)

DESQUAMATION. La *desquamation* est l'action d'enlever les exfoliations de l'épiderme, nommées squames, qui composent les racines bulbeuses. Enlever les squames qui composent la bulbe connue sous le nom d'*ognon de scille*, c'est opérer la desquamation. (A. C.)

DESSICATION. La dessication est une opération qui a pour but de priver les corps d'une certaine quantité d'eau nuisible à leur conservation. Cette opération se pratique ordinairement sur les parties des végétaux, rarement et avec plus de difficultés sur les parties des animaux, plus rarement encore sur les minéraux, qui n'ont besoin, pour leur conservation, que d'être garantis des agens extérieurs qui tendent à leur décomposition (l'air, la lumière, l'humidité, etc.).

La dessication s'opère à l'air libre, dans des étuves, et quelquefois à l'aide de moyens particuliers. Exemple : les plantes grasses que l'on dessèche sur des plaques métalliques chauffées, *les sedum*, les champignons que l'on fait dessécher dans du sable chaud, etc., etc. On reconnaît que la dessication a été bien opérée quand le corps desséché n'a perdu ni son odeur ni sa couleur.

Dessication des racines. La dessication des racines se pratique de différentes manières, selon la texture de ces parties du végétal. Si la racine est d'une texture serrée et fibreuse (exemple, les racines de patience, de chicorée), on les lave, on enlève la terre qui peut y adhérer; on sépare le collet qui est inerte; on enlève toutes les radicules, on coupe par sections le corps de la racine; on sépare le *meditullium* de quelques-unes, la bardane, la cynoglosse, pour conserver l'écorce; on enlève l'épiderme de la guimauve; on place alors les racines divisées sur des claies d'osier, et on les expose au soleil, dans un grenier bien aéré, ou dans une étuve chauffée de 15 à 20°. On renouvelle les surfaces jusqu'à ce que la dessication soit complète.

Il est convenable de laver les racines avant de les couper; l'eau ne peut les pénétrer, et par conséquent leur enlever des quantités sensibles de leurs principes. On doit conserver avec soin l'épiderme des racines aromatiques, le principe odorant résidant en grande partie dans les cellules de cet épiderme. On reconnaît que la dessication est complète lorsque les racines sont sonores et cassantes.

Si la texture de la racine est charnue et succulente (exemple, la racine de bryone, de nymphœa), on les lave, on les ratisse et on les divise par rouelles minces; on les traverse au moyen d'une ficelle, on en fait des chapelets, ou bien on les expose en couches minces sur des claies que l'on porte d'abord au grenier, puis à l'étuve, lorsque l'eau de végétation dans laquelle ces racines auraient pu se cuire s'est en partie dissipée par l'exposition à l'air libre.

Lorsque la racine est bulbeuse, et se compose d'un placenta dont la partie inférieure supporte la racine, et la face supérieure l'ognon (exemple, la scille), on retranche la partie inférieure du plateau, on enlève les squames extérieures qui sont minces, rouges et sèches, on les jette ; on conserve les squames qui forment l'intérieur de la racine et qui sont de couleur de chair; on isole, comme n'étant bonne à rien, la partie blanche qui est au centre et qui répond à la hampe. Les squames de couleur rose sont ensuite mises à sécher. On peut suivre plusieurs procédés pour obtenir cette dessication : celui de Demachi consiste à scarifier de chaque côté les écailles, à les faire passer dans une ficelle et à les exposer en chapelets dans une étuve ou autour du tuyau du poêle. Le second procédé, qui est le plus simple, consiste à diviser les squames en petites lanières prises dans le sens de leur longueur, à les exposer ensuite sur des claies, à l'air libre, pendant quelques heures, à les porter après dans une étuve chauffée à 15°, à élever ensuite la température de l'étuve à 30°, et à laisser séjourner les parties des squames jusqu'à ce qu'elles soient sèches. Le but que l'on se propose en scarifiant ou divisant en lanières la scille, est de déchirer une pellicule mince qui recouvre chaque squame, et qui s'opposerait à l'évaporation de l'eau de végétation. On doit employer pour diviser la scille un couteau d'ivoire ou d'argent, les parties de cet ognon, coupées avec du fer ou de l'acier, se colorant en noir.

Dessication du bois, des écorces, des tiges. Ces parties du végétal ne contenant que très peu d'eau de végétation, on pratique facilement leur dessication : pour l'obtenir, on les divise, afin de multiplier leurs surfaces ; on les expose ensuite au soleil, à l'air sec, ou dans une étuve chauffée de 18 à 20°.

Dessication des feuilles. On dessèche des feuilles par les mêmes procédés que ceux que nous avons indiqués; mais ces moyens doivent varier selon que la feuille à dessécher est plus ou moins sèche, plus ou moins humide. Celles qui sont sèches (exemple, les feuilles d'oranger, la menthe, la mélisse) se dessèchent par l'exposition au soleil ou par l'exposition à l'étuve chauffée de 15 à 20°. Celles qui sont humides et charnues (exemple, les feuilles de bourrache, de buglosse) se dessèchent de la manière suivante : on les monde des substances étrangères qu'elles contiennent; on les place en couches minces sur des clayons, on les expose à l'air pendant quelque temps, on les porte ensuite à l'étuve chauffée à 15°, on augmente graduellement la température, que l'on porte à la fin à 30 ou 36°. On a soin de renouveler les surfaces jusqu'à ce que la dessication soit opérée (1).

Dessication des sommités fleuries. Pour dessécher ces sommités, on divise en petites bottes celles dont la couleur est facilement détruite par le contact de l'air (exemple, la petite centaurée, les sommités d'hyssope, le muguet), et l'on enveloppe la partie supérieure dans du papier; on les porte ensuite à l'étuve, ou l'on en fait des guirlandes que l'on suspend dans des greniers aérés. Pour les autres sommités, on les porte à l'étuve, ou on les suspend, mais sans prendre la précaution de les envelopper de papier.

Dessication des fleurs. Cette dessication, plus difficile à opérer que celle des autres parties des plantes, varie à l'infini. Les fleurs dont l'arome est fugace et dont le tissu est chargé d'eau de végétation (exemple, le lys, le jasmin, la tubéreuse, etc., etc.), ne se dessèchent pas, mais il n'en est pas de même des autres. Le tilleul, le bouillon blanc, le sureau, le genet, le tussilage, la camomille, peuvent être desséchés facilement, soit par leur exposition à l'air ou à l'étuve. Les fleurs des Corymbifères doivent être desséchées avant leur entier épanouissement, afin que leurs aigrettes ne puissent pas se développer et rester en suspension lorsqu'on en fait des *infusions*, et par là irriter la gorge du malade. (Virey.) Les fleurs de roses rouges, les fleurs de l'œillet doivent être mondées de leurs onglets, étendues sur des tamis recouverts de papier, et séchées rapidement à l'ombre, puis à l'étuve (2); il en est de même pour les fleurs de mauve, auxquelles cependant il n'y a rien à enlever. Les pétales des coquelicots doivent être

---

(1) On doit, pendant tout le cours de cette opération, augmenter graduellement la chaleur, parce que les deux surfaces se dessècheraient et s'opposeraient à la sortie de l'humidité intérieure.

(2) On a proposé dernièrement de les dessécher dans du sable chaud.

étendus sur des draps, en couches minces, et exposés à l'action d'un beau soleil, ou à une brusque chaleur d'étuve. Ce moyen fournit un coquelicot bien rouge et non réduit en pelotes noirâtres comme on en trouve dans le commerce; les violettes doivent être mondées de leurs calices et de leurs pédoncules, étendues en couches minces, et séchées à l'étuve chauffée à 35°, et enfermées aussitôt qu'elles sont refroidies.

Lorsque les fleurs sont desséchées, on les prive des débris qui se sont détachés pendant la dessication, en les plaçant sur un crible et agitant, rejetant ensuite ce qui passe.

Dessication des fruits. Les fruits sont rarement desséchés, cependant il en est quelques-uns qui sont soumis à cette opération. On doit agir de la manière suivante : on se sert de la chaleur du soleil, de celle de l'étuve ou de celle d'un four médiocrement chauffé ; mais de crainte de cuire le sarcocarpe, on interrompt la dessication à plusieurs reprises, pour la continuer ensuite jusqu'à ce que le fruit ait acquis la consistance propre à sa conservation; c'est ainsi que l'on dessèche à 36° centigrades les prunes pour avoir les pruneaux.

Dessication des semences. On dessèche les semences farineuses en les exposant au soleil à l'air libre, ou à l'étuve. On a remarqué que le blé séché au four se conservait mieux que celui desséché par tout autre moyen. On dessèche celles qui sont de nature oléagineuse en les exposant aux rayons du soleil ; lorsqu'on les garde dans leurs enveloppes ligneuses, elles se conservent plus longtemps sans s'altérer ni rancir. On fait sécher celles qui sont aromatiques en les exposant à l'air libre, à l'abri du soleil, qui dissiperait une partie de leur arôme. Les semences cornées peuvent être desséchées sans précaution; celles de coing doivent rester à l'étuve, jusqu'à ce que le mucilage qui les recouvre se soit desséché par son exposition à la chaleur.

Dessication des substances animales. On dessèche quelques substances animales pour les conserver. Les *cloportes*, le *castoreum*, se dessèchent au bain-marie, la *vipère* à l'étuve; pour les *cantharides*, on les étale sur un tamis de crin, que l'on expose dans un grenier où l'air circule facile-

ment ; lorsqu'elles sont attaquées par des insectes, on les place seules dans une étuve chauffée à 40° centigrades, afin de déterminer par cette chaleur la destruction des larves et des œufs.
(A. C.)

DÉTERSIFS. On a donné ce nom à des médicamens auxquels on accorde la propriété de nettoyer les plaies et les ulcères. Ces médicamens sont ordinairement des lotions stimulantes qui excitent les surfaces et qui déterminent sur les chairs blafardes un changement d'état qui favorise la cicatrisation.
(A. C.)

DIABÈTES. *V.* Sucre de diabètes.

DIACHYLON. *Diachylum.* *V.* Emplatre diachylon.

DIADELPHIE. Nom de la dix-septième classe du système sexuel de Linné, renfermant toutes les plantes dont les étamines sont réunies en deux faisceaux, tantôt par trois, comme dans la fumeterre, tantôt par quatre comme dans les *polygala*, mais plus communément en nombres irréguliers, l'un de dix étamines, l'autre d'une seule. Cette dernière disposition est très fréquente dans les Légumineuses ; mais il faut remarquer que plusieurs genres de celles-ci ont été placés dans la Diadelphie, quoiqu'ils fussent réellement monadelphes. (A. R.)

DIAGRÈDE. *V.* Scammonée.

DIAMANT. Le diamant est une pierre précieuse qui existe dans la nature, et que l'on rencontre en quelques lieux, dans l'Inde, dans les royaumes de Visapour et de Golconde, et au Brésil dans le district de Sero Dorio, dans les provinces de Saint-Paul, dans les campagnes, de Cuiaha Guara de Paca. Parmi ces pierres, on en trouve dont les angles sont émoussés, et qui paraissent avoir été entraînées par les eaux ; d'autres présentent des formes régulières, l'octaèdre régulier, le dodécaèdre rhomboïdal ; d'autres enfin ont vingt-quatre et quarante-huit faces. La couleur des diamans varie ; il y en a de blancs, de gris, de jaunes, de verts, de roses, de bleus clairs, de bruns ; leur poids spécifique est à celui de l'eau comme 355 et à 100. Leur dureté est plus considérable que celle de tous les corps connus jusqu'à présent.

Les diamans se rencontrent ordinairement dans des dépôts arénacés plus ou moins ferrugineux, qui existent à la surface du sol, ou qui sont enfouis à peu de profondeur. Pour faire l'exploitation de ces sables, on change le lit des ruisseaux, on ramasse le gravier, on le lave, et l'on en retire les diamans.

La nature du diamant, long-temps inconnue, fut soupçonnée par Newton, qui avait observé que les corps les plus combustibles réfractaient le plus la lumière. En 1694, les académiciens de Florence s'aperçurent que les diamans se consumaient lorsqu'on les exposait au foyer d'un miroir ardent. Les chimistes français s'étant ensuite occupés de ce travail, ils démontrèrent que le diamant calciné sans le contact de l'air à la plus haute température, ne perd rien de son poids; mais qu'avec le contact de ce corps et de la chaleur, il se dissipe entièrement. Lavoisier fit ensuite voir que le produit de la combustion du diamant était de l'acide carbonique, et il conclut de ses expériences que ce corps avait la plus grande analogie avec le carbone pur. Après Lavoisier, d'autres chimistes s'occupèrent d'expériences tendant à rechercher si le carbone n'était pas accompagné dans le diamant d'autres substances; mais ces recherches confirmèrent l'identité qui existe entre le carbone pur et le diamant. En effet, on reconnut que 27,38 de carbone ou 27,38 de diamant, en s'unissant avec 72,62 d'oxigène, donnaient également en résultat 100 parties d'acide carbonique.

Le diamant est transparent lorsqu'il est brut, mais beaucoup plus lorsqu'il est taillé; chauffé, il devient phosphorescent. Il jouit constamment de l'électricité vitrée.

La valeur de cette pierre précieuse est en raison de sa grosseur et de sa diaphanéité.

Le diamant est employé pour couper le verre : pour cela on enchâsse de petits fragmens dans une masse d'étain, en ayant soin de laisser saillir un angle aigu qui sert à faire un tracé sur le verre ; la rupture se détermine ensuite sûr le point tracé.

(A. C.)

DIANDRIE. Linné a donné ce nom à la seconde classe de son système sexuel des végétaux, caractérisée par ses fleurs hermaphrodites, renfermant des étamines au nombre de deux. (A. R.)

DIANTHUS CARYOPHYLLUS. *V.* Œillet.

DIAPALME. *V.* Emplatre diapalme.

DIAPHÆNIX. *V.* Électuaire de scammonée et de Turbith réformé.

DIAPHORÉTIQUES. On a donné ce nom à des médicamens auxquels on accorde la propriété de favoriser la transpiration; les diaphorétiques sont des sudorifiques employés à faible dose ou doués de peu d'énergie. La bardane, la bourrache, etc., sont considérées comme diaphorétiques. (A. C)

DIASCORDIUM. *V.* Électuaire opiacé astringent.

DICOTYLÉDONES (PLANTES). *Vegetabilia Dicotyledonea.* Les botanistes ont ainsi nommé la plus considérable des divisions primordiales du règne végétal, dans la méthode naturelle. Les plantes qu'elle renferme germent toujours avec deux ou plusieurs cotylédons, opposés ou verticillés; ou, en d'autres termes, le corps cotylédonaire de leur embryon est toujours divisé en deux ou plusieurs lobes. Mais comme il est souvent difficile d'observer la structure de l'embryon ainsi que sa germination, ce caractère, malgré sa gravité, ne pourrait être employé utilement dans la pratique, s'il n'était pas, pour ainsi dire, décélé par une structure remarquable et particulière des autres organes. Ainsi, les tiges des Dicotylédones offrent toujours une moelle centrale, et des fibres ligneuses disposées par couches concentriques autour de cette moelle; enfin une écorce qui se développe aussi par couches concentriques et à l'inverse des couches ligneuses entoure celles-ci et leur sert d'étui extérieur. Cette structure est absolument opposée à celle des plantes monocotylédones, dont l'accroissement s'opère par le centre de la tige. M. Desfontaines, dans un mémoire inséré parmi ceux de l'Académie des Sciences, a le premier fait sentir toute l'importance de cette organisation; et M. De Candolle a proposé de classer les végétaux aussi bien sur les organes de la végétation que sur ceux de la fructification; il a en conséquence donné le nom d'*Exogènes* aux Dicotylédones, par opposition à celui d'*Endogènes* sous lequel il a désigné les Monocotylédones. Tous les arbres et arbustes de nos climats tempérés appartiennent à la division des Exogènes ou Dicotylédones.

(A. R.)

DICTAME BLANC. *V.* FRAXINELLE.

DICTAME DE CRÈTE. *Origanum Dictamnus*, L. — Rich. Bot. méd., t. I, p. 266. (Famille des Labiées, Juss. Didynamie Gymnospermie, L.) Cette petite plante originaire du mont Ida, dans l'île de Crète, est cultivée depuis long-temps dans les jardins. Elle a des tiges courtes, à peine ligneuses, velues, garnies de feuilles arrondies, épaisses, blanches et tomenteuses, les supérieures moins velues que celles du bas. Les fleurs, dont la corolle est purpurine, forment un épi à l'extrémité d'un pédoncule commun, lequel épi est ordinairement divisé à son sommet en trois autres dont celui du milieu est le plus court. Les bractées sont grandes, ovales et purpurines. Cette plante a une saveur âcre et amère, une odeur aromatique, due à la présence d'une huile volatile assez abondante; mais, sous ce rapport, elle n'est pas supérieure à beaucoup d'autres Labiées, surtout à l'origan vulgaire et à la marjolaine, ses congénères. Ses propriétés médicales sont donc simplement excitantes, et ne justifient point la brillante réputation que la plante avait acquise aux yeux des anciens. S'il est constant que l'origan dictame soit le dictame de Crète, si célèbre par les chants d'Homère et de Virgile qui en attribuaient la connaissance exclusive aux sages et aux héros, il faut convenir que les vertus dont ils croyaient que les végétaux étaient doués se fondaient sur une crédulité empirique poussée à l'excès; car personne ne croit plus à la prompte cicatrisation des blessures par une plante aussi insignifiante que celle dont il est question dans cet article.

Le dictame de Crète entre dans la composition de plusieurs préparations pharmaceutiques, telles que le diascordium, la confection d'Hyacinte, l'alcool général, l'opiat de Salomon, etc.

(A. R.)

DIGESTEUR, *Marmite de Papin.* On a donné ce nom à un vase cylindrique en fer ou en cuivre jaune, d'une assez grande épaisseur, dont le couvercle, du même métal, est fixé sur la partie inférieure par plusieurs vis. Au moyen de ce vase on peut porter un liquide à une très haute température sans qu'il puisse entrer en ébullition.

La marmite de Papin peut être employée à une foule d'usages, à préparer très pomptement diverses préparations, la gelée de lichen, à retirer la gélatine des os, etc., etc.

La marmite de Papin a reçu diverses applications dans les arts; on l'a modifiée, et les auteurs de ces modifications lui ont donné des noms particuliers. (A. C.)

DIGESTEUR DISTILLATOIRE. On a donné ce nom à un appareil dû à M. Chevreul, et qui peut servir avec avantage dans les cas d'analyse. Selon ce savant chimiste, l'eau, l'éther et l'alcool acquièrent à l'aide de cet instrument, une grande énergie, ils deviennent susceptibles d'attaquer des substances sur lesquelles ils n'auraient pas d'action à la pression ordinaire, en outre on peut aussi recueillir les produits volatilisés, et connaître les quantités de liquides qui restent dans l'appareil, et opérer d'après ces connaissances. (*Ann. de Chimie*, t. LXXXXVI.) (A. C.)

DIGESTIF. *V.* ONGUENT DE TÉRÉBENTHINE ET DE JAUNE D'OEUF.

DIGITALE POURPRÉE. *Digitalis purpurea*, L. — Rich. Bot. méd., t. I, p. 236. (Famille des Scrophularinées, R. Brown. Didynamie Angiospermie, L.) Vulgairement Doigtier, Gantelée ou Gant de Notre-Dame. Cette plante est très commune dans les localités montueuses de l'Europe tempérée, et particulièrement de plusieurs départemens occidentaux de la France; elle n'est pas rare aux environs de Paris, où elle fleurit dans les mois de juin et juillet. On la cultive dans plusieurs jardins, à cause de la beauté de ses fleurs. De sa racine vivace ou bisannuelle s'élève une tige simple, droite, cylindrique, velue, et qui atteint souvent plus d'un mètre de hauteur. Ses feuilles radicales sont pétiolées, ovales, aiguës, légèrement onduleuses, blanchâtres et velues sur leurs deux faces. Les fleurs forment au sommet de la tige un épi unilatéral; chacune d'elles est pédonculée, pendante, et munie à sa base d'une petite bractée ovale et aiguë. La corolle a une forme très remarquable ; elle est d'une seule pièce, et simule grossièrement l'extrémité du doigt d'un gant ; sa couleur est ordinairement le rouge plus ou moins vif, tachetée à l'intérieur de petits points noirs : on en trouve, mais rarement, une variété à fleurs blanches. Les quatre étamines didynames sont renfermées dans la corolle. Le fruit est une capsule ovoïde, acuminée, s'ouvrant en deux valves.

Les feuilles de digitale pourprée sont douées, surtout à l'état frais, d'une saveur amère, suivie d'âcreté ; leur odeur est nauséabonde, mais assez faible. On doit les récolter à l'époque de la floraison, et les conserver dans un endroit sec, à l'abri de toute humidité.

Avant que de parler des propriétés médicales de cette plante, devenue si célèbre depuis quelques années par les observations des praticiens, il convient d'exposer en peu de mots les résultats que son analyse a fournis aux chimistes.

MM. Destouches et Bidault de Villiers obtinrent des produits qui n'ont jeté aucune lumière sur le mode d'action de la digitale. En effet, ils y signalèrent, comme principes immédiats, deux sortes d'extraits, l'un aqueux, l'autre alcoolique, qui avaient entre eux beaucoup d'analogie ; une matière verte qui, quoique de nature huileuse, se précipitait au fond du vase ; un résidu insoluble composé de plusieurs sels à base de chaux et de potasse, et quelques traces d'une matière alcaline carbonatée.

Dans le cours de ces dernières années, plusieurs chimistes ont de nouveau soumis à l'analyse la digitale pourprée. Nous ne pouvons offrir à nos lecteurs que de très courts détails sur celles qui nous ont paru les plus remarquables. La première insérée dans la Bibliothèque universelle des Sciences, numéro de juin 1824, est due à M. Auguste Le Royer, habile pharmacien de Genève. Une livre de digitale pourprée sèche fut successivement traitée par l'éther à froid et à une haute température. Les liquides filtrés avaient une couleur jaune-verdâtre et une saveur amère. Évaporés en consistance d'extrait, le résidu offrait une apparence résineuse, attirant fortement l'humidité atmosphérique, et une amertume insupportable qui occasionait une sensation d'engourdissement sur la langue. Repris par l'eau distillée, l'extrait éthéré s'y est dissous en partie, et l'autre portion s'est précipitée en présentant tous les caractères de la chlorophylle. La solution aqueuse rougissait le papier de tournesol, ce qui indiquait la présence d'un acide formant des sels solubles avec l'oxide de plomb et les bases terreuses ou alcalines. La partie traitée par le plomb fut évaporée à siccité, et reprise par l'éther rectifié, qui se chargea du principe amer dégagé de ceux avec lesquels il était joint. Une évaporation subséquente donna une substance brune, poisseuse, qui ramenait faiblement au bleu le papier de tournesol rougi par un acide. L'extrême déliquescence de cette matière l'empêcha de cristalliser d'une manière permanente et distincte. M. Le Royer l'assimila néanmoins aux alcalis végétaux, et la considéra comme le principe essentiellement actif de la plante, en lui donnant le nom de *digitaline*.

D'autres chimistes ont également reconnu un principe alcaloïde dans la digitale pourprée. Un auteur suédois, cité dans l'ouvrage de Chimie de Thompson, a signalé la découverte de ce principe. Dans la thèse sur la digitale pourprée, présentée à la Faculté de Médecine de Paris, en 1824, par le docteur Nicolle, un jeune chimiste, M. Pauquy, a publié un procédé très différent de celui de M. Le Royer, et par lequel il a prétendu avoir isolé un principe de nature alcaline et cristallisée, qu'il a aussi nommé digitaline, mais qui ne ressemble pas du tout à celui auquel M. Le Royer a donné ce nom. Ce procédé, qui, de l'aveu de l'auteur lui-même, demandait à être répété, consistait à faire bouillir des feuilles de digitale dans de l'eau aiguisée d'acide sulfurique, à faire rapprocher la décoction, et à la soumettre à l'ébullition avec de la magnésie calcinée; celle-ci doit enlever l'acide combiné au principe alcalin présumé dans la décoction. Pour isoler ce principe, le résidu refroidi et bien lavé fut traité par l'alcool rectifié et bouillant: la liqueur filtrée et concentrée jusqu'aux trois quarts, laissa déposer un corps blanc, inodore, d'une saveur âcre, cristallisé en aiguilles très fines, insoluble dans l'eau et soluble dans l'alcool et l'éther. L'alcalinité de ce principe cristallin était très sensible par l'action de son *solutum* alcoolique sur le papier de tournesol.

Sans prétendre nous ériger en juges de ces divers travaux, nous ferons néanmoins une simple observation sur le but auquel semblent tendre la plupart des chimistes qui s'occupent d'analyses de substances organiques ; c'est que, voulant trouver des alcalis partout, ils oublient qu'un grand nombre de substances immédiates, mais nullement alcalines ou salifiables, sont également douées de propriétés actives, et que les qualités physiques, comme la saveur, l'odeur, la couleur, qui sont les causes de ces propriétés, peuvent dépendre de principes huileux, volatils, résineux, gommeux, etc., qui certainement ne passeront jamais pour des alcalis. Ainsi, en appliquant notre observation au sujet de cet article, nous pensons que le principe amer et nauséeux auquel la digitale paraît devoir ses propriétés n'est pas encore assez déterminé pour être considéré comme une nouvelle base salifiable organique ; il nous semble même que la digitaline de M. Le Royer est un corps composé de plusieurs substances, toutes solubles dans l'éther, et qui, si elles étaient isolées, seraient douées de propriétés très différentes (1).

L'action physiologique de la digitale pourprée a fait le sujet d'une grande controverse entre les médecins. La plupart d'entre eux ont reconnu dans cette plante la propriété de diminuer la fréquence des pulsations artérielles et d'augmenter les sécrétions naturelles, et surtout l'urine. Quelques auteurs dignes de confiance ont annoncé des résultats tout-à-fait contradictoires ; de là une sorte d'incertitude sur l'emploi d'un

(1) Nous avions écrit ces observations sans avoir eu connaissance d'une nouvelle analyse chimique présentée à la Société de Pharmacie, par M. Dulong d'Astafort. Ce travail, que nous connaissons maintenant, confirmerait nos idées sur la prétendue digitaline, ou principe actif de la digitale, qui, selon ce chimiste, n'aurait point la propriété de cristalliser et ne serait pas de nature alcaline. (*Journal de Chimie médicale*, v. II, p. 94 et 558, et nouveau travail inédit de M. Dulong.)

médicament que tout le monde s'accorde néanmoins à regarder comme infiniment précieux dans plusieurs cas de maladies graves. Il est probable que la diversité des effets signalés par les auteurs tient à la différence des doses employées, ainsi qu'à l'état particulier des malades. Quelques expériences de M. Le Royer, relatives à l'action de la digitaline introduite dans le système circulatoire d'un lapin, d'un chat et d'un chien, tendent à prouver que la circulation est ralentie par un effet spécial du principe actif de la digitale; mais ce ralentissement n'est que consécutif, d'après l'opinion du docteur Sanders d'Édimbourg, qui a étudié avec une grande attention l'action de la digitale. Celle-ci occasione toujours une accélération du pouls et même une sorte d'éréthisme général, auquel succède, chez les individus faibles et nerveux, une diminution sensible dans le nombre naturel des pulsations du cœur. Ce n'est point seulement sur le système circulatoire que cette plante exerce son action, mais encore sur les systèmes nerveux et digestif. A une faible dose, elle ne produit que de légères coliques et de la pesanteur d'estomac; si la dose est augmentée, il en résulte des nausées suivies de vomissemens, une douleur plus ou moins vive dans l'estomac et de fréquentes déjections alvines. Son action sur le système nerveux se manifeste par les éblouissemens, les vertiges et les mouvemens spasmodiques des membres, qu'éprouvent les personnes irritables qui font usage de ce médicament. Il est vrai que certains expérimentateurs ont annoncé que la digitaline causait la mort des animaux sans agitation et sans angoisses; mais, nous le répétons, ces résultats négatifs ne détruisent pas les faits observés dans la majorité des cas sur l'espèce humaine, et la dose à laquelle on administre le médicament, le temps écoulé entre son ingestion et celui où l'on observe ses effets, peuvent rendre compte de toutes ces anomalies.

La digitale pourprée a été préconisée dans un grand nombre de maladies qu'il n'est pas utile de mentionner ici; mais c'est surtout dans les hydropisies, les scrofules et les palpitations du cœur que l'on en a obtenu de grands succès.

On a employé les feuilles à l'état frais, soit en infusion, soit en teinture, pour l'usage intérieur; soit en fomentations ou en cataplasmes, pour l'usage extérieur. Certains pharmacologistes assurent même que la digitale est alors plus active; mais, quelle que soit la vérité de cette observation, il nous semble que les effets sont moins certains que sur la plante sèche, qui agit alors avec plus d'uniformité, attendu la quantité variable d'eau de végétation contenue dans la plante fraîche.

La poudre de digitale s'administre d'abord à une faible dose (1 à 5 grains), que l'on augmente graduellement suivant les circonstances. Comme cette poudre s'altère facilement, elle doit être renouvelée souvent. L'infusion et la décoction se préparent avec digitale, 2 gros à une demi-once pour 8 onces d'eau; la teinture alcoolique, avec environ 2 onces pour 8 onces d'alcool affaibli, que l'on donne à la dose de 10 à 20 gouttes et au-delà. On en fait aussi une teinture éthérée, un vinaigre, un oxymel, un sirop, des pilules, etc., dont les doses sont si variables, que nous ne pouvons rien indiquer d'absolu à ce sujet. C'est aux praticiens à discerner l'emploi convenable de cette substance et à en fixer la quantité suivant l'âge et la complexion des malades. (A. R.)

DIGITALINE. *V.* DIGITALE POURPRÉE.

DILATATION. On a donné le nom de dilatation à l'effet que produisent sur les corps la pression et l'action de la chaleur, effet qui donne lieu à l'accroissement de volume dans ces corps, sans qu'il y ait addition de substance. Les corps dilatés deviennent moins denses qu'ils ne l'étaient avant la dilatation. Nous renverrons, pour tous les détails qu'exige l'explication de ce phénomène, aux ouvrages de Physique, qui traitent en grand de cette propriété, commune aux solides, aux liquides et aux gaz. (A. C.)

DIOECIE. Linné a nommé ainsi la vingt-deuxième classe de son système sexuel. Elle comprend tous les végétaux pourvus de fleurs unisexuées et portées sur des individus distincts. Une foule de plantes usitées en Médecine et dans les arts appartiennent à cette classe : telles sont, entre autres, la mercuriale, le chanvre, les Cucurbitacées, etc., etc. (A. R.)

DIOSCORÉES. *Dioscoreæ*. Petite famille naturelle de plantes monopétales à ovaire adhérent au calice, et composée de plantes volubiles, à feuilles alternes ou rarement opposées, et à fleurs petites et ordinairement disposées en épis. Elle a été formée aux dépens d'une tribu des Asparaginées, et elle renferme des espèces remarquables par leurs racines tubéreuses, remplies de matière féculente et nutritive. Telles sont les *Ignames*, qui servent de nourriture à une foule de peuples répandus dans les deux Indes et dans les îles nombreuses de l'Océanie. Telles sont encore les racines du taminier commun (*Tamus communis*, L.) qui contiennent en outre un principe purgatif. (A. R.)

DIOSCOREA. *V*. IGNAME.

DIOSMA. Sous le nom de *Buchu leaves* (feuilles de buchu), on emploie, en Angleterre, les feuilles d'un arbuste qui nous paraît être le *Diosma crenata* de Thunberg. Cette plante appartient à la famille des Rutacées (section des Diosmées, Adrien de Jussieu), et fait partie d'un genre nouveau constitué par Willdenow, sous le nom d'*Agathosma*, et sous celui de *Bucco* par Wendland et d'autres auteurs allemands. Ainsi que tous ses congénères, le *Diosma crenata* est originaire du cap de Bonne-Espérance. Ses feuilles, portées sur des ramuscules verticillés ou épars, sont pétiolées, coriaces, alternes, quelquefois opposées, elliptiques, lancéolées, un peu aiguës, longues d'environ 1 pouce sur 4 ou 5 lignes de largeur, présentant sur leurs bords des dentelures fines et glanduleuses ; leur face supérieure est lisse et d'un vert clair lustré ; l'inférieure, plus pâle, présente des points glanduleux épars et translucides.

M. Félix Cadet de Gassicourt a fait des recherches chimiques sur ces feuilles ; en voici le résultat : huile volatile, 66,5 ; gomme, 21,17 ; extrait aqueux alcoolique, 5,17 ; chlorophylle, 1,10 ; résine, 2,15. L'huile volatile et l'extrait alcoolique aqueux paraissent être les principes actifs de ces feuilles, usitées en Angleterre et en Allemagne comme médicament tonique et diurétique dans le traitement des rétentions d'urine parvenues à l'état chronique. (A. R.)

DIOSPYROS EBENUM. *V.* Ébénier.

DIPLOLEPIS GALLÆ TINCTORIÆ. Nom scientifique imposé par Geoffroy à l'insecte qui, en déposant ses œufs sous l'écorce du pétiole d'une espèce de chêne, y détermine les excroissances connues sous le nom de noix de galle. *V.* ce mot. (A. R.)

DIPSACÉES. *Dipsaceæ.* Famille naturelle de plantes dicotylédones monopétales, à ovaire infère et à étamines libres. Elle est très voisine des Synanthérées, dont elle diffère principalement par la structure du calice et de la graine. Elle renferme des végétaux herbacés, à fleurs réunies en capitules, et à feuilles opposées, qui, sous le rapport des propriétés médicales, n'offrent qu'un faible intérêt, surtout depuis que l'on en a éliminé les valérianes, qui forment maintenant un ordre particulier. Les seuls genres qui doivent fixer notre attention, sont les cardères ou chardon à foulon (*Dipsacus*), et les scabieuses (*Scabiosa*). *V.* ces mots. (A. R.)

DIPTERIX ODORATA. Willdenow et De Candolle ont adopté ce nom pour le coumarou d'Aublet, qui fournit la fève de Tonka. *V.* ce mot. (A. R.)

DISCUSSIFS. *V.* Résolutifs.

DISPENSATION. La dispensation est une opération préliminaire à la préparation des médicamens officinaux et magistraux. Cette opération consiste à peser les doses des drogues prescrites dans la préparation, et à les arranger dans l'ordre où elles doivent être pulvérisées, infusées et mêlées. (A. C.)

DISSOLUTION. *V.* Solution.

DISTILLATION. La distillation est une opération que l'on met en pratique, dans le but de séparer les uns des autres, à l'aide de la chaleur, des liquides volatils à différens degrés; cette opération est fondée 1°. sur la différence de température qu'exigent les divers liquides pour se réduire en vapeurs; 2°. sur la propriété qu'ont les liquides réduits en vapeurs de passer de nouveau à l'état liquide lorsqu'on leur enlève leur calorique d'interposition. Lorsque l'on opère la distillation, on doit, pour le faire avec succès, remplir les conditions suivantes : 1°. chauffer suffisamment et avec économie tout le liquide à la fois; 2°. faciliter l'ascension des vapeurs; 3°. accélérer leur condensation.

Les anciens distinguaient la distillation, 1°. en distillation *per ascensum*, lorsque la distillation se faisait dans un alambic dont le chapiteau était placé au-dessus de la cucurbite; 2°. en distillation *per descensum*, lorsqu'on plaçait le feu au-dessus et autour du sommet de l'appareil distillatoire, dont les pièces étaient disposées de manière à ce que les vapeurs étaient obligées de se porter de haut en bas; 3°. en distillation *per latus*, lorsque l'appareil était disposé de manière à ce que les vapeurs parcourussent une suite de pièces horizontales avant d'arriver au récipient. Ces distinctions ne sont plus faites aujourd'hui, mais on distingue la distillation en distillation faite *à feu nu*, en distillation *opérée au bain-marie*, et en distillation faite *au bain de sable*, selon que le calorique est appliqué directement au vase qui contient la substance à distiller, ou qu'il lui est transmis par de l'eau bouillante, ou par du sable chaud.

La distillation *à feu nu* est la plus employée; on peut la mettre en usage toutes les fois que le degré d'ébullition n'est pas susceptible d'altérer la nature de la substance soumise à la distillation.

La distillation *au bain-marie* (*voir* ce mot) s'emploie pour les liquides qui entrent en ébullition à une température égale à celle de l'eau bouillante, ou qui pourraient être altérés par une température plus élevée que celle de l'eau bouillante, qui, sans être comprimée, ne s'élève qu'à 100°.

La distillation *au bain de sable* (*voir* ce mot) s'emploie pour volatiliser des liquides qui ne peuvent se réduire en vapeurs au degré de l'eau bouillante; alors on emploie le sable, corps mauvais conducteur du calorique, qui retient ce corps et qui empêche que les inégalités de température ne retardent l'opération. On se sert de la distillation, 1°. pour purifier ou rectifier les substances volatiles (exemple, l'alcool, l'éther, etc.);

2°. pour séparer sans altération les parties solides des végétaux, des substances volatiles (exemple, les huiles essentielles); 3°. pour retirer des substances végétales ou animales, des produits résultans de combinaisons nouvelles, qui se sont formés à l'aide de la chaleur par la décomposition des substances soumises à la distillation (exemple, l'huile et l'esprit de succin, l'huile animale de Dippel, et le sel essentiel de corne de cerf, etc.). Les appareils distillatoires d'usage en Pharmacie sont les *cornues* et les *alambics* (*voir* ces mots). Les alambics employés dans les arts ont reçu une foule de modifications qu'il nous serait impossible de rapporter ici; ces modifications sont consignées dans le Dictionnaire des découvertes, t. V, p. 61, dans le Dictionnaire technologique, et dans les ouvrages de MM. Dubrunfault et Lenormand, qui traitent de la distillation. (A. C.)

DIURÉTIQUES. On a donné le nom de diurétiques aux médicamens qui ont la propriété d'augmenter la sécrétion de l'urine, le nitrate de potasse, les préparations scillitiques, la digitale, les racines de fenouil, de petit houx, d'asperge, les tiges de pariétaire, etc. (A. C.)

DIVISION. La division consiste dans la séparation des particules intégrantes des corps. On peut l'opérer par six moyens différens; 1°. par *concassation*, 2°. par *section*, 3°. par *rasion*, 4°. par *limation*, 5°. par *mouture*, 6°. par *pulvérisation*.

A chacun de ces mots nous donnerons des détails convenables. (A. C.)

DOMPTE-VENIN. *Asclepias Vincetoxicum*, L. *Cynanchum Vincetoxicum*, Pers. et Rich. Bot. méd., t. I, p. 319. (Famille des Apocynées, Juss. ou Asclépiadées de Brown. Pentandrie Digynie, L.) Cette petite plante vivace est commune dans les bois sablonneux de l'Europe, et particulièrement aux environs de Paris. Elle offre une souche horizontale tuberculeuse, de laquelle partent un grand nombre de fibres allongées, blanches et menues; plusieurs tiges s'élèvent de cette souche, et portent des feuilles opposées, cordiformes, aiguës, entières et pétiolées. Les fleurs, blanches ou jaunâtres, forment des espèces de petites ombelles simples et pédonculées dans l'aisselle des feuilles supérieures. Elles ont une corolle à cinq lobes aigus et disposés en roue, au centre desquels est une couronne cylindroïde anguleuse, qui reçoit dans cinq petits corps caverneux biloculaires les petites masses polliniques des anthères; organisation sexuelle très remarquable et propre au groupe des Asclépiadées.

Lorsque la racine de dompte-venin est récente, elle a une odeur nauséabonde, une saveur âcre, amère et désagréable. Ces qualités physiques s'évanouissent en partie par la dessication. Son nom vulgaire lui vient de ce qu'on la regardait autrefois comme un spécifique contre toutes sortes de venins; aujourd'hui que l'on ne reconnaît plus de spécifiques dans le sens que les anciens attachaient à ce mot, la racine dont il est ici question jouit de propriétés irritantes et capables de provoquer le vomissement ou des évacuations alvines plus ou moins abondantes. On l'a vantée comme sudorifique et diurétique, et c'est à ce titre qu'on l'a fait entrer dans la composition du vin diurétique amer de la Charité.

M. Feneulle a publié (*Journal de Pharm.*, 1825, p. 205) une analyse chimique de la racine de dompte-venin, dont voici la composition : 1°. une matière vomitive différente de l'émétine; 2°. une matière résineuse; 3°. du mucilage; 4°. de la fécule; 5°. une huile grasse, circuse; 6°. une huile volatile; 7°. une gelée analogue à l'acide pectique; 8°. du ligneux; 9°. des malates de potasse et de chaux. (A. R.)

DORADILLE. *Asplenium.* Ce genre de la famille des Fougères renferme deux espèces autrefois en usage dans la Médecine, qui étaient souvent substituées au capillaire de Montpellier et à celui du Canada. Cette substitution n'avait aucun inconvénient, car elles jouissent des faibles propriétés attribuées aux capillaires, si ce n'est qu'elles sont moins aromatiques. L'une de ces fougères est le Polytric des boutiques (*Asplenium trichomanes*, L.), qui croît en touffes serrées, composées de feuilles à pinnules sessiles, arrondies, irrégulièrement dentelées, et portées sur une pétiole grêle et d'un brun foncé.

L'autre espèce est la Doradille ou Rue des murailles (*Asplenium Ruta muraria*, L.). De même que la précédente, elle croît par touffes serrées dans les fentes des rochers et des vieilles murailles. Ses pétioles ramifiés supérieurement portent de petites folioles irrégulièrement arrondies, un peu épaisses, et que l'on a comparées aux lobes des feuilles de la rue. Sa fructification se montre d'abord sous une forme linéaire, puis elle se développe de manière à recouvrir presque entièrement le dessous de la feuille. La rue des murailles était autrefois regardée comme une espèce de panacée; aujourd'hui elle est encore moins employée que le polytric des boutiques. (A. R.)

DORSTENIA CONTRAYERVA. *V.* Contrayerva.

DOSE. On entend par ce mot la quantité déterminée, en poids ou mesure, d'un ou plusieurs médicamens simples ou composés qui doivent entrer dans une préparation. (A C.)

DOUCE-AMÈRE. *Solanum Dulcamara*, L. — Rich. Bot. méd., t. I, p. 290. Bulliard, Herb., tab. 23. (Famille des Solanées. Pentandrie Monogynie, L.) Sous-arbrisseau sarmenteux très commun dans les haies et parmi les décombres de toute l'Europe. Sa tige est grêle, ligneuse à sa base, herbacée dans le reste de son étendue, pubescente, cylindracée et grimpante. Ses feuilles sont alternes, pétiolées, à trois lobes profonds, dont celui du milieu est le plus grand, ovale aigu et entier; les deux lobes latéraux sont opposés et irréguliers. Ces feuilles varient d'ailleurs pour leurs formes; on en trouve de quinquélobées, et d'autres parfaitement entières. Les fleurs ont une couleur violette, et sont disposées en petites grappes pédonculées et opposées aux feuilles. Le calice, d'un violet foncé, est très petit, turbiné et à cinq lobes aigus; la corolle rotacée offre cinq segmens étroits et aigus, marqués à leur base de deux petites taches glandulaires vertes et luisantes; les cinq étamines sont rapprochées en cône, et leurs anthères, comme dans les autres espèces du genre *Solanum*, s'ouvrent par des pores terminaux. Le fruit est une petite baie ovoïde, rougeâtre, biloculaire et renfermant plusieurs graines.

On récolte au printemps les jeunes rameaux de douce-amère, qui sont recouverts d'une écorce d'abord verte, puis grisâtre, et offrant à l'intérieur un canal médullaire très large; on les fait dessécher, et on les coupe en petits morceaux que l'on fend longitudinalement. Ces jeunes tiges ont une légère odeur nauséeuse, une saveur dont la première impression est amère, mais qui laisse dans la bouche un arrière-goût sucré, d'où le nom vulgaire de douce-amère. On leur attribue des propriétés diaphorétiques, et on les prescrit souvent dans les rhumatismes chroniques, la goutte, les maladies de la peau, la syphilis, etc. La dose est d'une à deux onces en décoction dans deux livres d'eau. Les baies ont une saveur fade, mais ne sont pas vénéneuses comme on le croyait autrefois. On prétend que les émanations de la douce-amère causent un narcotisme très prononcé chez les personnes qui en font dessécher une grande quantité dans les étuves. Il a été rapporté à l'article Cucuphes un fait assez remarquable de l'action de la douce-amère sur un jeune homme qui en avait placé dans son chapeau. Ces faits appellent l'attention des observateurs.

On a attribué à la présence d'une matière particulière (*la solanine*) les propriétés actives de la douce-amère. *V.* Solanine.

(A. R.)

DOURAH. C'est le nom sous lequel est connu, dans l'Égypte supérieure, le sorgho ou millet d'Inde, dont les caryopses servent de nourriture à plusieurs peuplades d'Afrique. On cultive en France cette graminée pour faire des balais avec ses panicules, et pour engraisser la volaille avec ses graines. *V.* Sorgho. (A. R.)

DOUVE (GRANDE et PETITE). On nomme ainsi vulgairement les *Ranunculus Lingua* et *Flammula*, L., espèces remarquables par leur âcreté. *V.* Renoncule. (A. R.)

DRACÆNA DRACO. Nom scientifique d'un arbre d'où découle la résine rouge sang-dragon. *V.* ce mot. (A. R.)

DRAGÉES. On a donné le nom de dragées à des substances végétales recouvertes d'une pâte sucrée, dure et blanche. Quelques-unes de ces préparations sont employées comme médicament. L'anis, recouvert de sucre, est donné comme carminatif.

On a aussi donné, comme vermifuge, le semen-contra préparé de la même manière. (*V.* PASTILLES ou TABLETTES VERMIFUGES.) Les baies de genièvre, recouvertes de sucre, étaient autrefois appelées *dragées de Saint-Roch*. On les administrait contre la peste. (A. C.)

DRASTIQUES. On a donné ce nom aux purgatifs énergiques.

DRÈCHE. *V.* BIÈRE.

DROGUES. On a donné primitivement le nom de *drogues* aux substances premières avec lesquelles le pharmacien prépare les médicamens magistraux et officinaux; par extension, on l'a donné ensuite à toutes les substances médicamenteuses. Les drogues peuvent être divisées en deux classes, les *drogues simples* et les *composées*. Les drogues simples sont des produits tirés des trois règnes, et que l'on trouve dans le commerce; les composées sont celles qui résultent de l'union, faite selon les règles de l'art, d'une ou de plusieurs substances simples, pour en former un mélange ou un composé. On a donné le nom de drogues simples à des produits qui sont évidemment des composés; mais on s'est basé sur ce que ces substances existent dans la nature, et qu'elles ne sont point des produits de l'art.

Le choix des drogues simples qui doivent entrer dans un composé médicamenteux est de la plus grande importance pour la préparation des médicamens, et pour que les propriétés que doivent posséder les mélanges ou composés soient celles qui ont été reconnues par les praticiens. Le pharmacien doit s'attacher à reconnaître si les substances qu'il se procure n'ont pas été altérées ou par des circonstances indépendantes de la volonté du droguiste, ou par cupidité. Les falsifications nombreuses qui ne se présentent que trop fréquemment dans le commerce ont été décrites dans divers ouvrages, et notamment dans celui de Favre, sur la sophistication, et dans la traduction du Manuel des pharmaciens, par MM. Kapeler et Caventou. (A. C.)

DRUPACÉES. *Drupaceæ*. Section de la famille des Rosacées, renfermant les arbres et arbustes dont le fruit est une drupe charnue, contenant un seul noyau. Tels sont les pru-

niers, les cerisiers, les abricotiers, les amandiers, les pêchers, etc.
(A. R.)

DRUPE. *Drupa.* Ce mot désigne un fruit plus ou moins charnu et renfermant un noyau de consistance ordinairement très dure. La partie charnue ou sarcocarpe est tantôt très abondante et succulente, comme dans les pêches, les cerises, les abricots, etc.; tantôt peu fournie, filandreuse et coriace, comme dans les amandes proprement dites. Le noyau, qui est constitué par l'endocarpe, se présente, dans la plupart des cas, sous forme osseuse, et contient une ou deux graines dont les cotylédons sont souvent pleins d'une huile fixe facile à extraire par expression. Le noyau et l'amande de la plupart des fruits de la section des Drupacées, dans la famille des Rosacées, sont remarquables en ce qu'ils contiennent de l'acide hydro-cyanique tout formé, qui leur communique une odeur agréable. Le fruit du noyer, dont le sarcocarpe est connu sous le nom de *brou*, est une véritable espèce de drupe. (A. R.)

DRYMIS WINTERI. Nom scientifique de l'arbre qui fournit la véritable écorce de Winter. *V.* ce mot. (A. R.)

DUCTILITÉ. On a donné le nom de *ductilité* à la propriété que possèdent divers métaux, de s'étendre sous le marteau, et de passer à la filière (exemp., l'or, l'argent, le cuivre, etc.).
(A. C.)

E

EAU, *Protoxide d'hydrogène.* L'eau est le résultat de la combinaison de l'oxigène avec l'hydrogène, dans les proportions de 88,90 d'oxigène, et de 11,10 d'hydrogène en poids, ou de 1 vol. d'oxigène gazeux, et de 2 d'hydrogène dans le même état.

Ce liquide existe abondamment dans la nature; il est indispensable à l'existence des végétaux et des animaux; on le rencontre à l'état de *vapeurs*, à l'état *liquide* et à l'état *solide.* L'eau pure est transparente, sans couleur, odeur ni saveur; elle est compressible, élastique, susceptible de transmettre le son, et de mouiller la plupart des corps que l'on y plonge. Son poids spécifique, pris pour 1000, sert de mesure pour déterminer le poids spécifique des autres corps. Un décimètre cube d'eau (1 litre) pris à son maximum de densité, c'est-à-dire à la température de 4°,44, pèse 1000 grammes 1 kilogramme. (Lefèbvre Gineau.) Cette densité n'éprouve pas de changement sensible à 2 ou 3 degrés au-dessous et au-dessus de 4°,44. A 0° degré, l'eau se solidifie et se convertit en glace; si l'abaissement de température se fait lentement, ce liquide prend une forme régulière, celle d'aiguilles qui se croisent sous des angles de 60 à 120°. On l'a vu en larges cristaux de figures déterminées; on l'a aussi vu à l'état solide (de neige), sous forme d'hexagones réguliers. L'eau solidifiée (la glace) est d'un poids spécifique moindre que celui de l'eau à l'état liquide. Ce liquide est mauvais conducteur du fluide électrique: pour lui communiquer la propriété de conduire ce fluide, on l'additionne d'une petite quantité de sel ou d'acide. L'eau jouit d'un pouvoir réfringent considérable. De cette propriété, Newton a conclu, long-temps avant que la décomposition de l'eau ne fût présumée, qu'elle devait contenir un corps combustible. Soumise à l'action de la chaleur, elle s'échauffe graduellement jusqu'à ce qu'elle soit à 80° Réaumur, 100° centigrades, sous la pression de 76 centimètres; arrivée à ce terme, elle reste à la même température, tant qu'elle est liquide; elle bout, se vaporise, augmente de 1698 fois son volume, se réduit en un gaz invisible. Si la pression de l'atmosphère est moindre, l'eau bout au-dessous de 100°; si la pression est plus considérable, elle demande un degré plus élevé. Dans le vide, elle bout à 21° centigrades; lorsqu'elle est comprimée dans la machine de Papin, elle peut supporter la chaleur rouge sans entrer en ébullition. Par son mélange avec différens sels, elle éprouve de grandes variations dans son terme d'ébullition: des expériences à ce sujet sont consignées dans Thomson (1).

(1) Expériences extraites des Transactions de Berlin, 1825.

L'eau laissée en contact avec l'air atmosphérique en absorbe une certaine quantité; on peut en chasser ce gaz par une ébullition continuée pendant au moins 2 heures (Driessen) ; l'eau ainsi privée de cet air en absorbe de nouveau lors de son exposition à l'air. L'air retiré de l'eau a été reconnu comme étant plus pur que l'air atmosphérique ; en effet, celui-ci donne 0,21 d'oxigène, tandis que celui obtenu de l'eau en contient 0,32. Cette différence a été attribuée à ce que l'eau étant en contact avec l'azote et l'oxigène, elle dissout plus ou moins de ceux-ci en raison de leur quantité respective, de leur action réciproque et de son affinité pour chacun d'eux. L'examen des gaz retirés de l'eau et fractionnés pendant l'opération, a démontré que le premier produit recueilli contient de 0,22 à 0,23 d'oxigène, le deuxième 0,25 à 0,26, le troisième de 0,33 à 0,34 (1).

L'eau mise en contact avec divers corps combustibles se conduit diversement; elle dissout l'azote, le chlore et l'iode ; elle est décomposée par son contact avec le carbone, le bore. Pour obtenir cette décomposition, il faut la faire passer en vapeurs, sur ces corps à l'état incandescent. Tenant en dissolution le chlore et l'iode, il y a aussi décomposition ; mise en contact avec les métaux de la deuxième section, le potassium et le sodium, il y a décomposition rapide, dégagement d'hydrogène ; ces métaux sont ramenés à l'état d'oxides. Cinq des métaux de la troisième section décomposent l'eau à l'aide de la chaleur. D'autres corps combustibles mixtes décomposent aussi l'eau : à chacun d'eux, nous aurons occasion de faire connaître les phénomènes et les résultats de ces décompositions.

Précédemment nous avons dit que l'eau existait sous trois états. On la trouve constamment à l'état solide vers les pôles et sur le sommet des hautes montagnes. A l'état liquide, elle occupe une surface immense sur le globe ; elle constitue les sources, les ruisseaux, les rivières, les fleuves et les mers : elle

---

(1) MM. Gay-Lussac et de Humboldt, *Journ. de Physique*, 1805.

n'est pas à l'état de pureté, mais tenant en solution des corps combustibles, des oxides métalliques, des sels. Suivant les corps qu'elle tient solution, elle prend diverses dénominations : si elle contient une assez grande quantité de sels pour pouvoir agir sur l'économie animale, on lui donne le nom d'*eau minérale* (*voir* ce mot); si, comme l'eau de la mer, elle contient des sels, et notamment du muriate de soude en quantité sensible, on lui donne le nom d'*eau salée;* si elle n'a pas de saveur marquée et si elle contient peu de sels, on l'appelle *eau douce*.

Les eaux peuvent être employées en boisson lorsqu'elles sont limpides, sans odeur, qu'elles servent à cuire les légumes, qu'elles ne coagulent pas la solution de savon, qu'elles ne sont pas abondamment précipitées par les solutions nitriques de baryte, d'argent, et par l'oxalate d'ammoniaque.

L'eau, à l'état de vapeur, existe en solution dans l'air atmosphérique. La quantité d'eau contenue dans cet air est variable, et plus la température est élevée, plus l'air en contient; aussi, lorsque l'on comprime ou lorsque l'on refroidit ce gaz, on voit l'eau qui était dissoute se précipiter et tapisser les parois du vase dans lequel il était contenu : cette eau disparaît si l'on élève de nouveau la température du gaz atmosphérique. L'eau en vapeur, par diverses circonstances naturelles, donne lieu à la production de la rosée, des brouillards, des pluies, de la neige, de la grêle, etc., etc. (*Voir* les ouvrages de Physique.)

L'eau fut considérée par les anciens comme un élément; cette opinion, émise par Aristote, fut d'abord mise en doute dans le XVIIe siècle, puis démontrée fausse par des expériences. Parmi les auteurs qui s'occupèrent de rechercher la nature de l'eau, on cite Macquer et Sigaud-Lafond, qui observèrent en 1776, qu'il y avait production d'eau lors de la combustion du gaz hydrogène (1). Priestley et Warltire, en 1781, ayant fait détonner, dans un vase de verre, un mélange de gaz hydro-

(1) Dictionnaire de Macquer.

gène et oxigène, ils remarquèrent que le vase était humide, mais, comme Macquer et Sigaud-Lafond, ils ne tirèrent aucune conséquence de ce fait pour la composition de l'eau. Dans la même année, 1781, Cavendish ayant répété avec soin l'expérience faite par Priestley, parvint à se procurer plusieurs grammes d'eau; il en tira la conséquence que l'eau était un composé d'hydrogène et d'oxigène. Monge, presque dans le même temps, tirait les mêmes conclusions d'expériences qu'il avait faites (1). Ces conséquences furent constatées par des expériences faites en grand, le 24 juin 1783, par Lavoisier et Laplace, et en 1785, par Lavoisier et Meunier. Ces expériences, furent répétées quelques temps après par M Lefèbvre Gineau, par Fourcroy, Vauquelin et Séguin. Ces savans, qui obtinrent jusqu'à une livre d'eau, confirmèrent l'opinion de Cavendish et de Monge sur la composition de l'eau; opinion qui fut cependant combattue par quelques chimistes, mais sans succès, puisque MM. Gay-Lussac et Humboldt démontrèrent, par des expériences faites avec une exactitude rigoureuse les proportions d'oxigène et d'hydrogène qui, en s'unissant, donnent lieu à la formation de l'eau. Ce liquide sert au pharmacien, pour la préparation d'une foule de médicamens (les infusions, décoctions, etc.); il sert aux chimistes pour opérer la solution de la plupart des acides, oxides, sels employés pour déterminer la nature des corps.

L'eau est employée en Thérapeutique, 1°. à l'état liquide et à la température ordinaire, comme pouvant augmenter les sécrétions et les excrétions; 2°. à l'état de glace ou près d'être à cet état, on l'administre dans les cas d'hémoptysie, de dyspepsie, dans quelques affections bilieuses; à l'extérieur, on l'applique dans les cas de commotion du cerveau, de tuméfaction des testicules, de céphalalgie, pour réduire les hernies, etc.

---

(1) Watt, dans le même temps, ainsi que Cavendish, avait déduit les mêmes conséquences des expériences de Walrtire et de Priestley; mais des faits qui paraissaient se contrarier dans les expériences de Priestley l'empêchèrent de publier sa manière d'expliquer la formation de l'eau.

A une température plus élevée, on la regarde comme susceptible d'être adoucissante, sédative, antispasmodique, apéritive, diaphorétique. A l'extérieur, elle sert à préparer les bains de pieds, de mains, et entiers. A l'état bouillant, on s'en sert dans les cas pressans pour produire des vésications.

A l'état de vapeurs, on l'emploie pour combattre les affections rhumatismales, et comme sudorifique. Les bains de vapeurs ont été, depuis quelques années, employés avec un grand succès. (A. C.)

EAU BLANCHE, *Eau de Goulard. V.* Eau végéto-minérale.

EAU CAMPHRÉE. On a donné ce nom à l'eau tenant en solution une petite quantité de camphre; on la prépare de la manière suivante : on prend, camphre précipité de l'alcool camphré par l'eau, 12 décigram. (24 grains); on l'introduit dans un flacon de la contenance d'un litre; on ajoute ensuite, eau distillée, 750 grammes (1 livre et demie); on agite fortement jusqu'à ce que tout le camphre soit dissous; on filtre et l'on conserve dans un flacon bien bouché. Cette eau contient 5 centigrammes (1 grain) de camphre par once. (A. C.)

EAU D'ARQUEBUSADE, *Eau vulnéraire. V.* Alcoolat vulnéraire.

EAU DE BARYTE. *V.* Baryte..

EAU DE BON-FERME. *V.* Teinture aromatique.

EAU DE CHAUX, *Solution d'oxide de calcium.* On prépare cette solution de la manière suivante : on prend de la chaux délitée, on la place dans un flacon, on verse de l'eau distillée dessus, on agite, puis on décante cette eau que l'on jette; on ajoute de l'eau une deuxième fois; on agite de nouveau, on décante une deuxième fois, et l'on jette de nouveau ce second produit; on remet une troisième fois de l'eau distillée, on agite, et l'on conserve cette eau, que l'on filtre pour s'en servir au besoin. Le but que l'on se propose en jetant l'eau de chaux provenant des deux premières opérations, est d'obtenir cette eau exempte de potasse, la chaux vive contenant toujours une petite quantité de cet oxide, qui provient, soit des cendres du bois qui a servi à chauffer la pierre à chaux, soit de la décomposition des matières organiques que le carbonate aurait pu contenir. (Descroisilles.) Il serait peut-être plus convenable de jeter le lait de chaux sur un filtre, de laisser égoutter, de laver le résidu à l'eau distillée, puis de le mettre ensuite en contact avec l'eau, la chaux étant peu soluble, la quantité qu'on en dissoudrait serait peu considérable, et l'on serait sûr qu'il n'y aurait plus d'oxide de potassium en solution. L'eau de chaux a été employée en bains pour combattre les affections rhumatismales aiguës; contre la goutte (Giuli); on l'applique comme détersif sur quelques ulcères. Mêlée à du lait ou à une solution mucilagineuse, on la donne intérieurement comme absorbant. Elle sert à préparer un liniment oléo-calcaire, employé contre les brûlures. C'est un excellent réactif pour faire reconnaître la solution de per-chlorure de mercure, qu'elle précipite en jaune orangé; elle sert aussi à faire reconnaître la présence de l'acide carbonique, qui la précipite; le précipité formé se dissout dans les acides, avec effervescence et dégagement d'acide carbonique. Elle démontre aussi la présence des acides phosphorique, oxalique. Avec le premier, elle donne un précipité floconneux, soluble sans effervescence dans les acides nitrique et hydro-chlorique; ce précipité a pour caractère d'être indécomposable par l'action de la chaleur; il se change en un émail blanc à l'aide d'une violente chaleur. Avec le deuxième, elle donne un précipité grenu, soluble dans les acides hydro-chlorique et nitrique, sans produire d'effervescence; mais décomposable par la chaleur, en laissant pour résidu, ou du carbonate, ou de l'oxide de calcium.

(A. C.)

EAU DE COLOGNE. *V.* ALCOOLAT DE CITRON COMPOSÉ.

EAU DE DIPPEL, *Dissolution aqueuse d'huile animale de Dippel.* Cette eau se prépare de la manière suivante : on prend eau distillée, 2 litres; huile animale de Dippel rectifiée, 32 grammes (1 once). On place l'eau et l'huile dans un flacon à deux tubulures, l'une située à la partie inférieure, l'autre à la partie supérieure; on agite fortement à plusieurs reprises, et pendant plusieurs jours; on laisse déposer. On tire le liquide clair par la partie inférieure, on filtre, et l'on conserve dans des bouteilles bien fermées, que l'on place dans un lieu frais, à l'abri des rayons lumineux. La solution aqueuse d'huile animale de Dippel a été recommandée comme moyen thérapeutique, par le docteur Payen (1). Elle a été prescrite, à la dose de 8 à 32 grammes (2 gros à 1 once), contre les convulsions, et à celle de 8 gram. (2 gros), pour les enfans. On peut étendre ces quantités dans un verre d'eau sucrée ou dans tout autre véhicule approprié. On applique aussi cette eau en lotions sur les parties affectées de rhumatismes et de goutte. On en a obtenu de bons résultats. (A. C.)

EAU DE GOUDRON. On a donné le nom d'*eau de goudron* à l'eau commune qui a séjourné pendant quelques jours sur le goudron, et qui a enlevé à ce produit quelques-uns de ses principes. L'eau de goudron se prépare en mettant en contact pendant plusieurs jours 500 grammes (1 livre) de goudron, avec eau 1600 (3 livres 3 onces 1 gros), agitant, filtrant ensuite, conservant dans des flacons fermés. Cette préparation est administrée contre les maladies de poitrine et contre celles des voies urinaires. On la prend à la dose d'une ou deux livres par jour. L'eau de goudron contient environ 0,5 centigrammes (1 grain) de matière soluble, sur 32 gram. (1 once) de liquide; on la *coupe* quelquefois avec de l'eau. (A. C.)

EAU D'ÉGYPTE, *Eau grecque*. On a donné ce nom à une solution peu concentrée de nitrate d'argent dans l'eau distillée de roses. On la prépare en faisant dissoudre, dans 250 grammes (8 onces) d'eau distillée de roses, 4 grammes (1 gros) de nitrate d'argent; on filtre la solution. On se sert de ce liquide pour noircir les cheveux. Son emploi n'est pas sans danger. Elle peut détruire les cheveux et attaquer le tissu cutané.

Cette préparation est un objet de commerce assez répandu, et la plupart de ceux qui la vendent et de ceux qui l'emploient

(1) Voir le mémoire lu, le 23 juin 1808, dans l'assemblée des professeurs de l'École de Médecine, et sur lequel il a été fait un rapport favorable.

ignorent tout-à-fait sa nature, et les dangers de son emploi. (A. C.)

EAU DE JAVELLE. *V.* CHLORURE DE POTASSE.

EAU DE LUCE. *V.* MIXTURE D'AMMONIAQUE et D'HUILE VOLATILE DE SUCCIN.

EAU DE MER. *V.* EAUX MINÉRALES.

EAU DE PLUIE. On a donné ce nom à l'eau dissoute dans l'air, et qui, par des circonstances atmosphériques, se précipite à l'état liquide. Cette eau, recueillie de manière à ce qu'elle ne puisse dissoudre de substances étrangères, est convenablement aérée ; elle peut servir aux usages de la vie, et quelquefois être employée comme succédanée de l'eau distillée. Pure, elle est sans saveur et sans odeur ; souvent elle acquiert des propriétés contraires en tombant sur les toits, coulant dans des conduits en bois ou en métal, et en entraînant avec elle en dissolution ou en suspension des sels, des matières organiques, etc.

L'eau de pluie est recueillie dans des espèces de conduits souterrains nommés *citernes,* ou bien elle s'accumule dans des cavités creusées dans le sol, et forme des *mares,* etc. L'eau ainsi réunie est susceptible d'éprouver des altérations qui sont, ou le résultat de la fermentation des substances organiques, ou de son action dissolvante sur les parois des conduits qui la renferment, et quelquefois par ces deux causes réunies. On doit avoir égard à ces altérations ; et si l'eau éprouve un commencement de décomposition, on doit, avant de l'employer aux usages alimentaires, lui faire subir une épuration qui consiste à la faire passer à travers du charbon pilé. Pour obvier aux inconvéniens qui résultent de l'entraînement de diverses substances par l'eau, M. Thénard a proposé de la faire filtrer à travers une couche de sable ; mais la pluie tombant quelquefois par torrens, il serait impossible, dans ce cas, d'établir un filtre assez grand pour débiter toute l'eau qui en quelques instans est conduite dans une citerne. On doit aussi tenir propres les parois des citernes, et surtout enlever les substances qui se déposent sur la partie inférieure. On peut aussi améliorer ces eaux en jetant dans ces espèces de puits une certaine quantité de charbon de bois, et en laissant ce corps en contact avec l'eau. Des essais tentés sur ce moyen ont eu tout le succès qu'on devait en attendre. (A. C.)

EAU DE RABEL. *V.* ACIDE SULFURIQUE ALCOOLISÉ, p. 187.

EAU DE RIVIÈRE. L'eau de rivière est fournie par la réunion des eaux qui tombent sur les hauteurs, qui, filtrant ensuite à travers les terrains, donnent naissance à des sources qui se réunissent à la surface du sol, coulent et entraînent avec elles diverses substances salines qui se rencontrent sur le sol, et qui s'y dissolvent ou qui y sont tenues en suspension. Les eaux des rivières sont quelquefois limpides; quelquefois elles sont chargées de substances minérales, végétales et animales, surtout à la suite des orages, des fontes des neiges. La présence de ces substances dans l'eau la rend trouble et lui donne un aspect désagréable.

Ces eaux courantes chargées d'air, et privées par l'agitation des substances gazeuses insalubres qui pourraient s'y développer, sont les plus convenables pour les divers usages de la vie. On leur fait subir, dans quelques endroits, et particulièrement dans la capitale, des opérations qui donnent pour résultat une eau claire, limpide et salubre. Cette clarification est surtout nécessaire à la suite des grandes pluies et lors des grandes sécheresses (1). On doit, lorsqu'on fait usage de ces eaux, les prendre claires, sans saveur ni odeur.

Un travail sur les eaux potables a été publié par MM. Henry père et fils. Ce travail doit être consulté. (A. C.)

EAU DES CARMES. *V.* ALCOOLAT DE MÉLISSE COMPOSÉ.

EAU DISTILLÉE, *Eau pure.* Les eaux qui se trouvent dans la nature n'étant pas aussi pures, que celles qui doivent être employées pour diverses opérations chimiques ou pharmaceu-

(1) Dans l'établissement de M. Happey, quai des Célestins, l'eau est non-seulement privée, à l'aide de filtres de charbon, des substances étrangères qui pourraient lui donner des propriétés nuisibles, mais encore elle contient la quantité d'air qui est nécessaire pour que l'eau soit potable.

tiques, on a recours à la distillation pour obtenir ce produit à l'état de pureté convenable. A cet effet, on prend l'eau la plus pure que l'on peut se procurer, on en remplit aux trois quarts la cucurbite d'un alambic, et l'on procède à la distillation; l'eau s'échauffe, bout, se réduit en vapeurs qui passent dans le chapiteau et dans le serpentin où elles se condensent. On rejette les premières portions (4 litres environ), qui peuvent contenir quelques substances volatiles, et qui ont servi à laver le serpentin; on recueille ensuite les seconds produits, que l'on reçoit dans des vases de verre lavés à l'eau distillée, et qui ensuite sont bien bouchés. Lorsqu'il n'y a plus qu'un quart du liquide dans la cucurbite, on laisse tomber le feu et l'on arrête l'évaporation.

L'eau distillée ne doit pas précipiter par les solutions de nitrate de baryte, de nitrate d'argent, d'oxalate d'ammoniaque, d'acétate de plomb; elle ne doit pas rougir le papier bleu de tournesol, ni bleuir ce papier rougi par les acides.

L'eau distillée est employée dans toutes les analyses exactes; elle sert à opérer la solution d'un grand nombre de substances qui se décomposeraient en partie si on les traitait par l'eau ordinaire. Exemple, l'acétate de plomb, le muriate de baryte, le per-chlorure de mercure, etc. (A. C.)

EAU ÉTHÉRÉE. Eau tenant de l'éther en solution. On la prépare de la manière suivante. On place dans un flacon ayant deux tubulures, l'une à la partie inférieure, et fermée par un bouchon, l'autre à la partie supérieure, de l'eau distillée, 1 kilogramme (2 livres); on y ajoute de l'éther sulfurique pur, 128 grammes (4 onces). On ferme le flacon, et l'on agite vivement. On renouvelle pendant plusieurs jours, et plusieurs fois par jour, cette agitation. On laisse ensuite reposer; on tire à clair par la tubulure inférieure. On sépare ainsi l'eau éthérée de l'éther en excès. La proportion d'éther mêlé à l'eau a été évaluée à 1,0.

Cette eau est employée comme antispasmodique. Elle est peu usitée. (A. C.)

EAU ÉTHÉRÉE CAMPHRÉE. M. Planche a donné la formule d'une eau éthérée camphrée qui est limpide, qui se mêle aux sirops et aux eaux distillées sans les troubler. Elle contient par once environ 4 décigrammes (8 grains) de camphre, et 9 à 10 décigrammes (18 à 20 grains) d'éther. Elle se prépare de la manière suivante. On prend les substances suivantes : camphre pur, 16 grammes (4 gros); éther sulfurique rectifié, 48 grammes (1 once et demie). On agite pour aider à la dissolution. Lorsqu'elle est opérée, on ajoute cet éther camphré à 936 grammes d'eau (1 livre 14 onces) introduite dans un flacon à deux tubulures, une inférieure et une supérieure. On agite fortement, et deux ou trois fois dans l'espace de deux heures; on laisse reposer, et l'on tire par la partie inférieure. Cette eau, d'après M. le professeur Chaussier, paraît être convenable dans les affections adynamiques compliquées d'ataxie, dans l'éclampsie. (A. C.)

EAU FORTE. *V.* ACIDE NITRIQUE DU COMMERCE.

EAU MERCURIELLE. *V.* NITRATE DE MERCURE.

EAU OXIGÉNÉE, *Deutoxide d'hydrogène.* L'eau oxigénée fut découverte par M. le professeur Thénard, qui la fit connaître en 1818. Ce produit, des plus curieux, s'obtient de la manière suivante. On prend du deutoxide de barium *pur,* on le fait dissoudre dans de l'acide hydro-chlorique, on en précipite la baryte par l'acide sulfurique; l'acide hydro-chlorique mis à nu reste en dissolution avec de l'eau légèrement oxigénée; on répète à plusieurs reprises la solution de l'oxide de barium et la précipitation par l'acide sulfurique. L'eau se charge à chaque fois d'une nouvelle quantité d'oxigène; on filtre; on sépare ensuite l'acide hydro-chlorique par le sulfate d'argent; on recueille le chlorure, puis on précipite l'acide sulfurique par la baryte. Si l'opération est bien conduite, et que les proportions des matières employées soient convenables, ce que l'on peut faire avec du soin, on obtient en résultat l'eau oxigénée. M. Thénard est parvenu à charger la liqueur de 125 volumes d'oxigène; mais il a reconnu que quand la liqueur contenait à peu près 50 volumes d'oxigène, elle laissait dégager, du jour au lendemain, assez de gaz pour qu'il n'y eût point d'avantage à continuer de l'oxigéner à l'aide du deutoxide.

L'eau oxigénée est liquide, incolore, presque inodore; mise en contact avec les papiers de curcuma et de tournesol, elle en détruit peu à peu la couleur, et elle les rend blancs. Elle attaque promptement l'épiderme; quelquefois elle le blanchit tout à coup et cause des picotemens dont la durée varie en raison des individus et de la quantité de liqueur. Si celle-ci est considérable, la peau peut être vivement attaquée et détruite. Mise en contact avec la langue, elle la picote, épaissit la salive, et produit une sensation qui se rapproche de celle attribuée aux solutions métalliques. Sa tension est plus faible que celle de l'eau; elle se concentre dans le vide par l'intermède d'un corps absorbant. Soumise à différens degrés de froid, l'eau oxigénée ne s'est pas solidifiée malgré qu'elle eût été exposée pendant trois quarts d'heure un à froid de 30° ; si elle contient seulement 30 à 40 fois son volume de gaz oxigène, et qu'on la soumette à un froid de 10° sous zéro, il y a une partie du liquide qui se congèle, tandis que l'autre reste liquide. La partie liquide est bien plus oxigénée que celle qui se congèle. D'après l'opinion du savant auteur de cette découverte, il est probable que si la partie congelée contient de l'oxigène, ce gaz appartient à une certaine quantité d'eau oxigénée interposée.

La densité du deutoxide d'hydrogène est de 1,452, l'eau étant 1000. On peut remarquer la différence de densité en versant du deutoxide d'hydrogène dans de l'eau ordinaire : on voit ce liquide traverser l'eau et couler à travers comme le ferait un sirop.

L'eau oxigénée mise en contact avec un grand nombre de corps, présente des phénomènes particuliers ; ces phénomènes ont été décrits par M. Thénard, dans le deuxième volume de son *Traité de Chimie élémentaire et pratique*.

L'eau oxigénée, pour être conservée le plus long-temps possible, doit être introduite dans un tube de verre allongé et fermé à la lampe par une de ses extrémités ; l'autre extrémité se bouche avec du liége. On met ensuite ce tube dans une éprouvette à pied; on l'entoure de glace, on porte à la cave et l'on recouvre le tout avec une cloche.

Les usages du deutoxide d'hydrogène ne sont pas tous connus; on peut cependant l'employer avec succès à l'extérieur, toutes les fois que l'on a besoin d'un irritant prompt et énergique. La dissolution oxigénée que l'on obtient en traitant l'acide hydro-chlorique mêlé à l'eau oxigénée par le per-oxide de barium, est très propre à cet usage. Le deutoxide d'hydrogène peut aussi servir à restaurer les anciens dessins recouverts de taches noires: l'expérience en a été faite sur un beau dessin de Raphaël, et les résultats obtenus ont été des plus satisfaisans.

L'eau oxigénée n'a pas été employée dans l'art médical; il est probable que ce liquide, chargé à volonté d'une quantité plus ou moins grande d'oxigène, doit avoir de l'action sur l'économie animale; et l'étude de cette action peut faire prévoir d'avance d'heureux résultats pour la science thérapeutique, si l'on considère l'avantage qu'a tiré M. le docteur Gay de l'emploi de l'eau de Roche-Corbon, qui contient très peu de sels, et de l'oxigène en solution. (A. C.)

EAU PHAGÉDÉNIQUE. La préparation connue sous le nom d'*eau phadégénique* s'obtient de la manière suivante. On verse dans une solution d'eau de chaux 500 grammes (1 livre), une solution de per-chlorure de mercure, 12 décigrammes (24 grains). On agite. Cette préparation est appliquée comme détersive dans le traitement des ulcères vénériens. On la remue chaque fois qu'on veut s'en servir. (A. C.)

EAU RÉGALE. *V*. ACIDE HYDRO-CHLORO-NITRIQUE.

EAU ROUGE. *V*. TEINTURE AROMATIQUE COMPOSÉE.

EAU SECONDE. On a donné ce nom à deux produits liquides employés dans les arts. Le premier, employé par les orfèvres, est un mélange fait à parties égales d'acide nitrique du commerce et d'eau commune. C'est de l'acide nitrique du commerce étendu d'eau.

Le second est une solution de potasse dans l'eau. Elle se prépare en dissolvant 2 kilogrammes (4 livres) de potasse du commerce dans 6 kilogrammes (12 livres) d'eau, laissant déposer la solution, et la tirant à clair. Cette solution, qui est préparée de différentes manières par les marchands de couleurs, sert aux peintres, pour enlever la peinture à l'huile. (A. C.)

EAU VÉGÉTO-MINÉRALE, *Sous-acétate de plomb liquide.* Ce produit employé comme astringent, et employé à l'extérieur dans les cas de brûlure, de contusion, se prépare de la manière suivante. On prend : extrait de saturne, *sous-acétate de plomb liquide,* 16 grammes (4 gros); eau distillée, 1 kilogramme (2 livres). On mêle, et l'on ajoute ensuite, alcool, 64 grammes (2 onces). (A. C.)

EAU VULNÉRAIRE SPIRITUEUSE. *V.* TEINTURE AROMATIQUE COMPOSÉE.

EAUX DISTILLÉES DES PLANTES. On a donné ce nom aux produits qui résultent de la distillation de l'eau sur les plantes ou sur quelques-unes de leurs parties. Les racines, les écorces, les feuilles, les fleurs, les fruits ou semences sont employés pour fournir des eaux distillées. Quelques parties des animaux, des extraits, sont aussi mis en usage pour fournir quelques-unes de ces préparations. L'eau distillée sur une plante ou sur une de ses parties acquiert de nouvelles propriétés en se réduisant en vapeur; elle entraîne non-seulement avec elle des substances volatiles par elles-mêmes, mais encore d'autres substances qui le deviennent à l'aide de l'eau (1). L'union que ces substances contractent entre elles lors de la distillation est si intime, que l'on éprouve les plus grandes difficultés pour la rompre. On a cru pendant quelque temps que l'eau distillée des plantes inodores ne jouissait d'aucune vertu; on se basait, pour adopter cette opinion, sur ce que les caractères de l'eau distillée obtenue n'étaient pas assez tranchés. MM. Deyeux et Clarion ont démontré que c'était du mode de distillation, et non de l'odeur vive d'une plante, que dépendent les vertus de

---

(1) J'ai constaté dans un grand nombre d'eaux distillées la présence de l'acétate d'ammoniaque, quelquefois avec excès d'acide, quelquefois avec excès de base. (*Exp. inédites.*)

l'eau distillée sur cette plante ; en effet, ils ont vu que l'eau de laitue, cohobée plusieurs fois (1), prenait par cette préparation une propriété calmante, et que l'eau de bluet avait une odeur prononcée. M. Henry a vu que l'eau distillée sur la rhubarbe possédait la propriété laxative.

Les eaux distillées ont été divisées en *eaux distillées simples* et en *eaux distillées composées*, selon qu'elles étaient préparées avec une ou plusieurs substances. On les a aussi divisées en *eaux distillées odorantes* et en *eaux distillées inodores*. Cette dernière classification est vicieuse, car les eaux distillées *dites inodores* sont pourvues d'odeur ; celle-ci, à la vérité, est moins sensible dans ces liquides que dans les eaux aromatiques, mais elle n'en existe pas moins.

La nature des substances, la manière de les disposer, de conduire le feu, d'opérer le refroidissement de l'eau vaporisée n'étant pas sans influence sur la qualité de l'eau distillée, nous avons rapporté ici les règles générales qui doivent être suivies dans la préparation de ces produits.

1°. Si la texture de la substance est serrée, fibreuse, si elle renferme peu d'eau de végétation, on doit la diviser par un moyen convenable, la mettre ensuite quelque temps en contact avec l'eau, pour que ce liquide puisse pénétrer cette substance et faciliter la sortie des principes volatils.

2°. Lorsque la plante est peu odorante, on doit distiller à plusieurs reprises le produit obtenu sur une nouvelle quantité du végétal. Lorsque la plante, au contraire, est odorante, on

(1) L'opinion de MM. Deyeux et Clarion a été combattue dans l'article Eaux distillées du Nouveau Dispensaire d'Édimbourg ; et notre collègue, M. Chéreau, est porté à croire que la réfutation est juste ; il recommande cependant, pour obtenir l'eau de laitue, d'employer les feuilles colorées et le tronc, de préférence aux feuilles *étiolées*. Nous avons reconnu, par l'expérience, que l'eau de laitue obtenue en faisant passer, à plusieurs reprises, l'eau sur des feuilles de laitue, jouissait à un degré plus éminent de la propriété calmante, que celle qui avait été préparée en faisant distiller une seule fois l'eau sur la laitue ; des expériences que nous avons faites doivent être répétées avant d'être publiées.

en met de suite avec l'eau une quantité suffisante pour la préparation de l'eau.

3°. On a soin de mettre assez d'eau dans l'alambic pour que la substance destinée à fournir l'eau distillée soit recouverte d'eau jusqu'à la fin de l'opération. Si l'on avait à craindre que par l'ébullition elles ne passassent à l'état de pâte, qui, en s'attachant au fond de la cucurbite, pût donner lieu à un produit empyreumatique, on les place dans un panier d'osier plongeant dans la cucurbite, ou mieux encore dans un bain-marie percé.

4°. On a soin que la masse de plante ne soit pas en trop grande quantité pour la capacité de la cucurbite; cette précaution est nécessaire pour que le liquide ne puisse, en s'élevant trop haut, passer de la cucurbite dans le chapiteau et de là dans le récipient.

5°. Il faut porter rapidement l'eau à l'état d'ébullition, et la maintenir à cet état jusqu'à la fin de l'opération.

6°. On doit rafraîchir le serpentin le plus souvent possible.

7°. Il faut employer de préférence les plantes fraîches aux plantes sèches; on excepte cependant la mélisse, qui acquiert une odeur plus marquée par la dessication (1).

8°. On doit filtrer les eaux distillées aromatiques au moment de les employer, afin d'en séparer les petites gouttes d'huile essentielle qui surnagent, cette huile étant âcre et

(1) D'après M. Decroizilles, qui l'a vu pratiquer par H. M. Rouelle, on peut distiller avec succès, pour obtenir des eaux très suaves, des fleurs conservées à l'aide du muriate de soude. La manière de conserver ces fleurs est celle-ci : on prend les proportions suivantes, 1 kilogram. et demi (3 livres) de roses, on les pétrit pendant 2 ou 3 minutes avec un demi-kilogramme (1 livre) de sel. Les fleurs perdent de leur suc, elles se réduisent en une pâte peu volumineuse que l'on peut conserver dans un vase de terre cuite ou dans un baril; on ferme ensuite ces vases, et l'on conserve pour l'usage. Lorsqu'on veut opérer, on délaie la pâte dans la cucurbite de l'alambic avec le double de son poids d'eau, et l'on procède à la distillation. Selon quelques praticiens, l'eau distillée obtenue par ce procédé est plus suave, et la quantité d'huile volatile lors de la distillation est plus considérable. (*Ann. de Chimie*, t. LXVII, p. 84.)

quelquefois même dangereuse : exemple, l'huile de laurier cerise, celles des crucifères, etc.

Les eaux distillées obtenues avec toutes les précautions que nous venons d'indiquer ne jouissent pas d'une odeur franche, suave, presque toutes ont un goût *dit de feu*, et qui se rapproche un peu de l'empyreume. Cette odeur disparaît au bout de quelque temps ; on peut aussi les en priver, en les plaçant au milieu d'un mélange frigorifique (1). Les eaux distillées, au bout de quelque temps, laissent déposer des flocons qui restent en suspension ou qui se déposent. Ces flocons doivent être séparés, car ils déterminent assez promptement l'altération des eaux distillées qui contiennent peu d'huile essentielle en dissolution. On doit donc renouveler ces eaux distillées le plus souvent possible. Les eaux distillées pouvant être acides ou alcalines, on doit les conserver dans des vases de verre ou de faïence, et non dans des vases de métal ; ceux-ci pouvant être altérés, ils communiquent aux eaux distillées des propriétés nuisibles. Les flacons qui contiennent les eaux distillées doivent être bouchés avec une fiole renversée ou avec un parchemin, car l'expérience a démontré que ces eaux conservées dans des flacons fermés s'altéraient plus promptement. (Bucholz, Journal de Trommsdorff.)

Ne voulant pas donner pour chacune des eaux distillées des détails longs et qui seraient presque toujours les mêmes, nous suivrons la méthode établie par le Codex, en indiquant le procédé à employer pour préparer telle ou telle eau prise pour exemple ; nous indiquerons ensuite celles qui peuvent être préparées de la même manière.

Eaux distillées sur des plantes peu odorantes.

Eau de laitue. Cette préparation s'obtient de la manière sui-

(1) M. Nachet a remarqué que les eaux distillées auxquelles on a fait subir la congélation acquièrent une odeur plus forte, et qu'elles se conservent plus long-temps ; il a particulièrement remarqué ce fait sur les eaux de mélisse, de menthe et de fleurs d'oranger. Nous avons eu occasion de l'observer sur de l'eau de rose. (A. C.)

vante : on prend, laitue pommée fraîche (1), 5 kilogrammes (10 livres) ; eau commune, 12 kilogrammes et demi (25 livres). On contuse la laitue, on la place, ainsi que l'eau, dans la cucurbite d'un alambic ; on adapte le chapiteau, et l'on procède à la distillation, que l'on continue jusqu'à ce que l'on ait obtenu 10 kilogrammes (20 livres) d'eau distillée ; on démonte l'appareil ; on enlève le résidu qui est resté dans la cucurbite ; on place dans ce vase une nouvelle quantité de laitue, 5 kilogrammes (10 livres), on ajoute à cette plante l'eau distillée déjà obtenue, et de plus 10 kilogrammes (20 livres) d'eau, et l'on distille de nouveau. Pour obtenir 10 kilogrammes de liqueur, 20 livres d'eau distillée, si l'eau distillée ainsi obtenue n'était pas assez odorante, ce qui arrive lorsqu'on se sert de laitue qui a crû à force d'eau et d'engrais, il faut répéter une troisième et une quatrième fois la cohobation.

L'eau de laitue bien préparée est calmante ; on la fait entrer dans des potions, à la dose de 32 à 64 grammes (2 à 4 onces). On la donne aussi seule ; dans ce cas, on la sucre et on l'aromatise avec l'eau de fleurs d'oranger.

On peut se procurer de la même manière les eaux des plantes peu odorantes, parmi lesquelles on range les eaux de BOURRACHE, de BUGLOSSE, de PLANTAIN, de POURPIER, de POTENTILLE, de PARIÉTAIRE, de MERCURIALE, de CHARDON BÉNIT, de MORELLE NOIRE, d'EUPHRAISE, de BLUET, etc.

Plusieurs auteurs se sont occupés de la préparation et de la conservation des eaux distillées inodores. M. Deyeux, chargé d'approvisionner un grand établissement, s'occupa, avec M. le professeur Clarion, des moyens à employer pour obtenir ces produits ; ils reconnurent, 1°. *que c'est mal à propos qu'on proscrivait l'usage médicinal des eaux distillées des plantes*

---

(1) M. Chéreau recommande d'employer, au lieu de *laitue pommée*, les feuilles extérieures et le tronc. Cette manière de voir nous paraît d'accord avec les faits ; qui démontrent que les parties *étiolées* des plantes sont privées d'une partie des propriétés actives de la plante.

dites inodores; 2°. que ces eaux ont décidément des propriétés constantes; 3°. que ces propriétés sont d'autant plus sensibles qu'on a pris la précaution d'accumuler dans ces eaux une grande quantité de l'arome de la plante; 4°. que le procédé pour rendre ces eaux plus riches en principe aromatique consiste à cohober trois ou même quatre fois le premier produit distillé sur de nouvelles plantes; 5°. que les eaux ainsi préparées doivent toujours être conservées de préférence dans des vases peu susceptibles d'être traversés par la lumière; 6°. qu'il faut surveiller ces eaux et les débarrasser des dépôts floconneux qui s'y manifestent peu de temps après leur distillation; 7°. qu'attendu le peu de durée de ces eaux dans l'état de perfection, il est d'une nécessité indispensable que le pharmacien les renouvelle tous les ans. (*Ann. de Chim.*, t. LVI, p. 326.) Des expériences de M. Delunel, publiées dans le même ouvrage, vol. XXXVIII, p. 300, affirment aussi l'efficacité des eaux distillées de quelques plantes inodores. Ce savant pharmacien a reconnu que, dans la distillation de l'eau sur la morelle (*Solanum nigrum*), une certaine quantité de nitrate de potasse contenu dans la plante était entraînée avec l'eau en vapeur, pendant l'opération.

Eaux distillées de plantes plus odorantes.

Eau distillée de raifort sauvage. On prend, racine de raifort, 2 kilogrammes (4 livres); eau commune, 10 kilogram. (20 livres). On coupe le raifort par tranches, on l'introduit dans le bain-marie; on ajoute l'eau; on monte l'appareil, et l'on procède à la distillation, pour retirer 4 kilogrammes (8 livres) d'eau distillée, que l'on conserve dans des vases de verre ou de grès.

On prépare de la même manière les eaux distillées de racine d'Aunée, d'Angélique, de Valériane, etc.

Eau distillée de feuilles de laurier cerise. Cette eau doit se préparer avec les feuilles cueillies à la fin d'août ou dans le commencement du mois de septembre, époque à laquelle cette partie du végétal contient une plus grande quantité d'huile volatile. Elle se prépare de la manière suivante : on prend, feuilles fraîches de laurier cerise, 1 kilogramme (2 liv.); eau commune, 2 kilogrammes (4 livres). On contuse les feuilles, on les place avec l'eau dans la cucurbite de l'alambic, et l'on procède à la distillation, qu'on arrête lorsqu'on a obtenu 500 grammes (1 livre) de liqueur.

Cette eau, prise à trop forte dose, pouvant être dangereuse, on ne doit pas la délivrer sans l'ordonnance d'un praticien; on doit aussi la conserver dans un vase bien étiqueté.

On prépare de la même manière l'eau distillée d'amandes amères; les amandes doivent être pilées avant d'être introduites dans le vase distillatoire.

Eaux distillées de fleurs très odorantes.

Eau de fleurs d'oranger. Cette eau, regardée comme un excellent antispasmodique, est très employée dans la Thérapeutique et dans l'économie domestique; elle s'obtient de la manière suivante : on prend des fleurs d'oranger nouvellement cueillies et non humides, 5 kilogrammes (10 livres); eau commune, 20 kilogrammes (40 livres). On fait bouillir l'eau, et lorsqu'elle est à 100° centigrades, on jette les fleurs dans un panier d'osier à claire-voie, garnissant les parois de la cucurbite; ce panier est destiné à empêcher ces fleurs de se trouver en contact avec les parois de l'alambic, de s'y attacher et de donner une odeur d'empyreume à l'eau; on fait plonger ces fleurs; on adapte le chapiteau, et l'on procède à la distillation, de manière à retirer 10 kilogrammes (20 livres) d'eau distillée. On reçoit cette eau dans un appareil nommé *récipient florentin,* afin de la séparer d'une certaine quantité d'huile essentielle qui surnage cette eau (1).

(1) On a depuis peu annoncé, dans un journal scientifique, qu'il fallait laisser l'huile essentielle à la surface de l'eau distillée, et que cette pratique aidait à sa conservation. Cette assertion est tout-à-fait contraire aux observations que j'ai été à même de faire plusieurs fois; l'eau ainsi conservée acquiert l'âcreté de l'eau de fleurs d'orange préparée en Provence.

On prépare de la même manière les eaux distillées de fleurs aromatiques, celles de Lys, de Sureau, de Tilleul, de Muguet, de Roses. Pour la préparation de cette dernière, on emploie une quantité double de fleurs, c'est-à-dire 10 kilogrammes de fleurs pour 20 kilogrammes d'eau.

On prépare aussi, d'après le même procédé, les eaux distillées de fleurs moins odorantes, celles de Coquelicot, de Nénuphar, de Pivoine, de Petite Centaurée.

Diverses observations ont été faites par les auteurs sur la préparation de l'eau de fleurs d'oranger. M. Boullay (1), a démontré, dans un mémoire inséré, en 1809, dans le *Bulletin de Pharmacie,* que les qualités de l'eau de fleurs d'oranger dépendent, 1°. de la saison dans laquelle la fleur est récoltée, 2°. de la manière de conduire la distillation, 3°. des proportions de fleurs employées, et de la quantité d'eau retirée. D'après ce savant, une saison sèche et chaude fournit des fleurs plus aromatiques, plus riches en principes volatils; une saison froide ou pluvieuse donne des fleurs moins odorantes, moins riches en principes volatils, qui fournissent une eau moins odorante, plus altérable. Lors de la distillation, si l'on emploie, au lieu d'eau bouillante, de l'eau froide, et qu'on fasse chauffer cette eau, la fleur d'oranger étant dans le bain-marie, l'eau de fleurs d'oranger qu'on obtient est moins suave, plus acide et souvent laiteuse. Si, lors de la distillation d'une livre de fleurs mise avec six livres d'eau bouillante, on fractionne les produits, on voit qu'on obtient divers produits : 1°. le premier, pesant une livre, privé d'huile essentielle par le filtre, est très aromatique, et n'a pas d'action sur le papier de tournesol; 2°. le deuxième, pesant aussi une livre, est moins odorant, moins agréable, et n'offre pas d'huile essentielle à séparer; 3°. le troisième est d'une odeur désagréable, d'une saveur acide. M. Boullay a en outre remarqué que les pétales séparés et distillés avec l'eau fournissent une

(1) M. Botentuit de Rouen a aussi fait quelques observations analogues à celles publiées par notre savant collègue.

eau plus suave que celle obtenue de la distillation de la fleur entière. Il a aussi remarqué qu'il ne fallait opérer que sur de petites quantités à la fois ; que l'on ne devait pas retirer plus de 2 livres d'eau par livre de fleurs ; et que l'on pourrait saturer l'acide que contient l'eau, en ajoutant dans la cucurbite, lors de la distillation, 2 gros de magnésie par livre de fleurs.

M. Henry père a proposé le moyen suivant, pour obtenir une eau moins chargée de mucilage et plus difficilement altérable. On met au fond de la cucurbite d'un alambic la quantité d'eau nécessaire à la préparation de l'eau distillée ; on place les fleurs dans un *bain-marie percé* (*voir* ce mot), suspendu à une certaine distance de la surface de l'eau, et l'on procède à la distillation. Ce moyen a fourni à M. Henry des eaux moins mucilagineuses, et dans lesquelles l'huile volatile paraît être plus intimement combinée.

L'eau distillée de fleurs d'oranger s'altère ; quelquefois elle devient acide, visqueuse. On a conseillé l'opération suivante, pour combattre cette altération : on mêle l'eau distillée avec un léger excès de magnésie, et l'on procède à une nouvelle distillation.

L'eau de fleurs d'oranger est préparée en grande quantité en Provence, et apportée à Paris : on a reconnu que la plupart du temps cette eau n'était pas aussi agréable et d'un goût aussi suave que celle préparée à Paris. Cette eau, renfermée dans des vases en cuivre nommés *estagnons*, contient quelquefois des acétates de cuivre et de plomb. Le premier de ces sels est dû à l'altération du vase par l'acide contenu dans l'eau distillée de fleurs d'oranger ; le second a été attribué à l'emploi d'une certaine quantité de litharge, destinée à corriger l'acidité développée dans l'eau : il est cependant beaucoup de ces eaux distillées, et nous en avons fait l'essai, qui ne contiennent ni l'un ni l'autre de ces sels. Il est toutefois convenable de conserver les eaux aromatiques dans des vases de verre, qui ne sont pas attaqués par ces liquides. Le pharmacien doit, pour être sûr de la pureté des eaux dislées qu'il emploie, les préparer lui-même.

Eaux distillées préparées avec les sommités fleuries.

Eau distillée d'hyssope. On prend : sommités fraîches et fleuries d'hyssope, 5 kilogrammes (10 livres); eau commune, 20 kilogrammes (40 livres); on introduit les sommités et l'eau dans la cucurbite, et mieux dans un bain-marie percé; on ajoute le chapiteau, et l'on procède à la distillation pour retirer 10 kilogrammes (20 livres) de liqueur. On sépare l'huile qui se trouve à la surface de cette eau distillée, et l'on conserve ces eaux comme les précédentes.

On obtient, en suivant la même méthode, les eaux distillées des sommités fleuries de Mélisse, de Lavande, de Sauge, de Thym, de Menthe poivrée, de Scordium, de Véronique, etc. Ces deux dernières sont moins odorantes. Le moyen indiqué par M. Henry (l'emploi de la vapeur), essayé lors de la préparation de l'eau d'hyssope et de menthe poivrée, a fourni des résultats plus satisfaisans que ceux donnés par le procédé ordinaire; les eaux obtenues jouissaient d'une odeur plus suave, elles se sont conservées plus long-temps sans altération.

Eaux distillées sur les semences.

Eau distillée d'anis. Cette eau se prépare de la manière suivante : on prend semences d'anis, 2 kilogrammes (4 livres); eau commune, 15 kilogrammes (30 livres); on place ces deux substances dans la cucurbite d'un alambic, et l'on procède à la distillation de manière à obtenir 4 kilogram. (8 livres) d'eau distillée d'anis. On prépare par le même procédé les eaux distillées de semences d'Angélique, de Persil, de Coriandre, et celles des Baies de Genièvre.

Eau distillée d'écorce de cannelle. On prend : cannelle de Ceylan, 2 kilogrammes (4 livres); on la concasse, on la place dans la cucurbite d'un alambic; on ajoute, eau commune, 16 kilogram. (32 livres); on laisse macérer pendant 12 heures; on distille ensuite, pour retirer 8 kilogram. (16 livres) d'eau distillée. On sépare l'huile essentielle, plus pesante que l'eau, qui se dépose au fond du récipient.

On prépare, en suivant la même méthode, les eaux distillées d'Écorce de cascarille, d'Écorce de sassafras, du Bois de Rhodes, de Sassafras, et celle de Gérofle.

M. Recluz a obtenu de la distillation de 500 gram. (1 livre) de cannelle de Chine, 2 kilogram. (4 livres) d'eau distillée, dont il a séparé 4 gram. (1 gros) d'acide benzoïque; 2 gram. (36 grains) en cristaux cubiques s'étaient déposés contre les parois du récipient, et un pareil poids d'acide en cristaux aciculaires s'étaient précipités et mêlés à de l'huile volatile.

Eaux distillées préparées avec plusieurs plantes.

Ces eaux s'obtiennent de la manière suivante : on prend espèces vulnéraires, 1 kilogramme (2 livres); eau, 10 kilogram. (20 liv.); on place ces substances dans la cucurbite, on adapte le chapiteau, et l'on procède à la distillation de manière à retirer 4 kilogrammes (8 livres) d'eau distillée, que l'on conserve comme nous l'avons dit pour les autres eaux.

La Pharmacopée de Dublin prescrit l'addition de l'alcool, à la dose d'une once pour chaque livre d'eau distillée sur une substance végétale; celle de Londres prescrit la préparation des eaux distillées avec les plantes sèches, *à moins qu'il n'en soit autrement ordonné*. Dans les cas où les substances vertes sont employées, on en prend un poids double de celui de la plante sèche. La même Pharmacopée ordonne l'addition de l'alcool dans ces eaux, à la dose de 5 onces par gallon (8 pintes environ). Le Dispensaire d'Édimbourg prescrit aussi l'addition du même véhicule à la dose de demi-once par livre. M. Chéreau a fait quelques essais sur les eaux distillées; il a indiqué l'addition de l'alcool dans le but d'aider à la conservation de ces produits, mais ce pharmacien préfère ajouter l'alcool avant la distillation. Nous donnerons ici sa formule pour la préparation de l'eau de tilleul : sommités fleuries de tilleul légèrement contusées, 2 kilogram. (4 liv.); eau commune, 10 kilogram. (20 livr.); alcool de vin, 500 grammes (1 livre). Laissez macérer pendant 24 heures, distillez ensuite pour obtenir 5 kilogram. (10 liv.) d'eau distillée de tilleul. D'après M. Chéreau, l'eau obtenue est d'une odeur agréable; elle s'est conservée parfaitement pendant tout le cours de l'année (1825). (A. C.)

EAUX-MÈRES. On a donné ce nom au résidu liquide des solutions salines qu'on a fait cristalliser. (A. C.)

EAUX MINÉRALES. *Aquæ minerales.* On désigne sous cette dénomination les eaux provenant de sources naturelles, et qui tiennent en dissolution une dose de substances minérales assez forte pour exercer une action bien déterminée sur l'économie animale. Mais comme, à l'exception de l'eau de pluie, toutes les eaux qui coulent à la surface du globe sont chargées plus ou moins de substances minérales, le terme d'eaux minérales est très impropre, et devrait être remplacé par celui d'*eaux médicinales naturelles*.

Comment ces eaux ont-elles dissous les matières salines et gazeuses qu'elles contiennent? Est-ce en filtrant au travers de couches terrestres qui, dans cette hypothèse, seraient toutes formées de ces matières; ou bien s'opère-t-il au sein de la terre des décompositions chimiques déterminées par l'irrigation ou la présence de l'eau, laquelle dissout ensuite les corps nouveaux qui résultent de ces décompositions? Nous n'entreprendrons point de résoudre ces questions intéressantes, qui demandent une étude approfondie de la Géognosie : la discussion en serait déplacée dans un ouvrage où nous cherchons seulement à connaître les matières que la nature nous offre pour la guérison de nos maux, ou pour l'entretien de notre existence. Les eaux minérales seront à nos yeux des drogues composées que nous chercherons à classer méthodiquement dans l'ordre le plus rapproché de la nature, c'est-à-dire d'après l'ensemble de leurs propriétés physiques et chimiques.

Laissant donc de côté les considérations qu'elles présentent au médecin qui les fait intervenir comme puissans auxiliaires dans une foule de cas désespérés, et dont il ne peut alors expliquer en aucune manière l'action physiologique; sans chercher également à faire voir combien il est important que les eaux minérales soient prises sur les lieux mêmes, et en des circonstances déterminées, combien est grande leur efficacité comme moyen d'hygiène (1), nous parlerons uniquement de ces eaux sous le rapport pharmacologique; car nous ne sommes point de ceux qui prétendent qu'elles n'ont par elles-mêmes aucune influence salutaire sur les maladies chroniques, et qu'il faut attribuer leurs bons effets à des causes purement accessoires. Nous les considérons au contraire comme des médicamens virtuellement très énergiques, et d'autant plus, que leur nature chimique se complique d'élémens dont il est possible d'apprécier le mode d'action et l'activité, lorsqu'on obtient ceux-ci isolément. De la connaissance des propriétés de ces substances isolées, on ne peut néanmoins point tirer de conclusions définitives pour celles des eaux minérales; elles exercent une action complexe, qui dépend, non-seulement de la somme des propriétés de chacune des substances en solution, mais peut-être de principes peu connus ou qui ont échappé à l'analyse chimique. Voilà pourquoi les eaux minérales factices sont en général moins estimées dans le traitement des maladies que les naturelles, quel que soit le soin que l'on ait apporté dans leur préparation, quel que soit le degré de certitude et de précision offert par l'analyse des eaux que l'on s'est proposé d'imiter.

Il n'est pas facile d'exprimer d'une manière générale les propriétés physiques des eaux minérales; ces propriétés sont extrêmement variables, puisque l'on peut regarder comme appartenant à cette classe de médicamens les eaux encore potables, mais chargées de sulfate et de carbonate de chaux, qui forment la masse des sources d'une foule de contrées; et qu'en remontant de ces eaux si peu chargées de sels solubles, jusqu'à

(1) Sous le rapport des propriétés médicales et sous celui des circonstances accessoires, on doit consulter les ouvrages qui ont traité *ex professo* des eaux minérales; nous indiquerons entre autres le *Manuel des eaux minérales de France*, par M. Patissier; Paris 1818; et le *Précis des eaux minérales*, par M. Alibert; chez Béchet jeune; Paris 1826.

celles qui en renferment une quantité considérable avec addition de gaz odorans et de matières organiques, on rencontre tous les intermédiaires. Ainsi, sous le rapport de la couleur, de la densité, de l'odeur et de la saveur, on ne peut dire autre chose des eaux minérales, sinon qu'elles diffèrent de l'eau potable en ce que ces diverses propriétés physiques sont toujours plus exaltées que dans celle-ci, c'est-à-dire que la densité de l'eau pure étant le point de comparaison auquel on soumet les autres liquides, les eaux minérales sont toujours plus pesantes, à moins que la quantité des gaz qu'elles dissolvent n'en augmente considérablement le volume. Quant à la couleur, à l'odeur et à la saveur des eaux minérales, elles dépendent de celles des substances en solution; mais ces qualités sont modifiées par l'intime combinaison des substances, et souvent comme neutralisées les unes par les autres. Plusieurs sources d'eaux minérales sont remarquables par leur température élevée; on les désigne sous le nom d'*eaux thermales*. Ce sont elles que l'on emploie ordinairement sous forme de bains et de douches, et qui attirent chaque année une innombrable quantité de malades.

Il suit de ce que nous venons de dire, que toutes les divisions établies pour classer les eaux minérales sont arbitraires. La prédominance de certains principes, tels que l'acide carbonique, l'acide hydro-sulfurique, les alcalis fixes, les sels âcres ou cathartiques, les sels ou oxides ferrugineux, a fait imaginer les divisions connues sous les noms d'*eaux acidules gazeuses*, *salines*, *alcalines*, *sulfureuses*, et *ferrugineuses*. On a ensuite distingué, parmi ces différens genres d'eaux, celles qui ont une température plus élevée que la température atmosphérique, c'est-à-dire les eaux *thermales*, *gazeuses*, *salines*, etc., et les eaux *froides*, c'est-à-dire à la température de l'air. Comme il n'y a point de distinction tranchée entre les eaux qui font partie de ces groupes, nous ne pouvons adopter cette classification dans l'exposé suivant, où nous tracerons l'histoire pharmacologique et générale des différentes eaux tenant en dissolution un plus ou moins grand nombre de substances minérales. Pour procéder avec méthode, nous partirons de l'eau médicinale la plus simple dans sa composition, et nous passerons successivement à celles qui se compliquent d'un plus grand nombre de substances, ou qui dissolvent celles de ces substances qui y sont purement accidentelles. Nous ferons suivre ce court exposé d'un tableau alphabétique des analyses chimiques des eaux minérales les plus usitées, et qui s'exportent pour être vendues dans les officines des pharmaciens. En regard de ces analyses, nous placerons, pour quelques-unes, les synthèses de ces eaux, ou la composition factice qui approche le plus de leur état naturel.

Les eaux limpides, sans saveur désagréable, mais tellement chargées de sels calcaires, qu'on ne peut les faire servir aux usages ordinaires, celles, par exemple, dans lesquelles cuisent difficilement les haricots et autres légumes, qui décomposent le savon en formant un précipité insoluble, en un mot, les eaux que l'on nomme *crues* ou *dures*, ont sans contredit une action sur l'économie animale, et conséquemment pourraient être considérées comme les plus simples des eaux minérales. Cependant, malgré la facilité que l'on a de se les procurer, et de faire des observations sur leurs effets, on ne s'en est jamais servi à titre de médicament. Beaucoup d'eaux minérales employées, de celles qui étaient classées parmi les *eaux salines froides*, ne contiennent que quelques sels de plus et ne jouissent pas de propriétés très marquées. Les unes offrent, indépendamment du carbonate et du sulfate de chaux, des hydrochlorates de magnésie, de chaux et de soude; quelques-unes des traces de sels ferrugineux, du soufre, etc. Aucune de ces eaux salines froides n'ayant une réputation qui s'étende fort au-delà de leur territoire, nous ne pouvons en faire ici l'énumération, ou même esquisser l'histoire des plus remarquables d'entre elles.

L'eau de mer a été préconisée dans plusieurs affections morbides; elle contient, en effet, quelques sels parmi lesquels domine le sel marin ou hydro-chlorate de soude, qui lui communiquent des qualités physiques très prononcées, une densité plus grande que celle de l'eau ordinaire, une saveur âcre, amère, éminemment salée, et une odeur toute particulière. A diverses époques, les chimistes se sont occupés de son analyse, et parmi leurs travaux on distingue ceux de Bergmann, Lavoisier, Vogel et Bouillon-Lagange, John Murray, et surtout ceux d'Alex. Marcet, qui a comparé les eaux rapportées par différens navigateurs de presque toutes les mers. La saveur des eaux de la mer est assez variable; celles des contrées équinoxiales sont beaucoup plus riches en sels; dans les régions polaires, et dans les parties des mers qui s'avancent au milieu des continens, comme la Baltique, la Méditerranée, la Mer Rouge, la salure est bien moins considérable. Les eaux de sources salines et des marais salans de la Lorraine et de la Franche-Comté se rapprochent par leur composition chimique de celles de la mer; mais elles renferment du sulfate de soude ou de magnésie en des proportions très considérables.

Parmi les eaux salines froides, remarquables par la prédominance de certains sels qui leur communiquent des propriétés purgatives très énergiques, nous citerons les eaux de Sedlitz et de Seydchutz, en Bohême, et celles d'Epsom, en Angleterre. C'est le sulfate de magnésie qui en est le principe le plus actif; aussi ce sel est-il connu dans le commerce sous les noms de sel de Sedlitz, de Seydchutz et d'Epsom. Leur saveur est extrêmement amère et salée; elles sont limpides, et déposent un précipité blanc lorsqu'on les fait bouillir. Ces eaux ont beaucoup de rapports entre elles, soit par la nature et la quantité de leurs principes constituans, soit par leurs propriétés médicales, qui les ont rendues célèbres depuis un temps immémorial.

Nous possédons en France un assez grand nombre de sources thermales dont les eaux sont analogues à celles que nous venons de citer. En parler en détail, ce serait nous entraîner au-delà des limites de cet ouvrage; nous nous contenterons d'indiquer ici les principales : les eaux de Tercis, de Saubuse, de Préchac et de Pouillon, dans le département des Landes; celles de Bagnères, dans les Hautes-Pyrénées; de Lamotte, dans le département de l'Isère, et de Saint-Gervais en Savoie, ont une saveur salée due à la prédominance de l'hydro-chlorate de soude.

Cette saveur est modifiée par l'existence d'autres sels dont la nature varie suivant les différentes eaux, comme l'hydro-chlorate de magnésie, le sulfate de soude, le carbonate de magnésie, etc. Dans quelques-unes, comme, par exemple, celles de Dax, l'hydro-chlorate de soude est en très petite quantité, et les qualités de ces eaux sont déterminées par les autres sels. La plupart de ces sources étant thermales, on les administre ordinairement, ainsi que leurs boues, sous forme de bains ou de douches.

Lorsqu'en outre des matières salines que nous venons d'énumérer, d'autres sels avec excès d'alcali (sous-carbonate de soude) prédominent, les eaux sont dites *alcalines*. Telles sont particulièrement celles de Chaudes-Aigues, département du Cantal, qui ont une qualité savonneuse reconnue par les gens du pays, et qui servent à laver et à fouler les étoffes de laine. Les eaux de Vichy sont également alcalines; mais l'acide carbonique, qui y est abondant, domine par ses propriétés sur celles de l'excès d'alcali.

Ailleurs, les eaux doivent leurs propriétés à la plus grande quantité de carbonate de magnésie (Eaux d'Aix en Provence); ou à l'addition d'une faible proportion de gaz acide carbonique et hydro-sulfurique (Eaux de Sylvanès en Languedoc); ou à la présence des gaz acide carbonique, oxigène et azote (Eaux de Néris, département de l'Allier).

Le gaz acide carbonique venant à prédominer dans certaines eaux thermales, on pourrait déjà les considérer comme acidules; mais elles contiennent encore tant de matières salines, qu'elles doivent à celles-ci leurs principales qualités. Ainsi, par exemple, les eaux de Balaruc, département de l'Hérault, quoique chargées de 36 pouces cubes d'acide carbonique par 12 livres d'eau, sont principalement employées comme purgatives, à cause des sels à base de soude et de magnésie qu'elles tiennent en dissolution.

Au contraire, les eaux qui, étant chargées de plusieurs sels très actifs, sont en outre caractérisées par l'abondance de l'acide carbonique, forment la classe des *eaux acidules gazeuses*, parmi lesquelles on distingue les eaux acidules proprement dites, et les eaux acidules *ferrugineuses ;* distinctions inexactes dans la stricte acception du mot, puisque plusieurs des eaux simplement nommées *acidules* contiennent du carbonate de fer à des doses très variables. Ces eaux sont froides ou thermales ; elles ont une saveur piquante qui s'évanouit à mesure que le gaz s'évapore ; des bulles d'acide carbonique qui viennent éclater à la surface leur donnent une apparence d'ébullition. Parmi les eaux acidules thermales, nous citerons celles du Mont-d'Or, de Vichy, de Clermont-Ferrand et d'Ussat. On observe, dans quelques-unes, des flocons d'une matière organique qui semble contribuer à leurs propriétés médicales. L'eau de Seltz est l'exemple le plus universellement connu que nous puissions apporter parmi les eaux acidules froides. Celles-ci sont en général moins compliquées d'élémens chimiques que les eaux acidules thermales.

Le fer (ou plutôt les sels que ses oxides forment avec la plupart des acides) imprime à certaines eaux minérales des propriétés particulières ; aussi, faisant abstraction de toutes les autres substances, qui n'y semblent que fort accessoires, les a-t-on nommées de tout temps eaux *ferrugineuses*, *ferreuses*, *martiales* et *chalybées*. Elles sont limpides, inodores et produisent sur la langue une sensation de stypticité. Exposées à l'air, elles se couvrent d'une pellicule irisée, et elles déposent dans les bassins qui les contiennent des flocons jaunes d'oxide de fer. On les a divisées, comme les précédentes, d'après leur température chaude ou froide. Les eaux ferrugineuses froides, dans lesquelles on trouve en outre plusieurs sels terreux ou alcalins, sont excessivement nombreuses. Il est peu de provinces, soit en France, soit à l'étranger, qui ne se vante d'en posséder auxquelles on attribue des vertus merveilleuses ; mais parmi celles dont la réputation ne s'est point bornée à leurs seules localités, on vante principalement les eaux de Spa, d'Aix-la-Chapelle, de Bussang, de Provins, de Vals et de Passy.

La présence du soufre acidifié, soit par l'oxigène, soit par l'hydrogène, ou, en d'autres termes, l'existence, dans les eaux minérales, des acides sulfureux et hydro-sulfurique, fournit un caractère tellement grave, qu'on en a formé un ordre particulier, sous les noms d'*eaux sulfureuses* ou mieux *hydro-sulfureuses, sulfurées* et *hépatiques*. L'acide sulfureux s'y montre bien rarement, si toutefois il s'y rencontre, et ce cas ne peut arriver que dans les sources qui avoisinent les volcans; l'acide hydro-sulfurique, au contraire, y est si commun et si abondant, que sa présence est soudain décélée par l'odeur d'œufs pourris que ces eaux exhalent. Quelques chimistes, et en particulier MM. Lonchamp et Anglada, ont établi que l'acide hydro-sulfurique n'était point libre dans certaines eaux hydro-sulfureuses, qu'il y est combiné à la soude, et que le contact de l'air suffit pour décomposer l'hydro-sulfate, en le faisant passer à l'état d'hypo sulfite et de carbonate, par l'absorption de l'oxigène et de l'acide carbonique. Un pouce cube d'air, la quantité, par exemple, contenue dans une bouteille entre le bouchon et le liquide, peut décomposer tout l'hydro-sulfate de soude de l'eau de Barèges; d'où il suit que cette eau ne doit être bue qu'à sa source. Cependant M. Vauquelin s'est assuré par des expériences que l'acide hydro-sulfurique ne décompose pas à froid le carbonate acide de chaux, d'où il résulte que toutes les fois qu'il y a excès d'acide carbonique dans une eau minérale, il ne peut s'y former d'hydro-sulfate par la décomposition du carbonate. La plupart de ces eaux hydro-sulfureuses sont thermales et contiennent plusieurs substances qui en exaltent les propriétés et qui leur assurent une prépondérance médicale sur les autres eaux. Cependant les eaux hydro-sulfureuses les plus estimées, telles que celles de Bagnères et de Cauterets, ne contiennent qu'un petit nombre de sels. Elles sont, en général, onctueuses au toucher, et elles perdent leur odeur par l'exposition à l'air et par l'effet d'une chaleur douce et continue. Les eaux minérales des Pyrénées appartiennent presque toutes à la classe des hydro-sulfureuses; c'est au pied de ces montagnes qu'existent les fameux bains de Bagnères, de Barèges, de Saint-Sauveur, de Bonnes, etc. Il s'en trouve encore dans plusieurs autres contrées, mais elles sont sont loin d'avoir une aussi grande réputation; néanmoins les eaux d'Aix en Savoie et d'Aix-la-Chapelle, dont quelques sources sont hydro-sulfureuses, attirent un nombre immense de malades de toutes les parties de l'Europe. Nous ne parlerons ici que d'une seule source d'eau hydro-sulfureuse froide, parce que sa proximité de Paris lui a fait acquérir une grande célébrité; c'est celle d'Enghien ou Montmorency, dont l'établissement, qui date à peine de quelques années, est porté à un haut degré de perfection.

Enfin, les eaux minérales de certains pays d'Italie et de l'Amérique du sud recèlent une quantité minime d'iode à l'état d'hydriodate. La découverte de ce principe dans les eaux est encore très récente. On croit que ces eaux iodurées peuvent exercer une action sur l'économie animale, qu'elles sont particulièrement utiles pour dissiper les goîtres et combattre certaines affections scrofuleuses. Les eaux minérales de quelques sources des Pyrénées, celles de la mer morte, dans lesquelles on vient de découvrir l'existence du brôme, substance qui, par sa nature, semble tenir le milieu entre le chlore et l'iode, doivent être assimilées aux eaux iodurées dont il vient d'être question. Quant à l'existence de l'acide borique dans les eaux des lacs de la Toscane, il y a long-temps qu'elle a été constatée; mais comme cet acide ou ses sels n'ont point ou que de très faibles propriétés, ce n'est pas ici le lieu de nous en occuper. Il en sera de même des eaux minérales qui, selon quelques chimistes, tiennent en solution du sélénium ou d'autres substances dont la quantité est extrêmement faible, et qui ne jouissent pas de propriétés médicales particulières.

L'analyse des eaux minérales exige, de la part du chimiste, la plus scrupuleuse exactitude. Il n'est pas extrêmement difficile de reconnaître la nature des substances qui les composent; à l'aide des réactifs et de procédés trop connus pour que nous essayions d'en reproduire l'exposition, on parvient à déterminer promptement les sels qui, dans une eau minérale, se rencontrent ordinairement, et qui ne sont jamais en nombre considérable. Mais la quantité respective de chacun d'eux est souvent si petite qu'il faut une grande habitude pour en fixer l'évaluation. Dans les tableaux qui font suite à cet article, nous donnerons la préférence aux analyses fournies par les chimistes qui nous semblent mériter le plus de confiance.

Nous terminerons ces généralités sur les eaux minérales naturelles, en indiquant quelques-unes des précautions à prendre dans leur transport et leur conservation. On doit d'abord porter son attention sur la nature et la propreté des vases qui doivent les contenir; les bouteilles de verre sont préférables à celles de grès, parce qu'elles se nettoient et se bouchent plus facilement. On rince ces bouteilles avec l'eau minérale elle-même, et l'on a soin de n'y laisser aucunes matières végétales étrangères, telles que des brins de paille, dont la décomposition pourrait nuire à la pureté de l'eau. On doit puiser les eaux gazeuses par un temps peu humide, car l'eau répandue dans l'atmosphère affaiblit les eaux, en absorbant beaucoup de gaz; on les ferme immédiatement au moyen de bouchons neufs que l'on enfonce avec force dans le goulot de la bouteille, en observant de n'y laisser que très peu d'espace non rempli d'eau. Il est nécessaire de goudronner et même d'assujettir les bouchons avec de la peau ou du parchemin, pour empêcher tout accès de l'air. Les bouteilles doivent être couchées horizontalement dans un lieu tempéré et à l'abri de l'humidité.

Le docteur Hufeland a fait connaître, il y a peu de temps, un moyen fort simple employé aux sources minérales d'Allemagne, pour empêcher la décomposition des eaux ferrugineuses. Il suffit de fixer dans le bouchon destiné aux bouteilles un fil de fer ou un clou dont l'extrémité plonge un peu dans le liquide; on peut ainsi conserver pendant très long-temps l'eau minérale, sans qu'elle subisse aucun changement, et la transporter fort loin sans qu'il s'opère le moindre précipité.

TABLEAU par ordre alphabétique des principales Eaux minérales, comprenant les résultats de leurs analyses chimiques, les doses auxquelles on peut les administrer, et les formules des Eaux minérales factices.

Eau d'Aix-la-Chapelle (Prusse rhénane). *Hydro-sulfureuse, thermale.*

Un kilogramme d'eau du *bain de l'empereur* contient :

	gramm.
Carbonate de soude....	0,5444
Hydro-chlorate de soude.	2,9697
Sulfate de soude.......	0,2637
Carbonate de chaux.....	0,1304
— de magnésie.........	0,0440
Silice	0,0705

(Analyse de MM. Reumont et Monheim)

Les quantités de gaz ont été évaluées de la manière suivante, par M. Monheim, dans une analyse publiée en 1812 :

	pouc. cub.
Gaz azote.............	51,25
— acide carbonique....	28,26
— — hydro-sulfurique.	20,49
Total.	100,00

Dose : depuis 2 verres jusqu'à une pinte. A la dose de 2 à 3 pintes, elle devient purgative.

Eau d'Aix-la-Chapelle artificielle.

Eau.................. 20 onces.
Gaz acide hydro-sulfuriq. ⅓ du volume,
Carbonate de soude..... 20 grains,
Hydro-chlorate de soude. 9 grains.
(*Form. de MM. Tryaire et Jurine.*)

Eau d'Aix en Savoie *Hydro-sulfureuse, thermale.*

112 livres d'eau du bâtiment royal, qui coule dans les piscines appelées *bouillons*, contiennent :

	grains.
Soufre dissous dans l'hydrogène.	84
Acide carbonique libre........	22
Extractif animalisé..........	2
Sulfate de soude..............	33
— de magnésie.............	29
— de chaux................	72
Hydro-chlorate de soude.......	9
— de magnésie.............	31
Carbonate de chaux..........	108
— de magnésie.............	59

112 livres de l'eau puisée dans les sources dites d'*Alun* ou de *St.-Paul*, ont donné :

	grains.
Sulfate de soude..............	37
— de magnésie.............	36
— de chaux................	74
Hydro-chlorate de soude.......	18
— de magnésie.............	23
Carbonate de chaux..........	103
— de magnésie.............	59
Extractif animalisé..........	2
Perte	3½

Auxquels principes il faut ajouter.

	grains.
Soufre dissous par l'hydrogène	3,248
Acide carbonique libre......	34,272

(Analyse de M. Socquet.)

Dose: depuis une liv. jusqu'à quatre. Ces eaux s'altèrent promptement; c'est pourquoi il est plus convenable de les prendre à la source.

Eau de Bagnères-de-Luchon (département de la Haute-Garonne). *Hydro-sulfureuse-saline, thermale.*

20 kilogrammes d'eau de la *source de la Reine* contiennent :

	pouc. cub.
Gaz acide hydro-sulfurique.	9
— — carbonique libre...	4½
	grains
Hydro-chlorate de magnésie desséché....................	0,11
Hydro-chlorate de soude......	0,08
Sulfate de magnésie.........	0,10
— de chaux................	0,23
Carbonate de chaux.........	0,11
Soufre.....................	0,6
Silice.....................	0,4
Matière végéto-animale et perte.	0,5

(Analyse de M. Poumier.)

Obs. Les remarques de MM. Longchamps et Anglada, sur l'état de l'acide hydro-sulfurique dans les eaux de Barèges, sont applicables à celles-ci. Elles s'altèrent beaucoup par le transport.

Dose : 2 ou 3 verres tous les matins, et l'on augmente la quantité jusqu'à 6 verres.

Eau de Balaruc (département de l'Hérault). *Saline, thermale.*

6 kilogrammes contiennent :

Acide carbonique.....	36 pou. cub.	
Hydro-chlorate de soude	45, gram.	05
— de magnésie.......	8,	25
— de chaux.........	5,	47
		grammes.
Carbonate de chaux....	7	
— de magnésie........	0,	55
Sulfate de chaux......	4,	20
Fer................	des traces.	

(Analyse de M. Figuier de Montpellier.)

Nota. D'après une nouvelle analyse de M. Saint-Pierre, il se dégage de la source une grande quantité d'azote.

Dose : une pinte par jour, et comme purgatives, jusqu'à 3 pintes.

Eau de Barèges (département des Hautes-Pyrénées). *Hydro-sulfureuse, thermale.*

40 liv. 13 onces 5 gros contiennent :

	grains
Hydro-chlorate de magnésie..................	10
— de soude...........	11
Sulfate de magnésie.....	26
— de chaux..........	42
Carbonate de chaux....	18
Soufre.............	3
Silice.............	4
Matière végéto-animale..	quant. inap.
Perte..............	4
Total.	1 gros 46 gr.

(Analyse de M. Poumier.)

Obs. MM. Longchamp et Anglada pensent que l'acide hydro-sulfurique, dont le soufre exprimé dans l'analyse précédente est le radical, n'existe pas dans ces eaux à l'état de liberté. (*Voy.* plus haut, p. 324.)

Dose : 3 ou 4 verres par jour. La boisson est presque toujours associée aux bains.

Eau de Barèges artificielle.

Eau pure.............	20 onces,
Acide hydro-sulfurique..	⅓ du vol.,
Carbonate de soude.....	16 grains,

Hydro-chlorate de soude. $\frac{1}{8}$ grain.

(*Formule de MM. Tryaire et Jurine.*)

Eau de Barèges artificielle, pour les bains et douches.

Hydro-sulfate de soude concentré à 25° du pèse-acide de Baumé 10 onc.
Solution saline gélatineuse... 4 onc.

Mêlez, et ajoutez à l'eau d'un bain au moment d'en faire usage.

La solution saline gélatineuse est ainsi composée :

Eau distillée............	1 livre,
Carbonate de soude.....	1 once,
Sulfate de soude........	4 gros,
Hydro-chlorate de soude.	4 gros,
Pétrole rectifié..........	20 grains.

Dissolvez et filtrez.

(*Formule de MM. Planche et Boullay.*)

Eau de Bonnes ou aigues-Bonnes (département des Basses-Pyrénées). *Hydro-sulfureuse, thermale.*

20 kilogrammes ou litres ont donné, outre le gaz acide hydro-sulfurique :

	gros.	grains.
Hydro-chlorate de magnésie.	»	19
— de soude..............	»	27
Sulfate de magnésie........	1	6
— de chaux...............	1	57
Carbonate de chaux........	»	$41\frac{1}{2}$
Soufre....................	»	4
Silice....................	»	$4\frac{1}{2}$
Perte.....................	»	5
Total.	4	20

(Analyse de M. Poumier.)

Obs. Ces eaux éprouvent moins d'altération dans le transport que celles de Barèges et de Cauterets. Relativement à leur composition chimique, on peut leur appliquer les observations faites par M. Longchamp, sur l'eau de Barèges.

Dose : en boisson, depuis une jusqu'à 6 livres par jour.

Eau artificielle de Bonnes.

Eau pure..............	20 onces,
Acide hydro-sulfurique..	$\frac{1}{5}$ du vol.,
Hydro-chlorate de soude.	3 grains,
Sulfate de magnésie.....	1 grain.

(*Formule de MM. Tryaire et Jurine.*)

Eau de Bourbon l'Archambault (département de l'Allier). *Ferrugineuse, thermale.*

Une pinte d'eau contient :

	grains.
Hydro-chlorate de chaux....	$2\frac{1}{3}$
— de magnésie............	$1\frac{1}{2}$
— de soude...............	$6\frac{1}{3}$
Sulfate de soude...........	$2\frac{1}{6}$
— de magnésie............	$3\frac{1}{12}$
— de chaux...............	$2\frac{1}{3}$
Carbonate de fer...........	$3\frac{1}{12}$
Silice......................	$1\frac{1}{12}$
Acide carbonique...........	$16\frac{1}{4}$
Acide hydro-sulfurique et savonule végétal	quant. inap.

(Analyse de M. Faye.)

Dose : on boit cette eau depuis un jusqu'à deux litres, avant et pendant le bain.

Eau de Bourbonne-les-bains (Haute-Marne). *Saline, thermale.*

Une livre contient :

	grains.
Hydro-chlorate de chaux.....	8,76
— de soude.................	50,80
Carbonate de chaux.........	1 »
Sulfate de chaux...........	8,88
Substance extractive mêlée au sulfate de chaux..........	» 50
Total.	69,94

(Analyse de MM. Bosc et Bezu.)

Une analyse publiée récemment par M. Athenas, pharmacien en chef de l'hôpital militaire de Bourbonne, a donné des résultats qui ne diffèrent pas sensiblement des précédens, quant aux substances salines; mais il y a constaté la présence de l'acide carbonique libre et du sulfate de magnésie. Au surplus, voici ces résultats.

Un litre d'eau contient:

	grains.
Hydro-chlorate de soude.....	88
— de chaux..............	16
— de magnésie...........	3
Sulfate de chaux...........	19
— de magnésie...........	7
Carbonate de fer...........	$\frac{1}{3}$

Dose : depuis 3 verres jusqu'à un litre et demi, dans la matinée.

Eau de Bourbonne artificielle.

Hydro-chlorate de soude. 1 gros,
Sulfate de chaux....... 8 grains,
Sulfate de magnésie.... quelq. grains.

(*Formule de M. Duchanoy.*)

Eau pure........... 20 onces,
Acide carbonique.... 2 fois le vol.,
Hydro-chlor. de soude 72 grains,
Sulfate de magnésie.. 2 grains.

(*Formule de MM. Tryaire et Jurine.*).

Eau de Carlsbad (Bohême.) *Saline, thermale.*

100 parties de l'eau de la source principale, nommée le *Sprudel*, contiennent :

Sulfate de soude......	2,58714
Carbonate de soude....	1,25200
Hydro-chlorate de soude	1,04893
Carbonate de chaux...	0,31219
Fluate de chaux.......	0,00310
Phosphate de chaux...	0,00019
Carbonate de strontiane	0,00097
— de magnésie.......	0,18221
Phosphate d'alumine..	0,00034
Carbonate de fer......	0,00424
Carbonate de manganèse.	Des traces.
Silice................	0,07504

(Analyse de M. Berzélius.)

Dose : 3 ou 4 verres dans les premiers jours, que l'on augmente progressivement.

Eau de Cauterets (département des Hautes-Pyrénées). *Hydro-sulfureuse, thermale.*

Douze sources existent à Cauterets. Les eaux de celles dites de la Raillière et des Espagnols, sont les seules qui aient été soumises à une analyse chimique soignée.

20 kilogrammes d'eau de la source *de la Raillière* contiennent :

	pouc. cub.
Gaz acide hydro-sulfurique.	8
Gaz acide carbonique......	4

	gros.	grains.
Hydro-chlorate de magnésie desséché............	»	8
— de soude............	»	8
Sulfate de magnésie.......	»	18
— de chaux.............	»	34
Carbonate de chaux......	»	10$\frac{1}{2}$
Silice..................	»	4
Soufre.................	»	4$\frac{1}{2}$
Perte..................	»	5
Total.	1	20

(Analyse de M. Poumier.)

20 kilogrammes d'eau de la source *des Espagnols* contiennent :

	pouc. cub.
Gaz acide hydro-sulfurique.	8
— — carbonique......	4

	gros.	grains.
Hydro-chlorate de magnésie	»	7
— de soude	»	7
Sulfate de magnésie	»	14
Sulfate de chaux	»	29
Carbonate de chaux	»	12
Silice	»	3
Soufre	»	5
Matière végéto-animale et perte	»	5
Total.	1	10

(Analyse de M. Poumier.)

Obs. Les remarques de MM. Anglada et Longchamp, sur l'état de l'acide hydro-sulfurique dans les eaux de Barèges, s'appliquent à celles-ci.

Dose : depuis 2 ou 3 verres jusqu'à une pinte Elles produisent quelquefois le vomissement ; en ce cas, il faut les couper avec du lait ou une boisson mucilagineuse.

EAU DE CAUTERETS ARTIFICIELLE.

Eau pure	20 onces,
Gaz acide hydro-sulfurique	$\frac{1}{3}$ du volume,
Carbonate de soude	2 grains,
Hydro-chlor. de soude	1 grain.

(*Formule de MM. Tryaire et Jurine.*)

EAU DE CHATELDON (département du Puy-de Dôme). *Acidule, saline, froide.*

D'après une analyse incomplète de M. Desbret, publiée en 1778, elle renferme beaucoup de gaz acide carbonique, des carbonates de magnésie, de chaux et de fer, et de l'hydro-chlorate de soude

Dose : depuis une pinte jusqu'à 3.

EAU DE CHATELDON ARTIFICIELLE.

	grains.
Acide carbonique	2 fois le vol.,
Hydro-chlorate de soude	3 grains,
Carbonate de soude	3
— de magnésie	2
— de fer	$\frac{1}{2}$.

(*Formule de MM. Tryaire et Jurine.*)

EAU DE CHATEL-GUYON (département du Puy-de-Dôme). *Acidule-saline, thermale.*

On ne possède point d'analyse récente de cette eau, dont la source principale porte le nom de *Fontaine d'Assan*. Cadet y avait trouvé, au moyen des réactifs et de l'évaporation, une petite quantité de fer, de l'hydro-chlorate de soude, du sulfate de magnésie, de la chaux, de la magnésie, et du fer, probablement tenus en solution par l'excès d'acide carbonique. Celui-ci donne à l'eau une saveur aigrelette.

Dose : 2 ou 3 verres chaque matin.

EAU DE CHATEL-GUYON ARTIFICIELLE.

M. Duchanoy a proposé d'imiter l'eau de Châtel-Guyon avec 50 grains d'hydro-chlorate de soude par pinte d'eau à 24°, quelques grains de sulfate de soude, et du gaz acide carbonique en proportion; le tout bien remué.

EAU DE CONTREXEVILLE (département des Vosges). *Ferrugineuse-acidule, froide.*

D'après les analyses de Thouvenel et Nicolas, publiées en 1774 et 1778, elle contient, par pinte, 8 grains de matière saline composée de carbonate de fer, d'hydro-chlorate de chaux et de carbonate de la même base. Thouvenel y admet en outre une matière bitumineuse dont l'existence a été niée par Nicolas.

Dose : 2 à 3 verres tous les matins.

EAU DE CONTREXEVILLE ARTIFICIELLE.

Eau pure	20 onces,
Acide carbonique	$\frac{1}{12}$ du vol.
Carbonate de chaux	4 grains,
Sulfate de chaux	6 grains.

(*Form. de MM. Tryaire et Jurine.*)

Eau d'Éilsen (principauté de Schaumbourg-Lippe). *Hydro-sulfureuse-saline, froide.*

Une livre d'eau de la *source Julie*, la plus remarquable des quatre de l'établissement, se compose de :

		pouc. cub.
Subs. gazeuz.	Gaz acide hydro-sulfur.	2,096
	— — carbonique	2,151
	— azote	0,374
	— hydrogène carboné	0,110
	— oxigène	0,080
		grammes.
Substances fixes.	Hydro-chlorate de magnésie anhydre	1,0580
	Sulfate de magnésie	2,5820
	— de soude	2,2506
	— de chaux	13,5680
	Carbonate de chaux	1,5413
	— de magnésie	0,1866
	Phosphate de chaux	0,0080
	Oxide de fer	0,0080
	Silice et traces d'alun.	0,0746

(Analyse du docteur Du Ménil.)

Dose : de même que les eaux hydro-sulfureuses des Pyrénées, celles d'Éilsen, contenant à peu près les mêmes principes et dans des proportions semblables, peuvent être administrées à la dose quotidienne de 2 à 3 verres jusqu'à une pinte.

Eau d'Enghien, source de la *Pêcherie*.

L'eau pour boisson contient par litre :

	grammes.
Gaz azote	0,020
Acide carbonique	0,260
Acide hydro-sulfurique	0,039
Hydro-chlorate de magnésie	0,028
Hydro-sulfate de chaux	0,104
Sulfate de magnésie	0,13
— de chaux	0,29
Sous-carbonate de magnésie	0,06
— de chaux	0,34
— de fer	0,003
Silice	0,06
Matière végéto-animale	0,03

(Analyse de M. Fremy.)

	grammes.
Soufre	0,305
Hydro-chlorate de soude	0,22
Hypo-sulfite de magnésie	1,12
Sulfate de magnésie	0,73
— de chaux	0,61
Sous-carbonate de chaux	4,00
— de magnésie	1,61
Matière organique	0,25
Silice	0,51
Perte	0,225
	9,580

(Analyse de M. Henry fils.)

1000 grammes d'eau contiennent :

	parties.
Eau de dissolution	998,9433
Gaz azote	0,0088
— acide hydro-sulf. libre	0,0160
— acide carbonique libre	0,0674
Sulfate de chaux	0,1210
— de magnésie	0,0410
— de potasse	0,0225
Hydro-chlorate de magnés.	0,0107
— de potasse	0,0423
Hydro-sulfate de chaux	0,0682
— de potasse	0,0429
Carbonate de chaux	0,5065
— de magnésie	0,0525
Silice	0,0521
Alumine	0,0048
Matière organique	des traces.
	1000,0000

(Analyse de M. Longchamp.)

Obs. Nous avons donné textuellement les résultats des trois analyses récemment publiées, malgré les différences qu'on y observe, surtout quant à la nature des principes constituans. Cette question est trop délicate pour que nous osions la décider dans ce Dictionnaire.

Dose : selon le docteur Alibert, on peut en prendre plusieurs verres dans la matinée, en se promenant, et à la sortie de la source.

Eau d'Epsom (Angleterre). *Saline froide. V.* Eau de Sedlitz.

Eau de Forges (département de la Seine-Inférieure). *Ferrugineuse-acidule, froide.*

Une pinte d'eau contient :

(*Source de la Reinette.*)

Acide carbonique..... $\frac{1}{4}$ de son vol.,
Carbonate de chaux... $\frac{1}{4}$ de grain,
— de fer........... $\frac{1}{8}$
Hydro-chlor. de soude. $\frac{3}{4}$
Sulfate de chaux ..... $\frac{1}{3}$
Hydro-chlor. de magn. $\frac{1}{5}$
Silice............... $\frac{1}{10}$

(*Source royale.*)

Acide carbonique... 1 fois $\frac{1}{4}$ son vol.
Carbonate de chaux. $\frac{3}{4}$ de grain,
— de fer........... $\frac{1}{2}$
Hydro-chlor. de soud. $\frac{7}{8}$
Sulfate de chaux..... $\frac{1}{2}$
Hydro-chlor. de magnésie........... $\frac{1}{8}$
Sulfate de magnésie. $\frac{7}{8}$
Silice.............. $\frac{1}{10}$

(*Source cardinale.*)

Acide carbonique...... 2 fois le vol.,
Carbonate de chaux.... $\frac{3}{4}$ de grain,
— de fer.............. $\frac{1}{4}$
Hydro-chlor. de soude. $\frac{19}{10}$ de grain.
Sulfate de chaux....... $\frac{1}{2}$
Hydro-chlor. de magn.. $\frac{1}{5}$
Sulfate de magnésie.... $\frac{9}{10}$
Silice................ $\frac{1}{6}$

(Analyses de M. Robert.)

Dose : un seul verre le premier jour, et graduellement de jour en jour jusqu'à 7 verres.

Eau de Lamotte (département de l'Isère). *Saline, thermale.*

Une pinte d'eau contient :

	grains.	
Carbonate de chaux........	3	$\frac{17}{48}$
Sulfate de chaux..........	24	$\frac{5}{16}$
Hydro-chlorate de soude....	48	»
Sulfate de magnésie.......	18	»
Matière extractive.........	»	$\frac{1}{2}$

(Analyse de M. Nicolas, publiée en 1780.)

Dose : 3 à 4 verres, le matin à jeun.

Eau de Lamotte artificielle.

Eau pure........... 20 onces,
Acide carbonique.... 2 fois le vol.,
Sulfate de soude...... 16 grains,
Hydro-chlor. de soude. 36
Carbonate de magnésie. 3

(*Formule de MM. Tryaire et Jurine.*)

	grains.
Hydro-chlorate de soude....	48
Sulfate de soude...........	24
Hydro-chlorate de magnésie.	12
Alumine..................	1
Sulfate de chaux..........	25

Pour chaque pinte d'eau chaude à 45° Réaumur.

(*Formule de M. Duchanoy.*)

Eau de Mont-d'or (département du Puy-de-Dôme). *Acidule-saline, thermale.*

Il existe plusieurs sources dont les

eaux contiennent les mêmes principes et en des proportions peu variables.

1000 grammes de celles du puits *de César* renferment :

	grammes.
Carbonate de soude neutre.	0,0006330
Hydro-chlorate de soude.	0,0003804
Sulfate de soude........	0,0000655
Carbonate de chaux.....	0,0001600
— de magnésie..........	0,0000600
Silice.................	0,0002100
Oxide de fer...........	0,0000100

(Analyse de M. Berthier.)

Dose : 2 à 5 verres d'eau chaque matin, soit d'eau pure, soit coupée avec du lait ou de l'infusion de tilleul.

EAU DE MONT-D'OR ARTIFICIELLE.

Eau................	20 onces,
Acide carbonique......	5 fois le vol.,
Carbonate de soude....	48 grains,
Hydro-chlor. de soude..	24
Sulfate de fer........	1

(*Formule de MM. Tryaire et Jurine.*)

EAU DE NÉRIS (département de l'Allier). *Saline, thermale.*

2 litres ont fourni en principes volatils :

Gaz acide carbonique..	20 grains,
— azote............	6
— oxigène..........	14
— acide hydro-sulfur.	quant. incalc.

Le résidu de matières fixes pesant 100 grains était composé de :

Carbonate de soude.....	23 grains,
Sulfate de soude........	17
Hydro-chlorate de soude.	12
Carbonate de chaux.....	1
Silice..................	7
Eau....................	8
Matière animale et perte..	32
	100

(Analyse de M. Boirot-Desserviers.)

Obs. D'après une analyse récente et encore inédite, de M. Longchamp, l'eau de Néris ne renferme point d'acide carbonique libre, mais beaucoup d'azote.

Dose et mode d'administration : en boisson, depuis 2 verres jusqu'à 12 par jour. On en fait principalement usage sous forme de bains, et l'on emploie beaucoup à cet effet, le limon ou dépôt qui tapisse le fond des bassins, et qui renferme une grande quantité de substances organiques, ordinairement colorées en vert.

EAU DE PASSY (département de la Seine). *Acidule-saline, ferrugineuse, froide.*

L'eau *nouvelle non épurée* contient par pinte :

	grains.
Sulfate de chaux..........	43,002
Sulfate de fer au *minimum*...	17,245
— de magnésie............	22,006
Hydro-chlorate de soude....	6,060
Sulfate d'alumine et de potasse	7,005
Carbonate de fer..........	0,080
Acide carbonique..........	0,020
Matière bitumineuse...	quant. inap.

Après avoir été exposée à l'air, cette eau contient par pinte :

	grains.
Sulfate de chaux......	44,4
— de magnésie...........	27,7
— d'alumine et de potasse...	7,6
— de fer *au maximum*.....	1,207
Hydro-chlorate de soude.....	6,70

(Analyses de M. Deyeux.) (1)

Obs. On voit par ces résultats que non-seulement les proportions des matières salines, mais encore la nature

(1) En faisant des essais analytiques sur les eaux de Passy, M. Chevallier y a reconnu la présence de l'ammoniaque. Il pense que ce corps doit exister dans les eaux ferrugineuses.

de celles-ci a changé pendant l'évaporation spontanée. On se sert plus habituellement des eaux dépurées. Les anciennes eaux de Passy, analysées par M. Planche, sont moins actives.

Dose : depuis 3 à 4 verres jusqu'à 2 pintes.

EAU DE PLOMBIÈRES (département des Vosges). *Saline, thermale.*

Elle contient par pinte :

	grains.
Carbonate de soude........	2 $\frac{1}{16}$
Sulfate de soude...........	2 $\frac{1}{3}$
Hydro-chlorate de soude....	1 $\frac{1}{4}$
Silice....................	1 $\frac{1}{3}$
Carbonate de chaux.......	» $\frac{1}{2}$
Matière animale...........	1 $\frac{1}{12}$

(Analyse de M. Vauquelin.)

Dose : 4 à 5 verres par jour. On augmente graduellement la dose jusqu'à 20 verres.

EAU DE PLOMBIÈRES ARTIFICIELLE.

Eau................	20 onces,
Acide carbonique.....	$\frac{1}{10}$ du vol.,
Carbonate de soude...	1 grain $\frac{1}{2}$,
Sulfate de soude......	1
Hydro-chlor. de soude.	1

(*Formule de MM. Tryaire et Jurine.*)

EAU DE POUGUES (département de la Nièvre). *Acidule-saline, froide.*

Une livre d'eau contient :

	grains.
Acide carbonique libre...	16,7
Carbonate de chaux.....	12,2
Carbonate de soude......	10,4
Hydro-chlorate de soude..	2,2
Carbonate de magnésie...	1,2
Alumine...............	0,35
Silice mêlée d'oxide de fer.	3,20

(Analyse d'Hassenfratz, publiée en 1789.)

Dose : 3 ou 4 verres, jusqu'à la quantité d'une pinte et demie. Cette eau peut être prise, comme l'eau de Seltz, avec le vin ou autres boissons.

EAU DE POUGUES DE CHATEAU-GONTIER (départ. de la Mayenne). *Ferrugineuse-saline, froide.*

Elle contient par litre :

	grains.
Carbonate de fer.......	1,384
— de chaux...........	1,301
— de magnésie........	0,248
Sulfate de chaux.......	4,229
— de magnésie........	2,514
— de soude...........	6,437
Hydro-chlor. de magnés.	1,508
— de soude...........	1,559
Silice.................	0,201
Matière extractive......	0,402
Perte..	1,139
Total des subst. salines.	20,922

(Analyse de MM. Becœur et Touchalaume.)

Obs. Cette eau est remarquable par la quantité considérable de carbonate de fer qu'elle contient. Abstraction faite de l'acide carbonique dont elle est dépourvue, on peut la comparer à l'eau de Spa.

Dose : 3 à 4 verres que l'on peut augmenter graduellement jusqu'à 12 ou 15.

EAU DE PROVINS (département de Seine-et-Marne). *Ferrugineuse-acidule, froide.*

8 litres contiennent :

	grammes.
Carbonate de chaux.....	4,420
Fer oxidé..............	0,608
Magnésie..............	0,180
Manganèse............	0,136
Silice.................	0,200
Hydro-chlorate de soude .	0,340

Matière grasse......	quant. inap.
Acide carbonique...	27 pouc. $\frac{8}{10}$

(Analyse de MM. Vauquelin et Thénard.)

Dose : une demi-bouteille jusqu'à 2 et 3 bouteilles chaque matin.

Eau de Pyrmont (ancien royaume de Westphalie). *Saline, froide.* 100 livres contiennent :

	grains.
Hydro-chlorate de soude cristallisé............	122 »
— de magnésie.......	134 »
Sulfate de soude.......	289 »
— de magnésie........	547 »
Carbonate de fer.......	105 $\frac{1}{2}$
— de chaux...........	348 $\frac{3}{4}$
— de magnésie........	339 »
Principes résineux......	9 »
Total...	2762 $\frac{1}{4}$

(Analyse de Westrumb.)

Obs. On voit par cette analyse que les eaux de Pyrmont sont composées d'un d'un grand nombre de substances actives, parmi lesquelles prédominent des sels purgatifs qui les font classer près des eaux de Sedlitz, d'Epsom, etc. La dose en est à peu près la même.

Eau de Pyrmont artificielle.

Eau pure...........	20 onces,
Acide carbonique....	5 fois le vol.,
Hydro-chlor. de soude.	2 grains,
Carbonate de magnésie.	12
Sulfate de magnésie..	8
Carbonate de fer.....	1

(*Formule de MM. Tryaire et Jurine.*)

Eau de Saint-Amand (département du Nord). *Ferrugineuse-acidule, froide.*

4 litres de la fontaine dite *Bouillon*, contiennent :

Gaz acide carbonique....	2,224
Sulfate de chaux........	2,465
— de magnésie.........	1,748
Hydro-chlor. de magnésie.	0,200
Hydro-chlor. de soude...	0,152
Carbonate de chaux.....	0,774
— de magnésie.........	0,236
Fer..................	0,100
Silice.................	0,040
Matière résineuse et perte.	0,085

(Analyse de M. Pallas.)

Dose : depuis 3 verres jusqu'à 12 par jour.

Obs. Il existe, à Saint-Amand, d'autres sources d'eaux classées parmi les hydro-sulfureuses. Les boues de Saint-Amand jouissent d'une certaine célébrité; leur odeur est sulfureuse et marécageuse; elles paraissent n'être autre chose qu'un terrain gras, fin, et abreuvé continuellement par l'eau sulfureuse.

Eau de Saint-Sauveur (département des Hautes-Pyrénées). *Hydro-sulfureuse-saline, thermale.*

1 kilogramme d'eau de la source principale contient, outre 7 pouces cubes à peu près de gaz acide hydro-sulfurique, et 4 pouces et demi d'acide carbonique :

	gros.	gr.
Hydro-chlorate de magnésie desséché..............	0	8
— de soude..............	0	9
Sulfate de magnésie........	0	22
— de chaux..............	0	38
Carbonate de chaux........	0	9 $\frac{1}{2}$
Soufre..................	0	3 $\frac{1}{2}$
Silice..................	0	2
Perte....................	0	5
Total...	1	25

(Analyse de M. Poumier.)

Obs. Ces eaux sont plus douces

que celles de Barèges et de Cauterets; aussi sont-elles plus convenables aux tempéramens irritables.

Dose : 3 à 4 verres par jour.

Eau de Sedlitz (Bohème). *Saline, froide.*

5 livres contiennent :

	grains.
Sulfate de magnésie....	1410
— de soude..........	34 $\frac{4}{9}$
— de chaux..........	25 $\frac{13}{16}$
Carbonate de chaux...	9 $\frac{11}{16}$
— de magnésie......	6 $\frac{1}{4}$
Acide carbonique......	6
Matière résineuse......	3 $\frac{3}{4}$.

Dose : une demi-pinte à une pinte. Pour qu'elle soit plus purgative, on a coutume de la prendre un peu tiède.

Eau de Sedlitz artificielle. (*Formule de MM. Tryaire et Jurine.*)

Eau pure.............	20 onces,
Acide carbonique.....	3 fois le vol.,
Sulfate de magnésie ...	144 grains,
Hydro-chlor. de magn.	18 grains.

Obs. Les eaux de Seydchutz (Bohême) possèdent les mêmes propriétés, et sont employées dans les mêmes cas que celles de Sedlitz. Celles d'Epsom, en Angleterre, sont un peu moins purgatives.

Eau de Seltz ou Selters (département du Bas-Rhin). *Acidule-saline, froide.*

2 pintes $\frac{3}{4}$ contiennent :

Carbonate de chaux....	17 grains,	
— de magnésie........	29	$\frac{1}{2}$
— de soude...........	24	»
Hydro-chlor. de soude.	109	$\frac{1}{2}$
Acide carbonique libre..	60 pouc. cu.	

(Analyse de Bergmann.)

Dose : une pinte ou deux par jour, soit pure, soit mêlée au vin ou à d'autres boissons.

Obs. Par la quantité notable de sels que l'eau de Seltz contient, elle jouit de propriétés qui ne sont pas dues uniquement à l'acide carbonique. Ainsi, on ne doit point lui substituer l'eau simplement acidule gazeuze que l'on débite communément comme boisson d'agrément, sous le nom d'eau de Seltz. On ne peut tout au plus employer, comme médicinale, qu'une des eaux artificielles dont nous donnons ici les formules.

Eau de Seltz artificielle. (*Formule de MM. Tryaire et Jurine.*)

Eau.................	20 onces,
Acide carbonique......	5 fois le vol.,
Carbonate de soude....	4 grains,
Hydro-chlor. de soude.	22
Carbonate de magnésie.	2

(*Formule de Swediaur.*)

Eau pure...........	50 livres,
Carbonate de chaux...	2 gros,
— de magnésie.......	1 once,
— de soude..........	6 onces,
Hydro-chlor. de soude..	1 once $\frac{1}{2}$.

Ajoutez :

Acide carbonique, 909 à 1000 pouc. cubes.

Eau de Seydchutz (Bohême). *Saline, thermale. V.* **Eau de Sedlitz.**

Eau de Spa (royaume des Pays-Bas). *Ferrugineuse-acidule, froide.*

231 pouces cubes de l'eau de la source dite du *Pouhon*, ont fourni :

Acide carbonique... 262 pouc. cub.

	grains.
Oxide de fer.............	5,24
Carbonate de chaux	9,87
— de magnésie..........	1,80

	grains.
Carbonate de soude......	2,25
Hydro-chlorate de soude...	1,16
Sulfate de soude.........	0,99
Silice..................	2,26
Alumine.................	0,29
Perte...................	2,94

(Analyse de M. Edwin Godden Jones.)

Obs. Cette analyse diffère beaucoup de celle que Bergmann avait publiée, par les proportions et la nature des principes constituans. Le célèbre chimiste suédois n'y avait point trouvé de sulfate de soude, de silice et d'alumine. Les eaux des autres sources diffèrent de celles du Pouhon, par la proportion des matières salines et de l'acide carbonique.

Dose : 3 ou 4 verres, que l'on augmente graduellement jusqu'à 12 ou 15.

Eau de Spa artificielle. (*Formule de MM. Tryaire et Jurine.*)

Eau pure............	20 onces,
Acide carbonique.....	5 fois le vol.,
Carbonate de soude...	2 grains,
Hydro-chlor. de soude.	$\frac{1}{2}$ grain,
Carbonate de magnésie.	4 grains,
— de fer.............	1 grain.

Eau de Téplitz (Bohême). *Saline, thermale.*

Sa composition chimique est très analogue avec celle de l'eau de Carlsbad, dont nous avons donné plus haut les résultats fournis par M. Berzélius. Son mode d'administration est conséquemment le même. *V.* Eau de Carlsbad.

Eau d'Ussat (département de l'Arriège). *Acidule-saline, thermale.*

12 kilogrammes 230 grammes d'eau des *bains d'Ussat* contiennent :

Acide carbonique libre, 82 centimèt. 651 millim. (4 $\frac{1}{6}$ pouces cubes.)

	gram.	centig.
Hydro-chlor. de magnésie.	0,	42
Sulfate de magnésie.......	3,	38
Carbonate de magnésie....	0,	12
— de chaux.............	3,	28
Sulfate de chaux........	3,	75

(Analyse de M. Figuier.)

Obs. M. Vauquelin a en outre trouvé dans les eaux d'Ussat, une matière végéto-animale qui se dépose dans les bassins sous forme de flocons blancs.

L'eau de la fontaine contient les mêmes principes que celle des bains, seulement la proportion d'acide carbonique y est moindre.

Mode d'administration. Ses eaux se prennent seulement sous forme de bains et de douches.

Eau de Wals (département de l'Ardèche). *Ferrugineuse-acidule, froide.*

Nous ne connaissons point d'analyse chimique de cette eau, depuis celle qui a été faite en 1781 par M. Madier. Les proportions des principes varient dans les différentes sources. Ces principes sont : l'acide carbonique libre, des carbonates de soude et de fer, de l'hydro-chlorate de soude, du sulfate d'alumine et du sulfate de fer.

Dose : on commence par 4 à 5 verres, et l'on augmente insensiblement jusqu'à 12 ou 15 au plus.

Eau de Wals artificielle. (*Formule de MM. Tryaire et Jurine.*)

Eau pure.............	20 onces,
Acide carbonique......	3 fois le vol.,
Hydro-chlor. de soude..	12 grains,
Sulfate d'alumine et de potasse............	» $\frac{1}{2}$
Carbonate de fer.....	» $\frac{3}{4}$
Sulfate de fer........	» $\frac{1}{2}$

Eau de Vichi (département de l'Allier). *Acidule - saline, thermale.*

1000 grammes d'eau de la source de la *grande grille* ont fourni :

	grammes.
Eau	992,5521
Acide carbonique libre	0,9338
Carbonate de soude saturé	4,9714
— de chaux	0,3498
— de magnésie	0,0844
— de fer	0,0126
Hydro-chlorate de soude	0,5701
Sulfate de soude	0,4725
Silice	0,0733
Matière végéto-animale	des traces.

(Analyse de M. Longchamp.)

Obs. M. Vauquelin a examiné chimiquement une matière qui se forme dans l'eau minérale de Vichi, et qui a été recueillie par M. d'Arcet dans la source de l'Hôpital. Elle présentait le singulier phénomène d'être colorée en vert lorsqu'on la regardait par transmission, et en pourpre par réflexion. Ces flocons sont composés de trois matières animales, distinctes par leurs propriétés; mais leur nature originellement identique, se rapproche de l'albumine. (*V. Journal de Chimie médicale*, t. I, p. 31.)

Dose : une pinte jusqu'à deux, dans le cours de la matinée. On les coupe souvent avec du petit-lait ou quelques liquides mucilagineux.

Eau de Vichi artificielle. (*Formule de MM. Tryaire et Jurine.*)

Eau	20 onces,
Acide carbonique	2 fois le vol.,
Carbonate de soude	32 grains,
Sulfate de soude	16
Hydro chlor. de soude.	4
Carbonate de magnésie.	$\frac{1}{2}$
— de fer	$\frac{1}{4}$

(A. R.)

EAU-DE-VIE. On a donné le nom d'*eau-de-vie* au produit de la distillation du vin et des liqueurs alcooliques. Ce produit, comme nous l'avons dit à l'article Alcool, porte différens noms, selon qu'il provient de la distillation de différens produits fermentés, et selon qu'il est à divers degrés. On lui donne le nom de *preuve de Hollande* lorsqu'il porte 20°, et celui de *preuve d'huile* lorsqu'il a 22 à 23°; celui de *rum* et *taffia*, lorsqu'il provient de la distillation du jus de la canne à sucre fermentée; celui de *viski, gin, eau-de-vie de grains,* lorsqu'il provient de la distillation des liqueurs fermentées, préparées avec les graines; celui de *kirschenwaser, kirch,* lorsqu'il a été obtenu de jus fermenté de la cerise noire; enfin, ceux de *rack* et d'*eau-de-vie de fécule,* lorsqu'il est retiré de la liqueur préparée avec le riz, et de celle résultant de la fermentation alcoolique du sirop de pommes de terre.

L'eau-de-vie est employée dans diverses préparations pharmaceutiques; de ce nombre sont : l'eau-de-vie de Gayac, l'eau-de-vie camphrée, etc. On fait quelquefois entrer ce produit dans quelques boissons médicinales. *V.* l'article Alcool. (A. C.)

EAU-DE-VIE ALLEMANDE. *V.* Teinture purgative.

EAU-DE-VIE CAMPHRÉE. On a donné ce nom à la dissolution du camphre dans l'alcool affaibli ; il se prépare comme l'alcool camphré, mais en dissolvant 16 grammes (4 gros) de camphre, dans de l'eau-de-vie marquant 22°, 1 kilogr. (2 livres).

Quelques pharmaciens emploient, au lieu d'eau-de-vie, l'alcool étendu et ramené à 22° ; ils colorent ensuite la solution alcoolique avec une certaine quantité de caramel. (A. C.)

EAU-DE-VIE DE GAYAC. *V.* Teinture alcoolique de gayac.

ÉBÉNIER. *Diospyros Ebenum*, L. (Famille des Ébénacées, Juss. Polygamie Dioecie, L.) C'est un arbre qui croît dans les Indes orientales, et particulièrement dans les grandes îles qui font partie de son immense archipel; on le trouve aussi à Madagascar. La partie ligneuse et centrale de son tronc est d'un noir très intense, tandis que l'aubier est d'un blanc uniforme ou d'une couleur jaunâtre. On en fait un grand usage pour une foule d'ouvrages de tour et d'ébénisterie, non-seulement à cause de sa couleur, mais encore en raison de sa dureté, de sa pesanteur et du beau poli qu'il est susceptible d'acquérir. Le bois d'ébène répand une odeur agréable lorsqu'on le brûle, et, sous ce rapport, on l'a employé dans les cassolettes odorantes.

Le bois d'ébène n'est pas seulement fourni par l'espèce que nous venons de mentionner : plusieurs autres Plaqueminiers (*Diospyros*) sont aussi remarquables par la dureté et la couleur noire de leurs couches ligneuses; aussi la plupart des auteurs, s'arrêtant seulement aux considérations que cette couleur leur fournissait, ont-ils confondu ensemble ces espèces. Il paraît que l'*Ebenoxylum verum*, décrit par Loureiro, dans sa Flore de Cochinchine, et qui, selon ce botaniste, fournit le vrai bois d'ébène, est une espèce de *Diospyros* dont certaines parties de la fleur auraient subi quelque avortement.

On a donné le nom d'Ébénier à divers arbres très éloignés de ceux dont il vient d'être question, puisqu'ils appartiennent à la famille des Légumineuses.

L'Ébénier de montagne est le *Bauhinia acuminata.*

L'Ébénier d'Orient est le *Mimosa Lebbek.*

Le faux Ébénier ou Ébénier sauvage est le *Cytisus Laburnum*, qui croît spontanément dans les Alpes, le Jura et les Pyrénées. On cultive partout ce joli arbrisseau, pour la décoration des bosquets et des jardins pittoresques.

Ses graines, analysées par MM. Chevallier et Lassaigne, contiennent : une matière blanche grasse; de l'albumine; une matière vomitive qu'ils ont nommée *cytisine;* de la chlorophylle ; des acides malique et phosphorique ; des malates de potasse et de chaux, et de la silice. (A. R.)

ÉCHALOTTE. *Allium ascalonicum*, L. (Famille des Liliacées, Hexandrie Monogynie, L.) Cette espèce d'ail est cultivée dans les jardins potagers, pour ses bulbes que l'on emploie à des usages culinaires. Leur saveur est beaucoup moins forte que celle des bulbes de l'ail ordinaire. (A. R.)

ÉCLAIRE. Nom vulgaire de la grande chélidoine. *V.* ce mot.

ÉCORCE. *Cortex.* On nomme ainsi l'enveloppe extérieure des tiges et des branches dans les plantes dicotylédones, enveloppe composée de plusieurs parties superposées qui ont reçu des noms particuliers. En procédant de l'extérieur à l'intérieur, on trouve : 1°. une membrane mince et transparente, que l'on nomme ordinairement *épiderme ;* 2°. une couche de tissu cellulaire immédiatement placée au-dessous de l'épiderme, de couleur plus ou moins verte, et dont la nature est très analogue à la moelle. M. Mirbel l'a nommée *enveloppe herbacée*, et M. Dutrochet *médulle externe ;* 3°. les couches corticales situées sous l'enveloppe herbacée ; elles sont quelquefois tellement confondues avec la partie la plus interne de l'écorce, qu'il est difficile de les distinguer ; 4°. un réseau vasculaire dont les aréoles allongées sont remplies par du tissu cellulaire ; on nomme cette partie *liber* ou *livret*, parce que souvent elle est susceptible de se séparer en membranes minces, semblables aux feuillets d'un livre. L'épiderme n'est, aux yeux de certains physiologistes, que la paroi externe des cellules du tissu cellulaire qui constitue l'enveloppe herbacée. Celle-ci est le siége d'un phénomène chimico-organique de la plus haute importance, c'est-à-dire de la décomposition de l'acide carbonique répandu dans l'air, et de la fixation du carbone dans la plante. L'oxigène est exhalé au moyen des glandes ou pores qui traversent l'épiderme. C'est encore dans l'enveloppe herbacée qu'existent les vaisseaux ou réservoirs de sucs propres; et c'est cette même partie organique de l'écorce qui se développe si considérablement en revêtant des formes ainsi qu'une nature particulière, dans le chêne liége. Ainsi, en raison de ses nombreuses propriétés, l'enveloppe herbacée est peut-être, de toutes les parties du végétal, celle qui doit le plus fixer l'attention du pharmacologiste. Les couches corticales ne se voient bien que dans certains végétaux, dans le bois dentelle (*Lagetto*), par exemple, où, lorsque l'on vient à les étendre, elles ressemblent parfaitement à un tissu léger et à mailles écartées, comme est la dentelle. Les feuillets du liber, souvent distincts et séparables sans préparations, le sont presque toujours lorsqu'on fait macérer l'écorce dans l'eau: le tissu cellulaire au moyen duquel tous les feuillets du liber sont unis se détruit par cette opération, et permet la séparation de ceux-ci.

Duhamel a prouvé que l'on peut enlever une portion de l'écorce sur un arbre vigoureux et en pleine végétation sans le faire périr; mais il est nécessaire que la plaie soit garantie du contact de l'air. Les diverses parties se régénèrent par une substance visqueuse, épanchée des parties dénudées, et qui a reçu le nom de *Cambium*. Cependant, si l'on enlève une portion circulaire de l'écorce de manière à ce que les deux bords ne puissent se rejoindre au moyen des bourrelets qui se forment sur les deux bords et principalement sur le supérieur, l'arbre ne tarde pas à périr. Le liber est donc indispensable pour la végétation; c'est dans ce tissu que réside le point vital de l'organisation. Les libers de deux plantes spécifiquement différentes, mais de même famille naturelle, peuvent se souder entre eux par leur contact immédiat, naturel ou artificiel, et déterminer le phénomène remarquable de la greffe. L'endurcissement annuel et progressif des couches du liber donne naissance aux couches corticales ; et comme cet endurcissement s'opère de l'intérieur à l'extérieur, c'est précisément le contraire de ce qui arrive à l'aubier et aux couches ligneuses, dont les plus dures occupent le centre de l'arbre.

Les plantes monocotylédones semblent dépourvues d'écorce proprement dite, ou plutôt leur enveloppe extérieure est constituée tout différemment de celle des dicotylédones. Elle est formée par les débris des pétioles des feuilles dont le verticille se renouvelle chaque année. D'après l'ingénieuse remarque de M. Lestiboudois, le tronc des Palmiers forme un système dont le développement est semblable à celui de l'écorce des dicotylédones, et conséquemment les Palmiers seraient entièrement dépourvus du système central ou de ce que nous nommons bois dans les arbres de nos climats.

Nous avons dit que les écorces sont le foyer de plusieurs sécrétions végétales très importantes, puisque c'est en elles qu'existent les réservoirs ou vaisseaux de sucs propres. C'est aux écorces de plusieurs arbres que l'on pratique des incisions d'où découlent plusieurs sucs gommeux ou résineux qui se concrètent par leur exposition à l'air. Il résulte de cette organisation, que, de toutes les parties d'un végétal, c'est l'écorce qui ordinairement possède au plus haut degré les propriétés actives ; c'est en elle qu'existent ordinairement les réservoirs de sucs propres, gommeux, résineux, huileux, volatils, acides, etc. ; il en est une foule où prédominent le tannin et l'acide gallique ; aussi la plupart de ces écorces sont usitées dans la Pharmacie, la tannerie et les arts économiques. Comme elles sont connues sous des dénominations universellement adoptées, nous les décrirons dans des articles particuliers, où nous en tracerons l'histoire aussi complètement que possible. En effet, quoique l'on dise souvent *écorce de quinquina, écorce de garou*, etc., on se sert plus habituellement des mots *quinquina, garou*, etc., pour désigner ces substances. Il faut en excepter quelques-unes dont on fait toujours précéder le nom vulgaire par le mot générique ; telles sont les écorces éleuthérienne, de Winter, du Malabar, du Pérou, etc. *V.* ces mots.

Par la définition que nous avons donnée de l'écorce, en tète de cet article, on voit que nous n'y comprenons nullement les enveloppes extérieures des autres organes des végétaux, telles que les racines et les fruits. On ne peut strictement leur assigner la même organisation, puisque ces parties n'ont pas toutes la même origine, et qu'elles sont modifiées par d'autres influences que les écorces des arbres. Celles des racines sont d'ailleurs rarement employées isolément (1), quoiqu'elles paraissent exclusivement posséder les propriétés de ces racines, et que le *meditullium* ou substance centrale soit souvent inerte; mais la substance centrale n'ayant que de très petites dimensions, on ne peut la séparer de l'écorce que par la pulvérisation et la tamisation; c'est ce qui se voit dans la poudre d'ipécacuanha, où les dernières portions qui restent sur le tamis sont presque entièrement composées de débris ligneux. Ainsi, les écorces des racines des plantes herbacées sont confondues avec les racines dans leurs usages pharmaceutiques.

Quant aux fruits, leurs parties externes, que l'on nomme écorces ou *zestes* dans quelques-uns, sont parsemées de glandes pleines d'huile essentielle qui leur communiquent des propriétés assez actives. Cette partie organique, si distincte dans les oranges et les citrons, est, selon M. De Candolle, un prolongement du disque ou torus, qui finit par recouvrir les carpelles. Nous parlerons de leurs usages en donnant l'histoire de chacun des fruits.

(A. R.)

ÉCORCE CARYOCOSTIN. Les anciens pharmacologistes nommaient ainsi de grosses écorces qui paraissent être celles de Winter. *V.* ce mot.

ÉCORCE ÉLEUTHÉRIENNE. Synonyme de Cascarille. *V.* ce mot.

ÉCORCE DU MALABAR. Nom employé dans quelques ou-

---

(1) Les racines des arbres ou arbrisseaux sont pourvues d'une partie centrale ligneuse dont le diamètre est considérable, et qui n'a que peu d'activité; il convient alors de n'employer que l'écorce; c'est ce qu'on fait pour la racine de grenadier.

vrages de matière médicale pour l'écorce du *Wrightia antidyssenterica,* connue plus vulgairement sous le nom de *Codagapala*. *V*. ce mot.

ÉCORCE. DU PÉROU. *Cortex peruvianus*. Synonyme de QUINQUINA. *V*. ce mot.

ÉCORCE DE WINTER. *Cortex Winteranus* officin. Elle est fournie par le *Drymis Winteri,* Forster et De Candolle, arbre de la famille des Magnoliacées, et de la Polyandrie Polygynie, L. Son nom lui vient de celui du capitaine Winter, qui le premier l'a rapportée du détroit de Magellan, où croît le *Drymis Winteri*. Il ne faut pas la confondre avec la cannelle blanche, qui a été nommée par quelques auteurs *Winterana Canella;* et la confusion de ces deux écorces, du moins quant à leur nom originel, pourrait être d'autant plus facile, que le *Drymis Winteri* a été nommé *Winterana aromatica* par Solander.

L'écorce de Winter est en morceaux roulés dont la longueur est ordinairement d'un pied, le diamètre de 1 à 2 pouces, et l'épaisseur de 2 à 3 lignes. Elle est râclée à l'extérieur, d'une couleur grise-rougeâtre, et parsemée de taches rouges elliptiques. Intérieurement, elle est quelquefois noirâtre. On en trouve de très grosses dont l'extérieur n'est point râclé, et qui semblent être ce que les anciens pharmacologistes ont nommé *écorce caryocostin*. La cassure de l'écorce de Winter est compacte, grise à la circonférence, rouge à l'intérieur, ces deux couleurs séparées par une ligne de démarcation très sensible. Son odeur ressemble à celle du basilic et du poivre mêlés. Sa saveur est âcre et brûlante. La poudre a la couleur du quinquina; et son odeur ne peut se comparer qu'à celle de l'huile volatile de térébenthine.

L'écorce de Winter est rangée parmi les médicamens stimulans. On en fait rarement usage aujourd'hui, et on lui préfère, avec juste raison, la cannelle qui jouit des mêmes propriétés, et qui a l'avantage d'être plus agréable et moins rare dans le commerce. La dose est d'un scrupule à un demi-gros pour la poudre ou la teinture alcoolique, que l'on étend ordinairement dans du vin. Elle entre dans le vin diurétique amer de la Charité.

Analysée comparativement avec la cannelle blanche, par M. Henry, l'écorce de Winter a offert la composition suivante: 1°. une résine presque inodore, d'un goût âcre; 2°. une huile volatile plus légère que l'eau et d'une saveur âcre et brûlante; 3°. une matière colorante; 4°. du tannin; 5°. des acétate, hydro-chlorate et sulfate de potasse; 6°. du malate de chaux; 7°. de l'oxide de fer. La présence du tannin et de l'oxide de fer est ce qui caractérise essentiellement l'écorce de Winter; ces deux substances ne se trouvent pas dans la cannelle blanche.

(A. R.)

ÉCREVISSE DE RIVIÈRE. *Cancer Astacus*, L. *Astacus fluviatilis* des auteurs modernes. Cet animal appartient à la classe des Crustacés, tribu des Décapodes et famille des Macroures. On le trouve si fréquemment dans les rivières de toute l'Europe et du nord de l'Asie, et il est si connu, qu'une description très détaillée en devient superflue. Nous nous bornerons donc à rappeler les principaux traits de son organisation extérieure. Son corps est couvert d'une carapace ou test calcaire d'un brun verdâtre ou brun clair; la tête est unie au corselet, qui porte inférieurement cinq paires de pieds, ceux de la paire antérieure terminés par deux serres inégales, chagrinées, finement dentelées à leur bord interne; deux paires d'antennes moniliformes existent de chaque côté de la tête; les yeux sont élevés sur des pédicules mobiles. L'abdomen de l'écrevisse, que l'on nomme improprement sa queue, est très développé, et composé de six anneaux très convexes en-dessus, et légèrement voûtés en-dessous; ils sont garnis de filets très variables en nombre et en figure dans les deux sexes; organes servant à l'animal pour la natation, et qui sont considérés, par les zoologistes, comme des pattes rudimentaires.

La coloration en rouge que prennent les Crustacés lorsqu'on les expose au feu avaient été attribuée à différentes causes. M. Lassaigne, dans un travail sur le principe colorant des écrevisses et de quelques autres Crustacés, est arrivé à ces résultats: 1°. que les écrevisses et les autres Crustacés contiennent un principe colorant rouge tout formé, qu'on peut en extraire à froid au moyen de l'acool; 2°. que cette couleur ne se forme point par l'action de la chaleur ainsi que le pensaient quelques naturalistes, mais qu'elle se développe et se répand dans le test des animaux par l'impulsion du calorique; 3°. qu'il existe une membrane très colorée qui, par la grande quantité de couleur qu'elle recèle, paraît être la source de la coloration de cette classe d'animaux; 4°. qu'enfin, ce principe colorant diffère, par ses propriétés chimiques, des autres tirés des règnes végétal et animal.

Les écrevisses renouvellent leur enveloppe extérieure tous les ans, entre les mois de mai et de septembre. L'animal n'est d'abord recouvert que d'une seule membrane; mais en deux ou trois jours, cette membrane devient une nouvelle enveloppe crustacée aussi dure que l'ancienne. Dans les écrevisses prêtes à muer, on trouve constamment, sur les côtés de l'estomac, deux corps calcaires, connus vulgairement sous le nom d'*yeux d'écrevisse*. Ces sortes de concrétions disparaissent par la mue, et on ne les retrouve plus dans les individus qui ont éprouvé ce changement. Les auteurs ont beaucoup varié d'opinion sur l'usage de ces parties. Nous mentionnerons seulement ici celle de Réaumur, qui pensait que, par leur dissolution dans l'estomac, elles servaient à la formation ou au durcissement de la nouvelle enveloppe. Les pierres d'écrevisse sont formées de couches concentriques; elles ont été nommées *yeux d'écrevisse*, à cause de leur forme convexe d'un côté, creusée de l'autre, avec un rebord saillant tout autour. Elles sont entièrement composées de carbonate calcaire et de mucus animal qui sert à lier les particules de ce sel. Dissoutes dans le vinaigre, elles conservent leur forme, le réseau animal n'étant point attaqué par cet agent. On faisait entrer les yeux d'écrevisse dans une foule de préparations pharmaceutiques, et on leur attribuait des propriétés merveilleuses, qui sont appréciées maintenant à leur juste valeur. Ces concrétions ne sont plus considérées que comme de simples absorbans; elles peuvent être remplacées sans inconvénient par toute autre substance calcaire. On en fait des pastilles absorbantes, et elles font partie des opiats dentifrices. Les yeux d'écrevisses se préparent en grand dans la Russie méridionale. A cet effet, on met les écrevisses en tas, pour les faire putréfier; puis on sépare, par le lavage, les pierres qui, plus pesantes, se précipitent au fond de l'eau.

L'écrevisse de rivière est, ainsi que le homard (*Astacus gammarus,* Latreille), autre espèce marine du même genre, un aliment assez délicat. On en fait des bouillons analeptiques, qui ont été vantés dans les affections de poitrine. *V.* Bouillons médicinaux. (A, R.)

ÉCUSSONS. Ces préparations, qui tirent leur nom de la forme qu'on leur donne, ne sont plus employées. Ils consistaient en emplâtres étendus sur la peau, ou en sachets contenant des poudres aromatiques, les uns et les autres ayant la forme d'écussons. (A. C.)

ÉDULCORER. Ce mot a été employé pour indiquer l'addition d'une petite quantité de sucre ou de sirop à un médicament liquide. On l'a aussi mis en usage pour indiquer le lavage d'un précipité, dans le but d'en séparer les parties solubles.

EFFERVESCENCE. L'effervescence est un mouvement qui se manifeste dans un liquide lorsqu'une substance gazeuse se dégage. L'eau de Seltz présente un exemple de l'effervescence; ce phénomène est dû dans ce cas au dégagement de l'acide carbonique. (A. C.)

EFFLORESCENCE. On a donné le nom d'efflorescence au phénomène que présentent certaines substances, et particulièrement des sels, de se réduire en poudre par leur exposition au contact de l'air. Ce changement peut être attribué plus particulièrement à la perte d'une certaine quantité d'eau que ces substances éprouvent. (A. C.)

ÉGAGROPILES. On donne ce nom aux concrétions intestinales de divers animaux, formées dans leur centre de poils feutrés, souvent mêlés de débris de végétaux. Ces corps étrangers proviennent ordinairement des poils mêmes de l'animal qui a pour habitude de se lécher la surface du corps, et dont la langue couverte d'aspérités assez dures pour former une espèce de peigne, enlève facilement une masse de poils. On a observé un grand nombre d'égagropiles, qui varient non-seulement par leur composition hétérogène, mais encore par leur texture et par la substance qui les encroûte. Il en est qui offrent un véritable calcul pour noyau, et qui sont en outre formés de couches concentriques. Ainsi, sous le rapport de leur composition et texture, les égagropiles sont analogues aux bézoards. Les anciens leur attribuaient, ainsi qu'à ces dernières substances, des vertus merveilleuses mais purement imaginaires. (A. C.)

ÉGAGROPILES MARINS. On a donné ce nom à des pelotes de fibres que l'on trouve sur les rivages de la mer, et qui sont formées par des fibres entrelacées et feutrées de la zostère (*Zostera marina*). Selon Draparnaud, elles sont produites par des poissons herbivores qui, munis de plusieurs poches ou *cœcum*, y amassent les substances filandreuses qu'ils ne peuvent digérer.

Ces égagropiles ont été recommandés en Allemagne, comme anthelmintiques et anti-scrofuleux. (A. R.)

ÉGLANTIER. Nom que l'on donne communément aux diverses espèces de rosiers sauvages. *V*. Rosier..

ÉLAINE. *V*. Oléine.

ELAIS GUINEENSIS. Palmier des climats équatoriaux d'Afrique et d'Amérique, dont le fruit fournit par expression l'huile de palme. *V*. ce mot. (A. R.)

ÉLAN. *Cervus Alces*, L. Mammifère ruminant, du genre des cerfs, qui habite, en petites troupes, les forêts marécageuses du nord des deux continens. Il atteint et surpasse même la taille du cheval, et le mâle se fait remarquer par l'énorme bois qui surmonte sa tête. Parmi les nombreuses erreurs de l'ancienne Thérapeutique, celle qui attribuait à la corne du sabot ou à l'ongle de l'élan des propriétés contre l'épilepsie, n'était pas la moins ridicule. Néanmoins cette substance est encore prescrite dans la poudre de Guttète. (A. R.)

ELAPHRIUM TOMENTOSUM. Nom donné par Jacquin à un arbre de la famille des Térébinthacées, duquel découle la résine tacamaque. *V*. ce mot. (A. R.)

ELATERIUM. On donne ce nom, en Pharmacie, à l'extrait obtenu du fruit d'une plante originaire des contrées méridionales de l'Europe. Cette plante, de la famille des Cucurbitacés, est connue en France sous les noms de *concombre sauvage* et de *concombre d'âne*. Linné l'a placée dans son genre *Momordica ;* mais le professeur Richard l'en a détachée pour en former un genre particulier nommé *Ecballium*, et qui offre pour caractère essentiel un fruit indéhiscent dont les graines sortent avec rapidité par le trou que forme la base du pédoncule, au moment où il s'en détache.

L'*Ecballium Elaterium*, Rich., est une plante vivace dont la tige est charnue, couchée, rameuse, hispide, dépourvue de vrilles ; ses feuilles sont alternes, presque cordiformes, ondulées sur les bords, à pétioles redressés. Les fleurs sont monoïques jaunâtres, et forment des épis solitaires aux aisselles des feuilles. Le fruit est ovoïde allongé, de la grosseur du pouce, et hérissé de poils rudes et épais. On le fend avec un couteau, et l'on en exprime le suc que l'on clarifie par le repos et la filtration. Ce suc, épaissi en consistance d'extrait, constitue l'*Elaterium ordinaire* du nouveau Codex. Anciennement, après avoir séparé le dépôt qui se formait dans le suc, on le plaçait sur un crible, et on l'arrosait avec un peu d'eau. La portion liquide étant décantée, on faisait dessécher au soleil ou à un feu doux la matière précipitée. Cet extrait devait être léger, blanc, et d'une saveur très amère. Pour en augmenter la blancheur, les falsificateurs y incorporaient souvent de l'amidon.

Le docteur Pâris a fait connaître la composition chimique de l'*Elaterium* du commerce. Il résulte de ses recherches que 100 parties de cet extrait contiennent : eau, 4; extractif, 26; fécule (amidon), 28; gluten, 5; matière ligneuse, 25; élatine et principe amer, 12.

C'est à la présence de l'élatine que l'extrait dont il est ici question doit sa propriété drastique ; le principe amer combiné avec cette substance, que l'auteur regarde comme principe immédiat, ne fait qu'augmenter son action. La dose à laquelle on doit administrer les différentes sortes d'extrait varie selon le mode de préparation. On donne 1 à 6 grains de celui qui est fait avec le suc clarifié et épaissi, en ayant égard à l'âge et au tempérament des malades. Les anciens médecins l'ont préconisé dans plusieurs maladies graves, et particulièrement dans les hydropisies passives. Cependant M. Orfila s'est assuré que ses propriétés sont plutôt vénéneuses que médicinales; aussi l'emploi de ce médicament est-il très rare aujourd'hui.

(A. R.)

ÉLATIN ou ÉLATINE. Le docteur Pâris a nommé ainsi le principe actif de l'*Elaterium*. Il est mou, de couleur verte, d'une odeur aromatique, beaucoup plus pesant que l'eau, dans laquelle il ne se dissout pas; soluble dans l'alcool, qu'il colore en vert et dont il est précipité par l'eau; soluble également dans les alcalis. Sa saveur n'est pas amère, mais il est combiné avec un principe amer particulier qui en augmente l'activité.

Il purge à une très faible dose. (A. R.)

ELECTRUM. *V.* Succin.

ÉLECTUAIRES. Sous le nom d'électuaires, on peut comprendre tous les médicamens officinaux formés de substances organiques, quelquefois de substances minérales incorporées dans le miel ou dans le sucre dissous dans l'eau, et souvent dans ces deux condimens réunis.

On les a divisés en deux grandes classes, les *solides* et les *mous* Les solides sont les *tablettes*, les *pastilles* (*V.* ces mots); les mous sont les *conserves*, les *pâtes* (*V.* ce mot). Les électuaires proprement dits (les *confections*, les *opiats*), les électuaires mous, sont divisés en deux classes, les *électuaires mous simples*, et les *électuaires mous composés*.

ÉLECTUAIRES MOUS SIMPLES. *Conserves*. Les conserves sont des médicamens officinaux de consistance molle, et résultant de l'union d'une seule substance végétale et du sucre. Les conserves, par leur mode de préparation et par leur consistance, se rapprochent des électuaires; mais elles s'en éloignent, en ce que, chez ces derniers, le sucre sert de condiment à plusieurs substances réunies. La substance végétale qui entre dans la préparation d'une conserve peut être sous deux états, en pulpe ou en poudre. En général, dans la préparation des conserves, la coction à l'aide de laquelle on obtient les pulpes dissipe une petite quantité des principes aromatiques, développe le mucilage, dissout l'amidon, dispose à la fermentation et à la détérioration de la préparation, tandis que l'emploi de la poudre obtenue des substances desséchées avec soin donne un médicament susceptible d'une plus longue conservation ; aussi ne doit-on employer la pulpe que pour les substances qu'il est impossible de dessécher, la casse, le cynorrhodon (1). On doit apporter à la préparation des conserves les soins convenables ; c'est dans le but d'indiquer les précautions à prendre qu'on a établi les règles suivantes.

Règles générales pour la préparation des conserves, électuaires mous simples. 1°. On doit employer des poudres très fines, provenant de substances mondées et séchées avec soin ; 2°. on doit se servir de pulpes bien homogènes, ne contenant pas trop d'humidité, afin que la *cuite* de la conserve soit plus prompte ; 3°. on doit employer des proportions différentes de sucre, selon la nature des substances employées (2) ; 4°. le sucre doit être bien clarifié, et cuit à la grande plume ; 5°. la conserve doit contenir assez d'humidité pour que le sucre ne puisse pas cristalliser, et cependant pas assez pour que la conserve, placée sur du papier gris, puisse mouiller ce papier. Une conserve de consistance trop molle éprouverait promptement une fermentation, et ses principes seraient dénaturés.

Conserve ou électuaire simple de racine d'aunée. On prend de la pulpe préparée avec la racine d'aunée, et passée à travers les mailles d'un tamis, 250 grammes (8 onc.); sucre

---

(1) Ne pourrait-on pas préparer une poudre de Cynorrhodon, destinée à faire instantanément la conserve de ce nom? Nous avons conservé en bon état pendant deux ans, en les faisant dessécher à l'étuve et les enveloppant ensuite dans du papier, des fruits de Cynorrhodons, privés des graines et des poils. La troisième année seulement, ces fruits furent rongés par des insectes.

(2) Une livre de pulpe acide exige, pour être réduite en conserve, une livre et demie de sucre : la quantité de sucre doit être proportionnée pour les autres conserves à la quantité d'eau que la substance a perdue par la dessication.

blanc, 1000 grammes (2 livres); dissous dans un décoctum de racine d'aunée, et amené en consistance d'électuaire, par évaporation; on mêle, et l'on fait une confection d'après les règles que nous avons indiquées. On prépare de la même manière les conserves avec les racines; exemple. Celles d'Ache, d'Angélique, etc. Ces préparations participent des végétaux qu'on y fait entrer.

Conserve ou électuaire simple de casse. On prend extrait de casse, 160 gram. (5 onc.); sirop de violettes, 120 gram. (3 onc. 6 gros); sucre blanc pulvérisé, 30 gram. (7 gros et demi). On fait évaporer au bain-marie jusqu'en consistance convenable; on laisse refroidir et l'on ajoute huile essentielle de fleur d'oranger, 1 gram. (18 grains); on mêle exactement et on conserve.

Conserve ou électuaire simple de cynorrhodon. On prend pulpe de cynorrhodon bien préparée, 500 grammes (1 livre); sucre blanc cuit en consistance d'électuaire, 750 grammes (1 livre 8 onces). On mêle exactement, et on lui donne la consistance convenable. La pulpe de cynorrhodon entre dans cette préparation, dans la proportion de 2 parties sur 5 de la masse totale (1).

Conserve ou électuaire simple d'écorce d'orange. On prend écorce fraîche d'orange, 500 grammes (1 livre); on la divise, on la met dans un mortier avec 1500 grammes (3 livres) de sucre blanc. On piste ensuite pour former une masse bien homogène. Cette préparation est administrée contre les maux d'estomac.

Conserve ou électuaire simple de roses rouges fraiches. On prend roses rouges fraîches, mondées du calice et des onglets, 150 grammes (4 onces 5 gros et demi); sucre blanc pulvérisé, 300 grammes (9 onces 3 gros). On place les fleurs dans un mortier de marbre; on les piste en ajoutant le sucre; on continue

(1) La Pharmacopée d'Édimbourg indique le mode suivant pour préparer la conserve de cynorrhodon : on prend les fruits murs; on les prive du duvet et des graines, et on les bat dans un mortier de manière à en former une pulpe à laquelle on ajoute pendant le battage, trois fois son poids de sucre en poudre.

jusqu'à ce que le tout soit réduit en une pâte très fine, que l'on fait passer, à l'aide d'un pulpoir, à travers un tamis de crin. A la pulpe ainsi passée, on ajoute sucre blanc cuit en consistance d'électuaire, 1200 grammes (2 livres 6 onces 4 gros). On mêle exactement. La quantité de pétales contenue dans cette conserve est à la masse, comme 1 est à 11.

On prépare de la même manière toutes les conserves d'Herbes et de Fleurs fraiches. Les Dispensaires de Dublin, de Londres et d'Édimbourg prescrivent de pister les pétales avec le sucre, à la dose de 3 parties pour une de pétales. Ils ne prescrivent aucune autre opération.

Conserve ou électuaire simple de rose préparé avec la poudre de roses. On prend poudre de roses rouges, obtenue des pétales secs, mondés des onglets, 90 grammes (2 onces 6 gros et demi); eau de roses, quantité suffisante pour réduire la poudre en une espèce de pulpe. On fait macérer pendant six heures, en remuant de temps en temps avec une spatule d'ivoire. Lorsque la poudre est à l'état convenable, on ajoute sucre dissous dans l'eau de roses, et cuit en consistance assez grande pour être réduit en tablettes, 1000 grammes (2 livres); on mêle le tout dans un mortier de marbre, avec un pilon de bois; et lorsque la masse est parfaitement homogène, la conserve est préparée. Comme dans l'électuaire préparé avec les fleurs fraîches, la quantité de pétales de roses est à la masse, comme 1 est à 11. On suit la même méthode pour préparer les conserves avec les différentes fleurs sèches. On a rangé dans les Conserves les tiges de quelques végétaux imprégnés de sucre qui leur sert de condiment. De ce nombre sont les tiges d'*angélique* et de celle d'*ache*. Ces préparations s'obtiennent de la manière suivante. On choisit des tiges d'angélique bien tendres et bien saines; on les dépouille de leur épiderme, et on les divise en morceaux plus ou moins longs, que l'on met dans l'eau bouillante pour les priver d'une partie de la saveur âcre. Lorsqu'elles sont blanchies, on les retire; on les laisse égoutter sur un tamis. On prépare ensuite un sirop de sucre cuit à 36°; on y plonge les tiges égouttées, et on fait bouillir jusqu'à ce qu'elles aient perdu leur humidité. Lorsqu'elles ont acquis un degré de solidité convenable, on les enlève avec une écumoire, on les dispose sur des clayons en bois, et on les porte à l'étuve où on les laisse jusqu'à ce qu'elles deviennent cassantes. On prépare de cette manière la tige d'ache, l'écorce de citron, celle d'orange. On ne divise pas en morceaux les tiges de l'ache.

ÉLECTUAIRES MOUS COMPOSÉS. *Electuaires, confections, opiats.* Ces préparations officinales sont d'une consistance molle; elles résultent du mélange des poudres, des pulpes, des extraits, des produits immédiats des végétaux, des diverses substances minérales, etc., etc., incorporés dans le miel, le sucre, et quelquefois aussi avec le vin. Un grand nombre de ces préparations ont été rejetées de la matière médicale, et on n'a conservé que les formules des électuaires dont l'efficacité a été constatée par l'expérience. La préparation des électuaires offre plus d'une difficulté, et le mélange d'une plus ou moins grande quantité de substances de nature différente exige des connaissances profondes, qu'on applique au choix des médicamens et au mode de manipulation à suivre lors du mélange. Nous allons rapporter ici des règles générales, qui peuvent être suivies lors de la préparation de ces médicamens. 1°. Chaque substance qui entre dans les électuaires doit être choisie exempte de corps étrangers, et réduite séparément en une poudre très fine. 2°. Lorsqu'il entre dans l'électuaire des substances qu'il est impossible de pulvériser même en les mêlant avec des poudres sèches, exemple, les amandes, les écorces de fruit, on doit les broyer sur une pierre à chocolat avec une portion du sucre, ou bien encore les réduire en une masse bien homogène en les pistant dans un mortier de marbre. 3°. Les gommes, les gommes résines, les résines doivent être choisies en larmes très pures, avant d'être soumises à la pulvérisation. Si ces produits étaient pris en masse, on serait obligé de les purifier, et l'on serait incertain des proportions dans lesquelles ils entrent dans l'électuaire, qui alors varie dans sa composition, et ne jouit pas toujours des mêmes propriétés médicales. 4°. Lorsque les extraits sont trop mous pour être pulvérisés, on les fait dissoudre dans l'eau ou dans un peu de vin, lorsqu'il en entre dans le médicament. 5°. Les pulpes destinées à être introduites dans l'électuaire doivent être très homogènes, et d'une bonne consistance, afin que la quantité d'eau qu'elles contiennent ne puisse décuire le sirop. 6°. Le miel doit être fondu dans très peu d'eau, et passé à travers un tissu à mailles serrées. 7°. Les résines liquides sont incorporées dans les pulpes et les extraits. 8°. Le sirop destiné à faire partie composante de la préparation doit être fait avec les cassonades de l'Inde. Ces sucres fournissent des sirops qui cristallisent difficilement (1). Le sirop doit être cuit à la grande plume. 9°. Le mélange des substances doit être bien exact; pour l'obtenir à cet état, on a soin de laisser refroidir le sirop. Si ce véhicule était trop chaud, il pourrait ramollir les résines, et donner lieu à des grumeaux provenant de ces substances, qui se seraient agglomérées. Enfin on réunit les pulpes; on y délaie les extraits dissous, les résines liquides; on verse une partie du sirop; on agite; on incorpore ensuite alternativement une portion de sirop, une partie des poudres, et l'on continue jusqu'à ce que la totalité de l'une et de l'autre soit épuisée. 10°. Pour que l'électuaire ait une consistance convenable, on doit faire cuire le sirop à la grande plume, et en prendre une quantité déterminée, proportionnée à la nature des poudres qu'on emploie pour confectionner l'électuaire. Ces proportions peuvent être déduites d'après les quantités suivantes: les bois, les écorces, les racines, les feuilles, pulvérisées exigent trois fois leurs poids de sirop; les gommes-résines n'exigent qu'un poids égal au leur; les racines en prennent un peu moins; les substances minérales, la moitié de leur poids; les sels très solubles, la dixième partie seulement. 11°. L'électuaire étant préparé, on doit attendre pour l'enfermer, que l'absorption du sirop par les diverses poudres ait eu lieu, et qu'il y ait pénétration; ce

(1) Lorsqu'on emploie le sucre de l'Inde, qui contient beaucoup de mucoso-sucré, on est dispensé de porter le sirop à l'étuve, pour laisser déposer une partie du sucre cristallisable, comme l'a recommandé M. Deyeux.

changement a lieu plus ou moins promptement, selon que la poudre est plus ou moins avide d'humidité. 12°. Lorsque l'électuaire est préparé depuis quelque temps, on s'aperçoit qu'il se tuméfie, se boursouffle, qu'il laisse dégager des gaz; alors sa consistance change: il en est de même de sa couleur, de son odeur, de sa saveur (1). Il faut alors le mettre dans un mortier et le pister. Si une partie du sucre a cristallisé, par ce travail on l'incorpore à la masse; si la masse est trop consistante, on ajoute un peu de sirop. Après cette seconde manipulation, les électuaires se gardent assez long-temps sans offrir aucun changement dans leur nature. Les électuaires composés, comme les simples, se conservent dans des vases bien couverts que l'on place dans des lieux où ils sont abrités de la chaleur qui les ferait fermenter, de l'air qui les dessécherait, enfin de l'humidité qui les ferait moisir.

Électuaire d'aloès composé. *Hiera picra.* On prend cannelle, racine d'asaret, safran, mastic, de chaque, 24 gram. (6 gros); aloès succotrin, 384 grammes (12 onces); miel blanc et pur, 1500 grammes (3 livres). En suivant les règles que nous avons rapportées, on fait un électuaire dans lequel l'aloès est à la masse comme 1 est à 5 environ. Cet électuaire s'administre à la dose de 4 à 8 grammes (1 à 2 gros) dans les cas de jaunisse, contre les maux d'estomac; quelquefois on le fait entrer à plus haute dose dans des lavemens regardés tout-à-la-fois comme toniques et purgatifs.

Électuaire d'aloès, de muriate de mercure et de fer, anciennement *opiat mésentérique.* On prépare cet opiat en prenant: poudre préparée avec la gomme ammoniaque en larmes, 16 gramm. (demi-once); séné en poudre, 24 grammes (6 gros); protochlorure de mercure, poudre de racine de pied-de-veau, d'aloès succotrin, de chaque, 8 grammes (2 gros); poudre de scammonée composée (*dite de Tribus*), de rhubarbe, de

(1) Les électuaires qui contiennent des préparations de fer, noircissent et se durcissent plus que les autres; on a attribué ce phénomène à une combinaison du fer avec le tannin, par l'intermède de l'eau.

chaque, 12 grammes (3 gros); limaille de fer porphyrisée, 16 grammes (demi-once); mêlez toutes ces poudres, et faites suivant les règles, un électuaire, en y ajoutant les proportions convenables de sirop de séné composé (le double environ du poids des poudres). Cet électuaire étant susceptible de se durcir, ce que l'on attribue à la présence du fer, on a proposé de mêler ensemble plusieurs des poudres qui entrent dans la composition de ce sirop, et d'y ajouter en temps et lieu les autres substances et le sirop; mais il est probable que l'électuaire préparé *instantanément* ne ressemblerait pas à celui préparé depuis quelque temps : cette question peut être décidée par des expériences. Cet opiat est regardé comme apéritif et *désobstruant*. La dose est de 2 à 4 grammes (de demi-gros à un gros).

Électuaire anthelmintique. Poudre de jalap, de valériane, tartrate de potasse, de chaque, 32 grammes (1 once). A l'aide de la quantité d'oximel scillitique convenable, faites un électuaire de bonne consistance.

Électuaire anti-fébrile de Quarin. On prend poudre de quinquina, 32 grammes (1 once); poudre de racine de gentiane, 4 gram. (1 gros); muriate de fer et d'ammoniaque, 4 gram. (1 gros); oximel scillitique et sirop des cinq racines, quantité suffisante pour faire un électuaire d'une bonne consistance. Ce médicament est administré contre les fièvres intermittentes rebelles; mais son usage est moins grand depuis la découverte du sulfate de quinine. La dose est de 32 à 64 gram. (1 à 2 onc.) pris en trois fois et avant l'accès.

Électuaire dentifrice, *Opiat dentifrice*. On prépare cet électuaire de la manière suivante : on prend corail rouge réduit en poudre impalpable, 128 grammes (4 onces); os de sèche bien pulvérisé, 32 grammes (1 once); cannelle en poudre, 32 gram. (1 once); cochenille en poudre très fine, 16 gram. (demi-once); miel de Narbonne, 320 grammes (10 onces); alun pulvérisé, 2 grammes (demi-gros). On met la cochenille et l'alun dans un mortier de marbre, on ajoute une petite quantité d'eau, et l'on triture jusqu'à ce que la pâte ait pris une belle couleur pourpre; on ajoute alors peu à peu le miel et les poudres, et l'on fait un électuaire que l'on aromatise (selon la prescription) avec des huiles essentielles, que l'on y mêle exactement dans la proportion d'une goutte d'huile par gros de masse.

L'opiat dentifrice sert à nettoyer les dents; il doit être composé de poudres d'une finesse extrême; si elles n'avaient pas le degré de ténuité convenable, l'opiat ne serait pas homogène et pourrait altérer l'émail qui recouvre ces petits os. La composition de l'opiat varie; quelques personnes y ajoutent de la poudre de quinquina, du sulfate de kinine, du benjoin, du sang-dragon, etc., etc.

Électuaire japonais, *Confection japonaise*. On prend poudre de cachou, 128 gramm. (4 onces); poudre de kina, 96 gram. (3 onces); poudre de noix muscades, 32 grammes (1 once); poudre de cannelle, 32 grammes (1 once); opium, 6 gramm. (1 gros et demi). On fait dissoudre l'opium dans une suffisante quantité de vin; on mêle aux poudres; on ajoute ensuite la quantité de sirop ordinaire ou de sirop de cannelle nécessaire pour amener le tout à l'état d'électuaire. Cette préparation contient pour 12 grammes (3 gros) 5 centigrammes (1 grain) d'opium. On l'administre comme toniqué calmant à la dose de 1 à 4 grammes (18 grains à 1 gros) et plus.

Électuaire opiacé astringent. *Diascordium.* On prend galbanum, 16 grammes (demi-once); poudre de feuilles sèches de scordium, 48 grammes (1 once et demie); de roses rouges, de racine de bistorte, de gentiane, de tormentille, de semences d'épine-vinette, de cassia lignea, de cannelle, de dictame de Crète, dé stirax calamite (1), de gomme arabique, de chaque, 16 grammes (demi-once); bol oriental préparé, 64 grammes (2 onces); poudre de gingembre, de poivre long, extrait vineux d'opium, de chaque, 8 grammes (2 gros); miel rosat cuit jusqu'en consistance de miel, 1000 grammes (2 livres); vin d'Espagne généreux, 250 grammes (demi-livre). On

(1) Ce produit peut être remplacé par du baume de tolu ou par du benjoin.

fait dissoudre le galbanum dans une petite quantité de vin; on mêle le miel à ce qui reste de ce liquide; on ajoute ensuite peu à peu les poudres, et l'on fait selon les règles un électuaire que l'on conserve convenablement. La quantité d'électuaire obtenue est de 1472 grammes (2 livres 14 onces 6 gros). Celle d'opium est par rapport à la masse comme 1 est à 184. Le diascordium est administré comme tonique calmant. On le donne dans les cas de dyssenterie, de faiblesse d'estomac; la dose est de 1 à 6 grammes (demi-gros à 1 gros et demi).

Électuaire opiacé polypharmaque. *Thériaque* (*Formule du Codex*). Cette formule, qui a été extraite de la cinquième édition du Codex, publiée en 1758, par MM. les rédacteurs du Nouveau Codex, a été modifiée par ces savans, qui ont remplacé les trochisques d'hédycroôn, de vipère et de scille, par les substances qui entraient dans la composition de ces produits. Ces mêmes auteurs, pour classer les médicamens, les ont rapprochés d'après leur analogie de nature et de propriétés; ils en ont fait treize divisions, dans chacune desquelles les principes composans peuvent entrer. La première comprend les substances âcres; la seconde, les amers et quelques plantes qui n'ont qu'une odeur herbacée; la troisième, les styptiques et les astringens; la quatrième, les aromatiques exotiques; la cinquième, les aromatiques indigènes; à cette division on a ajouté le safran, qui aurait pu faire partie de la dixième division; la sixième, les aromatiques fournis par la classe des Ombellifères; la septième, les résines et les baumes; la huitième, les substances fétides tirées des règnes végétal et animal; la neuvième, les vireuses; la dixième, les gommes, les fécules, les gélatines; la onzième, les terres inertes; la douzième, les matières douces; la treizième, le vin.

Substances âcres. Pulpe de scille, 115 grammes (3 onces 4 gros 60 grains); racine d'asaret, 2 grammes 4 décigrammes (44 grains); agaric blanc et semences de navet sauvage, de chaque 48 grammes (1 once et demie); semences de thlaspi, 16 grammes (demi-once). Ces substances réunies forment une masse de 229 grammes 4 décigrammes.

Substances amères. Mirrhe, 32 grammes (1 once) ; sommités de petite centaurée, 8 grammes (2 gros) ; racine de gentiane, 16 grammes (demi-once) ; racine de rhubarbe, 24 grammes (6 gros); scordium, 48 grammes (1 once et demie); chamœdris, chamœpitis, sommités de millepertuis, de chaque, 16 grammes (demi-once) ; en tout, 176 grammes de substances amères.

Substances astringentes. Pétales de roses rouges, 48 gram. (1 once et demie) ; racine de potentille rampante, 24 grammes (6 gros) ; suc d'hypociste, suc d'accacia, calchitis brûlé, ou préférablement colcothar, de chaque, 16 grammes (4 gros). Total des substances astringentes, 120 grammes.

Aromates exotiques. Écorce de cannelle fine, 80 grammes (2 onces et demie) ; de cassia lignea, 32 grammes (1 once) ; racines de gingembre, 24 grammes (6 gros) ; fruits de poivre-long, 96 grammes (3 onces) ; fruit de poivre noir, 24 grammes (6 gros); fruit d'amome à grappes, 32 grammes (1 once) ; fruit de petit cardamome, 16 grammes (4 gros) ; feuilles de malabathrum, 24 grammes (6 gros) ; herbe de schénanthe, 56 grammes (1 once 6 gros) ; racine et tiges de nard des Indes, 32 grammes (1 once); racine de nard celtique, 16 grammes (demi-once) ; racine de costus d'Arabie, 28 grammes (7 gros) ; racine d'acore vrai, 20 grammes (5 gros) ; bois d'aloès, 2 grammes 4 décigrammes (44 grains). Les aromates exotiques forment une masse totale de 482 grammes 4 décigrammes.

Aromates indigènes. Stigmates de safran, 32 grammes (1 once) ; écorce sèche de citron, calament de montagne, dictame de Crète, fleurs de stæchas d'Arabie, verticilles de marrube ordinaire, de chaque, 24 grammes (6 gros) ; sommités de polium des montagnes, 16 grammes (4 gros) ; sommités de marum, de marjolaine, de chaque, 2 grammes 4 décigrammes (44 grains); racines d'iris de Florence, 48 grammes (1 once et demie). Total des aromates indigènes, 220 grammes 8 décigrammes.

Aromates de la famille des Ombellifères. Semences de persil de Macédoine, 24 grammes (6 gros) ; semences d'ammi, de fenouil, d'anis, de sesseli de Marseille, de chaque, 16 grammes (4 gros) ; semences de daucus de Crète, 8 grammes (2 gros) ;

racine de meum, 16 grammes (4 gros); en tout, 112 grammes.

Résines et baumes. Bois appelé xilobalsame, 4 grammes (1 gros); fruits désignés sous le nom de carpobalsame, 16 gram. (4 gros); résine appelée opobalsame, 60 grammes (1 once 7 gros); oliban, 24 grammes (6 gros); térébenthine de Chio, 24 grammes (6 gros); mastic, 12 décigrammes (24 grains); bitume de Judée, 8 grammes (2 gros); storax calamite, 16 grammes (4 gros). Total, 153 grammes 2 décigrammes.

Substances fétides. Racine de grande valériane, 20 grammes (5 gros); racine d'aristoloche menue, 8 grammes (2 gros); gomme de galbanum, opopanax, castoréum, de chaque, 8 gram. (2 gros); sagapenum, 16 grammes (4 gros). Somme réunie, 68 grammes.

Substances vireuses. Opium, 96 grammes (3 onces).

Terres insipides et inertes. Terre de Lemnos, 16 grammes (4 gros).

Gomme fécule, etc. Gomme Sénégal, 16 grammes (4 gros); mie de pain de froment, 32 grammes 5 centigrammes (5 gros 50 grains); farine d'orobe, 76 grammes 75 centigrammes (2 onces 3 gros 15 grains); chair de vipère 73 grammes (2 onces 2 gros 20 grains). Total de ces substances, 187 grammes 80 centigrammes.

Substances douces. Suc de réglisse, 48 grammes (1 once et demie); miel de Narbonne, 5250 grammes (10 livres et demie). Total. 5298.

Vin. Vin d'Espagne 1250 grammes (2 livres et demie). Total général de toutes les substances employées, 8409 grammes 6 décigrammes. Toutes les substances étant réduites en poudre, en suivant les règles, on divise le vin en trois parties. La première sert à dissoudre le miel, la seconde à délayer l'opium, la troisième à dissoudre les gommes et les sucs. On passe séparément les trois liqueurs; on les réunit, on ajoute le colcothar, ensuite les baumes, et enfin peu à peu les poudres. Après avoir bien remué la masse, on la place dans un vase fermé, et on la laisse fermenter pendant une année entière. La proportion de l'opium entier à la masse totale, est à peu près comme 1 à 88; ainsi on voit que 4 grammes (1 gros) de cet électuaire ne contiennent pas tout-à-fait 5 centigram. (1 grain) d'opium. La thériaque est administrée comme sudorifique, contre la diarrhée: la dose est de 1 à 4 grammes (18 grains à 1 gros). L'analyse de la thériaque a été faite par M. Guilbert, pharmacien de Paris, qui a reconnu que l'on pouvait en séparer de la résine, du baume, de la térébenthine, de l'huile verte, du miel, l'odeur et la saveur du safran, l'amertume propre de la gentiane, divers extraits, des substances insolubles dans l'eau et dans l'alcool. L'analyse de M. Guilbert, consignée en partie dans le Nouveau Codex, démontre toute la difficulté qu'il y avait d'opérer sur un mélange de substances ayant déjà subi la fermentation.

Électuaire de quinquina, *Opiat fébrifuge*. On prend quinquina gris pulvérisé, 72 grammes (2 onces 2 gros); muriate d'ammoniaque, 4 grammes (1 gros); miel choisi, 64 gram. (2 onces); sirop d'absinthe, 64 grammes (2 onces). On fait un électuaire selon les règles indiquées. Cette préparation contient un peu plus que le tiers de la masse totale de poudre de quinquina.

Électuaire de rhubarbe composé, *Catholicon double*. On prépare cet électuaire avec les substances que nous allons indiquer, et de la manière suivante. On prend racine de polypode 250 grammes (8 onces); racine de chicorée, 64 grammes (2 onces); bois de réglisse, 32 grammes (1 once); feuilles d'aigremoine et de scolopendre, de chaque 96 grammes (3 onces); eau ordinaire, 3 kilogrammes (6 livres). On met toutes ces substances avec l'eau, on fait bouillir à un feu modéré pour réduire la liqueur au tiers; on ajoute alors semences de fenouil, 24 grammes (6 gros). On passe, on exprime; on ajoute à la colature sucre blanc, 2 kilogrammes (4 livres); on amène la solution sucrée en un sirop ordinaire; on retire du feu, et on y ajoute extrait de casse, pulpe de tamarin, de chaque 128 grammes (4 onces); on mêle; puis, par petites portions, on ajoute un mélange fait avec les poudres suivantes: poudre de rhubarbe, de feuilles de séné, de chaque 128 grammes

(4 onces); poudre de racine de réglisse privée de son épiderme, 32 gram. (1 once); de semences de violettes, 64 gram. (2 onc.); pâte préparée avec des 4 semences froides, 32 gram. (1 once); poudre de semences de fenouil, 16 grammes (4 gros). On fait du tout un mélange bien homogène. L'électuaire de rhubarbe composé est un purgatif doux et tonique. On l'administre dans les cas de dévoiemens, de dyssenteries. On le donne à la dose de 16 à 48 grammes (4 gros à 1 once et demie).

Électuaire de safran perfectionné, *anciennement confection de hyacinthe*. Cette préparation s'obtient de la manière suivante : on prend terre sigillée préparée, yeux d'écrevisse préparés, de chaque, 128 grammes (4 onces); cannelle choisie, 44 gramm. (1 once 3 gros); feuilles de dictame de Crète, bois de santal citrin, de chaque, 6 grammes (1 gros et demi); myrrhe choisie, 8 grammes (2 gros). On fait du tout une poudre très fine; d'autre part, on prend miel de Narbonne, sirop de capillaire, sucre blanc, de chaque, 250 grammes (8 onces); on met le sucre, le miel, le sirop, avec une quantité suffisante d'eau; on porte à l'ébullition de manière à faire un sirop, auquel on mêle, lorsqu'il est refroidi, safran d'Orient, santal rouge, de l'un et de l'autre en poudre fine, de chaque, 12 grammes (3 gros). Lorsque les deux substances sont mêlées au sirop, on ajoute successivement et par petites portions les poudres mélangées; on y mêle ensuite, huile essentielle d'écorce d'orange, 6 gouttes; on piste pour obtenir une préparation homogène dans toutes ses parties.

Le santal rouge est ajouté à l'électuaire pour le colorer, les terres inertes servent à écarter les molécules disposées à se réunir et à les diviser également dans la masse, qui alors présente plus d'uniformité dans toutes ses parties. Le sirop de capillaire a été substitué au sirop de limon, afin de conserver la propriété absorbante du carbonate de chaux, contenu dans les yeux d'écrevisses.

Électuaire de scammonée et de turbith composé, vulgairement *Electuaire diaphœnix*. On prépare cet électuaire avec les substances suivantes : pulpes de dates, 250 gram. (8 onces);

amandes douces, 112 grammes (3 onces et demie); sucre pulvérisé, 250 grammes (8 onces); miel dépuré, 1000 grammes (2 livres); poudres de gingembre, de poivre, de macis, de cannelle, de feuilles de rue, de semences d'athamante de Crète ou de fenouil, de chaque, 8 grammes (2 gros); poudre de stigmates de safran, 3 décigrammes (6 grains); poudre de racine de turbith, 128 grammes (4 onces); scammonée d'Alep, 48 gram. (1 once et demie). On réduit en une pâte homogène, et à l'aide d'un peu de sucre, les amandes dépouillées de leur enveloppe; on mêle ensuite cette pâte à la pulpe de dattes et au sucre, puis au miel; on fait ensuite entrer les poudres dans ce mélange que l'on amène en consistance d'électuaire. Dans cette préparation, les purgatifs drastiques sont à la masse totale comme 1 est à 10,5, et les aromatiques sont, par rapport aux purgatifs, comme 1 est à 3. Elle est purgative; on la donne dans les cas d'apoplexie, d'hydropisie; la dose est de 2 grammes à 32 et plus (demi-gros à 1 once); elle entre dans les lavemens que l'on administre contre les coliques métalliques, celle des peintres, par exemple.

Électuaire de séné et de pulpes de fruits, *Electuaire lénitif.* On le prépare de la manière suivante : on prend orge mondé, polypode commun, de chaque, 64 grammes (2 onces); réglisse ratissée et contusée, 32 grammes (1 once); feuilles fraîches de scolopendre, 48 grammes (1 once et demie); feuilles de mercuriale, 128 grammes (4 onces); raisins de Corinthe, 64 grammes (2 onces); prunes de Damas, jujubes, de chaque, 48 gram. (1 once et demie); tamarin, 64 gram. (2 onces); feuilles de séné, 64 grammes (2 onces). On fait avec la graine d'orge et l'eau en quantité suffisante, une décoction que l'on continue jusqu'à ce que l'orge soit crevée; on ajoute ensuite le polypode contusé et les autres substances; on fait une seconde décoction avec les feuilles de séné; on réunit les deux décoctions, que l'on fait réduire jusqu'à ce qu'il ne reste plus que 5 livres de liquide; on y ajoute sucre blanc, 1250 grammes (2 livres 8 onces). On fait cuire jusqu'en consistance de sirop ordinaire; on délaye dans ce sirop, extrait de casse, pulpe de tamarins, de chaque, 288 gram. (9 onces). Lorsque le tout est bien incorporé, on ajoute, poudre de feuilles de séné, 160 grammes (5 onces); poudre de semences de fenouil, de semences d'anis, de chaque, 8 gram. (2 gros). On mêle le tout afin de faire un électuaire bien homogène et d'une bonne consistance. Cette préparation, dans laquelle le séné est à la masse entière comme 1 est à 9,6, est administrée comme purgatif; on la fait entrer dans les lavemens à la dose de 16 à 48 gram. (de demi-once à une once et demie). La formule que nous rapportons, et qui est prise dans le Codex, n'est pas la même que celle décrite dans plusieurs pharmacopées et formulaires; ces différences sont peu importantes: l'une d'elles consiste à substituer au sucre de la mélasse. La formule rapportée par Baumé prescrit l'emploi des fleurs de violettes fraîches ou sèches. La formule du nouveau Codex ne prescrit point l'emploi de ces fleurs, qui contiennent cependant, d'après les expériences publiées par M. Boullay, un principe très actif. Notre but, en faisant ces remarques, n'est pas de faire la critique d'un ouvrage publié par des savans dont nous nous honorons d'être les élèves, et à qui nous devons le peu de connaissance que nous possédons; mais de fixer l'attention de ces savans, qui seront sans doute appelés à coopérer à une nouvelle édition du Codex latin.

Électuaire ou Opiat soufré. Soufre lavé, 166 gram. (5 onces 1 gros et demi); miel blanc, 350 grammes (10 onces 7 gros et demi); mêlez exactement.

Électuaire vermifuge ou Opiat contre les vers. Cet opiat se prépare de la manière et avec les substances suivantes : poudre de semen-contra, 32 grammes (1 once); poudre de rhubarbe, 16 grammes (4 gros); mercure doux, 16 gram. (4 gros); sirop de suc de pourpier cuit en consistance de miel, ou mieux sirop de mousse de Corse, en quantité suffisante; on mêle pour obtenir un électuaire de bonne consistance et qui est administré comme vermifuge.

Ici se bornent les formules des divers électuaires qui ont été conservés dans le nouveau Codex. Nous avons cependant cru devoir rapporter les recettes de quelques autres préparations qui sont encore mises en usage par quelques praticiens. Dans le tableau suivant nous indiquerons principalement les doses, laissant presque généralement au pharmacien à appliquer les règles à suivre pour leur préparation.

TABLEAU des formules de diverses confections, opiats, électuaires, qui sont rarement employés ou tombés en désuétude.

Électuaire de baies de laurier (*Rhasis*).

Baies de laurier.. 48 gram. (1 onc. ½).
Feuilles sèches de rue........... 32 gram. (1 onc.).
Sagapénum........... } āā 16 gram. (4 gros).
Opopanax............ }
Semences d'aunée..... }
— de cumin.......... }
— de nielle......... }
— de livèche......... }
— de carvi........... }
— de daucus de Crète.. }
Acorus calamus........ } āā 8 gram. (2 gros).
Origan entier.......... }
Amandes amères mond.. }
Poivre long............ }
— noir............... }
Menthe aquatique...... }
Castoréum............ }
Miel blanc écumé 628 gram. (1 l. 4 on.)
Vin d'Espagne. 64 gram. (2 onces).

Quelques auteurs ont proposé la suppression du vin d'Espagne. L'électuaire de baies de laurier est administré comme carminatif et comme anti-hystérique; la dose est de 2 à 8 gram. (demi-gros à 2 gros).

Électuaire balsamique astringent de Barthez.

Conserve de roses.. 128 gram. (4 onc.)
Sirop de Tolu.... 32 gram. (1 onc.)
— de diacode.... 8 gram. (2 gro.)

Mêlez. Cette préparation se donne contre l'hémoptysie, à la dose de 16 à 32 grammes par jour. Nous avons consigné ici cette formule à cause des bons effets que nous avons vu obtenir de son emploi.

Électuaire bénédict laxatif (Nicolas de Salerne).

Racine de turbith...... } āā 40 gram. (10 gros).
Écorce de racine d'ésule. }
Scammonée........... } āā 20 gram. (5 gros).
Hermodactes.......... }
Roses rouges........... }
Girofles................ }
Spica-nard............. } āā 4 gram. (1 gros).
Gingembre............. }
Safran................. }
Semences de saxifrage.. }

— d'amomum.........	ãã 4 gram. (1 gros).
— d'ache.............	
— de persil...........	
— de carvi............	
— de fenouil....	
— de petit-houx.......	
— d'asperge...........	
— de gremil..........	
— de grand cardamome.	
Poivre long..........	
Macis	
Galanga minor........	
Muriate de soude ou sel gemme	

Miel blanc...... 750 gram. (1 liv. ½).

On fait une poudre composée que l'on délaie dans le miel et que l'on incorpore exactement. L'écorce d'ésule employée est la seconde, et les praticiens prescrivent, avant de l'employer, de la faire macérer pendant 24 heures dans du vinaigre et de la faire sécher avant de la réduire en poudre.

Cette préparation est emménagogue. On la donne aussi comme purgative, à la dose de 4 à 24 grammes (d'un à 6 gros).

ÉLECTUAIRE CARYOCOSTIN.

Costus................	ãã 8 gram. (2 gros).
Girofles..............	
Gingembre............	
Cumin................	
Diagrède..............	ãã 16 gr. (4 gros).
Hermodactes..........	

Miel dépuré.... 192 gram. (6 onces).

Cette préparation qui est purgative est administrée à la dose de 4 à 24 grammes (1 à 6 gros).

ÉLECTUAIRE DIAPRUM SIMPLE.

Racines de polypode. 64 gr. (2 onc.)
Fleurs de violettes récentes........... 128 gr. (4 onc.)

Semences de berberis ...	ãã 32 gr. (1 once).
Réglisse ratissée........	

Préparez une décoction dans laquelle vous ferez cuire, pruneaux, 750 grammes (1 livre ½) : tirez-en la pulpe; ajoutez à la liqueur les substances suivantes :

Sucre blanc.... 750 gram. (1 liv. ½),
Suc de coings... 192 gram. (6 onc.).

Amenez le tout en consistance de sirop épais; délayez dans ce sirop la pulpe que l'on a privée de son humidité, puis ajoutez les substances suivantes réduites en poudre très fine :

Santal rouge..........	ãã 16 gr. (4 gros).
— citrin..............	
Semences de violettes...	ãã 32 gr. (1 once).
— de pourpier.........	
Roses de Provins.......	

Mêlez exactement et conservez. Cet électuaire peut être regardé comme un bon purgatif. On le donne à la dose de 16 à 64 grammes (une demi-once à 2 onces).

ÉLECTUAIRE DIAPRUN SOLUTIF. Cet électuaire diffère du précédent, parce qu'il est additionné de scammonée dans des proportions variées, selon la prescription du médecin. La formule donnée dans les pharmacopées est la suivante :

Diaprun simple ..... 192 gr. (6 onc.)
Scammonée en poudre 8 gr. (2 gros)

Mêlez avec un pilon de bois, et conservez. A la dose de 8 grammes à 32 (2 gros à 1 once), il est employé comme purgatif.

ÉLECTUAIRE HAMECH (Mesué).

Polypode de chêne 128 gr. (4 onces).
Pruneaux........ 750 gr. (1 liv. ½).
Raisins secs....... 250 gr. (8 onces).

Mirobolans citrins...... } ââ 128 gr.
— chebules........... } (4 onces).
— indiens............ }
Feuilles sèches d'absinthe.. 32 gr. (1 once).
Semences de violettes.... 102 gr. (3 onc. 6 gros).
Sommités sèches de thym... 64 gr. (2 onces).

On sépare les noyaux des myrobolans, et l'on fait du tout une décoction que l'on passe avec expression. On prend d'autre part,

Rhubarbe concassée 192 gr. (6 onces).
Chair de coloquinte.... } ââ 128 gr.
Agaric blanc.......... } (4 onces).
Feuilles de séné.. 64 gr. (2 onces).
Roses de Provins. 48 gr (1 once $\frac{1}{2}$).

On fait une deuxième décoction que l'on passe avec expression; on fait bouillir le marc; on passe de nouveau; on mêle les deux produits avec la première décoction; on ajoute ensuite: suc dépuré de

fumeterre.. 1500 gram. (3 livres).
Petit-lait clarifié...... 12 kilog. (24 livres).
Manne grasse 128 gram. (4 onces).
Sucre....... 1500 gram. (3 livres).

On fait chauffer le mélange. Lorsque le sucre est fondu, on coule à travers un blanchet; on fait évaporer la liqueur en consistance de sirop épais; on y délaie,

Pulpe de tamarin. 314 gr. (10 onces).
Extrait de casse.. 250 gr. (8 onces).

On y ajoute ensuite les substances suivantes, réduites en poudre fine:

Diagrède....... 96 gr. (3 onces).
Semences d'anis. 64 gr. (2 onces).
— de fenouil... 48 gr. (1 once $\frac{1}{2}$).
Spica-nard...... 16 gr. (4 gros).
Écorces de myrobolans citrins.. 144 gr. (4 onc. $\frac{1}{2}$).
Semence de fumeterre.. } ââ 24 gr.
Rhubarbe............. } (6 gros).

On fait en pistant un mélange exact que l'on conserve convenablement. Cet électuaire était administré comme purgatif; on le donnait dans les cas de maladies cutanées, les dartres, la gale, la teigne. La dose est de 4 grammes à 32 (1 gros à 1 once).

Électuaire hiera diacolocynthidos.

Stéchas arabique....... }
Marrube blanc......... }
Chamœdrys........... } ââ 40 gr. (10 gros).
Agaric............... }
Coloquinte............ }
Diagrède.............. } ââ 24 gr.
Racine d'ellébore noir... } (6 gros).
Castoréum....... 12 gram. (3 gros).
Opoponax............ }
Sagapenum .... }
Semences de persil..... } ââ 20 gr. (5 gros).
Aristoloche ronde...... }
Poivre blanc.......... }
Cannelle.............. }
Spica-nard............ }
Myrrhe............... } ââ 16 gr. (4 gros).
Pouliot............... }
Safran............... }
Miel dépuré.... 1500 gram. (3 liv.).

On fait un électuaire selon les règles de l'art. On l'a employé comme purgatif, et comme emménagogue; on l'administrait à la dose de 4 grammes à 32 (1 gros à 1 once).

Électuaire de magnésie.

Racine d'aunée en poudre.........64 gr. (2 onces).
Poudre de semences de fenouil...... 96 gr. (3 onces).
Poivre noir en poud. 32 gr. (1 once).
Sucre blanc.. } ââ 64 gr. (2 onces).
Miel........ }

Faites un électuaire qui s'administre aux enfans que l'on allaite et qui ont des aigreurs. La dose est de 2 gramm. (demi-gros). On peut rendre cet électuaire très agréable, en y faisant entrer 4 onces de chocolat, et en remplaçant le miel par une quantité convenable de sirop de sucre. On peut le prendre à la dose de 16 grammes (4 gros).

Électuaire vulgairement nommé Mithridate.

Myrrhe .... Safran .... Agaric .... Gingembre .... Cannelle .... Nard indique .... Oliban .... Semences de thlaspi	ãã 40 gr. (10 gros).
Cassia lignea .... Pouliot de montagne... Poivre blanc .... Scordium .... Semences de daucus .... Carpobalsamum .... Trochisque de cyphéos.. Bdellium	ãã 28 gr. (7 gros).
Racine de méum ...... Suc d'acacia .... Scinc marin	ãã 10 gr. (2 gros ½).
Sommités d'hypéricum	10 gr. (2 gros ½).
Semences de sesselli.... Baume de la Mecque... Schenanthe .... Stéchas arabique ...... Costus arabique .... Galbanum .... Térébenthine de Chio... Poivre long .... Castoréum .... Suc d'hypociste .... Storax calamite .... Opopanax .... Malabatrum	ãã 32 gr. (1 once).
Nard celtique .... Gomme arabique .... Persil de Macédoine (semences) .... Opium .... Cardamome minor ..... Semences d'anis .... — de fenouil .... Racines de gentiane .... — de calamus aromatique — de grande valériane.. Sagapénum	ãã 12 gr. (3 gros).
Miel de Narbonne écumé	3250 gr. (6 liv. ½).
Vin d'Espagne..	quantité suffisante.

Faites, selon les règles, un électuaire. Cette préparation était donnée comme stomachique, anthelmintique, anti-dyssentérique. La dose est d'un gramme à 8 (18 grains à 2 gros).

Électuaire dit orviétan.

Racine de calamus aromatique .... — d'angélique... ..... — d'aristoloche ronde.. — d'asarum .... — de bistorte	ãã 32 gr. (1 once).
Carline	16 gram. (4 gros).
Enula campana .... Grande valériane	64 gramm. (2 onces).
Gentiane .... Impératoire .... Iris de Florence .... Patience sauvage .... Gingembre .... Méum	ãã 32 gr. (1 once).
Feuilles de grande absinthe	48 gram. (1 once ½).
Chardon bénit .... Chamædrys .... Dictame de Crète ...... Rue .... Scordium .... Laurier .... Menthe de jardin ...... Origan blanc	ãã 16 gr. (4 gros).

Feuill. de marrube blanc.
— de romarin......... } ãã 64 gr. (2 onces).
— de sauge...........
— de thym...........
Fleurs de lavande......
— de roses rouges......
Sommités de tanaisie...
Nard celtique..... 4 gr. (1 gros).
Baies de laurier.... 32 gr. (1 once).
Poivre de la Jamaïq. 64 gr. (2 onces).
Semences d'anis........ } ãã 32 gr. (1 once).
— de céleri...........
— de cumin...........
— de daucus..........
— de moutarde........
Girofle................ } ãã 16 gr. (4 gros).
Muscade..............
Cannelle blanche.......
Cannelle..............
Bol d'Arménie......... } ãã 32 gr. (1 once).
Myrrhe...............
Gomme arabique....... } ãã 64 gr. (2 onces).
Opium...............
Vitriol calciné en blancheur..............
Assa fœtida..... 16 gram. (4 gros).
Baume noir du Pérou.... } ãã 128 gr. (4 onces).
Extrait de genièvre.....
Térébenthine... 64 gram. (2 onc.).
Miel écumé.... 2 kilogr. (4 liv.).

Faites, selon l'art, un électuaire qui a été considéré comme ayant les mêmes propriétés que la thériaque, et qui se donne aux mêmes doses.

Électuaire ou opiat de Salomon.

Racines de calamus.... } ãã 128 gr. (4 onces).
— d'énula campana....
— de fraxinelle........
— de contrayerva 4 gram. (1 gros).
— de gentiane... 8 gram. (2 gros).
Macis................ } ãã 4 gram. (1 gros).
Girofle...............
Râclure de corne de cerf. 8 gr. (2 gros).
Bois d'aloès........... } ãã 8 gram. (2 gros).
Cannelle blanche.......
Cascarille............
Écorces de citrons......
Cannelle.............
Semen-contra.... 16 gram. (4 gros).
Semences de petit cardamome.... 4 gram. (1 gros).
Sem. de chardon bénit... } ãã 16 gr. (4 gros).
— de citrons..........
Feuilles de dict. de Crète.
Roses de Provins.......
Écorce de citrons confits...... 250 gram. (8 onces).
Conserves de fleurs de buglosse........... } ãã 64 gr. (2 onces).
— — de romarin......
— — d'œillets.........
Thériaque.... 32 gram. (1 once).
Sirop de limon. 1500 gram. (3 livres).
Extrait de genièvre 8 gram. (2 gros).

Faites, selon les règles de l'art, un électuaire que l'on administrait contre les diarrhées, les maux d'estomac. La dose est de 2 à 6 grammes (demi-gros à 2 gros).

Électuaire dit philonium romanum, *Opiat somnifère*.

Poivre blanc........... } ãã 20 gr. (5 gros).
Semences de jusquiame blanche.............
Opium choisi...... 10 gr. (2 gros ½).
Cassia lignea.......... } ãã 6 gram. (1 gros ½).
Cannelle fine..........
Semences d'ache....... } ãã 4 gram. (1 gros).
Castoréum...........
Costus d'Arabie.........
Semences de persil..... } ãã 3 gram. (54 grains).
— de fenouil..........
Daucus de Crète.......
Nard indien........... } ãã 7 décig. (14 grains).
Pyrèthre.............
Zédoaire.............
Safran..... 12 décigr. (24 grains).
Miel de Narb. 288 gram. (9 onces).

Faites, selon l'art, un électuaire.

On administrait cette préparation dans les cas de convulsions, les coliques, la toux. On le donnait à la dose de 2 à 4 gram. (demi-gros à 1 gros). On le donnait aussi en lavemens, à la même dose. 2 grammes de cet électuaire contiennent 5 centigrammes d'opium.

Électuaire dit thériaque réformée.

Squames de scille sèches .... 128 gr. (4 onces).
Iris de Florence... 16 gr. (4 gros).
Gingembre ....
Dictame de Crète.......
Nard indique..........
Stéchas arabique.......
Safran gâtinais.........
Myrrhe ....
Racines de gentiane.....
— de calamus aromatic.
— de méum ....
— de valériane.........
— de nard celtique.....
Amomum.............
} ãã 24 gr. (6 gros).
Poivre long. 96 gram. (3 onces).
Scordium. 128 gram. (4 onces).
Cannelle.. 32 gram. (1 once).
Schœnanthe 48 gram. (1 once 4 gros).
Semences de fenouil.. 48 gram. (1 once 4 gros).
Opium.... 41 gram. (1 once 3 gros).
Castoréum. 8 gram. (2 gros).
Baume de Judée ..... 64 gram. (2 onces).
Storax calamite........ } ãã 16 gr.
Sagapénum............ } (4 gros).
Galbanum... 8 gram. (2 gros).
Vin d'Espagn. quantité suffisante.
Miel de Narb. 2 kilogr. (4 livres).

Faites, selon l'art, un électuaire.

Électuaire dit thériaque diatessaron.

Racine de gentiane.....
— d'aristoloche ronde..
Baies de laurier........
Myrrhe...............
} ãã 128 gr. (4 onces).
Miel blanc écumé...... } ãã 128 gr.
Extrait de genièvre..... } (4 onces).

Faites, selon l'art, un électuaire. On administrait cette préparation à la dose d'un gramme à 8 (18 grains à 2 gros), contre les convulsions, l'épilepsie, et comme emménagogue.

Nous croyons devoir terminer le tableau de ces préparations qui autrefois étaient les plus usitées. Nous n'avons pas cru devoir rapporter ici les nombreuses formules consignées dans les Pharmacopées de Charas, de Lémery, etc.; nous renverrons nos lecteurs à consulter ces ouvrages.

(A. C.)

ÉLÉMI. *V*. Résine élémi.

ÉLÉMINE. Dans une lettre adressée aux rédacteurs des Annales de Physique et de Chimie, janvier 1826, p. 108, M. Baup a donné le nom d'élémine à une substance cristalline qu'il a retirée de la résine élémi et qui est soluble dans environ 20 parties d'alcool. L'auteur s'étant borné à cette simple annonce, nous chercherons à déterminer, à l'article Résine Élémi, quelles sont les propriétés de cette nouvelle substance, en nous aidant des travaux entrepris par M. Bonastre sur les sous-résines.

(A. R.)

ÉLÉPHANT. *Elephas*. Nous ne pouvons consacrer un article à l'histoire naturelle de ce genre de Mammifères Pachydermes-Proboscidiens, parce que les détails intéressans qu'il exigerait nous feraient sortir des limites du cadre que nous nous sommes tracé ; nous le mentionnerons seulement ici pour la substance utile que ces animaux fournissent, et qui est connue dans le commerce sous le nom d'*ivoire*. M. Cuvier a le premier fait connaître les espèces qui composent le genre éléphant, et M. Desmoulins a récemment ajouté quelques renseignemens sur leur distinction. Ces espèces sont au nombre de deux, sans compter l'*éléphant fossile* ou *Mammouth*, que l'on a trouvé dans les contrées glaciales des deux continens. L'Éléphant indien, *Elephas indicus*, Cuv., est le plus gros des mammifères connus, et en même temps un des plus intelligens. Depuis un temps immémorial, on l'a réduit en domesticité, et on l'a employé avec avantage dans toutes les expéditions militaires. Son crâne est allongé, son front concave, ses oreilles petites, ses mâchelières marquées de rubans ondoyans. L'Éléphant d'Afrique, *Elephas africanus*, Cuv., se distingue du précédent par son crâne arrondi, ses larges oreilles couvrant toute l'épaule, et ses mâchelières marquées de losanges sur leur couronne. Personne n'ignore les formes singulières de ces animaux, dont le trait principal de la physionomie consiste dans une trompe mobile, creusée intérieurement de deux tuyaux qui ne sont que le prolongement des narines. Cette partie est en même temps pour l'animal un organe de préhension à l'aide duquel il exécute tous les mouvemens que la main produit dans l'espèce humaine.

Les défenses des éléphans, dont la substance est l'ivoire du commerce, sont implantées dans les alvéoles supérieures des os incisifs ; elles sont incomparablement plus grandes dans l'éléphant d'Afrique que dans celui des Indes, et dans les mâles que dans les femelles. Aussi l'Afrique est-elle la partie du monde d'où l'on tire la plus grande quantité d'ivoire. Ces défenses sont formées d'un tissu compacte réticulaire très blanc, susceptibles d'un poli parfait. Elles ne sont pleines qu'à partir de l'extrémité jusqu'à environ la moitié de leur longueur. L'ivoire est employé pour une foule d'objets de tabletterie. On le calcinait autrefois dans des vases clos pour en retirer un charbon d'un beau noir velouté, et qui portait le nom de *noir d'ivoire*. A feu nu, l'ivoire laisse pour résidu un composé de phosphate calcaire qui était connu sous le nom de *spode*. Ces deux substances s'obtiennent également par la calcination d'os moins précieux que l'ivoire; on n'emploie donc aujourd'hui que bien rarement cette matière à de tels usages.

(A. R.)

ÉLIXIRS. On a donné le nom d'*élixirs* à des produits pharmaceutiques qui s'obtiennent de la même manière que les teintures. Ces médicamens résultent ordinairement de l'action de l'alcool plus ou moins concentré sur les substances végétales, minérales et animales. Au mot *Teinture*, nous indiquerons les règles à suivre pour la préparation des élixirs qui sont réunis aux teintures. (A. C.)

ÉLIXIR ANTI-ARTHRITIQUE. *V.* TEINTURE ANTI-ARTHRITIQUE.

ÉLIXIR ANTI-SEPTIQUE. *V.* TEINTURE DE QUINQUINA ÉTHÉRÉE.

ÉLIXIR ANTI-VÉNÉRIEN. *V.* TEINTURE ANTI-VÉNÉRIENNE DE WRIGTH.

ÉLIXIR DE GARUS. *V.* ALCOOL DE SAFRAN COMPOSÉ, Tom. I, page 256.

ÉLIXIR DE LONGUE VIE. *V.* TEINTURE D'ALOÈS COMPOSÉE.

ÉLIXIR DE PEYRILHE. *V.* TEINTURE AMMONIACALE.

ÉLIXIR DE STOUGHTON. *V.* TEINTURE AMÈRE.

ÉLIXIR PARÉGORIQUE. *V.* TEINTURE PARÉGORIQUE.

ÉLIXIR VISCÉRAL D'HOFFMAN. *V.* VINS D'EXTRAITS.

ÉLIXIR VITRIOLIQUE DE MYNSICHT. *V.* TEINTURE AROMATIQUE AVEC L'ACIDE SULFURIQUE.

ELLÉBORE BLANC ou VARAIRE. *Veratrum album*, L. — Rich. Bot. méd., t. I, p. 77. (Famille des Colchicacées, De Candolle. Polygamie Monoecie, L.) Cette plante croît en abondance dans les pâturages élevés des hautes montagnes de l'Europe méridionale. On la trouve principalement sur les Alpes, les Pyrénées, et dans les montagnes du Jura et de l'Auvergne.

Sa racine est pivotante, tuberculeuse, charnue, allongée, de la grosseur du pouce, garnie d'un grand nombre de fibrilles grisâtres. De cette racine s'élève une tige haute d'environ un mètre, garnie de feuilles amplexicaules, ovales, entières, marquées de plis longitudinaux. Ces feuilles ressemblent tellement à celles de la grande gentiane, que l'on confondrait facilement ces plantes, si l'on ne faisait attention à la position alterne sur la tige des feuilles de l'ellébore blanc, tandis que celles de la grande gentiane sont opposées. Il y a en outre d'autres caractères dans l'aspect glauque et la couleur de ces feuilles; mais ces différences peuvent échapper aux collecteurs de plantes médicinales, hommes en général assez ignorans : il est donc à craindre qu'ils ne prennent l'ellébore blanc pour la gentiane dans la récolte de cette dernière racine, et l'on ne saurait donner trop d'attention à ce qu'une semblable méprise n'ait lieu. Lorsque la plante est en fleurs, il est impossible alors de ne pas la reconnaître; ses fleurs sont verdâtres, et forment une panicule terminale.

Telle qu'on l'apporte sèche des contrées alpines, la racine d'ellébore blanc est en morceaux en forme de cône tronqué, de 2 à 3 pouces de long et d'un pouce environ de diamètre moyen; ils sont noirs et ridés extérieurement, blancs intérieurement, souvent munis de radicelles qui sont nombreuses, de la grosseur d'une plume de corbeau, et jaunâtres à la partie extérieure. Cette racine a une saveur dont la première impression est douceâtre, puis un peu amère, âcre et corrosive. Cette saveur la distingue facilement de la racine d'asperge, qui d'ailleurs est toujours garnie de radicelles plus flasques et rarement sèches; de plus, le corps de cette dernière racine n'est ni conique ni compacte comme celui de la racine d'ellébore blanc.

D'après l'analyse de la racine d'ellébore blanc, publiée par MM. Pelletier et Caventou (*Annales de Physique et de Chimie*, t. XIV, p. 81), elle contient : une matière grasse composée d'élaïne, de stéarine et d'un acide volatil; du gallate acide de *vératrine;* une matière colorante jaune, de l'amidon, du ligneux, et de la gomme. Réduite en poudre, la racine d'ellébore blanc est vomitive et violemment drastique. On l'employait autrefois à la dose de 4 à 8 grains dans les hydropisies, la manie, etc. C'était, chez les anciens médecins, la dernière ressource dans les cas désespérés. Il paraît, d'après quelques expériences de M. Moore, médecin anglais, que l'*eau médicinale d'Husson,* tant célébrée comme spécifique contre la goutte, était une infusion vineuse de racine d'ellébore blanc, avec addition d'un quart de laudanum; du moins le mélange de ces deux liquides a produit, à une dose très faible, vomissement et purgation, et consécutivement diminution des douleurs de la goutte. Aujourd'hui, l'usage de la racine d'ellébore blanc est presque complètement abandonné. On l'a administrée extérieurement contre certaines affections cutanées, et pour détruire la vermine, à l'instar de la cévadille, plante qui appartient au même genre. (A. R.)

ELLÉBORE FÉTIDE. *Helleborus fœtidus*, L. Espèce analogue, par ses propriétés, à l'ellébore noir. *V.* ce mot. (A. R.)

ELLÉBORE NOIR. *Helleborus niger,* L.—Rich. Bot. méd., t. II, p. 625.—Orfila, Leçons de méd. légale, pl. 7. (Famille des Renonculacées, Juss. Polyandrie Polygynie, L.) Cette plante est indigène des hautes montagnes de l'Europe méridionale et tempérée; on la cultive dans les jardins pour ses belles fleurs qui s'épanouissent au milieu de l'hiver, circonstance qui lui a fait donner par les jardiniers le nom de *rose de Noël.* Ce que l'on nomme vulgairement racine dans cette espèce, est un rhizome, c'est-à-dire une tige souterraine, charnue, comme articulée, rameuse, blanche intérieurement, noirâtre à l'extérieur, marquée d'anneaux circulaires rapprochés et présentant des vestiges d'anciennes feuilles; elle donne naissance aux feuilles par son extrémité supérieure, et aux véritables racines par divers points de son étendue. Celles-ci sont très allongées, simples, charnues, et jaunes-brunâtres, devenant noires par la dessiccation. Les feuilles qui s'élèvent immédiatement du rhizome sont pétiolées, pédalées, à sept ou huit lobes très profonds, obovales, lancéolées, acuminées, glabres et dentées en scie dans leur partie supérieure. Les fleurs sont portées au nombre d'une ou deux sur des hampes cylindriques ; elles sont roses , très grandes et accompagnées de bractées.

L'odeur de la racine d'ellébore noir est presque nulle ; sa saveur est légèrement styptique , puis âcre et brûlante. Elle était fort employée dans l'ancienne Thérapeutique , contre certains cas de manie et d'hydropisies passives, soit sous forme de poudre, soit en extrait, en infusion ou en teinture alcoolique. Les fameuses pilules hydragogues et toniques de Bacher lui devaient particulièrement la réputation dont elles ont joui pendant long-temps Cependant, son usage est aujourd'hui abandonné, à cause des graves accidens qu'elle peut occasioner. Appliquée sur la peau, elle y détermine de l'inflammation, et même un véritable effet épispastique. Administrée à l'intérieur, elle provoque le vomissement et d'abondantes déjections alvines, accompagnées de violentes coliques. M. Orfila la classe parmi les poisons âcres, et fait observer que la partie soluble dans l'eau en est la plus vénéneuse. On a substitué aux racines d'ellébore noir, celles de plusieurs renonculacées, telles que celles d'*Adonis vernalis,* de *Trollius europæus,* et d'*Actea spicata,* racines en général moins actives que celles des ellébores. MM. Feneulle et Capron (*Journal de Pharm.*, novembre 1821) ont obtenu de l'ellébore noir : une huile volatile , une huile grasse , une matière résineuse, de la cire , un acide volatil , un principe amer, du muqueux , de l'albumine, du gallate de potasse, du gallate acide de chaux, et un sel à base d'ammoniaque.

Il est bien certain, d'après les observations du célèbre Tournefort, que notre ellébore noir n'est point la plante qui, sous cette dénomination, avait tant de célébrité chez les anciens, et qu'ils regardaient comme un spécifique souverain contre la manie. Cette prétendue efficacité était même devenue proverbiale ; car on disait d'un fou de toute espèce, qu'il avait besoin d'ellébore. L'ellébore noir de l'antiquité est une plante indigène du Levant, décrite et figurée par M. Desfontaines (1) sous

(1) Corollaire des plantes inédites de Tournefort, p. 58, pl. 45.

le nom d'*Helleborus orientalis*. Au reste, cette espèce est extrêmement voisine, pour les formes, de notre *Helleborus niger,* et doit aussi s'en rapprocher beaucoup pour les propriétés médicales. Nous en dirons autant de l'ELLÉBORE VERT, *Helleborus viridis*, L., plante beaucoup plus commune que l'*Helleborus niger,* et qui offre une racine d'une odeur un peu plus prononcée que l'ellébore noir, et dont la saveur n'est pas styptique, mais offre une grande âcreté mêlée d'amertume.

L'ELLÉBORE FÉTIDE OU PIED DE GRIFFON, *Helleborus fœtidus*, L., qui croît abondamment le long des chemins dans les localités pierreuses de toute l'Europe, est remarquable, ainsi que l'indique son nom spécifique, par l'extrême puanteur de toutes ses parties. Sa racine est moins âcre que celle des espèces précédentes. (A. R.)

ELLÉBORE ORIENTAL ET ELLÉBORE VERT. Ces plantes, très voisines, par leurs caractères botaniques, de l'ellébore noir, s'en rapprochent aussi beaucoup par leurs propriétés. *V*. ELLÉBORE NOIR. (A. R.)

EMBAUMEMENT. *Balsamatio, Conditura cadaverum*. Opération par laquelle on préserve les cadavres des animaux de la décomposition putride qui frappe tous les corps organisés dès l'instant où la vie a cessé. L'étymologie de ce mot indique l'usage que les anciens faisaient des baumes ou substances odorantes, dans leurs préparations cadavériques. Parmi les peuples qui ont perfectionné à un haut degré l'art de l'embaumement, on place en première ligne les Égyptiens, chez lesquels des croyances superstitieuses faisaient attacher beaucoup d'importance à la conservation des formes extérieures, non-seulement des humains, mais encore d'une foule d'animaux objets de vénération et de culte dans ces temps d'ignorance et de crédulité. Les Guanches, antiques aborigènes des îles Canaries, avaient aussi leurs *momies ;* mais c'était par des procédés plus simples qu'ils les préparaient; ils se contentaient de faire sécher rapidement les corps, après l'extraction des viscères, et d'enduire les parties conservées de plusieurs couches d'un vernis aromatique (1). En Égypte, les substances balsamiques n'étaient employées que dans une opération secondaire. Ils avaient le soin de saturer préalablement les corps dont on avait extrait les viscères et intestins, avec une lessive alcaline de *natron* (sous-carbonate de soude), sel très commun en Égypte et qui se présentait naturellement sous leur main. Après l'action de ce sel sur la graisse et les parties muqueuses, on lavait les corps et on les faisait dessécher. C'était alors qu'on les vernissait extérieurement, et que l'on remplissait toutes les cavités de substances odorantes propres à éloigner les insectes, ou bien que l'on plongeait les cadavres dans du bitume chaud et liquide qui les pénétrait de toutes parts (2). L'accès de l'air et de l'humidité était en outre empêché par de nombreuses bandes enduites d'une substance gommeuse ou résineuse dont on enveloppait toutes les parties du corps. Au moyen de ces préparations, les momies égyptiennes se sont conservées jusqu'à nos jours dans un état parfait d'intégrité. Celles que nous avons observées dans les collections d'antiquités de M. Passalacqua étaient fort remarquables par les soins que paraissent y avoir apportés les embaumeurs; elles nous confirment néanmoins dans l'idée que nous nous étions formée du talent de ceux-ci, hommes doués d'une certaine adresse machinale, mais sans aucune science positive. En effet, à l'exception de l'immersion dans la solution alcaline, l'emploi des autres moyens prouve bien l'enfance de l'art. Ces poudres inertes, ces infiltrations de bitume, ces bandelettes de compression, ont presque totalement dénaturé les parties molles; et quoi que l'on en ait dit de la facilité avec laquelle on a procédé naguère à la dissection d'une de ces momies, nous n'y avons vu que des débris informes et totalement carbonisés. Ce n'est pas le temps qui a ainsi transformé les parties molles; elles étaient dénaturées dès le commencement, et elles

(1) *V.* Bory de Saint-Vincent, Essais sur les îles Fortunées.

(2) Selon le docteur Granville, c'était dans la cire jaune liquéfiée que les Égyptiens plongeaient leurs momies; en imitant un pareil procédé, il est parvenu à conserver des débris humains pendant plusieurs années. (*London* et *Paris Observer*, 10 juillet 1825.)

sont demeurées telles jusqu'à nos jours, de même qu'elles ne subiraient plus de changemens ultérieurs, si la manie de posséder des curiosités étrangères ne tendait à faire disparaître ces monumens d'antiquité, qui n'offrent de l'intérêt qu'autant qu'on les voit sur les lieux mêmes et dans les sépultures qui les renfermaient.

L'art d'embaumer n'a pu être perfectionné que d'après les données fournies par la Chimie; et tant que cette science est restée dans les ténèbres, on n'a fait qu'exécuter empiriquement les recettes plus ou moins défectueuses pratiquées depuis un temps immémorial. Les embaumemens des princes et des personnages illustres par leur naissance ou leur fortune coûtaient des prix fous, parce que l'on y employait une foule d'ingrédiens précieux, dont la plupart étaient inutiles, ou pouvaient être remplacés facilement par des drogues moins chères. On se sert encore aujourd'hui des aromates, mais on en restreint le nombre, et l'on choisit principalement ceux de ces aromates les plus agréables et en même temps les plus propres à éloigner les insectes ou leurs larves. Nous indiquerons plus bas ceux dont il convient de se servir préférablement aux autres.

Quelles sont les difficultés qui s'opposent à la conservation des substances organiques, et par quels moyens chimiques arrive-t-on à les surmonter? Cette question étant résolue, nous aurons toute la théorie des embaumemens; le reste ne sera que des accessoires plus ou moins superflus. Il est dans l'essence de tout corps organisé, composé de fluides et de solides, de subir la dissolution de ses élémens, quand ceux-ci ne sont plus maintenus en équilibre par l'influence vitale. Cette décomposition est d'autant plus rapide, que les agens extérieurs, tels que l'eau, le calorique, la lumière, etc., exercent sur eux une plus grande puissance. Les solides se détruisent par la fermentation des liquides; ainsi, en faisant disparaître ceux-ci, soit par l'évaporation, soit par un moyen quelconque d'absorption, on arrête le mouvement de désorganisation des corps. Parmi les solides, ceux qui résistent le plus à la décomposition spontanée, ce sont ceux qui renferment le plus de sels minéraux insolubles : tels sont, par exemple, les os et les dents des animaux, qui se composent presque entièrement de phosphates calcaires ; sans aucune préparation, ces parties solides subsistent indéfiniment, ainsi que le prouvent les ossemens fossiles, antiques débris d'un monde perdu, que l'on trouve dans les couches gypseuses de plusieurs pays, et particulièrement aux environs de Paris. Les parties molles qui constituent les systèmes musculaires et vasculaires étant excessivement altérables, ce n'est qu'autant qu'on les solidifie, qu'on les minéralise, pour ainsi dire, qu'elles peuvent se conserver indéfiniment. Mais si l'on se contente d'en opérer la solidification en les desséchant, non-seulement on détruit toutes les formes, mais encore on n'est jamais certain que la décomposition n'aura pas lieu lorsque ces corps seront repris accidentellement par l'humidité aidée de la température, en un mot, dès qu'ils seront atteints par les agens extérieurs. Il est donc nécessaire de transformer en corps inertes, par des combinaisons chimiques, les matériaux organiques dont se composent les parties molles. Or, on sait que l'albumine et la gélatine forment avec les substances végétales astringentes, et surtout avec certains oxides métalliques, des *coagulum* extrêmement tenaces, c'est-à-dire des précipités insolubles et très consistans ; c'est sur cette propriété que sera fondé l'art de solidifier les parties molles. En effet, l'emploi des poudres astringentes est un véritable tannage, par lequel on donne une consistance très dure à des substances liquides sans en altérer notablement le volume, et par conséquent sans produire une grande déformation dans les parties que ces liquides tenaient distendues.

Il faut donc attribuer aux substances astringentes plutôt qu'aux aromates, la bonne conservation des corps de plusieurs personnages qui avaient été embaumés par le moyen de ces poudres. Lors de la violation des sépultures royales de Saint-Denis, on a pu se convaincre que les corps les mieux conservés étaient ceux dans la préparation desquels on avait apporté le plus de soins, en même temps que parmi les drogues qui avaient servi à leur embaumement, il y avait eu un plus grand nombre de matières éminemment astringentes. Le corps de Louis XIV, par exemple, était un des mieux conservés, quoique ce prince fût mort dans un âge très avancé, et que ses jambes eussent été frappées de gangrène quelques jours avant le décès. Pour donner une idée de la méthode d'embaumement employée à cette époque, nous ferons connaître les circonstances de l'embaumement du grand Roi. Le corps ayant été bien vidé, épongé, lavé avec l'alcool et étuvé d'huile de lavande, on a passé sur toutes les régions une couche de baume du Pérou, puis on a rempli toutes les cavités d'une poudre dont nous allons donner la composition, et qui a été aussi appliquée en grande quantité à l'extérieur, puis on a enveloppé le corps dans une toile cirée, et on l'a renfermé dans un cercueil de plomb. Composition de la poudre : tan, 26 parties ; aloès, myrrhe et asphalte, une partie de chaque; racines de souchet, d'iris de Florence, de valériane, d'aristoloche ronde, de gentiane, d'angélique, d'impératoire, de gingembre, 4 parties ; ladanum, poivre noir, petit cardamomum, feuilles de scordium, d'absinthe, de thym, de marrube blanc, d'hyssope, 3 parties ; benjoin, storax, encens, sandaraque, tacamahaca, 2 parties ; écorces d'oranges, sommités de marjolaine, de lavande, pouliot, girofle, et cassia lignea, une partie. Il est hors de doute qu'un grand nombre de ces drogues, et particulièrement les racines et les feuilles des plantes, sont plus nuisibles qu'utiles dans cette composition. Quelques-unes sont très amères, telle est la racine de gentiane ; d'autres sont très aromatiques, comme les racines d'impératoire, de valériane, etc. ; mais ces qualités physiques, bien loin d'éloigner les insectes, semblent au contraire les attirer ; c'est du moins ce que l'on observe pour les racines d'ombellifères. Nous sommes donc fondés à croire qu'il est plus que superflu de faire entrer dans la composition d'une poudre balsamique astringente la plupart des plantes aromatiques qui ont servi à l'embaumement de Louis XIV.

On a souvent montré comme objets de curiosité, des têtes de sauvages de la Nouvelle-Zélande, ornées de leur épaisse chevelure, et dont les traits de la face, sillonnés par le tatouage, avaient conservé toute leur expression. M. Lesson, pharmacien-naturaliste de la corvette *la Coquille*, nous en a fait voir quelques-unes dans un bel état de conservation, et qui nous semblent avoir été préparées au moyen d'une substance végétale excessivement astringente que nous ne connaissons pas, mais sur laquelle M. Lesson doit fournir des renseignemens. Ces têtes sont presque noires; les yeux et le cerveau en ont été retirés, non-seulement parce que ces organes ne sont pas susceptibles de conservation, mais parce que les prêtres de ces anthropophages se les étaient réservés comme la partie la plus exquise du corps humain. Le procédé d'embaumement de ces têtes consiste donc dans un tannage pratiqué avec beaucoup plus de dextérité que dans les momies des anciens peuples de l'Égypte.

L'alcool rectifié, par son avidité pour l'eau, par son action sur l'albumine qu'il coagule, et par la propriété qu'il a de s'opposer à tout mouvement de fermentation, est employé avec beaucoup d'avantage dans la préparation des cadavres. La macération dans ce liquide est par conséquent une opération préliminaire qu'il convient de leur faire subir; mais l'alcool augmente d'utilité, lorsqu'on le considère comme dissolvant de certains sels métalliques qui, par leur combinaison avec quelques-uns des élémens des substances organiques, transforment celles-ci en compositions véritablement minérales et inaltérables. L'action des sels mercuriels, et surtout celle du sublimé corrosif (deuto-chlorure de mercure), sur les cadavres des animaux, est telle, qu'une tête humaine, préparée avec ce dernier sel par M. le professeur Chaussier, s'est parfaitement conservée après plusieurs années d'exposition aux intempéries de l'atmosphère.

Le sous-carbonate de soude et le sulfate acide d'alumine sont encore des agens chimiques que l'on a proposé d'employer pour la conservation des cadavres. On fait tremper ceux-ci, après l'extraction des viscères, dans une solution légère du premier de ces sels, pendant quelques semaines, puis on les lave à grande eau, et on les plonge durant quelques jours dans un bain alumineux. On a soin de remplir toutes les cavités avec de la filasse ou des substances résineuses aromatiques. La dessiccation s'opère ensuite à l'air ou dans une étuve. C'est ainsi que M. Pelletan, dans le Diction. des Sciences médicales, a convenablement modifié l'ancien procédé de Clauderus et de Rouelle, qui employaient les muriates de potasse et d'ammoniaque, puis l'alcali volatil ou les alcalis fixes, et enfin l'alun. Ce procédé est économique, mais il ne donne pas d'aussi bons résultats que celui qui a pour base le deuto-chlorure de mercure. C'est au moyen de ce sel que MM. Larrey et Ribes ont préparé le corps du colonel Morland, recueilli sur le champ de bataille d'Austerlitz, et que M. Boudet, pharmacien, a conservé celui d'une jeune fille de dix ans, qui avait si peu perdu de ses formes, qu'il causait une illusion extraordinaire. Les moyens qu'ils ont mis en usage étant les plus parfaits et en même temps les plus simples, nous devons les mentionner ici comme modèles à imiter en pareilles circonstances; nous rapporterons ensuite le procédé par les substances astringentes et aromatiques, que l'on suit encore quelquefois.

L'extraction des viscères du corps du colonel Morland a été pratiquée de la manière suivante : au côté droit du ventre, et vers la région lombaire, on a fait une incision semi-lunaire qui a permis d'enlever les intestins, l'estomac, le foie, la rate, les reins, etc.; on a coupé circulairement le diaphragme, puis le médiastin, la trachée-artère et l'œsophage à leur entrée dans la poitrine, et l'on a enlevé le cœur et les poumons. Une couronne de trépan, appliquée à la partie postérieure du crâne, a permis de vider le cerveau. On a épongé avec soin les cavités, et l'on a mis une certaine quantité de sublimé corrosif sur les parties charnues de leurs parois; on les a remplies ensuite avec du crin bien sec, pour empêcher que les parois ne se déformassent par leur affaissement. L'intérieur de la bouche a été aussi rempli de sel mercuriel, et les traits de la face ont été protégés par des compresses graduées et des bandages appliqués méthodiquement. Le corps a été ensuite enveloppé dans des draps, et placé dans une solution très chargée de deuto-chlorure de mercure, et envoyé à Paris. Au bout de trois mois, on l'en a retiré; toutes les cavités ont été de nouveau remplies avec des étoupes, et l'on a remplacé par des yeux d'émail le globe de l'œil qui avait été vidé. Le corps ayant été desséché rapidement, on l'a enduit d'un vernis; il a été revêtu de l'uniforme de colonel, et on l'a placé sous une cage de verre.

Le corps de la jeune fille, préparé par M. Boudet, a exigé encore plus de soins que celui du colonel Morland. Il avait d'abord été plongé dans un bain d'alcool pur, puis dans un bain d'alcool contenant un peu de sublimé. On le fit ensuite séjourner dans une solution aqueuse très chargée de sublimé, pendant trois mois. On l'a ensuite suspendu sur des bandes pour le faire égoutter, et pour que sa dessication s'opérât sans déformation. Toutes les précautions accessoires furent prises pour maintenir la conservation des formes, et l'on eut le soin de rétablir, par des moyens artificiels, les traits du visage qui avaient été légèrement altérés. Ainsi on releva en cire la lèvre supérieure, et l'on peignit avec du fard la peau de la figure, qui avait acquis une teinte grise. Il est aisé de voir que, dans cette préparation, l'immersion dans l'alcool a d'abord agi par l'effet de l'alcool lui-même sur les principes constituans des parties charnues, et que ce menstrue a ensuite disposé favorablement celles-ci à une prompte et plus intime combinaison avec le sublimé corrosif qui saturait le bain d'eau distillée.

La conservation des corps par l'emploi des sels métalliques est, nous le répétons, le moyen le plus facile à exécuter, et celui dont les résultats sont le moins susceptibles d'altération, surtout lorsque les corps doivent être mis en contact avec les agens extérieurs; mais si les dépouilles mortelles des grands personnages sont, comme cela s'observe ordinairement chez les chrétiens, placées dans des cercueils hermétiquement fermés pour que la sépulture en soit inviolable, le mode d'embaumement par les astringens aromatiques peut encore être pratiqué comme autrefois, sauf les retranchemens des substances évidemment nuisibles ou superflues. Voici comme on a coutume de procéder : on extrait de la manière la plus convenable les viscères et les intestins ; on y fait des incisions profondes et multipliées ; on les lave à grande eau, puis avec du vinaigre camphré et de l'alcool également camphré ; on les roule ensuite dans une poudre fine, composée de tan, de sel marin décrépité, de quinquina, de cannelle, de benjoin et de bitume de Judée. Le tan doit former à peu près la moitié du poids, et le sel un quart. Les autres drogues sont accessoires, et l'on peut sans inconvénient les remplacer les unes par les autres, ou par des substances analogues par leurs propriétés ; quelquefois on y incorpore des huiles volatiles. De même que les viscères, le corps doit être profondément incisé dans la direction des muscles, puis successivement lotionné avec l'eau, le vinaigre et l'alcool camphrés ; on parcourt toutes les incisions avec un pinceau imprégné d'une solution alcoolique concentrée de sublimé corrosif. On applique ensuite sur toutes les parties incisées, et sur toutes les faces internes des cavités, une couche de vernis composé de baume du Pérou et de copahu ; on met les viscères en place, et l'on comble les vides avec suffisante quantité de poudre astringente aromatique. On recoud les tégumens avec du fil ciré, en ayant soin de vernir et de saupoudrer la face interne de ceux qui doivent être réappliqués sur les os. Les cavités ayant été fermées, on applique une couche de vernis sur les incisions extérieures, et on les remplit de poudre. Enfin, on vernit de nouveau, et l'on couvre de poudre toute la superficie extérieure du corps ; on y applique des bandes vernissées, et l'on place le tout dans un cercueil de plomb, dont on remplit les interstices avec le surplus de la poudre.

Ce mode d'embaumement extrêmement coûteux serait susceptible de plusieurs améliorations. Les incisions que l'on est obligé de pratiquer déforment presque totalement les corps, en sorte qu'on semble plutôt avoir eu pour but de conserver des viandes hachées que des cadavres humains. La simple application, à l'aide d'un pinceau, d'un peu de solution alcoolique de sublimé corrosif nous paraît insuffisante, et les poudres aromatiques ou amères devraient être remplacées par celles du tan et du charbon, mêlées en égale proportion.

Si l'on ne met pas en usage le procédé de l'embaumement par le sublimé corrosif, pour les corps des personnages illustres, c'est qu'on est souvent pressé d'en faire les funérailles. Mais ne pourrait-on pas accélérer l'action du sel mercuriel par un autre procédé que la macération à froid? Quelques heures d'ébullition, ou peut-être d'une simple infusion à une température moindre que l'ébullition, dans le cas où celle-ci désagrégerait les tissus animaux, ne serait-elle pas suffisante pour que les chairs se pénétrassent du sel et se convertissent en une matière inorganique et indestructible? Cette question, que nous soumettons en passant au jugement des chimistes, est digne de leurs recherches, et ne peut être résolue que par des expériences directes.

Jusqu'ici nous n'avons traité de l'embaumement que relativement aux cadavres humains. Ce n'est pourtant pas l'application la plus utile que cet art doit offrir; car il est bien peu important, sous quelque rapport que l'on envisage la question, que la matière inanimée se conserve avec les formes qu'elle a eues pendant la vie. Cet usage n'est propre qu'à flatter la vanité de ceux que le hasard de la naissance a placés au-dessus de leurs égaux en droits et de leurs supérieurs en mérite, mais qui ont encore l'orgueilleuse prétention d'être distingués des autres mortels, après que la nature a promené son niveau sur leurs têtes. L'embaumement nous offre une utilité plus réelle dans son application à la conservation des pièces d'Anatomie et d'Histoire naturelle. En parcourant les galeries remplies d'une multitude d'objets intéressans, on regrette de voir que la plupart des parties molles des animaux soient, ou déformées par la mauvaise préparation, ou conservées imparfaitement dans des liqueurs altérées. Tandis que les pièces osseuses sont très précieuses pour celui qui veut se livrer à leur étude, les autres parties sont à peine reconnaissables, ou bien l'on est réduit à les étudier sur des imitations plus ou moins parfaites en cire ou en carton. Les liqueurs alcooliques dans lesquelles on conserve les animaux ou les pièces d'Anatomie pathologique, se colorent promptement par la dissolution des principes qu'elles enlèvent aux parties organiques; il faut donc avoir soin de les remplacer souvent par de nouvelles liqueurs fortes et incolores. Il y a de l'économie à retirer l'alcool des vieilles liqueurs par la distillation ; mais on doit éviter de pousser trop loin celle-ci : ces résidus de liqueurs sont tellement chargés de matières phosphorées et azotées, que souvent le phosphore et l'azote unis à l'hydrogène (hydrogène phosphoré et ammoniaque) passent dans le récipient, et communiquent une mauvaise odeur aux produits distillés. On pourrait, au lieu d'alcool, se servir d'acide pyroligneux, c'est-à-dire d'acide acétique purifié, obtenu par la distillation du bois. Il n'est pas nécessaire qu'il soit très concentré, et conséquemment il y aurait de l'économie à employer ce liquide. Nous avons vu des fruits conservés dans le vinaigre de bois, qui ne s'étaient nullement détériorés, pas même sous le rapport des couleurs.

La taxidermie, ou l'art de préparer les peaux des animaux, et de les conserver au moyen de certaines préparations chimiques, devrait peut-être trouver place dans l'article EMBAUMEMENT ; mais comme cet art est soumis à des règles particulières, nous en traiterons en son lieu. *V.* TAXIDERMIE. C'est un semblable motif qui nous empêche de parler ici de la dessication et de la conservation des végétaux. Ce sujet sera examiné à l'article HERBIER, où nous parlerons en outre de la conservation des parties des végétaux les plus importantes pour l'étude. Quant à la conservation des plantes ou des parties des plantes, relativement à leurs usages pharmaceutiques, *V.* l'article DESSICATION. (A. R.)

EMBLICA OFFICINALIS. Nom scientifique d'un arbrisseau de la famille des Euphorbiacées, indigène de l'Inde orientale, et dont le fruit était une des diverses espèces de myrobolans. *V.* ce mot. (A. R.)

EMBRYON DES VÉGÉTAUX. *Embryo, Corculum.* C'est le corps déjà organisé, existant dans une graine parfaite après la fécondation, et qui renferme les rudimens d'une nouvelle plante. La préexistence des diverses parties dont celle-ci se compose est donc ce qui constitue la différence essentielle de l'embryon et des corps reproductifs des plantes agames ou cryptogames. Les bourgeons, bulbes et bulbilles des plantes phanérogames peuvent, jusqu'à un certain point, être assimilés aux embryons, puisque par leur développement ils reproduisent de nouveaux individus, semblables aux végétaux sur lesquels ils ont pris naissance; cette analogie les a fait nommer *embryons fixes* par M. Du Petit-Thouars, qui a nommé, par opposition, *embryons libres*, ceux qui existent dans les graines. Les embryons libres sont essentiellement formés de quatre parties, savoir: 1°. le corps radiculaire, plus ordinairement nommé radicule; 2°. le corps cotylédonaire, indivis ou divisé; 3°. la gemmule ou plumule; 4°. et la tigelle. Souvent on ne peut apercevoir ces deux dernières parties que pendant la germination. L'embryon est quelquefois accompagné d'un corps particulier qui a reçu les noms d'*endosperme, périsperme* et *albumen;* alors ses diverses parties sont en général moins développées que lorsqu'il est immédiatement recouvert par le tégument de la graine; c'est ainsi que les cotylédons farineux des haricots, des pois et d'autres graines de Légumineuses, ceux de la châtaigne, du marron d'Inde, etc., sont privés d'endosperme. Dans quelques plantes, l'embryon paraît jouir de propriétés médicales très actives, tandis que l'endosperme qui le contient est seulement de nature huileuse et sans qualités bien sensibles. Les graines de ricin, par exemple, ont été citées comme ayant un embryon doué de propriétés drastiques, et son endosperme peu ou point actif; néanmoins, nous avons lieu de croire que le tissu réticulaire ou parenchyme de l'endosperme jouit aussi d'une certaine activité, et conséquemment l'embryon ne serait pas la seule partie de la graine douée de vertus médicales. (A. R.)

ÉMERAUDE. *Smaragdus.* On désigne sous ce nom une pierre précieuse de la famille des doubles Silicates, dont les variétés sont remarquables par une grande dureté, et le charme de leur couleur, ordinairement d'un vert très pur. Sa forme primitive est, selon Haüy, un prisme hexaèdre régulier, à faces latérales carrées; sa cassure est ondulée et brillante; sa pesanteur spécifique de 2,7; sa dureté moyenne, entre celle du quartz et de la topaze. L'émeraude possède à un degré médiocre la propriété de réfracter doublement la lumière, et ses effets se rapportent à un seul axe parallèle à celui de la forme primitive. Elle est fusible au chalumeau en un verre blanc un peu écumeux. La belle couleur verte de l'émeraude est due à la présence de l'oxide de chrôme, ainsi que M. Vauquelin l'a démontré par des analyses très exactes, et qui ont donné pour résultats définitifs : silice, 67,98; alumine, 18,30; et glucine, 13,72. Ces nombres équivalent à un atome de quadrisilicate de glucine combiné avec 2 atomes de bisilicate d'alumine.

Le béril-aigue-marine est une variété d'émeraude dont la couleur, beaucoup plus pâle que celle de l'émeraude dont nous venons de parler, est due à l'oxide de fer. *V.* Béril. Son clivage est aussi beaucoup plus fusible, et la cassure de ses prismes s'opère facilement dans le sens transversal en tronçons terminés d'un côté par une saillie, de l'autre par un enfoncement, comme dans les basaltes articulés.

Toutes les variétés d'émeraude ont leur gisement dans les roches primitives, telles que les granites et les micaschistes. Les plus belles émeraudes viennent du Pérou; les bérils se rencontrent en plusieurs contrées du globe, et notamment en Sibérie, en France, et dans la Haute-Égypte, où le célèbre voyageur Cailliaud a retrouvé, en ces derniers temps, les anciennes mines exploitées jadis par les Romains.

Les belles émeraudes du Pérou sont très estimées dans le commerce de la joaillerie. Le prix du carat varie, d'après leur degré de perfection, depuis 50 centimes jusqu'à 100 francs. Dans les manufactures d'émaux et de pierres fausses, on imite l'émeraude avec des verres colorés par l'oxide de chrôme.

(A. C.)

ÉMÉRIL. Substance brune, grise-bleuâtre, ou rougeâtre, d'une extrême dureté, que les minéralogistes considèrent maintenant comme une variété de corindon. On lui donne le nom de *Corindon ferrifère ;* on le nomme aussi *C. granulaire*, à cause de l'aspect de sa cassure. La présence du fer oxidé, qui constitue la différence essentielle de cette variété, est rendue très sensible par son action sur l'aiguille aimantée. Ce fer y est à l'état de simple mélange, et ses proportions sont variables, ainsi que celles de l'alumine et de la silice qui sont les autres principes constituans de l'émeril. Comme dans les autres corindons, c'est l'alumine qui est le principe dominant, puisque l'on en trouve 50 à 80 parties sur 100, et que la silice n'y est que dans les proportions de 3 à 8. L'émeril se trouve en Saxe, dans les îles de Jersey et de Guernesey, et dans le Levant. En Saxe, il est engagé dans des couches de talc subordonnées à un schiste primitif.

On réduit l'émeril en poudre dans des moulins d'acier, et par le moyen de l'eau. Cette poudre, d'une dureté supérieure à celle du quartz, est d'un grand usage dans les arts pour polir les métaux, les glaces, les verres d'optique et les pierres fines.

(A. C.)

ÉMÉTINE. *Matière active de l'ipécacuanha.* Substance découverte en 1817, par M. Pelletier, dans les diverses espèces d'ipécacuanha, auxquels elle communique la propriété vomitive. L'émétine se prépare de la manière suivante. On introduit dans un matras à long col de l'ipécacuanha réduit en poudre; on verse dessus de l'éther ; on laisse macérer d'abord pendant douze heures : au bout de cet espace de temps, on porte la température de ce véhicule à 30°; on laisse refroidir, on enlève l'éther, on le remplace par d'autre qu'on fait aussi chauffer; on décante. On continue cette manipulation jusqu'à ce que l'ipécacuanha ne cède plus rien à l'éther que l'on fait agir sur lui. Lorsque l'ipécacuanha est épuisé par l'éther, et qu'il est entièrement débarrassé d'une matière grasse odorante, soluble dans ce véhicule, on le traite par l'alcool ; on élève la température de ce liquide jusqu'à 80° ; on maintient pendant quelque temps ce mélange à cette température ; on filtre la teinture alcoolique. On ajoute une nouvelle quantité d'alcool ; on répète la même opération, et l'on continue l'épuisement jusqu'à ce que l'alcool qui a séjourné sur l'ipécacuanha en sorte incolore; on réunit les teintures alcooliques, on les introduit dans le bain-marie d'un alambic, et l'on procède à la distillation pour retirer la plus grande partie de l'alcool employé. On traite ensuite le résidu de la distillation par l'eau pure, qui dissout l'émétine, laisse une matière qui a de l'analogie avec la cire, et une petite quantité de matière grasse qui avait échappé à l'action dissolvante de l'éther; on filtre la solution aqueuse; on met la liqueur filtrée en contact avec du sous-carbonate de magnésie destiné à saturer l'acide gallique (1); on laisse pendant quelque temps en contact, puis on filtre; on lave le précipité; on réunit les liqueurs; on fait évaporer en consistance d'extrait; on étend ensuite cet extrait en couches minces sur des assiettes qu'on porte dans une étuve chauffée de 30 à 36°. On termine de cette manière la dessication de l'émétine; on l'enlève ensuite de dessus les assiettes au moyen d'un couteau, en prenant le soin et la précaution convenables pour qu'il ne s'en perde pas, et que le produit n'ait pas le temps d'attirer l'humidité de l'air. On l'introduit ensuite dans un flacon fermant bien. L'émétine obtenue comme nous venons de le dire, se présente sous forme d'écailles transparentes, d'une couleur rouge hyacinthe; elle n'a pas d'odeur bien prononcée; sa saveur est amère; elle est soluble dans l'eau, attire l'humidité de l'air, et tombe en déliquescence. Cette émétine impure, connue sous le nom d'*émétine colorée*, est employée comme médicament.

Quelques modifications au procédé que nous venons de décrire ont été proposées par MM. Colmet et Thiel. Le mode d'opérer indiqué par M. Colmet, pharmacien de Paris, est le suivant. On prend l'ipécacuanha du commerce, on le réduit en poudre, on l'épuise par l'alcool; on réunit les liqueurs alcooliques, on les soumet à la distillation, après l'avoir épuisé par ce véhicule; on réunit les liqueurs alcooliques, on les

(1) Le Codex ne prescrit pas la séparation de l'acide gallique, qui forme environ un 000.5.

soumet à la distillation ; on fait évaporer à siccité le résidu, on le réduit en poudre, et on le traite par l'éther pour lui enlever la matière grasse odorante ; on dissout ensuite dans l'alcool le résidu épuisé par l'éther, et l'on y mélange du sous-carbonate de magnésie, pour séparer l'acide gallique ; on fait évaporer jusqu'à siccité ; on reprend le produit par l'eau distillée ; celle-ci sépare l'émétine de l'excès de sous-carbonate, et du gallate de magnésie ; on filtre la solution aqueuse, on la fait évaporer en consistance d'extrait, on l'étend sur des assiettes, et l'on porte à l'étuve pour terminer la dessication. M. Colmet a aussi proposé la modification suivante, que nous croyons devoir faire connaître, tout en disant cependant que l'émétine que nous avons obtenue en répétant ce procédé avait conservé un peu de l'odeur nauséabonde de l'ipécacuanha. On traite l'ipécacuanha par l'eau bouillante ; on laisse infuser ; on répète les infusions, on réunit les liqueurs, et l'on amène le tout à l'état d'extrait mou. On ajoute à cet extrait un peu de sous-carbonate de magnésie, et l'on fait évaporer jusqu'à siccité ; on divise cet extrait dans un mortier de marbre ; on le jette ainsi divisé dans de l'éther sulfurique ; on l'y laisse séjourner ; on décante l'éther lorsqu'il est saturé ; on en remet de l'autre, et successivement jusqu'à ce que l'éther ne se colore plus. On reprend alors le résidu épuisé par l'éther, au moyen de l'alcool chaud ; on filtre les liqueurs alcooliques, on les fait évaporer jusqu'à siccité (1), et l'on traite par l'eau froide : ce véhicule dissout l'émétine ; on filtre, on fait évaporer et dessécher sur des assiettes, à l'étuve et comme nous l'avons dit. Le procédé de M. Thiel, inséré dans le Mag. des Pharm., avril 1823, p. 79, consiste à traiter l'ipécacuanha par l'eau froide, en se servant pour faire ce traitement du filtre-presse de Réal, faisant évaporer le liquide obtenu, et reprenant le résidu par l'alcool déflegmé. Ce procédé, d'après l'auteur, donne une émétine très active. Nous sommes portés à croire que l'emploi du filtre-presse de Réal

(1) On conçoit que dans toutes ces opérations on doit, autant que possible, recueillir l'alcool employé ; il en est de même pour l'éther.

devrait être plus souvent mis en usage qu'il ne l'est par les pharmaciens ; car tout le monde sait que les médicamens perdent une partie de leur efficacité lorsqu'ils restent plus ou moins long-temps exposés à l'action de la chaleur (1).

Préparation de l'émétine pure. Ce procédé, qui est une modification de celui employé pour obtenir l'émétine colorée, consiste à traiter la solution d'émétine liquide par la magnésie calcinée, au lieu d'employer le sous-carbonate, et de porter à l'ébullition. L'émétine mise à nu devient moins soluble ; elle se précipite, mêlée avec la magnésie en excès ; on recueille le précipité sur un filtre ; on le lave avec de l'eau très froide, dans le but de séparer la matière colorante ; on fait sécher le filtre ; on enlève le précipité, on le réduit en poudre, et l'on traite par l'alcool rectifié. Ce véhicule dissout l'émétine, que l'on obtient par la concentration de la solution. Si l'on veut obtenir l'émétine très pure et bien blanche, on la convertit en sel ; on traite la solution aqueuse saline par le charbon animal lavé à l'acide hydro-chlorique ; on filtre ; on décompose de nouveau le sel par la magnésie calcinée ; on reprend le précipité sec par l'alcool, on fait évaporer. L'émétine pure ainsi obtenue est blanche, pulvérulente, inaltérable à l'air, peu soluble dans l'eau froide, plus soluble dans l'eau chaude, soluble dans l'alcool. Sa saveur est légèrement amère ; exposée à l'action de la chaleur, elle se liquéfie à 50° degrés du thermomètre centigrade ; elle ramène au bleu le papier de tournesol rougi par les acides ; elle forme avec les acides des combinaisons salines ; elle est précipitée de ses combinaisons par la noix de galle. D'après MM. Dumas et Pelletier, l'émétine pure retirée du *Cephœlis ipecacuanha* est composée de la manière suivante :

(1) En employant le filtre-presse de Réal, j'ai préparé un sirop sudorifique, bien chargé des principes des substances qui le composent. Ce sirop n'a été exposé à l'action de la chaleur, que pour faire dissoudre le sucre dans le véhicule. Il serait à désirer que des essais thérapeutiques fussent faits sur ce sirop qui contient des principes non altérés par l'action de la chaleur, et sur divers médicamens préparés d'une manière analogue.

Carbone	64,57
Azote	4,00
Hydrogène.	7,77
Oxigène	22,95

L'émétine a plus ou moins d'énergie, selon qu'elle est plus ou moins pure. M. Magendie a vu cet alcali produire le vomissement à une dose très faible. Son action, comparée à celle de l'émétine colorée, est comme 3 est à 1. La dose à laquelle on donne l'émétine colorée comme vomitif est de 2 décigrammes (4 grains) divisée en deux fois.

Diverses préparations avec l'émétine ont été indiquées par M. Magendie. Ces préparations sont les suivantes. *Potion vomitive avec l'émétine colorée.* Émétine colorée, 2 décigrammes (4 grains); infusion légère de feuilles d'oranger, 64 grammes (2 onces); sirop de fleurs d'oranger, 16 grammes (une demi-once) à prendre par cuillerées à bouche, de demi-heure en demi-heure.

Potion vomitive avec l'émétine pure. Infusion de fleurs de tilleul, 96 grammes (3 onces); émétine pure dissoute dans quantité suffisante d'acide nitrique, 5 centigrammes (1 grain); sirop de guimauve, 32 grammes (1 once) à prendre par cuillerées à bouche de quart d'heure en quart d'heure jusqu'au vomissement.

Potion vomitive du Codex. Eau distillée, 288 grammes (9 onces); émétine colorée, 2 décigrammes (4 grains); sirop de capillaire, 32 grammes (1 once). Faites selon l'art.

Pastilles avec l'émétine colorée. Pastilles pectorales de Magendie. Sucre, 128 gram. (4 onces); émétine colorée, 16 décigram. (32 grains); mucilage de gomme adraganthe, quantité suffisante. Faites, selon l'art, des pastilles de 45 centigrammes (9 grains). Ces pastilles, qui peuvent être substituées aux pastilles d'ipécacuanha, doivent, d'après la formule de l'auteur, être colorées en rose avec une petite quantité de laque carminée. On donne une de ces pastilles toutes les heures.

Pastilles avec l'émétine pure. Sucre, 128 grammes (4 onces);

émétine pure, 4 décigrammes (8 grains) ; faites avec mucilage, quantité suffisante, des pastilles de 45 centigrammes (9 grains).

Sirop d'émétine colorée. Sirop de sucre, 500 grammes (1 livre); émétine colorée, 8 décigrammes (16 grains). On fait dissoudre l'émétine dans une petite quantité d'eau, on filtre la solution, et l'on ajoute au sirop. Suivant M. Magendie, ce sirop peut être employé dans les mêmes circonstances que le sirop d'ipécacuanha.

Sirop d'émétine pure. Sirop de sucre, 500 grammes (1 livre); émétine pure, 2 décigrammes (4 grains). Dissolvez l'émétine dans un peu d'acide acétique, et ajoutez au sirop la solution claire; agitez ensuite pour que le mélange soit bien exact. Ce sirop s'emploie par cuillerées à café. L'énergie de l'émétine exige qu'on administre ces préparations avec la prudence nécessaire. Dans les cas où ce produit aurait été donné en trop grande quantité, on doit faire prendre de suite au malade une décoction de noix de galles. M. Caventou a constaté sur lui-même l'action de cette infusion. Après avoir pris une dose d'émétine plus que suffisante pour le faire vomir, il a neutralisé la propriété vomitive de ce médicament en prenant de la décoction de noix de galles. L'émétine jouissant de propriétés très actives, on ne doit la délivrer qu'avec précaution, et sur l'ordonnance d'un médecin.

ÉMÉTINE INDIGÈNE, *Violine.* L'émétine indigène a été découverte par M. Boullay, dans les racines, les feuilles, les fleurs et les graines du *Viola odorata.* Elle possède les principaux caractères de l'émétine obtenue de l'ipécacuanha. Comme cette dernière, elle est alcaline, s'unit aux acides, et forme des sels. Elle est à peine soluble dans l'eau ; soluble dans l'alcool. Le procédé pour l'obtenir a été donné par M. Boullay. On réduit en poudre la racine de violette ; on l'épuise par l'alcool de tout ce qu'elle contient de soluble ; on réunit les liqueurs alcooliques, on les soumet à la distillation ; on fait évaporer le résidu jusqu'en consistance d'extrait ; on traite par l'eau distillée ; on malaxe pour séparer l'émétine de la matière grasse et d'une certaine quantité de chlorophylle ; on fait évaporer à une douce chaleur la solution aqueuse retirée de l'extrait, et qui contient l'émétine unie à l'acide malique, lorsque la solution est amenée à l'état d'extrait. On épuise cet extrait par l'alcool absolu, et la solution alcoolique est ensuite traitée par l'acide sulfurique très faible; on précipite ensuite l'émétine de cette solution par la chaux ou par la magnésie caustique, ou encore par le carbonate de plomb en excès; on recueille le précipité, on le lave à l'eau froide, on le traite ensuite par l'alcool; on fait évaporer jusqu'à siccité les solutions alcooliques, en remuant pendant l'évaporation. Par ce moyen, on obtient la violine sous forme d'une poudre jaune qui attire encore un peu l'humidité de l'air. Pour la purifier, on l'abandonne pendant quelques jours dans de l'eau distillée; la partie colorante se dissout dans l'eau, la violine reste insoluble sous forme d'une poudre blanche, que l'on recueille sur un filtre, et que l'on fait sécher. D'après les expériences de M. le docteur Orfila, l'émétine indigène ou la violine est très active et vénéneuse. On peut préparer un produit analogue à l'émétine colorée, en suivant le procédé que nous venons de décrire, mais en s'arrêtant à la purification par l'alcool de l'extrait privé de la matière grasse et de la résine verte. D'après des expériences faites par M. Chomel, la violine médicinale peut se donner à la même dose que l'émétine colorée; mais elle semble joindre à la propriété vomitive une action purgative plus prononcée. M. Boullay est porté à croire, d'après la différence qu'il a observée, soit dans les propriétés chimiques, soit dans l'action sur l'économie animale, que la violine peut être considérée comme une espèce du genre émétine dont M. Pelletier a fourni le type. (A. C.)

ÉMÉTIQUE. *V.* TARTRATE DE POTASSE ANTIMONIÉ.

EMPLATRES. Les emplâtres sont des médicamens externes d'une consistance assez grande pour pouvoir adhérer à la peau sans se fondre, et qui ont pour base les corps gras. Parmi les divers composés désignés sous le nom d'emplâtres, les uns doivent leur consistance à la cire ou aux résines, les autres la doivent aux oxides métalliques. Les premiers sont les résultats d'un mélange opéré après la liquéfaction de toutes les substances dont ils se composent; les derniers résultent d'une véritable combinaison qui s'opère par la réaction des principes constituans des corps gras sur les oxides métalliques avec lesquels on les met en contact. Quelques auteurs, et particulièrement ceux de la Pharmacopée batave, ont donné le nom d'emplâtres à des composés auxquels ce nom ne convient pas (1). M. Deyeux a proposé de réserver ce nom pour désigner les composés résultant de l'action des corps gras sur les oxides métalliques, et de donner aux autres le nom d'*onguens solides*. M. Chéreau a proposé de ranger parmi les sels les emplâtres avec les oxides métalliques, et, se conformant aux principes de la nomenclature chimique, il les a nommés *oléo-margarates*, nom qui indique la composition de ces produits. M. Henry, à qui la science pharmaceutique doit tant de travaux utiles, afin d'éviter les inconvéniens qui résultent toujours de l'introduction de nouveaux mots dans le langage pharmaceutique, n'a envisagé que la consistance de ces médicamens; il leur a conservé le nom d'emplâtres, mais il les a distingués en *emplâtres par mélange*, et en *emplâtres par combinaison*. Les premiers sont *les onguens solides du Codex*, les seconds sont *les emplâtres proprement dits*. Avant de passer aux règles générales à appliquer pour la préparation de ces médicamens, il est bon de connaître la solution des questions suivantes : 1°. Quels sont, parmi les corps gras et parmi les oxides métalliques, ceux qui se prêtent le mieux à la combinaison, et par conséquent à la formation des emplâtres? 2°. Quels sont les degrés de température que l'on doit employer? 3°. Quels signes indiquent la cuite des emplâtres? 4°. Quels sont les phénomènes qui se passent dans leur préparation, et quelle est leur nature? 5°. Quelles sont les altérations que ces médicamens peuvent éprouver, et les moyens d'y remédier. M. Henry, dans un mémoire lu à la Société de Pharmacie, a établi, d'une manière précise, quels sont les corps gras et les oxides métalliques qu'il

(1) Annales de Chimie, t. LVIII, p. 32.

convient d'employer à la préparation des emplâtres, et de ses expériences il a tiré les conséquences suivantes : *Parmi les corps gras, l'huile d'olive ou la graisse sont les seuls propres à se combiner avec les oxides métalliques. De tous les oxides métalliques, ceux de plomb sont les seuls propres à se combiner avec les corps gras. La litharge* (le protoxide de plomb fondu) *est le seul oxide de plomb qui forme un bon emplâtre. La litharge anglaise est celle que l'on doit employer de préférence.* Les expériences qui ont conduit M. Henry à admettre les résultats que nous venons d'énoncer, ont été faites avec les huiles d'œillet, de ricin, sur la litharge anglaise, sur celle dite de Hambourg, sur l'oxide de plomb rouge (deutoxide ou *minium*), sur l'oxide de plomb jaune (le *massicot*), sur l'oxide de plomb pur, et enfin sur les oxides de fer et de manganèse.

Du degré de température à employer lors de la préparation des emplâtres. Le degré de chaleur utile à la préparation des emplâtres varie selon la nature de la préparation. Pour obtenir les emplâtres par mélange, on doit employer une température très basse et suffisante pour liquéfier les corps gras et résineux ; si le feu n'est pas conduit avec précaution, on brûle une partie du mélange, ou l'on en change la consistance ; le changement de nature est dû à une décomposition partielle des corps, ou à une séparation de quelques principes volatils ; ainsi lorsque l'on prépare à un degré de chaleur trop élevé, un emplâtre dans lequel on fait entrer la térébenthine ou toute autre résine contenant de l'huile volatile, celle-ci se dégage, la résine, devenue plus solide, rend l'emplâtre plus consistant.

Lorsque l'on prépare les emplâtres par combinaison, on emploie deux degrés différens de température, l'un égal à celui de l'eau bouillante, l'autre supérieur ; dans ce dernier cas, on a pour but de carboniser une partie des corps gras. On chauffe ces corps à feu nu ; on y projette ensuite l'oxide très divisé, afin qu'il reste moins long-temps à se combiner ; car une certaine quantité de carbone mis à nu pourrait donner lieu à la réduction du métal. Lorsque l'on prépare un emplâtre dans lequel la combinaison doit être opérée sans que les composans aient subi d'altération, on facilite la réaction de ces corps en les soumettant à la température de l'eau bouillante (100°) : à cet effet, on met dans la bassine où l'on opère une quantité d'eau suffisante pour soulever, par son ébullition, le mélange gras, et empêcher le contact immédiat avec le fond de la bassine. L'eau ajoutée sert d'intermède ; elle peut être considérée comme faisant fonction de bain-marie.

Des signes qui indiquent la cuite des emplâtres. On reconnaît que l'emplâtre par mélange est achevé, lorsque toutes les substances qui le composent sont liquéfiées et présentent un tout bien homogène. On reconnaît que l'emplâtre résultant de la combinaison est assez cuit, 1°. lorsque l'oxide métallique a entièrement disparu ; 2°. lorsque sa couleur ne participe pas de celle de l'oxide ; 3°. lorsque sa consistance est telle, que l'on puisse malaxer l'emplâtre jeté dans l'eau, sans qu'il adhère aux doigts. La consistance des emplâtres par mélange dépend de la nature et des proportions des substances employées, celle des emplâtres résultant de combinaisons nouvelles provient des changemens qui se sont opérés pendant la réaction : les uns et les autres doivent s'étendre facilement sous le pouce ; appliqués sur la paume de la main, ils doivent y adhérer et s'en détacher ensuite, sans y laisser la moindre trace ; ils doivent en outre exiger pour se fondre une chaleur plus grande que celle qui existe naturellement dans les parties qu'ils sont destinés à recouvrir.

De la composition des emplâtres par combinaison, et des phénomènes qui se présentent pendant leur préparation. La formation des emplâtres par combinaison doit être regardée comme une saponification, la litharge ayant sur la graisse et sur l'huile une action analogue à celle de la soude et de la potasse sur les corps gras. Il résulte de cette réaction, des acides stéarique, margarique (1) et oléique, et de la glycérine.

---

(1) Si l'on opère sur l'huile seulement, on a production d'acide stéarique et oléique, et de glycérine.

Les acides s'unissent au plomb oxidé, et forment des sels; la glycérine reste en solution dans l'eau qui a servi de bain-marie lors de la cuisson de l'emplâtre. On a remarqué que la présence de l'air n'était pas nécessaire à la production de ces phénomènes, qui peuvent avoir lieu dans le vide : il n'en est pas de même de celle de l'eau; elle est indispensable pour la saponification des corps gras. (*V.* l'ouvrage de M. Chevreul, Paris, 1823)

On a démontré que l'emplâtre simple était un composé résultant de l'union des acides avec l'oxide de plomb, en traitant l'emplâtre par l'acide nitrique très étendu d'eau à l'aide d'une douce chaleur : dans cas, l'oxide de plomb est dissous par l'acide nitrique, et la graisse acidifiée est séparée; elle peut ensuite s'unir à l'oxide de plomb sans le concours de l'eau. M. Henry ayant reconnu que le minium ne pouvait servir à la préparation des emplâtres d'une bonne consistance, on a pu facilement expliquer ce fait. D'après les renseignemens suivans, M. Chevreul regarde les corps gras comme formés d'oxigène, d'hydrogène et de carbone dans des proportions telles, qu'une portion de leurs élémens représente les acides gras, tandis que l'autre portion de l'eau représente la glycérine. Lorsque l'on soumet ces corps à l'action d'une base salifiable suffisamment énergique, l'équilibre des élémens est rompu, la force alcaline détermine l'acidité dans une portion de la masse des substances saponifiables, tandis que le reste de cette masse, en fixant de l'eau, constitue la glycérine. Les acides formés s'unissent à l'oxide et forment des sels à base de plomb; et comme le plomb ne s'unit avec les acides que lorsqu'il est à l'état de protoxide, on obtient facilement, par le contact de cet oxide avec les corps gras, un sel à base de plomb, un emplâtre simple.

Altérations qu'éprouvent les emplâtres en vieillissant. Lorsque les emplâtres sont préparés depuis quelque temps, ils changent de couleur, se durcissent; quelquefois, ils deviennent friables; le plus souvent, cette altération n'a lieu qu'à la surface, celle-ci préserve les parties intérieures de ces changemens. On a remarqué que l'emplâtre simple jaunit à l'extérieur, que l'emplâtre divin noircit, que le diabotanum se recouvre de cristaux (1). Ces altérations étant déterminées par le contact de l'air, on doit conserver ces produits en les soustrayant autant que possible à l'action de ce corps.

Les emplâtres qui ont subi ces altérations n'ayant rien perdu de leurs propriétés médicinales, on peut les employer, en séparant la partie qui a pris plus de dureté, ou encore en faisant liquéfier l'emplâtre à une douce chaleur et en ajoutant une quantité d'huile, qui est déterminée par la consistance plus ou moins grande. Cette addition rend à l'emplâtre l'état de mollesse convenable à son emploi.

Les règles suivantes doivent être suivies pour la préparation des divers emplâtres : 1°. on doit s'assurer de la pureté de la litharge et la réduire à un état de division extrême ; 2°. lors de la préparation des *emplâtres par combinaison,* et qui ne doivent pas être *brûlés,* il faut avoir soin d'entretenir dans la bassine une quantité suffisante d'eau destinée à servir de bain-marie ; 3°. on doit employer une bassine profonde, représentant à peu près la forme de la coquille de l'œuf coupée dans sa partie moyenne ; 4°. il faut faciliter la combinaison de l'oxide avec les corps gras, on agite continuellement avec une spatule, on tient l'oxide en suspension, à l'aide de cette agitation ; 5°. pour les *emplâtres dits brûlés,* on détermine une légère carbonisation et l'on ménage le feu après que l'oxide est ajouté ; 6°. pour les *emplâtres par mélanges*, on fait dissoudre les gommes résines dans le vinaigre ou dans l'alcool faible, et l'on fait évaporer ces solutions en consistance de miel épais ; 7°. on a soin, 1°. de mêler les résines pulvérisées aux autres poudres, afin d'empêcher qu'elles ne se grumellent, 2°. d'éteindre le mercure à l'aide de la térébenthine, 3°. de faire dis-

(1) M. Ricard Duprat a reconnu la présence du nitrate de potasse à la surface de cet emplâtre. MM. Henry et Blondeau ont obtenu du soufre de l'acide benzoïque ; il est probable que ces produits dissous par l'eau arrivent à la surface à l'aide de ce véhicule.

soudre les extraits dans l'eau; 8°. de n'ajouter qu'à la fin les huiles volatiles, le camphre, les poudres aromatiques; 9°. de séparer de la masse emplastique le dépôt fourni par les plantes fraîches, s'il en entre dans la composition; 10°. de malaxer exactement l'emplâtre pour l'obtenir plus homogène dans toutes ses parties.

EMPLATRE BRUN, *Emplâtre dit Onguent de la mère; Onguent brun, Onguent de la mère Thècle* (1). On prend huile d'olive, 500 grammes (1 livre); axonge de porc, beurre frais, suif de mouton, de chaque, 250 grammes (8 onces); on fait fondre toutes ces substances dans une bassine; on y ajoute ensuite, à l'aide d'un tamis, oxide de plomb demi-vitreux, pur et pulvérisé, 250 grammes (8 onces). On fait cuire sans ajouter d'eau, en remuant continuellement jusqu'à ce que la masse soit devenue d'un brun noirâtre; on y ajoute alors, cire jaune, 180 grammes (5 onces 5 gros); poix noire, 80 gram. (2 onces 4 gros); on mêle exactement, et l'on coule dans des moules de papier fort.

La formule donnée par Baumé prescrit de faire chauffer le mélange obtenu avec l'axonge, l'huile, le beurre, le suif, la cire jaune, jusqu'à ce qu'il soit fumant, puis d'ajouter ensuite la litharge, et de remuer; il dit que ce mode d'opérer exige moins de temps de la part du manipulateur.

Dans cette opération, comme dans celle de la préparation des emplâtres avec la litharge, il y a formation d'acides qui s'unissent à l'oxide de plomb. L'onguent de la mère étant susceptible de blanchir lorsqu'il est préparé depuis quelque temps, les auteurs de la formule imprimée dans le Codex ont indiqué l'addition d'une certaine quantité de poix, dans le but de donner à cette préparation une couleur noire persistante.

Cet emplâtre est employé comme dessicatif, maturatif et suppuratif; on le fait entrer dans des cataplasmes. (A. C.)

EMPLATRE DE CIGUE, *Onguent solide de ciguë* (préparé

(1) Nom d'une religieuse de l'Hôtel-Dieu de Paris.

par mélange). On prend poix-résine, 960 grammes (1 livre 14 onces ½); poix blanche, 448 grammes (14 onces 4 gros); cire jaune, 640 grammes (1 livre 4 onces); huile de ciguë, 128 grammes (4 onces); feuilles fraîches de ciguë mondées, 2 kilogrammes (4 livres). On choisit la ciguë à une époque un peu avancée de la végétation, on la monde, on la met dans un mortier, et on la réduit en pâte; on fait fondre la cire et la résine à l'aide de l'huile; on ajoute la ciguë, on fait légèrement bouillir; lorsque le mélange est coloré et que l'humidité est en partie dissipée, on passe en exprimant avec force entre deux plaques de cuivre chauffées d'avance à l'eau bouillante. A l'emplâtre passé on ajoute gomme ammoniaque, 500 gram. (1 livre) que l'on fait dissoudre dans une quantité convenable de vinaigre scillitique et de suc de ciguë; on mêle le tout avec soin, on laisse refroidir, on malaxe ensuite pour faire des *magdaléons*. On a proposé diverses modifications pour la préparation de cet emplâtre. M. Cap a rappelé l'ancien procédé donné par Morelot, qui proposait l'emploi de la fécule au lieu de celui de la plante entière. M. Limouzin Lamothe a indiqué une modification qui consiste à dessécher à moitié la fécule verte. Ces procédés ont été rejetés, parce que l'emplâtre préparé à l'aide de la fécule n'a pas l'odeur ni la couleur de celui préparé avec la plante verte. M. Boullay a indiqué l'introduction dans l'emplâtre, de la gomme ammoniaque pure et liquéfiée à une douce chaleur. M. Caventou a combattu ce mode d'opérer, et il a indiqué de faire cuire la ciguë avec l'huile jusqu'à consomption d'humidité, puis d'ajouter les autres substances divisées, de les faire fondre et de couler avec expression à travers un linge entre deux plaques chauffées. Ce moyen diffère peu de celui proposé dans le nouveau Codex, et il est à remarquer que l'on perd toujours une certaine quantité d'emplâtre. MM. Chevallier et Idt ont proposé d'apporter au procédé du Codex une légère modification; elle consiste à prendre l'emplâtre obtenu par expression, à le tenir en fusion pendant quelques instans, à le laisser refroidir et à enlever le pain, qui à sa base contient une petite quantité de fibres et de chlorophylle non dissoute, à diviser ensuite cet emplâtre, à le faire fondre, à y incorporer exactement la solution de gomme ammoniaque, puis à le malaxer avant qu'il soit entièrement froid, pour le convertir en magdaléons, que l'on enveloppe de papier : on prive, par ce moyen, l'emplâtre d'une petite quantité d'eau qu'il retenait et qui se sépare pendant la fusion.

L'emplâtre de ciguë est employé comme émollient, résolutif, étendu sur de la peau; on l'applique sur les tumeurs squirrheuses, les engorgemens des glandes, etc. (A. C.)

EMPLATRE DE CIRE. Cet emplâtre se fait par mélange; on prend cire jaune, 30 grammes (7 gros et demi); suif de mouton, 30 grammes (7 gros et demi); poix blanche, 10 gram. (2 gros et demi). On fait fondre ensuite à un feu doux; on mêle exactement. (A. C.)

EMPLATRE DE CIRE VERTE. Cire jaune, 1000 grammes (2 livres); poix-résine, 384, grammes (12 onces); térébenthine, 192 gram. (6 onces); vert-de-gris pulvérisé, 192 gram. (6 onces). On fait liquéfier la cire, la poix-résine et la térébenthine; on ajoute ensuite le vert-de-gris en le répandant sur la masse en se servant d'un tamis, et en l'incorporant à l'aide d'une spatule ou d'un bistortier. On cesse d'agiter lorsque la masse est entièrement refroidie. On le réduit alors en magdaléons.

Cet emplâtre s'emploie contre les *cors aux pieds* et pour ronger les bords de quelques plaies. Il est dangereux de l'appliquer sur une plaie d'une certaine étendue; nous avons vu un accident causé par l'absorption du sel métallique faisant partie d'un emplâtre appliqué sur une plaie résultant d'un large vésicatoire. (A. C.)

EMPLATRE COLLANT DE POIX ET DE RÉSINE, dit anciennement *Emplâtre d'André de la Croix* (emplâtre par mélange). On prend poix blanche, 128 grammes (4 onces); résine élémi, 32 gram (1 once); térébenthine pure, 16 gram. (4 gros); huile de laurier, 16 grammes (4 gros). On fait liquéfier à une douce chaleur; on passe à travers un linge, et par expression; on conserve dans un pot. Cet emplâtre est agglutinatif. (A. C.)

EMPLATRE FONDANT. On prend emplâtre de savon, de vigo, de ciguë, de diachylon, de chaque, 16 gram. (4 gros); hydro-chlorate d'ammoniaque, 8 grammes (2 gros); hydriodate de potasse, 5 décigrammes (10 grains). On fait fondre les emplâtres à une douce chaleur; lorsqu'ils sont presque refroidis, on y incorpore le sel ammoniac et l'hydriodate de potasse. Cet emplâtre est considéré comme un fondant énergique (D). (A. C.)

EMPLATRE DE GOMMES RÉSINES, *Emplâtre diachylon; Diachylon gommé.* Cet emplâtre se prépare de la manière suivante : on prend emplâtre simple, 1600 grammes (3 livres 3 onces 1 gros); cire jaune, poix blanche, térébenthine, de chaque, 96 grammes (3 onces). On fait liquéfier à une douce chaleur; on ajoute ensuite les substances suivantes : gomme ammoniaque, bdellium, galbanum, sagapénum, de chaque, 32 grammes (1 once), dissoutes dans l'alcool à 10=20°, quantité suffisante, et amenées par l'évaporation à la consistance de miel. On mêle exactement pour faire une masse emplastique que l'on malaxe et que l'on divise en magdaléons.

M. Louis Delondre a proposé d'opérer de la manière suivante : on fait liquéfier l'emplâtre simple, on y ajoute la cire jaune; d'un autre côté, on met dans une bassine les gommes résines, la poix, la térébenthine, et 4 onces d'eau; on fait chauffer; les gommes résines se dissolvent parfaitement; on passe avec expression à travers un linge; on réunit ces substances à l'emplâtre; on mêle exactement, et l'on obtient l'emplâtre, que l'on divise comme nous l'avons dit. Ce procédé, que l'on trouve dans la Pharmacopée batave, édition de F. Neimann, donne, d'après les observations de M. Delondre, que nous avons répétées, une masse emplastique plus aromatique que celle préparée par la solution des gommes résines dissoutes dans l'alcool ou dans le vinaigre (1). (Cette dernière méthode est employée dans quelques officines.)

(1) Le procédé décrit dans la Pharmacopée batave a été aussi indiqué, et on le trouve dans la Pharmacopée de Quincy, publiée en 1749. (*Voir les*

L'emplâtre diachylon est appliqué sur les tumeurs pour les amollir et les amener à suppuration. On l'étend sur toile; il porte alors le nom de *sparadrap de diachylon, diachylon étendu sur toile.* On s'en sert pour aider à la cicatrisation des plaies. (A. C.)

EMPLATRE DE MERCURE COMPOSÉ, *Emplâtre de vigo réformé.* On prend emplâtre simple, 1250 gram. (2 liv. 8 onc.); cire jaune, poix-résine, de chaque, 64 grammes (2 onces). On fait liquéfier à une douce chaleur; on tire du feu, et lorsque la masse est à demi refroidie, on y ajoute poudres de gomme ammoniaque, de bdellium, d'oliban, de myrrhe, de chaque, 20 grammes (5 gros); de safran, 12 grammes (3 gros). On mêle toutes ces substances, en prenant les précautions convenables; lorsque le mélange est exactement fait, on prend mercure, 380 grammes (11 onces 7 gros); térébenthine pure, 64 gram. (2 onces); styrax liquide pur, 192 gram. (6 onces). On introduit ces trois substances dans un mortier, et l'on triture jusqu'à ce que le mercure soit complètement éteint; on ajoute ensuite cette masse à l'emplâtre préparé que l'on a fait liquéfier, et qui doit être médiocrement chaud; enfin, avant que la masse ne soit refroidie, on l'additionne de 8 grammes (2 gros) d'huile essentielle de lavande; on mêle exactement pour obtenir un emplâtre bien homogène dans toutes ses parties, on le roule ensuite en magdaléons. On doit, lorsque l'on ajoute à l'emplâtre le mélange de styrax et de térébenthine ayant servi à éteindre le mercure, se servir d'une bassine de fer, et éviter l'emploi d'une bassine de cuivre, qui deviendrait blanche, à cause de l'amalgamation d'une partie du mercure; il en serait de même d'une bassine d'argent. On faisait autrefois deux sortes d'emplâtres *dit de vigo*, l'un sans mercure, l'autre avec ce métal; on y faisait entrer une foule de substances, des grenouilles, des vers de terre, et une foule de plantes. L'emploi de ces substances, qui ne faisaient pas

---

notes de M. Chéreau, imprimées dans la traduction du Dispensaire d'Édimbourg.)

jouir l'onguent d'une plus grande efficacité, les a fait supprimer de cette préparation officinale.

L'emplâtre de vigo est mis en usage comme fondant; on l'étend sur de la peau, et on l'applique sur les tumeurs, les engorgemens, des glandes, et particulièrement sur celles des aines.

(A. C.)

EMPLATRE MOU DE CANTHARIDES, *Emplâtre vésicatoire anglais* (par mélange). On prend emplâtre de cire, axonge de porc, cantharides, de chaque, parties égales; on fait fondre à une douce chaleur la graisse et l'emplâtre mis ensemble; on retire de dessus le feu, on ajoute par petites portions, ou mieux, à l'aide d'un tamis, on répand sur la masse la poudre de cantharides, on incorpore ensuite exactement à la masse emplastique. Cette préparation étendue sur de la peau et appliquée sur le tissu cutané, sans être saupoudrée de cantharides, produit la vésication.

(A. C.)

EMPLATRE D'OXIDE DE PLOMB DEMI-VITREUX, *Emplâtre simple* (par combinaison). On prend oxide de plomb demi-vitreux pur (litharge), réduit en poudre fine, axonge de porc, huile d'olive, de chaque, 1500 grammes (3 livres). On choisit une bassine ovoïde assez grande pour que le mélange ne la remplisse qu'aux deux tiers; on liquéfie la graisse que l'on passe à travers un linge tendu sur un carré placé au-dessus de la bassine; on ajoute l'huile, on mêle exactement; au moyen d'un tamis, on fait tomber la litharge divisée sur les corps gras; on l'incorpore avec une spatule, et lorsque toute la litharge est ajoutée et que le mélange est bien exact, on met un peu d'eau destinée à servir de bain-marie; on a soin de tenir de ce liquide chaud à sa portée, pour remplacer celui qui s'évapore : on doit surtout prendre cette précaution, car si l'eau venait à manquer, l'emplâtre se boursoufflerait, augmenterait de volume, passerait sur les bords de la bassine, et pourrait se perdre ou se brûler. Si l'on ajoutait de l'eau froide, celle-ci réduite brusquement en vapeur, pourrait donner lieu, par son expansion, à une projection de la masse emplastique qui serait dangereuse pour le manipulateur. Lorsque l'on a pris toutes ces précautions, on porte le mélange à l'ébullition, et l'on agite continuellement en faisant glisser la spatule contre le fond de la bassine, d'une paroi à l'autre, dans le but de maintenir la litharge en suspension, et pour l'empêcher de se réunir au fond de la bassine, ce qui nuirait à la combinaison. On aperçoit un gonflement dans la matière ; ce gonflement est attribué au dégagement de l'acide carbonique, du carbonate de plomb, mêlé à la litharge, et aussi à de l'eau qui se volatilise. Pendant l'opération, on remarque les phénomènes suivans : 1°. la couleur du mélange change peu à peu, et de rouge qu'elle était, elle devient rose, grise, puis blanche. On reconnaît que l'opération est achevée en faisant tomber, à l'aide de la spatule, quelques gouttes d'emplâtre dans l'eau froide : si ces parties séparées se solidifient et se malaxent sans s'attacher aux doigts, on en conclut que l'emplâtre est cuit. On le retire du feu; lorsqu'il est un peu refroidi, on ajoute de l'eau froide, on sépare la masse par petites portions, on malaxe celles-cì pour séparer l'eau qu'elles retiennent, puis on les divise en cylindres de diverses grosseurs. On met en une masse plus considérable l'emplâtre que l'on veut conserver plus long-temps.

L'eau qui a servi de bain-marie contient un principe sucré particulier qui a été nommé glycérine. (*Voir* ce mot.)

Cet emplâtre, dans lequel on faisait entrer autrefois du vitriol blanc et de la cire blanche, porte aussi le nom de *diapalme*. On étend l'emplâtre simple sur des bandes de toile, et on l'emploie au pansement des plaies; il aide à leur cicatrisation.

(A. C.)

EMPLATRE D'OXIDE DE PLOMB ROUGE CAMPHRÉ, *Emplâtre de Nuremberg*. On prend oxide de plomb rouge pur (minium), 300 gram. (9 onces 3 gros); huile d'olive, 600 gr. (1 livre 3 onces 1 gros); eau commune destinée à servir de bain-marie, quantité suffisante. On fait bouillir, en ayant soin d'agiter jusqu'à ce que la solution de l'oxide soit complète, et que l'eau soit évaporée. On retire la bassine du feu, et l'on ajoute cire jaune, 500 grammes (1 livre). On remet sur le feu, et lorsque la fusion de la cire est opérée, on laisse un peu refroidir, puis on ajoute camphre, 24 grammes (6 gros); on mêle intimement. L'emplâtre peut être considéré comme préparé. Cependant si l'on veut lui communiquer la couleur rouge, on ajoute à la masse, sur la fin de l'opération, oxide de plomb rouge pur et en poudre fine, 60 grammes (1 once 7 gros); on mêle exactement, puis on convertit en magdaléons. L'oxide de de plomb contenu dans l'emplâtre de Nurenberg, coloré en rouge, est à la masse emplastique comme 1 est à 4. Cet emplâtre, étendu sur toile, appliqué sur les plaies, agit comme dessicatif; il aide à la cicatrisation. (A. C.)

EMPLATRE DES QUATRE FONDANS. On prend emplâtres de savon, de ciguë, de gommes résines (diachylon gommé), de mercure composé (de vigo), de chaque, parties égales. On les fait fondre ensemble dans un vase de terre vernissé, et l'on mêle intimement. Cet emplâtre est employé comme fondant; on l'applique sur les tumeurs, les glandes engorgées. (A. C.)

EMPLATRE DE SAVON (formule du *Codex*). Il se prépare de la manière suivante. On met dans une bassine de cuivre les substances suivantes: oxide de plomb rouge pur et en poudre, 500 grammes (1 livre); oxide blanc ou sous-carbonate de plomb, 250 grammes (8 onces); cire blanche, 96 grammes (3 onces); eau de rivière, quantité suffisante. On fait cuire jusqu'à ce qu'il y ait conversion complète de l'oxide de plomb en sels. On retire alors la bassine de dessus le feu; on sépare l'eau, on ajoute ensuite savon blanc sec et ratissé, 125 grammes (4 onces); on fait chauffer doucement, et l'on incorpore le savon à la masse emplastique, à laquelle on ajoute, lors de la prescription, une certaine quantité de camphre.

M. Fée, qui a ajouté des notes au Codex, a conseillé de retrancher de cette formule l'oxide rouge de plomb et l'oxide blanc, ces deux substances ne pouvant entrer en combinaison dans la masse emplastique. Cet emplâtre est ordinairement appliqué sur les tumeurs lymphatiques. (A. C.)

EMPLATRE SIMPLE COLLANT, *Emplâtre agglutinatif.* On prend emplâtre simple, 192 grammes (6 onces); poix blanche et pure, 32 grammes (1 once); à l'aide d'une douce chaleur, on fait fondre l'emplâtre; on y ajoute la poix, et l'on mêle exactement.

Cet emplâtre étendu sur toile est employé par les chirurgiens, qui s'en servent pour réunir les plaies, sans faire usage de la suture. (A. C.)

EMPLATRE SOLIDE DE CANTHARIDES, *Emplâtre vésicatoire* (par mélange). On prend poix blanche, 240 grammes (7 onces et demie); térébenthine, 80 grammes (2 onces et demie); cire jaune, 180 gram. (5 onces 5 gros); on fait liquéfier à une douce chaleur, on passe à travers un linge serré; on mêle. On ajoute ensuite, par petites portions, poudre fine (1) de cantharides, 128 grammes (4 onces). On mêle exactement, et l'on obtient une masse emplastique dans laquelle les cantharides sont à la masse comme 1 est à 5. On la roule ensuite en cylindre. Cette préparation étendue sur de la peau et recouverte de poudre de cantharides, est appliquée ensuite sur les parties où l'on veut produire la vésication. Quelquefois on ajoute une certaine quantité de camphre à la poudre destinée à recouvrir la masse emplastique. (A. C.)

EMPLATRE SOLIDE DE RÉSINE ET DES GOMMES RÉSINES, *Onguent solide de résines et de gommes résines.* Anciennement *emplâtre de mucilage.* On prend huile de mucilage, 240 grammes (7 onces 4 gros); poix-résine, 96 grammes (3 onces); térébenthine, 32 grammes (1 once). On fait fondre à une douce chaleur la térébenthine et la résine; on ajoute l'huile, on mêle et l'on passe; on ajoute à la masse cire jaune pure, 2 kilogrammes (4 livres). Lorsque la masse est à moitié refroidie, on y mêle les substances suivantes: gomme ammoniaque en larmes, opopanax, de chaque, 32 grammes (1 once), que l'on a fait dissoudre dans l'alcool à 20°, et que l'on a amenés par

(1) Quelques praticiens pensent que la poudre de cantharides moins fine donne plus d'énergie à cette préparation?

l'évaporation en consistance de miel épais; safran en poudre, 10 grammes (2 gros et demi). On incorpore ces substances avec soin pour en faire une masse homogène, que l'on roule en magdaléons.

Autrefois on faisait entrer dans cette préparation le galbanum et le sagapénum. Cet emplâtre est appliqué sur les plaies; on le regarde comme émollient.

Une foule d'autres emplâtres étaient autrefois préparés dans les officines; mais leur usage étant abandonné, nous n'avons pas cru devoir en parler. (A. C.)

ÉMULSIONS. On a donné le nom d'émulsions à des médicamens magistraux liquides, qui se préparent pour l'usage interne.

Les émulsions sont des liquides opaques, comme laiteux; on les prépare en pistant les semences oléagineuses et en mêlant ensuite la pâte avec une certaine quantité d'eau; par cette opération, l'huile contenue dans ces semences se trouve divisée à l'aide d'une partie de l'albumine et du parenchyme; elle donne alors lieu à une liqueur nommée émulsion. Les émulsions peuvent être retirées de toutes les semences oléagineuses, des amandes, de la semence de chènevis, etc. Les règles à suivre lors de la préparation de ces médicamens sont les suivantes :

1°. Lorsque l'on emploie les amandes douces, on les jette dans de l'eau bouillante; après quelques instans de séjour dans ce liquide, on les retire, on les prive de leurs enveloppes en les faisant glisser entre les doigts; on les jette ensuite dans de l'eau froide pour raffermir le parenchyme et s'opposer à l'exsudation de l'huile. Lorsque les amandes ont été quelque temps dans l'eau froide, on les essuie à l'aide de linges bien secs; on les réduit ensuite à l'aide du sucre en une pulpe homogène : le sucre facilite le déchirement, absorbe l'huile qui se porterait à la surface de la pâte; il la rend plus facilement miscible à l'eau.

2°. Lorsque l'on emploie d'autres semences, celles de chènevis, de pavot, on monde ces semences de substances étrangères auxquelles elles pourraient être mêlées; on en fait ensuite, à l'aide du pilon, une pâte bien fine, en s'aidant du sucre qui doit entrer dans l'émulsion.

3°. Lors de la préparation de ces liquides, on ne doit employer que des mortiers de marbre; ces instrumens en bois étant susceptibles de s'imprégner d'une certaine quantité d'huile qui se rancit, communique aux médicamens une odeur désagréable et de l'âcreté : les mortiers de fer sont susceptibles de colorer l'émulsion; ceux de cuivre doivent être rejetés, à cause de la facilité qu'ils ont de s'oxider, par le contact du métal avec les matières grasses.

4°. On doit n'ajouter l'eau que par petites doses à la fois, et avoir soin de passer l'émulsion avec expression.

5°. On doit éviter, lors de la préparation d'une émulsion, d'y faire entrer de l'alcool et des acides, ces substances étant susceptibles de coaguler ce liquide.

6°. Il faut, autant que possible, ne préparer les émulsions que peu de temps avant de s'en servir. Ces préparations sont susceptibles de fermenter, de devenir acides, et par conséquent de se coaguler.

Les émulsions ont été divisées en *émulsions vraies* ou *naturelles*, et en *émulsions fausses*. Les premières sont celles que l'on obtient avec les graines, en suivant les règles indiquées; les secondes sont le résultat du mélange d'une huile, d'une résine, d'une gomme résine, d'un baume, avec un intermède capable de tenir ce produit en suspension dans l'eau. Les intermèdes employés le plus ordinairement sont le jaune d'œuf, la gomme arabique, la gomme adraganthe.

Émulsion d'amandes douces, *Lait d'amandes*. On prend amandes douces privées de leur épiderme et bien sèches, 32 grammes (1 once); sucre blanc, 32 grammes (1 once). On met ces substances dans un mortier de marbre, on piste pendant long-temps; on ajoute ensuite une petite quantité d'eau pour former une pâte molle que l'on délaie dans eau commune chauffée à 40° Réaumur, 50° centigrades, 500 gramm. (1 livre) (1). On passe avec expression; on ajoute ensuite eau

(1) On emploie le plus souvent l'eau froide.

de fleurs d'oranger, 16 grammes (4 gros). On peut ajouter aux amandes douces quelques amandes amères ; cette addition donne un goût plus agréable à l'émulsion.

On prépare de la même manière les émulsions avec les SEMENCES FROIDES, les PIGNONS DOUX et les PISTACHES. Il en est de même de quelques autres qui sont demandées quelquefois aux pharmaciens; ce sont celles que l'on peut obtenir avec les GRAINES DE PAVOT ET DE CHÈNEVIS. La première de ces émulsions est difficile à préparer ; la graine étant très petite, elle échappe à l'action du pilon ; on doit alors avoir soin de faire une pâte bien homogène dans toutes ses parties ; on la délaie ensuite dans l'eau. Les émulsions varient par les proportions d'eau employées et d'amandes : celles-ci sont déterminées par le médecin, d'après l'emploi qu'il veut en faire. Le lait d'amandes est rafraîchissant calmant; on l'a employé avec succès contre les colliques métalliques.

ÉMULSION CAMPHRÉE, *Lait d'amandes camphré.* Ce médicament se prépare en ajoutant au lait d'amandes obtenu comme nous l'avons dit, une certaine quantité de camphre, triturant le camphre avec le sucre, ajoutant ensuite les amandes, pistant pour former une pâte, ajoutant l'eau, délayant et passant avec expression. La formule de l'émulsion camphrée de la Pharmacopée d'Édimbourg indique les proportions suivantes : amandes douces, sucre, de chaque, 16 grammes (4 gros); camphre, 12 décigram. (24 grains); eau, 750 gram. (1 livre et demie).

ÉMULSION PURGATIVE AVEC LA RÉSINE DE JALAP. Cette émulsion diffère de l'émulsion ordinaire, en ce que l'on y fait entrer de la résine de jalap. On prend résine de jalap, 6 décigrammes (12 grains); sucre blanc, 8 grammes (2 gros). On met ces deux substances dans un mortier de verre ; on triture pour faire du tout une poudre bien fine. On ajoute ensuite, à plusieurs reprises, un demi-jaune d'œuf; on forme une pâte à laquelle on ajoute émulsion simple, 160 grammes (5 onces); eau de fleurs d'oranger double, 8 grammes (2 gros). Le praticien, lors de la prescription d'une émulsion purgative, augmente ou diminue les doses de résine, d'après l'âge et les forces du sujet.

Émulsion purgative préparée avec la scammonée. La préparation est la même, on substitue seulement la scammonée à la résine de jalap. La dose de résine doit être proportionnée à l'état du malade.

On emploie quelquefois les résines purgatives dissoutes dans l'alcool en même temps que du savon amygdalin, ce mélange est ensuite soumis à l'évaporation. On doit, lors de cet emploi, se baser sur la quantité de résine contenue dans ce produit, qui n'agit pas toujours avec efficacité.

Émulsion purgative avec l'huile de ricin. On prépare ce médicament de la manière suivante. On prend huile de ricin pure et récente, 32 grammes (1 once); la moitié d'un jaune d'œuf; eau commune, 64 grammes (2 onces); eau de fleurs d'oranger, 16 grammes (une demi-once); sirop simple de capillaire ou de fleurs d'oranger (à volonté), 16 grammes (4 gros). On met l'huile et le jaune d'œuf dans un mortier de marbre; on mêle exactement; on ajoute ensuite peu à peu le sirop en remuant continuellement; on ajoute ensuite par petites portions l'eau de fleurs d'oranger. On finit par ajouter l'eau commune; on introduit ensuite l'émulsion préparée dans un vase convenable. La quantité d'huile de ricin peut être ou diminuée ou augmentée, d'après l'ordonnance du médecin.

Émulsion purgative avec les ricins. L'huile de ricin étant quelquefois âcre et susceptible de produire de l'irritation à la gorge, quelques praticiens ont manifesté le désir d'avoir une émulsion purgative faite avec la graine du ricin, qui pût ne pas faire craindre cet inconvénient. La préparation suivante, que nous avons été à même d'employer d'abord sur nous-même, a donné de bons résultats. On prend graines de ricin en bon état, 80 gram. (2 onces 4 gros); sucre, 32 gram. (1 once); gomme arabique en poudre, 4 gram. (1 gros); eau de fleurs d'oranger, 8 grammes (2 gros); eau commune, 128 grammes (4 onces). On monde les ricins du péricarpe, qu'on rejette; on met les graines mondées dans un mortier de marbre avec le sucre et la gomme; on fait du tout, et à l'aide du pilon, une pâte homogène, à laquelle on ajoute une petite quantité d'eau ; on délaie exactement, on ajoute le reste de l'eau; on passe avec expression, on mêle à la colature l'eau de fleurs d'oranger. La quantité de graine que nous avons indiquée donne une émulsion équivalente par ses effets purgatifs à l'émulsion préparée avec une once d'huile de ricin. (A. C.)

ENCENS ou OLIBAN. *Thus*, *Olibanum* officin. On a cru pendant long-temps, d'après l'autorité de Linné, de Bergius et de Broussonnet, que cette gomme-résine était produite par une espèce de genévrier (*Juniperus Lycia*, L.) qui croît dans la région méditerranéenne, et surtout dans le nord oriental de l'Afrique et de l'Arabie; mais la résine qui découle de ce dernier arbrisseau, commun aussi dans le midi de l'Europe, n'est pas semblable à l'encens que l'on apporte d'Arabie et d'Éthiopie, par la voie du Caire. Il est plus probable que cet encens est fourni par un arbre de la famille des Térébinthacées dont la plupart des plantes sont remarquables par les substances résineuses aromatiques sécrétées de leurs diverses parties. Quelques auteurs l'attribuent à un arbre du genre *Amyris*, mais sans preuves suffisantes. On sait en effet que l'histoire botanique des plantes de la famille des Térébinthacées est loin d'être éclaircie, malgré l'excellent travail de M. Kunth, publié sur ce sujet, dans les *Annales des Sciences naturelles*, juillet 1825.

Si l'on ignore l'origine de l'encens d'Afrique, il n'en est pas de même d'une autre sorte d'encens plus beau et plus estimé que ce dernier, et qui est apporté directement de Calcutta. Celui-ci découle du *Boswellia serrata*, D.C. ou *B. thurifera* de Roxburgh, arbre de la famille des Térébinthacées, et qui croît dans les montagnes de l'Inde.

L'encens d'Afrique est formé de larmes jaunâtres, et de fragmens irréguliers plus ou moins rougeâtres. Les premières sont oblongues ou arrondies, la plupart d'un petit volume, peu fragiles, à cassure terne et cireuse. Elles se ramollissent sous la dent comme le mastic, mais elles diffèrent de cette gomme-résine par leur non-transparence; d'ailleurs elles lui ressemblent beaucoup, et sont douées d'une saveur aromatique un peu âcre, et d'une odeur analogue aux odeurs réunies de la résine du pin et de la résine tacamaque. Les petits morceaux rougeâtres, que l'on désigne aussi sous le nom de *marrons*, se ramollissent facilement sous les doigts, et sont doués d'une odeur et d'une saveur plus fortes que les larmes; ils sont souvent mêlés de débris d'écorce, et ils contiennent une quantité notable de petits cristaux de carbonate de chaux introduits dans l'encens par le défaut de soins des collecteurs ou par la cupidité des marchands. On trouve en outre des larmes rougeâtres intermédiaires, pour les qualités physiques, entre les larmes jaunes et les marrons.

L'encens de l'Inde est presque entièrement formé de larmes jaunes, demi-opaques, arrondies, d'un volume en général plus considérable que celles de l'encens d'Afrique; leur odeur et leur saveur sont plus fortes et plus analogues à celles de la résine tacamaque qu'à celles de la résine du pin. Cet encens est remarquable par sa pureté; les plus grosses larmes offrent à peine une nuance rouge. Il n'y a pas long-temps qu'il se trouve en abondance dans le commerce. Celui que l'on consommait autrefois étant rempli d'impuretés; on en séparait, par le triage, les plus belles larmes, que l'on vendait sous les noms d'*encens en larmes* ou d'*encens mâle*, et l'on nommait *encens en sorte* ou *encens femelle*, les parties colorées et impures.

L'encens ne se dissout que partiellement dans l'alcool et l'eau; il se fond difficilement par la chaleur, brûle avec une belle flamme blanche et répand une fumée blanchâtre et abondante, dont l'odeur, en général très agréable, est pénétrante et fort diffusible. On prétend que l'usage antique de le brûler sur les autels, vient de ce que son odeur masquait les émanations désagréables produites par la combustion des animaux offerts en holocaustes Cet usage s'est perpétué dans les cultes dont la religion judaïque est la source, quoique l'on ait abandonné la coutume d'y brûler des animaux; c'est ainsi que l'on fait encore une grande consommation d'encens dans les rits des églises romaine et grecque.

Une analyse de l'encens, faite sur 100 parties, a fourni : 1°. résine (1) 56; 2°. huile volatile de couleur jaune ayant l'odeur de citron, 5; 3°. gomme, 30. Sa cendre contient du carbonate, du sulfate et de l'hydro-chlorate de potasse, du carbonate et du phosphate de chaux.

L'encens a été employé en Médecine comme fumigatoire, contre les rhumatismes. Appliqué sur les dents cariées, c'est un remède populaire pour en apaiser les douleurs. Enfin il fait partie, non-seulement des compositions emplastiques ainsi que des trochisques odorans, mais encore d'une foule de préparations, telles que les pilules de cynoglosse, les baumes de Fioraventi et du Commandeur, la thériaque, etc.

(A. R.)

ENCRE. L'encre est un liquide noir qui sert à tracer les caractères des manuscrits. Elle est généralement composée de tannin et d'acide gallique unis à l'oxide de fer, et tenus en suspension dans l'eau à l'aide d'une solution gommeuse. L'encre n'est pas considérée comme médicament, quoiqu'elle soit employée par le vulgaire contre les brûlures. Nous avons cru devoir donner une des nombreuses formules de cette préparation. La préférence a été donnée à celle-ci, à cause de la facilité du mode de préparation et des bons résultats qu'on obtient. On prend noix de galles noires, 160 grammes (5 onces); on les concasse, on les met en macération pendant douze heures avec 1256 gram. (2 livres 8 onces) d'eau bouillante. Au bout de cet espace de de temps, on tire à clair. On remet de nouveau sur le marc 320 gram. (10 onces) d'eau à 100° centigr.; on laisse en macération pendant vingt-quatre heures; on passe avec expression; on réunit les liqueurs, on les tire à clair et l'on mêle à ce liquide, sulfate de fer calciné au rouge, 40 grammes (10 gros); gomme arabique amenée à l'état de mucilage, 40 grammes (10 gros); on mêle exactement, et l'on conserve dans des bouteilles. (A. C.)

(1) La résine de l'encens a été examinée par M. Braconnot, qui l'a trouvée limpide, d'une couleur rougeâtre, se ramollissant à 100°, soluble dans l'acide sulfurique, et précipitable par l'eau.

ENDIVE. Nom vulgaire d'une des variétés cultivées de la chicorée sauvage. *V.* ce mot. (A. R.)

ENDOGÈNES. M. De Candolle a proposé ce mot pour désigner la classe des végétaux qui sont essentiellement caractérisés par leur mode d'accroissement à l'intérieur. Les plantes vivaces de cette classe se développent en effet par le centre, c'est-à-dire que, chaque année, un nouvel amas de fibres s'ajoute à l'intérieur, et repousse vers la circonférence les couches des années précédentes. Les palmiers offrent un exemple fort évident de cette sorte d'accroissement. Ce groupe de végétaux correspond entièrement à celui qui a été fondé sur les rapports des organes reproducteurs, et qui a été désigné, dans la méthode naturelle, sous le nom de *plantes monocotylédones*. Il est opposé au groupe des *exogènes* ou *dicotylédones*, dont l'accroissement a lieu d'une manière inverse. (A. R.)

ENDOSPERME. *Endospermium*. On donne ce nom à un corps de nature variée, souvent charnu ou farineux, quelquefois corné ou presque osseux, qui se trouve dans un grand nombre de graines, et qui paraît destiné à fournir au jeune embryon les premiers matériaux alimentaires. Lorsqu'il manque, les cotylédons de l'embryon suppléent à cet organe dans les fonctions nutritives; c'est alors qu'on les trouve beaucoup plus développés, souvent même charnus et farineux; tels sont ceux du haricot et de la châtaigne. La présence ou l'absence de l'endosperme, sa position par rapport à l'embryon (car il l'enveloppe, soit en totalité, soit en partie, et quelquefois il en est enveloppé), sont des caractères fort utiles pour la classification des végétaux. La nature de l'endosperme, tantôt farineuse, comme dans les céréales, le sarrazin, etc., tantôt huileuse, comme dans le ricin, tantôt cornée, comme dans le café, donne à l'endosperme une grande importance relativement à ses usages économiques et médicinaux. Les botanistes ne s'accordent pas sur la dénomination imposée au corps dont il est ici question. M. De Jussieu l'a nommé *périsperme*, et Gærtner, *albumen*; mais ces noms ne sont pas d'une exactitude plus rigoureuse et d'une application plus générale que celui d'endosperme. *V.* pour plus de détails, les mots COTYLÉDONS, EMBRYON et GRAINE. (A. R.)

ENNÉANDRIE. Nom imposé, par Linné, à la neuvième classe de son système sexuel, qui renferme tous les végétaux hermaphrodites pourvus de neuf étamines. On n'y compte qu'un petit nombre de genres, parmi lesquels nous mentionnerons le *Laurus*, l'*Anacardium* et le *Rheum*, qui fournissent diverses substances usitées en Médecine, telles que le laurier, le camphre, la cannelle, la noix d'acajou et la rhubarbe. *V.* ces mots. (A. R.)

ENULA CAMPANA. Sous ce nom était désignée dans les officines, la racine d'aunée. *V.* ce mot. (A. R.)

ÉPAUTRE. Parmi les différentes espèces de fromens cultivés, il en est dont les fruits, en général triangulaires et marqués d'un sillon peu profond, tombent enveloppés par les valves de la glume. Il est difficile d'enlever un de leurs épillets sans briser le rachis ou l'axe commun de l'épi. On donne le nom d'épautres à ces espèces, dont les principales sont, le *Triticum spelta*, L., ou épautre commun, et le *T. monococcum*, L., ou le blé locular. Cette dernière céréale est aussi nommée blé de mars, petit épautre et froment monocoque. Son grain est très petit, et plusieurs des balles de son épillet sont stériles; c'est donc un froment peu productif. Il est cultivé dans le midi de la France, où ses grains servent à faire de la bière et du gruau.

Une espèce très voisine de l'épautre commun, désignée par quelques auteurs sous le nom de *Triticum amyleum*, est cultivée comme céréale d'automne et de printemps. On forme avec sa farine un amidon d'une grande blancheur, ce qui lui a valu le surnom de blé amidonnier. Elle a en outre l'avantage de réussir dans tous les terrains, depuis le plus marécageux jusqu'au plus sec.

Les fruits des épautres sont difficiles à séparer par le battage, parce que l'axe se brise, et que les épillets se détachent en entier. On peut néanmoins enlever les balles, et moudre le grain en se servant du même moulin. Il faut pour cela y adapter un ventilateur, et ensuite rapprocher les meules. Pour les usages et propriétés des grains des épautres, nous renvoyons à ce qui a été dit de ceux du blé. *V.* ce mot. (A. R.)

ÉPI. *Spica.* Les fleurs sont dites en épi, lorsqu'elles sont disposées le long d'un rachis ou axe commun et qu'elles ne sont pas soutenues par des pédoncules allongés. L'épi ne s'étale donc jamais comme les autres modes d'inflorescence, tels que l'ombelle, le corymbe et la panicule. La grappe (*racemus*) s'en rapproche par sa forme générale et par la disposition des fleurs qui la composent; mais elle est toujours d'un diamètre plus grand vers le milieu (ce qui provient de la ramification des pédoncules floraux), tandis que l'épi est ordinairement cylindracé. Le blé, le seigle et plusieurs autres céréales ont leurs fleurs en épi, et l'on a étendu cette dénomination aux grappes simples du groseillier, de l'épine-vinette, etc. (A. R.)

ÉPICARPE. On nomme ainsi la partie le plus extérieure du péricarpe. Elle représente dans les fruits l'épiderme des autres parties des végétaux *V.* FRUIT.

On donne en Thérapeutique le nom d'*épicarpes* à des médicamens destinés à être appliqués sur la partie inférieure et antérieure de l'avant-bras, à peu près au niveau de l'articulation du carpe et du radius. C'étaient ordinairement des emplâtres, des onguens ou des cataplasmes composés de substances âcres, qui pouvaient agir comme dérivatifs, à la manière des sinapismes, et que l'on appliquait dans certains cas de fièvres intermittentes. Cette forme de médicament topique est maintenant inusitée. (A. R.)

ÉPICES ou ÉPICERIES. On comprend vulgairement sous ce nom les parties de certains végétaux exotiques, douées d'une odeur et d'une saveur fortement aromatiques, et qui sont employées, soit dans la cuisine, soit dans l'art du liquoriste, pour relever le goût des mets ou de quelques liqueurs de table. La cannelle, le girofle, la muscade, le macis, le fruit du ravensara et le poivre sont les épiceries les plus usitées. Avant que les découvertes des navigateurs eussent étendu les relations commerciales des Européens, on ne se servait guère que de végétaux aromatiques indigènes, tels que le genièvre, l'ail, le cumin et le thym. Mais le goût des épices, qui avait pris naissance au retour des croisés, et dont les Vénitiens exercèrent pendant quelque temps le monopole, dégénéra en une véritable passion, lorsque les Portugais, en doublant le cap de Bonne-Espérance, eurent découvert une voie, sinon plus courte, au moins plus rapide pour arriver aux Indes orientales, où ils fondèrent des établissemens qu'ils ne purent conserver. Enfin, les Hollandais s'approprièrent exclusivement le commerce des épiceries, et, pendant bien des années, ils firent des efforts incroyables afin d'en cacher l'origine, d'en faire augmenter la consommation, et de n'en livrer cependant que la quantité suffisante pour que ces marchandises ne perdissent pas de leur valeur. Les épiceries sont aujourd'hui moins recherchées qu'autrefois, probablement à cause de leur profusion ; d'ailleurs le goût des substances aromatiques a beaucoup diminué en Europe, surtout chez les individus des classes aisées de la société. (A. R.)

EPIDENDRUM. Genre d'Orchidées parasites, indigènes des climats équatoriaux, et dans lequel Linné plaçait la plante qui fournit la vanille, mais que les botanistes modernes considèrent, ainsi que le faisait Plumier, comme un genre particulier, sous le nom de *Vanilla*. *V.* VANILLE. (A. R.)

ÉPIDERME. On nomme ainsi la partie membraneuse superficielle de la peau des animaux et de l'écorce des végétaux. *V.* ces mots. (A. R.)

ÉPIGYNE ou ÉPIGYNIQUE. Cet adjectif est appliqué aux organes des fleurs qui sont insérés sur l'ovaire ou au-dessus de l'ovaire, lorsque celui-ci est infère. C'est en ce sens qu'on dit : étamines, corolle, disque, etc., épigynes. Dans la méthode naturelle de Jussieu, la considération de l'insertion, relativement aux organes floraux, est fort importante pour la classification. Celle de l'insertion épigynique a donné lieu à l'une des trois divisions secondaires, et a été nommée *épigynie*. (A. R.)

ÉPINARD COMMUN ou CULTIVÉ. *Spinacia oleracea*, L. — Rich. Bot. méd., t. I, p. 171. (Famille des Chénopodées,

Dioecie Pentandrie, L.) Cette plante annuelle est originaire de l'Asie-Mineure; mais on la cultive depuis fort long-temps dans les jardins potagers d'Europe. Sa tige, dressée, simple, glabre, s'élève à un pied environ; elle porte des feuilles pétiolées, molles, sagittées, les inférieures entières, les supérieures ayant leur base divisée en quatre segmens étroits et aigus. Ses fleurs sont petites et verdâtres; les mâles forment des épis verticillés, et les femelles des groupes sessiles aux aisselles des feuilles. Le fruit est enveloppé par le calice, qui tantôt offre cinq cornes aiguës, tantôt n'en présente pas. Cette diversité dans les formes du fruit a fait diviser le *Spinacia oleracea*, L., en deux espèces auxquelles Mœnch et M. De Candolle ont imposé les noms de *S. spinosa* et *S. inermis*. Cette dernière diffère de l'autre, non-seulement par son fruit, mais encore par ses feuilles plus grandes et un peu plus ovales; on la connaît dans les jardins sous le nom d'*épinard de Hollande*.

Les feuilles d'épinard sont généralement usitées comme alimens, quoique par elles-mêmes elles soient presque insipides et fort peu nourrissantes; elles sont légèrement laxatives; mais on n'en fait pas d'usage en Médecine, si ce n'est à l'extérieur, sous forme de cataplasmes émolliens. On s'en sert, lorsqu'elles sont sèches, pour obtenir une teinture alcoolique de couleur verte qui sert à colorer les liqueurs de table.

ÉPINARD SAUVAGE. *V.* Bon-Henri.

ÉPINE-VINETTE. *Berberis vulgaris*, L.—Rich. Bot. méd., t. II, p. 645. (Famille des Berbéridées. Hexandrie Monogynie, L.) Arbrisseau commun dans les haies et les bois, surtout dans les localités montueuses de l'Europe. Son écorce est grisâtre, son bois jaune et fragile. Les feuilles naissent sur les branches en petites rosettes; elles sont alternes, pétiolées, ovales et dentées. Elles sont accompagnées, à la base, d'épines qui ne sont que des feuilles transformées. Les fleurs sont jaunes, disposées en petits épis pendans, et douées d'une odeur fade et spermatique; les étamines sont remarquables, ainsi que celles des lauriers, par leurs anthères qui s'ouvrent au moyen de petits opercules et laissent échapper le pollen par ces ouvertures.

Aux fleurs succèdent des baies allongées, d'un rouge vif, et qui contiennent deux à trois graines.

Les feuilles et surtout les fruits de l'épine-vinette ont une saveur aigrelette, due à la présence de l'acide malique. On en prépare un sirop qui, étendu d'eau, forme une boisson rafraîchissante et très agréable. Les fruits d'épine-vinette servent encore à faire d'excellentes confitures.

Le bois et la racine de cet arbrisseau renferment un principe colorant jaune employé dans la teinture. Les graines ont une saveur astringente, et entrent dans la composition du diascordium.

L'analyse des racines de l'épine-vinette a été faite par Brandes. 1000 grains ont fourni à ce chimiste : principe colorant jaune, 66,25; principe colorant brun, 25,50; gomme et traces de sel calcaire, 3,50; amidon, phosphate et autre sel de chaux, 2,00; phosphate et sel végétal de chaux, 2,00; cérine, 1,00; élaïne, 2,25; stéarine, 0,75; chlorophylle, 0,25; sous-résine, 5,50; fibre ligneuse, 554,00; humidité, 36,00.

(A. R.)

ÉPITHÈMES. On avait donné le nom d'épithèmes à des médicamens employés comme topiques, et qui ne sont ni de la nature de l'onguent ni de celle de l'emplâtre : les épithèmes sont liquides, mous ou solides. Les premiers peuvent être rangés dans la classe des fomentations ; les seconds dans celle des cataplasmes ; les troisièmes consistent en des poudres simples ou composées, enfermées dans des sachets. (A. C.)

ÉPONGE. *Spongia*. Dès les premiers âges de l'Histoire naturelle, ce genre de productions marines a piqué vivement la curiosité des savans. On a écrit bien des pages sur l'animalité ou la végétalité des éponges, sans décider la question. Plusieurs de nos contemporains semblent encore regarder cette question comme non résolue, quoique la plupart des naturalistes s'accordent assez pour classer cette singulière substance parmi les animaux, à la suite des zoophytes. Ceux qui se fondaient sur l'odeur animale que les éponges exhalent lorsqu'elles sortent vivantes de la mer, odeur encore bien plus caractérisée lorsqu'on les brûle, ne présentent pas un argument péremptoire; car plusieurs végétaux marins sont également doués de cette odeur que l'on nomme animale, et qui est particulièrement due au dégagement d'un gaz ayant l'azote au nombre de ses élémens. Les mouvemens de contraction observés par quelques auteurs sont niés par d'autres qui ont la réputation de bons observateurs. Ainsi, on ne peut classer parmi les animaux ces êtres d'une nature si étrange, que d'après des considérations d'analogie avec d'autres zoophytes mieux déterminés; mais ce n'est pas ici le lieu de développer ces considérations (1).

Les éponges sont des polypiers flexibles, formés de fibres en général cornées, très rarement solides, plus ou moins élastiques, toujours d'une extrême ténuité, anastomosées ou agglutinées entre elles, s'imbibant d'eau avec facilité dans l'état sec, et enduites, dans l'état vivant, d'une matière gélatineuse, irritable, ordinairement très fugace. Selon M. Gray (2), toutes les éponges paraissent être entièrement formées de *spicules* fusiformes transparentes, placées longitudinalement, qui, unies par une substance cartilagineuse, constituent les fibres. Ces spicules ayant la propriété de ronger le verre, lorsqu'on les y frotte fortement, ce fait a attiré l'attention de M. Gray sur la nature chimique de ces corps qui, au lieu d'être du carbonate ou du phosphate calcaire, se sont trouvés composés de silice.

Plus de 250 espèces d'éponges ont été décrites par les naturalistes; elles offrent les formes les plus variées, ce qui les a fait désigner sous les noms de gants de Neptune, trompettes de mer, manchons, mitres, cierges, gobelets, cornes de daim, éventails, etc. Elles sont très communes dans les mers des tropiques, et elles deviennent de plus en plus rares, à mesure que l'on s'élève aux latitudes polaires; on n'en rencontre presque aucunes dans les régions glacées, où cependant le fond des mers

(1) Le docteur Grant d'Édimbourg a, dans ces derniers temps, annoncé l'existence, dans les éponges, de corps qu'il regarde comme les œufs de celles-ci, et qu'il a vus produire de nouvelles éponges.

(2) *Annals of Philosophy*, juin 1825, p. 431.

est tapissé d'une quantité immense de plantes marines. Les éponges à rameaux cylindriques, à tissu dense et feutré, sont plus communes dans les plages froides, tandis qu'au contraire les espèces très volumineuses, à tissu raide et lâche, existent dans les mers des pays chauds. Elles sont fixées, comme le corail rouge, sur les rochers, et indistinctement sur tous les corps solides du fond de la mer, à des profondeurs très variables; on en trouve un petit nombre sur les plages que les marées couvrent et découvrent alternativement.

Nous ne citerons, parmi les nombreuses espèces de ce genre, que l'Éponge commune (*Spongia officinalis*, L.), et l'Éponge pluchée, qui sont en masses sessiles, simples ou lobées. La première est très abondante dans la mer Méditerranée, et surtout dans les parages de l'archipel Grec. La pêche de ces éponges fait un article important du commerce des habitans de ces îles. Avant de les livrer au commerce, on les débarrasse par le lavage de la bave gélatineuse dont elles sont enduites. On les distingue, d'après la finesse de leur tissu, en plusieurs sortes plus ou moins estimées, et dont la valeur varie tellement, que la livre des unes se paie jusqu'à 60 francs, tandis que les plus inférieures ne valent que 5 à 6 francs. Les éponges fines subissent encore une préparation ; elles sont lavées de nouveau et privées par le battage, des coquillages et des fragmens pierreux qu'elles renferment ordinairement. C'est avec cette sorte d'éponges que les pharmaciens préparent les *éponges à la cire* ou *à la ficelle*, employées par les chirurgiens pour dilater les plaies et maintenir l'écartement de leurs bords. Cette préparation consiste à imbiber des éponges fines de cire liquéfiée par la chaleur, et à les soumettre à une forte pression, ou bien à les serrer fortement avec de la ficelle. Leur volume est alors considérablement réduit, et elles offrent un tissu ferme et compacte.

Réduites en charbon par la calcination dans des vases clos, les éponges ont été employées avec avantage contre plusieurs maladies qui ont leur siége dans le système lymphatique; c'était surtout pour dissiper les tumeurs de la glande thyroïde, maladies connues sous le nom de goîtres, que l'on s'en servait autrefois, sans savoir à quel principe étaient dus les bons effets de ce charbon. L'analyse chimique y ayant démontré la présence de l'iode à l'état d'hydriodate de soude, il est raisonnable d'attribuer à ce principe les vertus du charbon d'éponges que l'on administrait en poudre et sous forme de pastilles. *V.* Charbon d'éponges.

Welter a reconnu que l'éponge traitée par l'acide nitrique, de la même manière que la chair de bœuf, donne un principe amer semblable à celui que fournit celle-ci (1). (A. R.)

ÉPURGE. *Catapucia minor,* officin. *Euphorbia Lathyris,* L. — Rich. Bot. méd., t. I, p. 207. (Famille des Euphorbiacées, Juss. Monoecie Polyandrie, L.) Cette plante, une des plus grandes du genre Euphorbe, croît spontanément dans les lieux cultivés et sur les bords des chemins de l'Europe tempérée et méridionale. Sa tige s'élève à environ un mètre; elle est glabre, d'un vert glauque, et porte des feuilles sessiles opposées, à angles droits, lancéolées, obtuses, d'un vert très clair, surtout à la face inférieure. Les fleurs forment, au sommet de la tige, une grande ombelle composée de quatre rayons qui se bifurquent et qui sont accompagnés à chaque bifurcation de deux larges bractées presque cordiformes. L'involucre commun, dans lequel sont contenus les organes mâles et femelles qui constituent un grand nombre de petites fleurs unisexuées et agglomérées, offre cinq divisions en forme de croissant dont les cornes sont surmontées de glandes. Le fruit est gros, à trois coques, renfermant chacune une grosse graine jaunâtre.

L'épurge, de même que toutes les autres espèces d'euphorbes, renferme un suc laiteux doué d'une extrême âcreté. Les habitans des campagnes s'en servent quelquefois comme d'un purgatif drastique; mais ce remède, très dangereux lorsqu'il est administré par les gens de l'art, le devient encore davantage

(1) *Annales de Chimie*, t. XXIX, p. 305.

entre les mains des ignorans. L'emploi de ses feuilles ou de son suc récent nous semble donc devoir être proscrit.

Les graines sont munies d'un endosperme huileux, qui participe aux propriétés purgatives de la plante. L'huile fixe, agissant à la dose de 6 à 8 gouttes, peut être employée commodément, lorsque les malades montrent de la répugnance pour des purgatifs d'un volume considérable. Elle peut être assimilée à celle du *Croton tiglium*, dont l'usage commence à se répandre en Angleterre et en Allemagne Notre collaborateur, M. Chevallier (*V. Journal de Chimie médicale*, février 1786, p. 78), a proposé trois procédés pour extraire cette huile. Le premier consiste à soumettre à la presse, dans une toile forte et serrée, les graines mondées de toutes impuretés et réduites en pâte, et à séparer, par la décantation et la filtration, l'huile qui surnage la matière floconneuse blanchâtre précipitée pendant le repos du liquide exprimé. Par le second procédé, on traite la pâte de graine d'épurge par l'alcool à une température de 50 à 60°; on filtre, et l'on fait évaporer le liquide, qui laisse l'huile pour résidu. Enfin, dans le troisième procédé, on verse 3 onces d'éther sur 4 onces de graines en pâte; on laisse macérer à froid pendant 24 heures; on décante, et l'on verse de nouvel éther sur le marc, puis réunissant les deux liquides après les avoir filtrés, on laisse évaporer l'éther à la chaleur de l'étuve.

L'huile obtenue par l'éther et sans chaleur considérable doit être plus active que celle obtenue par l'alcool et avec le concours d'une température assez élevée. Par expression, on en perd une portion qui reste dans le tissu serré de la toile. 100 parties de graines traitées par l'éther ont donné 52 parties d'huile, par l'alcool 51, et par expression 44. Cette dernière quantité est encore tellement considérable, que l'on devrait cultiver l'*Euphorbia Lathyris*, pour faire servir son huile aux besoins des arts (1).

---

(1) M. Pichonnier fils vient de publier (*Journ. de Chim. méd.*, avril 1827, p. 184) des observations intéressantes sur la culture de l'épurge, et

Quoique les graines de plusieurs autres espèces d'euphorbes, et particulièrement de l'*Euphorbia Cyparissias*, L., jouissent des mêmes propriétés que celles de l'épurge, celle-ci devra néanmoins être préférée comme objet de culture, parce qu'elle fournit des graines plus grosses et conséquemment plus riches en principes huileux. (A. R.)

EQUISETUM. *V.* PRÊLE.

ÉRICINÉES. *Ericineæ.* Famille de plantes dicotylédones, monopétales, hypogynes, renfermant des arbrisseaux ou arbustes dont le port est en général très élégant, et qui ont leurs feuilles alternes, rarement opposées ou verticillées, persistantes, simples et dépourvues de stipules. Les fleurs offrent une inflorescence très variable, mais le plus communément elles sont disposées en épis ou en grappes. Leur calice est persistant, divisé au sommet en quatre ou cinq petits lobes; la corolle est monopétale régulière, fréquemment marcescente; il y a ordinairement huit à dix étamines insérées à la base de la corolle, et dont les anthères s'ouvrent par un pore situé à leur sommet, ou rarement à leur base. Le fruit est une capsule à cinq loges et à cinq valves, qui tantôt forment les cloisons en se repliant dans l'intérieur du fruit, tantôt portent les cloisons sur le milieu de leur paroi interne. Cette diversité dans la position des cloisons était la seule différence qu'offraient les Éricinées d'avec les Rosages (*Rhododendra*, Juss.) qui leur sont maintenant

---

l'évaluation de ses produits. Il résulte de ses expériences, qu'un carré de 8 pieds est suffisant pour 64 pieds d'euphorbes; chaque euphorbe peut donner 8 à 10 onces de semences, de laquelle quantité on peut obtenir 5 onces d'huile en suivant le troisième procédé de M. Chevallier, procédé à l'aide duquel on obtient une plus grande quantité d'huile, mais qui ne serait pas économique dans le cas où l'on voudrait obtenir cette huile pour la consommation des arts. Sous ce rapport, l'huile d'épurge peut soutenir le parallèle avec celles de lin et de colza.

Nous donnons ici la formule de potion purgative indiquée par M. Pichonnier fils.

Huile d'épurge	8 gouttes,
Gomme arabique pulvérisée	1 gros,
Sucre	2 onces,
Eau distillée	3 onces.

réunis, vu le peu de gravité du caractère distinctif. D'un autre côté, on a séparé de la famille qui nous occupe le groupe des Vacciniées, où l'ovaire est infère et le fruit toujours une baie. Le genre *Arbutus*, que l'on a conservé parmi les Éricinées, a cependant le fruit bacciforme, ce qui réduit à l'inférité de l'ovaire la distinction entre les Éricinées et Vaccinées.

La famille des Éricinées se recommande beaucoup plus par les charmans arbrisseaux qui la composent et que l'on cultive comme plantes d'ornement, que par les produits utiles qu'elle fournit à la Médecine et aux arts. Tout le monde connaît les élégantes bruyères (*Ericæ*), les *Azalea*, les *Rhododendron*, les *Andromeda*, les *Kalmia*, etc., qui décorent les bosquets et les jardins d'agrément. La culture de ces arbrisseaux réussit assez bien dans nos climats, à cause de l'analogie de la température et des autres circonstances atmosphériques de l'Europe, avec celles des contrées où ces arbrisseaux croissent spontanément (à l'exception des bruyères, qui pour la plupart sont originaires du cap de Bonne-Espérance); mais ils exigent une terre meuble, légère, et pourtant substantielle, telle que celle qui est formée de beaucoup de sable fin et de terreau noir. Cette sorte de terrain est nommé vulgairement *terre de bruyère*.

La plupart des Éricinées sont douées d'une saveur très acerbe, due à l'abondance du tannin et de l'acide gallique qu'elles renferment. Ainsi, la busserole (*Arbutus uva ursi*, L.), les diverses espèces de *Kalmia*, de *Pyrola*, de *Chimophila* et de *Rhododendron*, sont extrêmement astringentes; il y a même certaines espèces où le principe actif est tellement âcre, qu'il fait considérer ces plantes comme suspectes et dangereuses. Tel est entre autres le *Kalmia latifolia*, un des plus élégans arbrisseaux que l'on cultive dans les jardins de Paris, qui, d'après les expériences que des physiologistes ont tentées sur de jeunes animaux, est un poison narcotique. Cependant le docteur Bigelow, auteur d'un ouvrage sur la Botanique médicale des États-Unis de l'Amérique septentrionale, assure que les feuilles de cet arbrisseau ne sont pas narcotiques, mais qu'elles contiennent une grande quantité de matières résineuses qui peuvent les rendre délétères pour les jeunes animaux. L'âcreté, ou plutôt la propriété narcotique, existe dans les fleurs de quelques *Azalea* et *Rhododendron* : l'histoire nous en offre un exemple fameux dans l'empoisonnement d'un grand nombre de Grecs qui faisaient partie de la retraite des dix mille. Au rapport de Xénophon, cet empoisonnement fut occasioné par le miel qu'ils avaient mangé en traversant les pays montueux de l'Asie-Mineure qui bordent le Pont-Euxin. Tournefort, en voyageant dans les mêmes lieux, a prouvé que le miel devait ses qualités nuisibles aux fleurs d'*Azalea pontica* qui couvrent le pays, et sur lesquelles les abeilles vont butiner.

(A. R.)

ERITHALIS FRUTICOSA. Nom scientifique d'un arbrisseau des Antilles, dont le bois est connu vulgairement sous les noms de *bois jaune*, *bois-chandelle* et *bois de citron*. *V*. ces mots.

(A. R.)

ÉRODION MUSQUÉ. *Geranium moschatum*, L. *Erodium moschatum*, Willd. — Rich. Bot. méd., t. II, p. 721. (Famille des Géraniacées. Monadelphie Pentandrie, L.) Petite plante annuelle qui croît en plusieurs localités de l'Europe méridionale et occidentale. Sa tige est étalée, rameuse, velue, et géniculée ; elle est munie de feuilles opposées, pétiolées, velues, à folioles alternes, ovales, incisées et dentées, la terminale plus grande et à trois lobes. Les fleurs sont petites, violacées, formant un petit bouquet ou une ombelle simple au sommet d'un pédoncule assez long et qui part de l'aisselle des feuilles. Cette plante se distingue des autres Géraniacées par son odeur de musc. Son infusion théiforme est excitante et antispasmodique. On l'employait autrefois comme diaphorétique ; mais son usage est aujourd'hui à peu près abondonné.

(A. R.)

ERRHINS, ERRHINES. On a donné ce nom à divers médicamens qu'on introduit dans les narines, pour les faire agir sur la membrane pituitaire. La poudre sternutatoire, celle de muguet, sont des *errhins*. (A. C.)

ERYNGIUM CAMPESTRE. *V*. PANICAUT.

ERYSIMUM ALLIARIA. *V.* ALLIAIRE

ERYSIMUM OFFICINALE. *V.* VÉLAR..

ERYTHRÆA CENTAURIUM. *V.* CENTAURÉE (PETITE).

ESCARGOT OU HÉLICE VIGNERONNE. *Helix pomatia*, L. Cet animal, de la classe des Mollusques gastéropodes et de l'ordre des Pulmonés, est très commun en Europe dans les haies, les vergers, les vignes, et généralement dans toutes les localités humides et abritées par la végétation. Sa coquille est globuleuse, d'un pouce à un pouce et demi de diamètre, contournée en spirale, à bandes pâles et peu marquées; l'avant-dernier tour fait une saillie qui donne à l'ouverture la forme d'un croissant. L'animal est hermaphrodite; il rampe sur la terre au moyen d'un disque musculaire dont il éloigne ou rapproche à volonté les plis. Sa tête est munie de quatre tentacules qu'il déroule comme les doigts d'un gant, et qu'il rentre dans sa coquille à la moindre impression d'un corps étranger. Dès que le froid commence à se faire sentir, l'escargot se niche dans des trous au pied des arbres, ou s'enfonce dans la terre. L'ouverture de sa coquille est alors fermée par une exsudation calcaire qui préserve l'animal du froid; il reste alors dans un engourdissement complet jusqu'au retour du printemps. C'est en cet état qu'on le récolte pour s'en servir, soit comme d'aliment, soit comme de médicament. Sous ce dernier rapport, on le fait entrer dans les bouillons et sirops pectoraux. Comme il contient du soufre, on ne doit pas employer de vases d'argent pour le faire cuire, car il les noircirait. (A. R.)

ESPÈCES. Ce mot, dans son acception pharmacologique, désigne des médicamens officinaux, pour la plupart tirés du règne végétal, et composés de substances qui, douées de propriétés semblables ou analogues, sont toujours administrées collectivement. Toutes les parties des végétaux, et quelques-unes des animaux qui sont susceptibles de conservation, peuvent faire partie de telles ou telles espèces médicinales; aussi le nombre de ces sortes de médicamens est-il assez considérable, et on les désigne par des adjectifs qui dérivent de leurs propriétés générales.

Le choix des espèces et leur bonne conservation sont deux conditions que le pharmacien doit s'attacher principalement à remplir ; il apportera tous ses soins dans la récolte, la préparation et la dessication des plantes ou des parties des plantes ; et de peur que les agens extérieurs ne les altèrent, il devra les conserver dans des vases bien fermés ; il remplacera scrupuleusement les espèces altérées par des drogues fraîches et de bonne qualité. Le tableau alphabétique suivant présente la composition des espèces que l'on trouve préparées dans les officines (1).

Espèces amères. Prenez racine de gentiane coupée par petits morceaux ; sommités de petite centaurée, de chardon bénit, de scordium, et zestes de citron, de chaque, parties égales en poids. La dose de ces espèces est d'une once à une once et demie en infusion dans deux litres d'eau. La classe des substances amères étant la plus considérable parmi les végétaux, une foule de ceux-ci peuvent figurer parmi les espèces amères. Ainsi les feuilles de germandrée, celles de ményanthe et de presque toutes les gentianées, les fruits du houblon, les fleurs de camomille, etc., sont aussi employés, à cause de leur amertume franche et non mêlée d'âcreté ; on y joint quelquefois, pour augmenter l'intensité de l'amertume, une petite dose de sous-carbonate de soude ou de potasse.

Espèces anthelmintiques. Prenez feuilles et fleurs sèches d'absinthe, de tanaisie et de camomille romaine, de chaque, parties égales. Incisez, mêlez et conservez pour l'usage.

Espèces antiscorbutiques. Prenez racine de bardane, de patience et de raifort sauvage, des feuilles récentes de beccabunga, de cochléaria, de cresson de fontaine et de ményanthe, de chaque, une once ; un citron. On prépare avec ces espèces deux litres de boisson. La propriété antiscorbutique ne résul-

(1) Dans l'emploi de ces drogues, dont la nature est très variée, le pharmacien saura discerner celles qu'il faudra soumettre à la décoction ou à la simple infusion ; celles qui, contenant des principes volatils, doivent être traitées en vase clos, etc.

tant pas essentiellement des qualités amères de ces substances, mais des principes volatils particuliers qu'elles contiennent, ces espèces sont des médicamens magistraux ou extemporanés, et sous ce rapport, ils ne doivent pas être rigoureusement compris dans la classe des espèces telle que nous l'avons définie en tête de cet article.

Espèces apéritives ou diurétiques. Prenez racines de chiendent, d'asperge, de pissenlit, d'oseille, de chaque, 4 gros; réglisse ratissée, 2 gros; nitrate de potasse, 1 gros. Pour deux litres de boisson.

Espèces aromatiques ou stimulantes. On les prépare surtout avec les sommités fleuries des plantes de la famille des Labiées, telles que celles de sauge, de mélisse, de thym, de serpolet, d'origan, d'hyssope et de menthe poivrée. Ces plantes sont douées d'une légère amertume; mais elles doivent leurs propriétés générales à des huiles volatiles qu'il importe de conserver dans l'infusion, laquelle par conséquent, doit s'opérer à une température douce et dans des vases fermés.

Espèces astringentes. Prenez râpure de corne de cerf, d'os ou d'ivoire, 1 once; riz lavé, 3 gros; racines de tormentille et de bistorte, de chaque, un gros; réglisse, 1 à 2 gros. Pour 2 litres de boisson. On prépare encore des espèces astringentes dans lesquelles n'entre point la râpure de corne de cerf ni le riz: ce sont des matières éminemment astringentes, telles que les écorces de grenade, la racine de rathania, les fleurs de roses rouges, etc.

Espèces carminatives. Les fruits de la plupart des Ombellifères, et quelques fleurs de Synanthérées ou de Légumineuses, entrent dans les espèces carminatives. On emploie principalement les fruits d'anis, de fenouil, d'aneth, d'angélique; les fleurs de camomille et de mélilot. La dose est de 4 gros à une once pour un litre d'infusion, qui doit se préparer dans des vases clos, à cause de la volatilité des principes d'où dépendent leurs propriétés.

Espèces diurétiques. *V.* Espèces apéritives.

Espèces émollientes. Elles se composent de feuilles et de racines de mauve, de guimauve, de bouillon blanc, ainsi que d'une foule de plantes où le mucilage est abondant. Les *farines émollientes*, telles que celle de lin, les bulbes d'ognons et d'autres Liliacées, font aussi partie de ces espèces. Elles sont spécialement destinées pour l'usage externe, en lavemens ou en fomentations. Pour cela on en fait bouillir une forte poignée, particulièrement des feuilles de mauves et des racines de guimauve, dans 2 livres d'eau. Le résidu sert aussi à faire des cataplasmes émolliens. Les espèces émollientes destinées à l'usage interne sont nommées espèces pectorales. *V.* ce mot.

ESPÈCES PECTORALES OU BÉCHIQUES. Prenez fleurs desséchées de mauves, de violettes, de tussilage, de pied de chat et de coquelicot; feuilles de capillaire et d'hyssope. Incisez, mêlez et conservez pour l'usage. On en prépare des tisanes adoucissantes, que l'on édulcore, soit avec de la racine de réglisse, soit avec un sirop approprié. Les FRUITS BÉCHIQUES, tels que les dattes, les jujubes, les figues et les raisins secs, sont employés en décoction dans les mêmes circonstances que les espèces pectorales. On combine quelquefois leur décoction avec l'infusion de celles-ci.

ESPÈCES PURGATIVES. Prenez manne en sorte, 2 onces; feuilles de séné ou follicules de séné, 2 gros; rhubarbe choisie, 1 gros. Pour une potion de 3 à 4 onces, dont on augmente l'activité par l'addition de 2 gros d'un sel purgatif, tel que le sulfate de soude ou de magnésie.

ESPÈCES SUDORIFIQUES. Prenez bois de gayac râpé, une once et demie; racines de salsepareille et de squine, de chaque, 2 onces; bois de sassafras, 3 gros; réglisse, une demi-once. Pour 3 litres de boisson. On ajoute à ces espèces des substances purgatives, telles que du séné et de la rhubarbe, à la dose de 2 gros à une demi-once. Elles sont administrées dans le traitement des maladies syphilitiques.

ESPÈCES VULNÉRAIRES, connues vulgairement sous les noms de *Faltranck* et *vulnéraire suisse*. Elles se composent de plusieurs plantes indigènes, assez abondantes dans les bois et les montagnes. Voici l'énumération des principales : pervenche,

28..

sanicle, véronique, bugle, pyrole, millepertuis, langue-de-cerf, capillaires, pulmonaire, armoise, bétoine, aigremoine, pied-de-chat, piloselle, menthe, etc. On récolte ces plantes à l'époque de la floraison, on les fait sécher avec soin, on en prend parties égales, que l'on mélange pour en former des paquets cylindriques du poids de 1, 2 et 4 onces. (A. R.)

ESPRITS. On donnait autrefois ce nom aux produits liquides obtenus par distillation, et plus particulièrement aux liquides alcooliques, ainsi qu'aux huiles essentielles. *V.* ALCOOLATS et HUILES ESSENTIELLES. (A. C.)

ESPRIT ARDENT. Nom que portait autrefois l'alcool rectifié.

ESPRIT DE MINDÉRÉRUS. *V.* ACÉTATE D'AMMONIAQUE.

ESPRIT DE NITRE. *V.* ACIDE NITRIQUE.

ESPRIT DE NITRE DULCIFIÉ, *Acide nitrique alcoolisé.* On a donné ce nom au produit qui résulte du mélange des substances suivantes, fait avec précaution : alcool à 36°, 360 gram. (11 onces) ; acide nitrique à 34°, 120 grammes (3 onces 6 gros). Ce mélange, au bout de quelque temps, devient jaune et acquiert une odeur éthérée. (A. C.)

ESPRIT RECTEUR. Nom donné par Boërhaave au principe odorant qu'on obtient de la distillation des végétaux aromatiques. *V.* ARÔME.

ESPRIT DE SEL AMMONIAC PRÉPARÉ A L'AIDE DE LA CHAUX. *V.* AMMONIAQUE.

ESPRIT DE SEL DULCIFIÉ, *Alcool muriatique.* On a donné ce nom à un mélange d'acide hydro-chlorique et d'alcool dans les proportions suivantes : alcool à 40°, 64 grammes (2 onces); acide muriatique, 32 grammes (1 once). Ce mélange acquiert au bout de quelque temps une odeur agréable et éthérée. (A. C.)

ESPRIT DE SEL MARIN. *V.* ACIDE HYDRO-CHLORIQUE.

ESPRIT DE SOUFRE. *V.* ACIDE SULFUREUX.

ESPRIT DE SUCCIN. On a donné ce nom à un liquide aqueux qu'on obtient lors de la distillation de l'ambre jaune. Ce produit formé d'eau tenant en solution une petite quantité d'acides acétique et succinique, plus une petite quantité d'huile de succin. *V*. ACIDE SUCCINIQUE et SUCCIN. (A. C.)

ESPRIT DE VIN. *V*. ALCOOL.

ESPRIT VOLATIL AROMATIQUE HUILEUX DE SYLVIUS. *V*. ALCOOLAT AROMATIQUE HUILEUX.

ESPRIT VOLATIL DE CORNE DE CERF. On a désigné sous ce nom, un liquide aqueux tenant en dissolution du sous-carbonate d'ammoniaque sali par un peu d'huile animale de Dippel rendue soluble par un excès d'alcali. Ce produit s'obtient de la manière suivante. On prend une cornue de terre lutée d'avance, on y introduit des morceaux de corne de cerf, de manière à la remplir aux trois quarts de sa capacité; on la place dans un fourneau à réverbère garni de son dôme: on le fait communiquer, à l'aide d'une allonge, à un ballon tubulé supportant un long tube droit, ouvert à son extrémité supérieure. L'appareil étant ainsi disposé, on lute les jointures; et lorsque les luts sont secs, on allume le feu sous la cornue; on procède à la distillation, que l'on continue jusqu'à ce qu'il n'y ait plus de dégagement de gaz; on laisse refroidir l'appareil, on le démonte, on recueille séparément les produits solides et liquides. Les premiers, c'est-à-dire le charbon et le sous-carbonate d'ammoniaque huileux, restent dans la cornue et dans l'allonge; les seconds passent dans le ballon. Ceux-ci offrent deux couches bien distinctes: l'une, plus légère est l'huile empyreumatique; l'autre, qui occupe le fond du vase, est le sous-carbonate liquide. On les sépare l'un de l'autre, et on les conserve dans des flacons bien fermés. On purifie l'esprit de corne de cerf en le soumettant à la distillation à une douce chaleur, et recueillant les trois quarts du produit. On doit le conserver dans des flacons fermés, placés à l'abri de la lumière. Malgré ces précautions, ce produit se colore au bout d'un certain temps; pour lui rendre ses propriétés, on le soumet à une nouvelle distillation. Ce liquide est administré comme stimulant et comme diaphorétique. On le donne à la dose de 4 à 8 grammes (1 à 2 gros). (A. C.)

ESTRAGON. *Artemisia Dracunculus*, L. — Rich. Bot. méd. t. I, p. 380. (Famille des Synanthérées, tribu des Corymbifères, Juss. Syngénésie superflue, L.) Plante herbacée, originaire de la Sibérie, et cultivée dans les jardins d'Europe. Sa tige dressée, rameuse, cylindrique, glabre, haute d'environ 2 pieds, porte des feuilles alternes, sessiles, entières, lancéolées, très étroites, glabres et épaisses. Ses fleurs, composées de fleurons jaunâtres, forment de petites têtes disposées en épis axillaires, et dont l'ensemble constitue une panicule allongée. La saveur aromatique et agréable des feuilles d'estragon est due à la présence d'une grande quantité d'huile volatile que l'on extrait par distillation. Cette huile est employée par les vinaigriers pour donner un goût excellent aux vinaigres qui servent à assaisonner les salades. On se sert vulgairement des feuilles fraîches d'estragon comme condiment culinaire. Cette plante est un médicament stimulant, rangé par les thérapeutistes dans la classe des Antiscorbutiques; mais il est rarement mis en usage.

Les propriétés antiseptiques qu'on lui accordait autrefois sont imaginaires. Son odeur forte peut masquer les émanations fétides qui s'exhalent des lits d'une foule de malades attaqués d'une maladie épidémique, mais ne détruit nullement les miasmes qui forment le foyer de l'infection. (A. R.)

ESTURGEON. *Acipenser.* Genre de Poissons Chondroptérygiens, qui renferme plusieurs espèces (particulièrement l'*Acipenser Huso,* L.) dont la vessie natatoire et les intestins servent à préparer l'icthyocolle. (*V.* ce mot.) La chair de l'esturgeon commun (*Acipenser Sturio,* L.) est un aliment très recherché. Salée ou marinée, elle forme un objet de commerce assez important. Les œufs de cette espèce, ainsi que de celle de l'*Acipenser Huso,* servent à préparer le caviar, dont l'usage est si considérable chez les peuples du Nord. *V.* CAVIAR. (A. R.)

ÉSULE. *Esula.* On donnait anciennement ce nom à plusieurs espèces du genre Euphorbe. Linné l'a restreint comme nom spécifique à l'une d'elles, que nous décrirons plus bas sous le nom d'ÉSULE OFFICINALE. Le tithymale (*E. Cyparissias,* L.) était la petite ésule (*Esula minor*) des boutiques; l'EUPHORBE DES MARAIS (*Euphorbia palustris,* L.), ainsi que l'ÉPURGE (*Euph. Lathyris,* L.) ont été appelées grande ésule (*Esula major*). Enfin, on nomme communément Ésule ronde, l'*Euphorbia Peplus* et l'*E. helioscopia*, L., qui croissent abondamment dans les lieux cultivés. *V.* tous ces mots. (A. R.)

ÉSULE (GRANDE). *V.* Épurge.

ÉSULE (PETITE). *V.* Tithymale.

ÉSULE OFFICINALE. *Euphorbia Esula*, L. Cette espèce d'euphorbe croît dans les provinces méridionales de l'Europe. Elle a des affinités avec l'*Euphorbia Cyparissias* que l'on trouve si communément dans nos champs, mais elle est plus grande dans toutes ses parties. Ses tiges nombreuses, vivaces, s'élèvent à plus d'un pied, et portent des feuilles lancéolées, sessiles, mucronées, très entières et glabres. Les fleurs forment une fausse ombelle au sommet des rameaux ; les ovaires sont glabres, marqués sur leur convexité de points glanduleux ; les graines sont lisses et d'une couleur brune ; la racine est petite et rougeâtre, couverte d'une écorce mince, qui était autrefois usitée comme purgatif hydragogue, et comme émétique ; mais la violence de ce remède en a fait abandonner l'usage. On l'apportait sèche des départemens méridionaux de la France. (A. R.)

ÉTAIN. *Stannum*, *Jupiter*. L'étain est un corps simple métallique, qu'on rencontre dans la nature, et dont la connaissance remonte à la plus haute antiquité. D'après divers auteurs, ce métal était en usage du temps de Moïse, et les Phéniciens, qui en faisaient un grand commerce, le tiraient d'Espagne où ils avaient établi des colonies. Les Romains paraissent avoir exploité les mines de l'Angleterre. Les mines d'étain qui existent dans les Indes orientales, telles que les mines de *Banca* et de *Malaca*, fournissent des étains très appréciés dans le commerce. La province de Cornouailles (Angleterre) est, après l'Inde, la contrée la plus riche en mines d'étain : elle fournit plus de ce métal à elle seule que tous les autres états européens. La Saxe, la Bohême, l'Amérique méridionale possèdent aussi de ces mines. Des recherches faites en France, dans le but de trouver des mines d'étain propres à être exploitées, et de diminuer le tribut que nous payons à la Saxe et à l'Angleterre pour la fourniture de l'étain employé dans nos fabriques, n'ont pas été totalement infructueuses. On a déjà découvert trois de ces mines. La première, située à Vaury (Haute-Vienne) a été exploitée par les anciens. Depuis 1809, l'administration y a fait faire quelques travaux. La deuxième a été reconnue à Ségur (Corrèze), et n'a été le sujet d'aucune recherche. La troisième, à Piriac (Loire-Inférieure), située sur les bords de la mer, a nécessité des recherches qui ne sont pas encore terminées.

L'étain existe dans la nature sous deux états : 1°. *combiné avec l'oxigène* (formant l'oxide d'étain mêlé avec de l'oxide de fer et de silicium, et aussi avec l'oxide de fer et avec de petites quantités d'arsenic) ; 2°. *combiné au soufre* (formant le sulfure d'étain). Ce sulfure est souvent allié à du sulfure de cuivre. L'oxide, qui est le seul minéral dont on extrait le métal, est d'un brun foncé, quelquefois translucide, le plus souvent opaque, d'uue pesanteur spécifique considérable. Il est presque toujours cristallisé. Sa forme ordinaire est celle d'un prisme à quatre pans, surmonté de pyramides : souvent ces cristaux se croisent, et forment par cette réunion des angles rentrans, auxquels on a donné le nom de *bec d'étain*. L'étain a été trouvé aussi à l'état natif ; mais les minéralogistes ne sont pas d'accord sur ce fait. Le plus grand nombre des savans pensent que le métal qu'on a trouvé dans la nature provient d'anciennes exploitations.

Extraction. L'oxide est en roche, ou disséminé dans les sables. Dans le premier cas, on bocarde la mine, et on lave la poudre qui en résulte pour séparer les parties terreuses de l'oxide. On se sert, pour ce lavage, de caisses, puis de *tables dormantes*. L'eau, en passant sur le minerai, entraîne la poudre fournie par la gangue, qui est moins pesante que l'oxide d'étain ; celui-ci reste sur la table. Lorsque la mine provient d'un terrain d'alluvion, on procède à un lavage qui se pratique de plusieurs manières, selon la disposition des lieux. Si le minerai contient des sulfures de cuivre, de fer, de l'arsenic, on le grille à un degré de chaleur qui n'excède pas le rouge brun, et dans un fourneau de réverbère. Par ce grillage, on volatilise presque tout l'arsenic ; on décompose la plus grande partie des sulfures; on convertit le soufre en gaz sulfureux qui se dégage, en sulfates et en oxides de cuivre et de fer qui restent mêlés à l'oxide d'étain. Lorsque le grillage est terminé, on jette le résidu encore presque rouge dans des cuves pleines d'eau; les sulfates de cuivre et de fer se dissolvent, et les oxides insolubles forment un résidu; on décante les liqueurs, et on les fait évaporer pour obtenir les sulfates, qu'on sépare lorsqu'ils sont cristallisés; on soumet alors les oxides au lavage. L'oxide d'étain, plus pesant, reste sur la table, tandis que la plus grande partie des oxides de fer et de cuivre est entraînée par l'eau. Quelquefois l'oxide d'étain est encore mêlé à du fer; on sépare ce métal en se servant d'une pierre d'aimant.

Lorsqu'on a obtenu l'oxide d'étain, on procède à sa réduction en métal: pour cela, on se sert de charbon; on prend parties égales de minerai et de charbon, on ajoute de l'eau, on mélange, puis on jette le mélange humide dans un fourneau à manche, de la hauteur de 14 à 15 pieds, et dont la sole est en granit. L'oxide d'étain se décompose, il passe à l'état de métal; celui-ci tombe dans la partie inférieure du fourneau, et de là dans un bassin de réception, d'où on le fait passer de temps en temps dans un bassin destiné à le recevoir. On obtient encore l'étain en traitant l'oxide dans un fourneau de réverbère chauffé à la houille. Ces divers modes sont en rapport avec la nature du minerai et celle des localités.

L'étain ramené à l'état métallique a quelquefois besoin de subir une nouvelle opération qu'on appelle le raffinage. Nous ne nous étendrons pas davantage sur ces opérations qui tiennent à la métallurgie, et nous indiquerons à nos lecteurs les ouvrages où ils peuvent puiser des détails sur ces opérations, qui pourraient faire des volumes entiers (1).

L'étain est un métal blanc, dont la couleur se rapproche beaucoup de celle de l'argent. Il est plus dur que le plomb;

(1) Brongniart, Minéralogie; Girardin et Lecoq, Élémens de Minéralogie; Dict. technologique, art. ÉTAIN, t. VIII, p. 268.

plié en différens sens, il fait entendre un certain bruit auquel on a donné le nom de *cri de l'étain*, qui est plus ou moins fort, selon que l'étain est plus ou moins pur. Il est susceptible de se réduire, par l'action du laminoir, en lames minces; il passe difficilement à l'état de fils. L'étain est d'une pesanteur spécifique de 7,291, et de 7,299 quand il a été écroui. (Brisson.) Ce métal, selon Crichton, est fusible à 228° centigrades. Lorsqu'il est fondu, il exige un haut degré de température pour se réduire en vapeur. Si, lorsqu'il est en fusion, on le laisse refroidir lentement, et que l'on perce la surface pour faire couler le métal qui n'est pas encore solidifié, on remarque, dans la cavité, des cristaux qu'on a reconnus pour des prismes rhomboïdaux. L'étain exposé à l'air, perd de son brillant et prend une couleur noirâtre; fondu et laissé en contact avec l'air, sa surface se recouvre d'une pellicule grise qui passe par l'action de la chaleur à la couleur jaune. Si l'on chauffe fortement, le métal prend feu; il brûle en se convertissant en oxide blanc, qu'on peut obtenir cristallisé. L'étain s'unit au soufre, au sélénium, au phosphore, au chlore et à l'iode. Avec divers métaux, il forme des alliages. Ce métal chauffé au rouge, et mis en contact avec l'eau à l'état de vapeur, la décompose. Cet effet n'a pas lieu à une basse température.

L'étain est employé dans une foule de circonstances. A l'état d'alliage avec le cuivre, il forme le métal de cloche, celui avec lequel on fabrique les canons. Uni au plomb, il forme la soudure des plombiers; en feuilles très minces, il sert dans l'étamage des glaces; allié au fer, il forme le fer-blanc. On se sert, dans quelques provinces de France, de vaisselle d'étain; on en fait aussi des instrumens employés dans l'économie domestique. L'emploi de l'étain dans ce cas a été pendant long-temps le sujet de craintes: on pensait que ce métal contenait de l'arsenic qui pouvait être dissous et porté dans l'économie animale. Cette opinion fut combattue, et des expériences faites en 1781, par Bayen et Charlard, démontrèrent que les étains de Banca et de Malaca, qui avaient été suspectés, ne contenaient pas d'arsenic; que les autres étains n'en contenaient au plus qu'un six-centième de leur poids, et souvent moins; et que cette quantité était incapable de donner à l'étain des qualités vénéneuses.

L'étain en limaille ou en poudre est employé dans l'art médical comme anthelmintique. On l'administre surtout contre le tœnia. La dose est 12 décigrammes à 4 grammes (24 grains à 1 gros). Le docteur Alston indique la limaille à la dose de 32 grammes (1 once), mêlée à 128 grammes (4 onces) de mélasse, le matin à jeun, et à celle de 6 grammes (1 gros et demi) les 2 jours suivans. Après avoir fait prendre ces doses, on administre un purgatif. On le donne aussi à l'état de bols à la dose de 4 gram. à 16 (1 gros à 4), en se servant pour l'amener à cet état d'une quantité convenable de gomme adraganthe.

L'étain est employé comme réactif pour précipiter l'or de ses dissolutions; le précipité est d'une belle couleur pourpre. Il fait aussi reconnaître la présence des tungstates solubles, avec lesquels il donne un beau précipité bleu. (A. C.)

ÉTAMINES. *Stamina.* On nomme ainsi l'appareil générateur mâle des plantes. On y distingue ordinairement deux parties, savoir: 1°. l'*anthère,* sorte de bourse qui renferme le pollen ou la poussière fécondante; 2°. le *filet,* qui soutient ordinairement l'anthère. Il arrive souvent que le filet manque, et alors l'anthère est dite sessile. Celle-ci est donc la partie essentielle de l'étamine; on la trouve quelquefois à une seule loge; mais dans la plupart des cas elle est biloculaire; quelquefois les deux loges sont écartées, et placées aux deux extrémités d'un filet transversal, qui a reçu le nom de *connectif.* Le nombre des étamines varie dans les différentes fleurs, depuis l'unité jusqu'à un nombre tellement considérable, qu'on ne s'arrête plus à les compter. C'est d'après la considération de ce nombre, que Linné a fondé les principales classes de son système sexuel; il a eu égard ensuite à leur grandeur relative et à leur insertion sur le calice ou sur l'ovaire. Nous examinerons plus en détail ces modifications de la structure florale, à l'article Système sexuel. Les étamines n'étant pas employées isolément, nous ne dirons rien de leurs usages, qui sont les mêmes que ceux des fleurs entières dont elles font partie. (A. R.)

ÉTHERS. Les éthers sont des produits liquides qu'on obtient par distillation, et qui résultent de l'action des acides sur l'alcool. Ces liquides, quoique provenant d'opérations analogues, ne sont pas de la même nature ; leur différence est due à ce que les acides employés n'agissent pas de la même manière sur l'alcool. Ainsi, lorsqu'on mêle l'alcool à divers acides, ceux-ci peuvent agir de trois manières différentes : les uns lui enlèvent de l'hydrogène dans les proportions nécessaires pour donner naissance à de l'eau, mais ils ne se combinent point avec lui ; les autres transforment l'alcool en hydrogène bi-carboné et se combinent avec lui ; enfin, d'autres encore se combinent avec lui, sans éprouver ni lui faire subir de décomposition sensible. De là, les chimistes modernes admettent plusieurs genres d'éthers, au nombre de trois. Le premier genre renferme ceux qui, après leur rectification, ne présentent aucune trace des acides qui ont concouru à leur formation ; ils sont les résultats de l'action exercée sur l'alcool par un acide très avide d'eau et peu volatil, lorsqu'il est uni à l'eau ou à l'alcool. Ces éthers se composent des mêmes élémens que l'alcool ; ils n'en diffèrent qu'en ce qu'ils contiennent moins d'oxigène et d'hydrogène, mais plus de carbone. On peut les considérer *comme de l'alcool moins de l'eau*. Au nombre de ces éthers sont les éthers sulfurique, phosphorique, arsenique, fluo-borique, que MM. Ampère et Chevreul ont indiqués comme pouvant être confondus sous la dénomination commune d'*éther hydratique*. Le second genre comprend les éthers formés d'hydrogène bi-carboné et d'acide ; les éthers hydro-chlorique, hydriodique. Dans le troisième genre sont placés les éthers composés d'alcool et d'acide ; ce sont les éthers acétique, nitrique, benzoïque, oxalique, citrique, etc. Chaque éther porte le nom de l'acide qui a servi à sa préparation ; ainsi l'éther préparé avec l'acide sulfurique est appelé éther sulfurique, celui résultant de l'action de l'acide hydro-chlorique sur l'alcool, éther hydro-chlorique. Nous traiterons principalement dans cet article des éthers qui sont employés par le pharmacien-chimiste.

ÉTHER ACÉTIQUE. La découverte de l'éther acétique est due au comte de Lauraguais, qui annonça, en 1759, dans le Journal des Savans, p. 324, qu'on pouvait obtenir un éther en faisant réagir l'acide acétique sur l'alcool. Il décrivit son procédé, qui consistait à distiller un mélange d'acide acétique et d'alcool, en prenant les mêmes précautions que pour l'éther sulfurique. Scheèle ayant répété le procédé de Lauraguais, ne put obtenir ce produit ; il y parvint cependant en additionnant le mélange de vinaigre et d'alcool, d'une certaine quantité d'acide sulfurique. Schultz, Gehlen, Lichtemberg, en répétant les expériences de Scheèle, obtinrent les mêmes résultats que ceux annoncés par ce chimiste. Pelletier, Bucholz, proposèrent d'autres procédés, et divers essais faits sur ces procédés, par MM. Henry et Thénard, convainquirent ces chimistes que l'on peut obtenir de l'éther acétique par le procédé de Lauraguais et par celui de Pelletier, qui ne diffère de celui de Lauraguais que parce que l'on remet deux fois dans la cornue l'alcool qui passe à la distillation ; alors on obtient la troisième fois un mélange d'acide acétique et d'éther ; il suffit alors de saturer l'acide par la potasse et de distiller à une douce chaleur. Ce procédé est aujourd'hui entièrement abandonné.

Procédé de M. Thénard. On prend 3 kilogrammes (6 livres) d'alcool à 40°, 2 kilogrammes (4 livres) d'acide acétique à 10°, 128 grammes (4 onces) d'acide sulfurique à 66° (1) ; on introduit l'alcool dans une cornue de verre ; on ajoute en plusieurs fois l'acide acétique, en ayant soin d'agiter. On additionne ensuite ce mélange avec l'acide sulfurique, en versant peu à peu, agitant chaque fois, afin de bien mêler les trois liquides ; on remarque une augmentation bien sensible de température. On place la cornue au bain de sable (ou à feu nu, sur une grille de fer), on y adapte une allonge dont la partie

(1) Le Codex prescrit 625 grammes d'acide au lieu de 128.

inférieure s'engage dans un ballon tubulé; sur la tubulure de ce ballon, on ajuste un long tube effilé, destiné à laisser une issue aux gaz; on lute l'appareil; on recouvre l'allonge avec des linges mouillés; on en fait autant pour le ballon; on place ensuite du feu sous la cornue; on la chauffe par degrés, de manière à faire entrer en ébullition; on maintient le liquide à cette température, jusqu'à ce qu'il y ait 4 kilogram. (8 livres) de produit distillé. On arrête l'opération, on démonte l'appareil.

On sépare le produit, qui est un mélange d'eau, d'éther, d'alcool et d'acide acétique; on le met en contact, pendant quelques heures, avec du sous-carbonate de potasse, en ayant soin d'agiter de temps en temps le flacon. Il se forme deux couches distinctes : l'une, inférieure, est de l'acétate de potasse dissous dans l'eau alcoolisée; l'autre, supérieure, est l'éther pur. A l'aide d'un entonnoir à longue tige, on sépare l'éther et on le soumet, dans le même appareil, à une nouvelle distillation; on obtient par ce procédé, et d'après l'emploi des proportions indiquées, environ 3 kilogram. (6 livres) d'éther à 23° Baumé.

L'acide sulfurique employé dans cette opération n'agit que par la grande avidité qu'il a pour l'eau; il concentre davantage l'alcool et l'acide, lorsqu'on ne l'ajoute pas au mélange. L'alcool, plus volatil que l'acide acétique, passe le premier à la distillation, et la combinaison de l'alcool et de l'acide acétique, qui donne lieu à la formation de l'éther, n'a lieu que lorsqu'on a recohobé plusieurs fois le produit.

Procédé de MM. Laplanche et Martin. Ce procédé, qui a beaucoup d'analogie avec celui de Bucholz, décrit dans le t. III, p. 222 (*Journal de Chimie*) est le suivant. On prend 2500 grammes (5 livres) d'acétate de plomb; 1 kilogramme (2 livres) d'acide sulfurique à 66°, et 1 kilogramme (2 livres) d'alcool à 38°. On introduit l'acétate concassé (1) dans la cor-

(1) On ajoute l'acétate divisé seulement au lieu de le mettre en poudre, pour éviter que le sulfate de plomb formé d'abord n'enveloppe une certaine quantité d'acétate qui alors ne serait pas décomposé.

nue, on verse dessus le mélange préparé avec l'alcool et l'acide sulfurique; on ajoute à la cornue une allonge et un ballon, et l'on distille jusqu'à ce que l'on ait obtenu un produit égal au quatre cinquièmes de l'alcool employé; on agite cet éther avec du sous-carbonate de potasse; on décante l'éther, et on le soumet de nouveau à la distillation.

L'acide sulfurique employé n'éthérifie point l'alcool; il se divise en deux parties : l'une enlève à l'alcool une certaine quantité d'eau; l'autre partie se porte sur l'oxide de plomb combiné, et met à nu l'acide acétique, qui s'unit intimement à l'alcool pour former l'éther. Quelques praticiens donnent la préférence à ce procédé, qui donne, avec plus d'économie, un éther plus suave.

L'éther acétique est un liquide transparent, incolore, d'une odeur très agréable, particulière. Il est plus lourd, et cependant plus volatil que l'alcool. Lorsqu'on le brûle, il produit une flamme allongée d'un blanc jaunâtre; cette combustion s'opère avec production d'acide acétique, d'acide carbonique et d'eau. Il s'unit en toutes proportions à l'alcool, se dissout dans sept parties d'eau. Mis en contact avec la teinture de tournesol, il ne la rougit pas. Il dissout diverses substances végétales, le camphre, les résines, les huiles essentielles, la cantharidine, du soufre, du phosphore. (Henry.) Mis en contact avec la moitié de son poids de potasse caustique, il est décomposé; il y a formation d'acétate de potasse et dégagement d'alcool. Quelquefois on substitue à l'éther acétique un mélange d'éther sulfurique et d'acide acétique. Traité par la potasse et soumis à la distillation, ce mélange fournit, au lieu d'alcool, de l'éther sulfurique, et de l'acétate de potasse reste dans le vase distillatoire. Thomson considère l'éther acétique comme formé de quatre atomes de gaz hydrogène per-carboné, et d'un atome d'acide.

L'éther acétique est administré comme stimulant, antispasmodique; on l'emploie contre les spasmes de l'estomac, les indigestions, l'ivresse. La dose est de 15 à 30 gouttes. A l'extérieur, on l'applique en frictions comme résolutif, et pour combattre les douleurs rhumatismales. (A. C.)

ÉTHER AMMONIACAL. (*Pharmacie suédoise.*) On obtient ce produit de la manière suivante. On prend hydro-chlorate d'ammoniaque, 32 grammes (1 once); eau distillée, 96 gram. (3 onces); chaux caustique éteinte par l'eau, 32 gram. (1 once); éther sulfurique, 32 grammes (1 once). On fait dissoudre le sel ammoniac dans l'eau; on introduit la solution dans une cornue; on ajoute la chaux et l'éther; on agite pour bien mélanger; on adapte une allonge et un ballon, et l'on procède à la distillation, en ayant soin de rafraîchir le récipient.

(A. C.)

ÉTHER ARSENIQUE ET PHOSPHORIQUE. La découverte de ces éthers est due à M. Boullay; ils sont considérés comme étant absolument identiques avec l'éther sulfurique; ils peuvent être obtenus en faisant passer de l'alcool, par petites portions, à travers les acides phosphorique et arsenique concentrés, et amenés à un degré de chaleur convenable. (*Voir* le travail de M. Boullay, *Journal de Pharmacie,* t. Ier.) L'éther fluo-borique a été aussi considéré comme étant de la même nature; il en est de même du produit obtenu à l'aide de l'alcool et de l'acide chromo-sulfurique. Ces éthers n'étant pas employés dans l'usage pharmaceutique, nous ne croyons pas devoir nous étendre sur ces produits. (A. C.)

ÉTHER HYDRATIQUE, *Éther sulfurique.* L'éther sulfurique est la préparation de ce genre la plus anciennement connue et la plus usitée. L'auteur de sa découverte n'est pas connu, et les premiers ouvrages qui en ont parlé remontent au seizième siècle. La Pharmacopée de *Valerius Cordus,* publiée en 1540, contient la description d'un procédé de préparation de ce produit, procédé qui fut ensuite transcrit par Conrad Gesner, dans un traité sur les remèdes secrets. Les écrits de Basile Valentin, de Paracelse, de Boyle, font mention de cet éther. Cependant ce ne fut qu'en 1730 que l'attention des chimistes se porta sur ce sujet; et ce changement fut dû à un Mémoire publié par Frobenius, dans les Transactions philosophiques pour 1730, vol. XLI. Les chimistes qui, depuis cette époque, se sont occupés de l'étude de ce produit sont assez nombreux, et l'on peut citer parmi eux Proust, Lowitz, Théodore de Saussure, Ingenhouss, Dalton, Gay-Lussac, Fourcroy, Vauquelin, Lauraguais, Favre, Boullay, Planche, etc.

L'éther sulfurique se prépare, soit en grand, dans des manufactures, soit en petit dans diverses officines, et pour la consommation de ces établissemens. L'appareil en grand consiste en un alambic ordinaire doublé en plomb, auquel on adapte un chapiteau et un tube qui sert à conduire l'éther dans un serpentin. Cet alambic est scellé sur un fourneau dont la porte doit être placée en dehors de l'atelier, afin d'éviter par là les accidens qui pourraient résulter de l'inflammation des produits (1), par un accident quelconque. On introduit dans l'alambic le mélange destiné à la fabrication, et l'on procède à la distillation, puis à la rectification, qu'on pratique dans le même appareil. Un appareil mis en usage dans l'Apothecary's-hall, à Londres, a été décrit par M. Payen; il consiste en une grande jarre en grès, autour de laquelle est une double enveloppe en cuivre, qui est close hermétiquement à l'aide d'une armature garnie de filasse et serrée à l'aide de vis; un large tuyau fixé à cette enveloppe sert à conduire les vapeurs et à ramener à la chaudière l'eau qui s'est condensée. Les bords supérieurs de la jarre forment une gorge circulaire dans laquelle s'adapte et se ferme hermétiquement, avec de l'eau, une calotte en cuivre, munie d'un ajutage, communiquant, par un tuyau à brides, avec un serpentin plongé dans un réservoir d'eau; l'extrémité du serpentin s'adapte avec un ajutage qui porte un manchon cirlaire; celui-ci plonge dans l'eau et dans la tubulure à gorge d'un récipient en grès d'une forme arrondie très régulière;

(1) De nombreux accidens attestent les précautions à prendre lors de la préparation de l'éther. De grands incendies, et celui encore tout récent de la fabrique de M. Rivet de Passy, sont des exemples à méditer pour ceux qui s'occupent de cette fabrication. L'appareil où la préparation de l'éther se fait à l'aide de la vapeur d'eau est le plus convenable; il tranquillise le fabricant sur les justes inquiétudes qu'il peut avoir lors de la fabrication de ce produit.

les bords supérieurs de ce vase reçoivent un couvercle en grès dont les bords inférieurs s'engagent jusqu'au fond de la gorge, en sorte qu'en versant de l'eau dans celle-ci, on ferme hermétiquement sans aucun lut; les bords supérieurs du couvercle sont rabattus en dehors, ce qui permet de l'enlever aisément. Une rainure circulaire est pratiquée en cet endroit à l'intérieur, et un disque en verre y est ajusté; il laisse voir à l'intérieur la hauteur du liquide dans le récipient; à la partie inférieure de ce vase est une tubulure usée à l'émeri, qui reçoit une cannelle s'adaptant exactement sans aucun lut (1). Lorsqu'on veut opérer, on chauffe un peu la jarre avant d'y introduire le mélange chaud, d'acide et d'alcool, ensuite on fait arriver la vapeur. Pendant le cours de l'opération, on obtient une température égale pour toutes les parties de l'appareil en contact avec la vapeur; à l'aide de robinets, on peut entretenir la chaleur au degré nécessaire, qui peut être indiqué par un thermomètre. En supprimant l'arrivée de la vapeur et en laissant échapper celle contenue dans la double enveloppe, à l'aide de robinets, on peut obtenir un prompt refroidissement. La cannelle adaptée au récipient permet de fractionner les produits, pendant l'opération. Quelques-uns de ceux-ci sont propres à être employés sur-le-champ, d'autres ont besoin de subir des rectifications; pour cela on se sert du même appareil. L'emploi des appareils destinés à préparer en grand l'éther sulfurique ne pouvant convenir à la plupart des pharmaciens, on peut se servir de celui que nous allons décrire. On prend une cornue de verre tubulée (2), on la place dans un bain de sable; on fait communiquer ce vase avec un ballon à deux tubulures, par l'intermédiaire d'une allonge: la tubulure latérale du ballon reçoit l'extrémité de l'allonge, et la tubulure inférieure se rend dans un flacon à trois tubulures, dont l'une, située à la partie inférieure, reçoit un robinet qui permet de recueillir à volonté

(1) Nous donnerons dans les planches, la figure de cet appareil.

(2) On se sert quelquefois de cornues de cuivre; il faut que ces vases soient très épais, l'acide les attaquant un peu.

l'éther qui s'est produit. La deuxième tubulure supérieure supporte un tube recourbé dont l'extrémité va plonger dans de l'alcool. (Ce liquide peut être employé avec avantage pour une autre opération.) Ce tube sert à donner issue aux vapeurs qui, si elles s'accumulaient dans le flacon, pourraient en déterminer la rupture. Lorsque l'appareil est monté, on lute exactement les jointures avec le lut de farine de lin; on recouvre ce lut de bandes de toile enduites de chaux et de blanc d'œuf, on laisse sécher; on chauffe légèrement le bain de sable; on fait, dans une terrine vernissée, un mélange à parties égales d'acide sulfurique à 66°, et d'alcool à 36°, en ayant soin de verser d'abord l'alcool dans la terrine, puis d'ajouter l'acide peu à peu, en agitant continuellement. Lorsque le mélange est fait, on l'introduit dans la cornue à l'aide d'un entonnoir à longue tubulure; on ferme la cornue, et l'on chauffe pour porter à l'ébullition, qu'on maintient jusqu'à la fin de l'opération; on fait tomber sur le ballon et sur le récipient un filet d'eau continu, qui doit rafraîchir ces vases pendant toute la durée du travail. Tant que le mélange n'est pas en ébullition, il ne passe dans le ballon que de l'alcool faiblement éthéré; mais aussitôt qu'il est bouillant, on voit l'éther passer de la cornue dans l'allonge et de là dans le récipient. Lorsqu'on a, en éther, dans ce vase, à peu près le cinquième de l'alcool employé, on introduit dans la cornue, par petites portions et à l'aide d'un entonnoir à la Boullay, de l'alcool à 40°, une quantité égale en poids à celle du produit qu'on a recueilli. On continue ensuite la distillation pour retirer de l'éther. On répète ces additions à plusieurs reprises et jusqu'à ce que la quantité d'alcool ajoutée de nouveau soit égale aux deux tiers de l'alcool mêlé primitivement à l'acide (1). Lorsqu'on a obtenu en éther, et dans le récipient, à peu près les deux tiers de la totalité de l'alcool em-

(1) Si l'on avait employé 9 livres d'alcool à 36°, 9 livres d'acide sulfurique à 66°, la quantité d'alcool à 40° à ajouter serait de 6 livres. (L'addition de l'alcool paraît avoir été connue de Lewis.)

ployé, et lorsqu'on aperçoit dans le col de la cornue des vapeurs blanches, on se hâte de retirer l'éther du récipient et d'arrêter le feu. Si l'on veut opérer une seconde fois, on laisse refroidir le bain de sable, on tire le résidu contenu dans la cornue, au moyen d'un siphon, on recharge de nouveau l'appareil. Si la cornue est de métal, on n'a pas à craindre de la briser par le changement de température. Si l'on se propose d'examiner la suite de l'opération, on continue de chauffer, et l'on n'obtient plus d'éther, mais du gaz sulfureux, de l'huile douce de vin, de l'hydrogène bi-carboné, de l'acide carbonique, de l'eau, enfin un liquide noir consistant, formé d'éther, de charbon, d'acide sulfureux et d'une huile épaisse. Tous ces produits résultent de l'action d'une grande quantité d'acide sur une petite quantité d'alcool; on trouve ensuite dans la cornue un résidu noir très acide.

L'éther obtenu en arrêtant l'opération avant qu'il y ait formation d'acide sulfureux, pourrait être employé de suite dans des préparations pharmaceutiques, puisqu'il ne contient qu'une petite quantité d'alcool faible qui a passé avant l'ébullition du mélange; mais comme un peu d'acide a pu passer avec l'éther, on le rectifie pour le priver des substances qui altèrent sa pureté. A cet effet, on met l'éther en contact avec différentes substances alcalines; mais celle de ces substances à laquelle on a donné la préférence est la potasse préparée à la chaux. Le mode d'agir, indiqué par M. Henry, consiste à faire digérer pendant quelques jours l'éther avec un quinzième environ de son poids de pierre à cautère, à décanter ensuite et à distiller sur du muriate de chaux fondu (chlorure de calcium), en se servant d'un alambic muni de son serpentin, chauffant à l'aide de la vapeur, ou en prenant des précautions convenables pour éviter les accidens. Si, lors de la rectification, on fractionne les produits, on obtient environ les deux tiers d'éther à 56 ou 60° Baumé : le reste, qui est à un degré inférieur, peut être employé pour la liqueur d'Hoffmann.

Voici ce qu'on remarque pendant l'opération. Lorsqu'on mélange l'alcool à l'acide sulfurique, il y a échauffement et dégagement d'une certaine quantité de vapeurs d'une odeur assez agréable ; quelquefois le mélange se brunit et laisse déposer un précipité grisâtre qu'on attribue à du sulfate de plomb, tenu en dissolution dans l'acide sulfurique du commerce, employé dans cette opération. Lorsque le mélange est dans la cornue et que l'on chauffe, une portion d'alcool légèrement éthérée se volatilise, et la volatilisation et la condensation de l'éther ne commencent qu'après l'ébullition. Cette production d'éther cesse après un certain temps ; les vapeurs blanches commencent alors à se faire apercevoir, et si l'on continue, on obtient d'autres produits. Deux manières d'expliquer ces phénomènes ont été données. La première les présente de la manière suivante : l'acide sulfurique en contact avec l'alcool s'empare de l'hydrogène et de l'oxigène, dans les proportions convenables pour faire de l'eau, avec laquelle il s'unit. Les autres élémens qui ont échappé se réunissent pour former l'éther, le gaz sulfureux, l'huile douce de vin, le gaz oléifiant (hydrogène bi-carboné), l'acide carbonique. Ces produits proviennent de ce qu'à mesure que l'opération s'avance, les conditions dans lesquelles se trouvaient primitivement les deux corps changent, et que, la quantité d'alcool diminuant de plus en plus, tandis que celle de l'acide sulfurique reste la même, il arrive une époque à laquelle on doit obtenir les mêmes produits que ceux qui résulteraient du traitement direct de l'alcool par quatre ou cinq fois son volume d'acide sulfurique ; ce qui le prouve, c'est que si l'on arrête l'opération un peu avant l'apparition des vapeurs blanches, on n'obtient que de l'éther dans le récipient, et ce qui reste dans la cornue est un simple mélange d'alcool et d'acide affaibli par l'eau. C'est pour maintenir plus long-temps ces deux corps dans des proportions convenables, que l'on a eu l'heureuse idée de remplacer l'alcool qui a été privé d'une partie de son oxigène et de son hydrogène, et qui s'est éthérifié, par de nouvelles quantités d'alcool ; mais comme l'acide sulfurique est déjà affaibli, M. Boullay, pour lui conserver une force de réaction suffisante, a prescrit l'emploi d'un alcool plus rectifié, et par conséquent moins susceptible d'affaiblir l'acide. La seconde est la suivante : l'alcool en contact avec l'acide sulfurique se sépare en deux parties; la première s'éthérifie, en abandonnant de l'oxigène et de l'hydrogène, dans les proportions nécessaires pour former l'eau. L'hydrogène s'empare d'une portion de l'acide sulfurique et le convertit en acide hypo-sulfurique; l'oxigène, en se combinant avec la seconde partie de l'alcool, constitue une matière végétale qui s'unit à l'acide hypo-sulfurique et forme avec lui un acide nouveau auquel on a donné le nom d'*acide sulfovinique,* qui reste dans le résidu. L'acide sulfureux, l'acide carbonique, l'huile douce de vin, le gaz hydrogène carboné, l'eau et le charbon résultent de la décomposition, par le feu, de la matière organique et de l'acide hypo-sulfurique.

Quelques chimistes ne sont pas d'accord sur la préférence à accorder à l'une ou à l'autre de ces théories. M. Thénard pense que la dernière ne sera bien établie que par une série d'expériences analytiques faites avec exactitude (1).

L'éther sulfurique est un liquide incolore, très léger, d'une odeur pénétrante et suave ; il est très volatil, brûle avec une flamme d'un blanc jaunâtre, en donnant de l'eau, de l'acide carbonique et un charbon léger analogue au noir de fumée. Sous la pression de $0^{m},76$, il bout à $35°,66$. Sa vapeur est deux fois et demie aussi pesante que l'air. Pour avoir un exemple de cette pesanteur, il suffit de considérer un flacon d'éther débouché : on voit la vapeur tomber ; elle s'étend ensuite, et si, sur sa route, elle rencontre un corps en ignition, elle s'enflamme. Cette manière de se répandre a souvent causé de nombreux incendies ; aussi doit-on se garder de transvider de grandes quantités d'éther dans un lieu qui contiendrait un corps en ignition. L'éther est peu soluble dans l'eau ; il est soluble en toutes proportions dans l'alcool; il se mêle très bien à l'ammoniaque ; mis en contact avec divers corps, il s'en charge plus ou moins; il dissout très bien le per-chlorure

(1) Traité élémentaire de Chimie, t. IV.

de mercure, aussi l'emploie-t-on pour reconnaître de très petites quantités de ce chlorure contenu dans un liquide. A cet effet, on mêle l'éther au liquide qui contient ce corps; on agite : l'éther, au bout de quelque temps, vient, à cause de sa légèreté, à la surface du liquide; on le sépare, on le fait évaporer; on obtient alors pour résidu le sublimé, sous forme d'une poudre blanche. L'éther sépare l'or de ses dissolutions : on se sert de cette propriété pour appliquer ce métal sur quelques substances. Il dissout les huiles volatiles, la résine, le camphre, la stéarine, le phosphore, le soufre et en général les substances très hydrogénées. D'après M. Gay-Lussac, l'éther est formé de deux volumes de gaz hydrogène bi-carboné et d'un volume de vapeur d'eau. L'éther préparé depuis quelque temps devient acide, et l'acide formé a été reconnu, par M. Planche, comme étant de l'acide acétique. Un travail nouveau et très étendu vient d'être publié par M. Henry père. Dans ce travail, ce savant praticien a vu, comme M. Planche, qu'il y avait, et au contact de l'air, et à l'abri de la lumière, formation d'acide acétique dans l'éther sulfurique mis en contact avec de l'eau ou de l'air, dans des flacons. Ce phénomène, selon M. Planche, est dû à la décomposition d'une petite quantité d'éther sulfurique. Selon M. Henry, cette production d'acide est due à une autre cause. Il a reconnu que l'éther sulfurique préparé avec beaucoup de soin, renfermait toujours un peu d'éther acétique, provenant de l'action de l'acide sulfurique sur l'acide acétique contenu dans l'alcool. L'éther acétique formé se décompose, l'acide acétique est mis à nu : si l'éther sulfurique, devenu acide, est mis en contact avec des métaux facilement oxidables, ou avec des oxides métalliques, il en résulte des quantités notables d'acétates.

M. Henry a reconnu que le phosphore, le soufre, dissous dans l'éther sulfurique, fournissaient des cristaux; et que le proto-chlorure de fer donnait une cristallisation de ce sel en prismes rhomboïdaux et en octaèdres d'un vert d'émeraude. On doit conserver l'alcool dans des flacons bien fermés, placés à l'abri du contact de l'air; l'addition d'une petite quantité de magnésie a été recommandée pour aider à la conservation de ce produit, qui alors ne devient pas acide, ou plutôt la magnésie sature l'acide formé. L'éther sulfurique, mêlé à parties égales d'alcool, prend le nom de *liqueur anodine d'Hoffmann,* et doit marquer 46° Baumé. L'éther sulfurique est très employé dans la Thérapeutique : on le donne à l'intérieur, comme anti-spasmodique; on l'administre contre les spasmes, les convulsions, l'épilepsie, l'hystérie, etc.; à l'extérieur, contre les douleurs nerveuses et rhumatismales. La dose varie d'après l'ordonnance des médecins; à l'intérieur, c'est assez ordinairement celle de 10 à 30 gouttes, dans des liquides appropriés. On le fait entrer dans un sirop dit *sirop d'éther.* (A. C.)

ÉTHER HYDRIODIQUE. Cet éther, dont la découverte est due à M. Gay-Lussac, n'est pas encore employé dans l'art médical; mais participant de l'iode, il pourrait devenir le sujet d'études thérapeutiques d'un grand intérêt. M. Gay-Lussac l'a obtenu en faisant un mélange de deux parties d'alcool en volume, et d'une partie d'acide hydriodique coloré, d'une pesanteur de 1,7000, distillant le mélange au bain-marie, et étendant d'eau le produit distillé: l'éther se précipite sous forme de petits globules, laiteux d'abord, mais qui se réunissent pour former un liquide transparent, qu'on purifie en le lavant à l'eau froide à plusieurs reprises. L'éther hydriodique ne rougit pas le tournesol; son odeur est analogue à celle des autres éthers; sa densité à 22°,3, est de 1,9206. Au bout de quelques jours, il se colore en rose; mais cette couleur n'augmente pas d'intensité avec le temps, et peut être enlevée par le mercure ou par la potasse qu'on y ajoute. Ce produit bout à 68°,8. Sous la pression de $0^{m},76$, il ne s'enflamme point à l'approche d'un corps en combustion. Versé sur des charbons incandescens, il laisse dégager des vapeurs d'une belle couleur pourpre; le potassium, la potasse, le chlore, les acides nitrique et sulfureux ne l'altèrent pas; l'acide sulfurique concentré le brunit.

Cet éther, placé parmi les éthers formés d'acide et d'hydrogène carboné, est composé, d'après M. Gay-Lussac, d'acide hydriodique et d'une matière végétale différente de l'alcool. (A. C.)

ÉTHER HYDRO-CHLORIQUE, *Éther muriatique*. La découverte des éthers sulfurique et nitrique conduisit les chimistes à essayer si, par la réaction de l'acide hydro-chlorique sur l'alcool, on n'obtiendrait pas un produit analogue. Divers chimistes s'occupèrent de résoudre cette question, et les essais qu'ils firent donnèrent lieu à d'excellens mémoires sur ce sujet. Ces travaux sont principalement dus à MM. Basse, Gehlen, Thénard et Boullay. M. Basse fut le premier qui le prépara en assez grande quantité. On l'obtient en agissant de la manière suivante. On prend, parties égales en volume d'alcool à 40°, et d'acide hydro-chlorique à 25° ; on introduit l'alcool dans une cornue de verre d'une grandeur double de celle que doit occuper le mélange; on ajoute ensuite l'acide par portions, en ayant soin d'agiter pour bien mêler les deux liquides. On introduit dans la cornue quelques grains de sable, qui aident à l'ébullition en diminuant les soubresauts qui pourraient se multiplier pendant le cours de l'opération et déterminer la rupture de la cornue. Lorsque l'acide est introduit, on place la cornue sur un bain de sable, et celui-ci sur un fourneau; on adapte au bec de la cornue un tube de Welter, dont la branche inférieure va se rendre au fond d'un flacon à trois tubulures, d'une capacité double de celle de la cornue, et qui est à moitié plein d'eau à 15 ou 20°. La seconde tubulure porte un tube de sûreté ; de la troisième part un tube recourbé, dont la branche inférieure, passant à travers un bouchon, va plonger au fond d'une éprouvette longue, étroite, bien sèche, placée au milieu d'un mélange réfrigérant. Le bouchon glissant sur le tube, sert à fermer l'éprouvette, en laissant cependant un petit trou destiné au dégagement de la vapeur d'éther qui n'aurait pas été condensée. L'appareil étant ainsi disposé, on lute exactement les jointures, et lorsque les luts sont secs, on chauffe graduellement la cornue. Aussitôt que le liquide contenu dans ce vase est échauffé, on voit des bulles s'élever du fond du liquide; elles augmentent, et peu de temps après le mélange entre en ébullition. La conduite du feu est très importante pour obtenir de bons résultats. Si le degré de chaleur donné est trop faible, la production de l'éther n'a pas lieu; si elle est trop forte, le résultat est peu productif. Il faut tenir un juste milieu, et se baser sur la manière dont se fait l'ébullition: le dégagement des bulles doit avoir lieu d'une manière égale; il ne doit être ni trop rapide ni trop lent. Lorsque l'opération est bien conduite, l'éther se forme; il se dégage en entraînant avec lui de l'eau, de l'alcool et de l'acide. Mais comme une température de 15 à 20° n'est pas suffisante à la volatilisation de ces corps, il en résulte, qu'en traversant l'eau du premier flacon, l'éther se sépare de ces substances qu'il laisse en solution, et se purifie. Il passe ensuite dans l'éprouvette, où il se condense. La quantité d'éther qu'on obtient d'une opération bien conduite est de 48 à 60 grammes pour 500 grammes (1 livre) d'acide employé et mêlé avec un volume égal d'alcool. Dans cette opération, l'acide hydro-chlorique en contact avec l'alcool réagit sur ce produit, qui se partage en hydrogène carboné et en eau. L'hydrogène carboné se combine avec une portion de l'acide pour former de l'éther hydro-chlorique (1).

Si, lorsqu'on monte l'appareil, on ajoutait un flacon faisant suite au premier, et supportant un tube qui irait se rendre dans l'éprouvette, et que dans ce flacon on mît de l'alcool, on obtiendrait une solution d'éther dans l'alcool (*de l'éther hydro-chlorique alcoolisé*). L'éther hydro-chlorique est un liquide incolore, volatil, d'une pesanteur spécifique de 0,874; il marque 16° = 26 à l'aréomètre; il est liquide jusqu'à 11°; au-dessus de ce terme, il se réduit à l'état de gaz. Quoique plus volatil que l'éther sulfurique et que l'alcool, il est plus pesant. L'éther hydro-chlorique brûle

(1) M. Boullay a proposé, pour la préparation de l'éther hydro-chlorique, l'emploi de l'alcool saturé de gaz hydro-chlorique. Cet emploi présente de l'avantage dans la préparation de ce produit.

avec une flamme d'un vert émeraude, en donnant lieu à des vapeurs blanches formées d'eau, d'acide carbonique et d'acide hydro-chlorique. Il est soluble dans l'alcool, très peu soluble dans l'eau ; il lui communique cependant une saveur sucrée ayant quelque analogie avec celle de la menthe. Pur, il est sans action sur le tournesol et sur le sirop de violettes. Mis en contact avec les nitrates d'argent et de mercure, il n'y a de précipitation qu'au bout de quelques jours. Cette manière de se conduire indique qu'il y a combinaison intime entre les élémens qui le composent. Cette combinaison est le résultat de l'union d'un volume d'hydrogène carboné et d'un volume d'acide hydro-chlorique condensés en un seul volume. L'éther hydro-chlorique doit être conservé dans des flacons bouchés à l'émeri et recouverts de peau. On les place à la cave, en ayant soin de les renverser, l'éther hydro-chlorique étant excessivement volatil; pour l'employer dans divers médicamens, on le mêle avec partie égale d'alcool. Cette solution se prescrit sous le nom *d'éther hydro-chlorique alcoolisé*. Lorsqu'on l'emploie au lieu d'éther, on en met deux parties au lieu d'une d'éther pur. Ce produit est peu usité dans l'art médical. (A. C.)

ÉTHER NITREUX, *Éther nitrique*. L'éther nitreux fut connu dès 1681. Kunckel est le premier qui en ait fait mention, dans une lettre écrite à Voight. Cet écrit de Kunckel attira peu l'attention des chimistes de cette époque, et elle ne fut fixée qu'en 1742 et 1746, par la publication des travaux de Navier et de Sebastiani. Les expériences faites par ces savans furent le prélude de beaucoup d'autres, et l'éther nitrique occupa successivement Black, Dehne, MM. Chaptal, Proust, Thénard, Pétroz, Durozier. Tout récemment M. Guibourt a publié des observations sur ce produit. Divers procédés ont été prescrits pour faire l'éther nitreux, parmi lesquels nous rapporterons ceux de MM. Thénard, Pétroz, Durozier, et les résultats d'expériences faites par M. Guibourt.

Procédé de M. Thénard. On prend, parties égales en poids d'alcool à 36° et d'acide nitrique à 34°; on les mêle, et l'on introduit le mélange dans une cornue dont la capacité doit être au moins triple de celle du mélange ; on la place sur un triangle de fer posé sur un fourneau ; on y adapte une allonge dont l'extrémité se rend dans un ballon qui communique avec trois ou quatre flacons à moitié pleins d'eau saturée d'hydrochlorate de soude, par des tubes recourbés dont les plus grandes branches plongent au fond de ce liquide. On place ces flacons dans des vases destinés à recevoir un mélange réfrigérant. L'appareil étant disposé, on lute exactement les jointures, et on laisse sécher les luts. Lorsqu'ils sont secs, on met dans les vases le mélange de glace et de sel, on place sous la cornue une lampe à l'esprit-de-vin, on observe le mélange. Aussitôt que l'action de la chaleur a déterminé la réaction des deux liquides, et qu'on aperçoit les premières bulles se former, on retire la lampe, et l'on observe comment se conduit l'opération. Si l'ébullition devient trop forte, on verse sur la cornue de l'eau froide, que l'on a eu le soin de placer à sa portée ; on continue de rafraîchir ; on cesse lorsque l'ébullition marche de manière à ne pas faire craindre qu'une partie du liquide contenu dans la cornue ne vienne à passer dans les autres parties de l'appareil. L'opération est terminée lorsque l'ébullition cesse d'elle-même. On délute l'appareil ; on recueille la liqueur qui se trouve dans le ballon, et qui est un mélange d'alcool, d'éther, d'acides nitrique, nitreux et acétique. On sépare, à l'aide d'un entonnoir à longue tige, les liquides qui se trouvent en quantités variables dans les flacons et à la surface de l'eau salée ; on les réunit ensuite au liquide retiré du ballon ; on introduit le tout dans une cornue de verre, à laquelle on adapte un matras. On procède à la distillation à une douce chaleur, en ayant soin de recouvrir les parois du matras d'un mélange réfrigérant : lorsque la rectification est achevée, on agite l'éther obtenu avec une petite quantité de chaux éteinte ou avec de la magnésie décarbonatée ; on décante ou l'on filtre. L'éther ainsi obtenu marque 26° (Baumé). Voici ce qui se passe dans cette opération : l'alcool et l'acide se partagent chacun en deux parties ; une portion de l'alcool enlève tout l'oxigène à une partie de l'acide nitrique, et transforme le reste en acide nitreux : de là, formation d'eau, d'acides carbonique, acétique, oxalique, de gaz azote, de gaz nitreux et d'une matière facile à charbonner. La partie de l'alcool non décomposée se combine avec l'acide nitrique ramené à l'état d'acide nitreux, forme l'éther qui, avec les gaz, passe dans les flacons composant l'appareil, en entraînant avec eux de l'alcool, des acides nitrique, nitreux et acétique. L'éther, en contact avec les solutions salines, se condense, ainsi qu'une petite quantité d'alcool et d'acide; ces gaz se dégagent, entraînant avec eux une petite quantité d'éther qui n'a pas été condensée. Le résidu, composant à peu près le tiers du mélange employé, est formé d'eau, d'alcool, d'acide nitrique, d'une petite quantité d'acide acétique, d'une matière difficile à charbonner, enfin d'acide oxalique (1).

Procédé de M. Pétroz. Des expériences faites par ce chimiste lui ont indiqué que la formation de l'éther nitreux exigeait plusieurs conditions, et qu'elle présentait des phénomènes qui peuvent l'engager à regarder cet éther, non comme une combinaison de l'acide avec l'alcool absolu, mais comme un combiné d'acide et d'un autre corps dérivé de l'alcool (2). Les conditions exigées, d'après ce chimiste, sont les suivantes. 1°. L'alcool doit être exempt d'eau; employé à 40° de Baumé, il n'est pas convenable, on doit lui substituer celui qui marque 44° à la température de zéro (3) ; 2°. le mélange de l'alcool avec l'acide nitrique doit être fait de manière à ce qu'il n'y ait pas production d'éther au moment du mélange; 3°. il est convenable d'ajouter au mélange une petite quantité d'acide sulfurique, afin de cohercer davantage les deux fluides, et d'absorber l'eau qui, convertissant en acide nitrique une partie de l'acide

(1) Des cristaux de cet acide ont été observés dans ce résidu.

(2) Observations lues en 1820, à la Société de Pharmacie de Paris.

(3) L'alcool employé par M. Pétroz a été obtenu en laissant digérer de l'alcool rectifié sur une grande quantité de chlorure de calcium, et en distillant ensuite à une douce chaleur.

nitreux, dérange les rapports dans lesquels les deux corps sont primitivement réunis.

De nombreux essais ont conduit M. Pétroz à proposer le moyen suivant. On prend alcool absolu, 60 grammes (1 once 7 gros); acide nitreux, 20 grammes (5 gros); acide sulfurique, 5 grammes (1 gros 18 grains). On fait un mélange de l'alcool et de l'acide sulfurique, en versant ce dernier à plusieurs reprises dans l'alcool. On laisse refroidir; on ajoute alors l'acide nitreux. On introduit le tout dans une cornue de verre que l'on place sur un fourneau, et à laquelle on adapte un récipient. L'appareil étant disposé, on place sous la cornue deux ou trois charbons incandescens, et l'on continue la distillation jusqu'à ce que l'on ait obtenu 2 grammes de produit. Celui-ci est de l'éther nitreux qui n'a besoin, pour être pur, que de séjourner quelques instans avec la magnésie. Le procédé de M. Pétroz a cela d'avantageux, qu'on peut opérer sur des quantités minimes, et, qu'en quelques instans, sans employer l'appareil de Woulf, on peut se procurer l'éther dont on a besoin. Cet éther, d'après l'auteur, paraît susceptible de mieux se conserver que celui obtenu par les autres procédés. De l'éther ainsi préparé fut conservé pendant dix mois; au bout de cet espace de temps, il rougissait à peine le papier de tournesol.

Procédé de M. Durozier. Le but que s'est proposé M. Durozier, en publiant son procédé, est d'indiquer un moyen simple et facile qui pût faire éviter les inconvéniens qui résultent ordinairement de l'application du feu dans la préparation de l'éther nitreux : à cet effet, ce chimiste développe, à l'aide de l'acide sulfurique, le degré de chaleur nécessaire à la réaction de l'acide sur l'alcool, et conséquemment la formation de l'éther. L'appareil consiste en une cornue tubulée à long col, d'une capacité d'environ 6 pintes; cette cornue est placée sur un bain de sable; son col se joint immédiatement à un serpentin qui, à sa partie inférieure, est uni à un ballon tubulé placé dans un vase destiné à recevoir un mélange réfrigérant; de la tubulure du ballon part un tube de sûreté qui va se rendre dans un flacon contenant de l'alcool destiné à dissoudre le peu d'éther qui s'échapperait. L'alcool qui sert à recueillir l'éther, sert à une opération suivante, ou à la préparation de l'éther nitrique. L'appareil étant disposé, les jointures lutées et les luts secs, on prend 1500 grammes (3 livres) d'alcool à 36° ; on y mêle 750 gram. (1 livre 8 onces) d'acide nitrique à 32°; on introduit ce mélange par la tubulure, en se servant d'un entonnoir à longue tige ; aussitôt après, on y ajoute de l'acide sulfurique concentré, 736 gram. (12 onces) ; on referme la tubulure avec un bouchon ; on assure celui-ci avec une ficelle, et l'on recouvre de lut. Cinq minutes après que le mélange de l'acide est fait, l'ébullition commence à se manifester ; des stries d'éther tapissent les parois de la cornue, et bientôt après on voit l'éther couler abondamment dans le ballon placé sous le serpentin. Dès que l'ébullition cesse, l'opération est terminée : on enlève le produit contenu dans le ballon, et qui pèse environ 718 grammes (23 onces) ; on le met en contact avec un lait de chaux ; on laisse réagir pendant un jour, en ayant soin de remuer de temps en temps ; on décante ensuite l'éther, qui pèse de 320 à 352 grammes (10 à 11 onces). M. Guibourt, dans des observations sur la préparation de l'éther nitrique, lues à l'Académie royale de Médecine, en avril 1827, a annoncé que le procédé donné par M. Thénard peut fournir une quantité d'éther beaucoup plus considérable que celle qui a été annoncée ; mais que ce procédé offre quelques inconvéniens, en raison de la fragilité de l'appareil et de l'action violente qui se développe au moment de l'ébullition ; il a donné la préférence à un mode de préparation analogue à celui proposé par M. Durozier. Ce procédé consiste à adapter à une cornue tubulée, placée au bain-marie, une allonge et un serpentin en plomb, au bas de celui-ci est ajusté un récipient vide, duquel part un tube de sûreté dont la branche la plus longue va plonger dans un flacon contenant de l'alcool ; on introduit dans la cornue un mélange fait avec deux parties d'alcool à 35° et une partie d'acide nitrique à 40° ; on chauffe jusqu'à l'ébullition ; on lave deux fois le produit distillé, avec une solution saturée de borax et de sel marin; on met l'éther, ainsi préparé, en contact, pendant quelques heures, avec de la magnésie calcinée, puis on le sépare de ce produit. Par ce moyen, M. Guibourt a obtenu de l'éther parfaitement pur, jaune, très mobile et très volatil. Le poids de ce produit avait à peu près la moitié du poids de l'alcool employé. Le procédé de M. Guibourt ne peut pas faire craindre la présence d'une certaine quantité d'éther sulfurique dans l'éther nitreux, objection faite par M. Thénard à l'emploi du procédé de M. Durozier (1).

L'éther nitreux est un liquide plus lourd que l'alcool, moins lourd que l'eau; il a une couleur blanche-jaunâtre, une odeur forte et analogue à celle de la pomme reinette; sa saveur est chaude et piquante; il brûle avec une flamme blanche, sans laisser de résidu. Traité par l'eau, il se sépare en trois parties : la première se volatilise; la deuxième se dissout, et la troisième se décompose, en donnant lieu à de l'alcool et à de l'acide nitreux. La liqueur acide obtenue ainsi, saturée par la potasse, puis soumise à la distillation, donne pour produit distillé, de l'alcool, et pour résidu, du nitrite de potasse. L'éther nitrique se conserve difficilement : en peu de temps et dans un flacon plein et fermé, il devient acide; sa décomposition est plus prompte s'il y a concours de la chaleur. La difficulté qu'il y a de conserver cet éther a donné l'idée de lui substituer, pour l'emploi médical, l'*éther nitrique alcoolisé*, qui se prépare en faisant passer les vapeurs d'éther dans l'alcool; celui-ci se dissout et s'unit à l'alcool. On doit continuer l'opération jusqu'à ce que l'alcool ait acquis le double de son poids primitif et qu'il marque 32° Baumé.

Dans la deuxième partie de son Mémoire sur les éthers, lue à la section de Pharmacie de l'Académie royale de Médecine, le 13 janvier 1827, M. Henry a examiné l'action des éthers nitreux et acétique; il a prouvé, dans ce Mémoire, que les élémens de ces combinés pourraient facilement être séparés par l'action des acides sur les oxides, sur les métaux, sur les

(1) Thénard, Traité de Chimie, t. IV, p. 160.

corps simples que l'on met en contact avec ces produits, et qu'il se formait des nitrates, des hypo-nitrates et des acétates. Ayant examiné l'action de l'air sur ces éthers, il a obtenu des résultats conformes à ceux publiés jusqu'à ce jour. (*V.* le Mémoire de M. Henry, *Journal de Pharmacie*, 1827.)

L'éther nitrique est employé dans la Thérapeutique. On l'a donné quelquefois dans les affections du foie. On l'administre à l'état d'éther nitrique alcoolisé, à la dose de 10 à 20 gouttes, dans un liquide sucré.

Les autres éthers n'étant pas employés dans la Thérapeutique, nous n'avons pas cru devoir donner ici le mode de préparation à suivre pour les obtenir. De ce nombre sont les éthers benzoïque, formique, oxalique, citrique. (*Voir* l'ouvrage de M. Thénard, t. IV.) (A. C.)

ÉTHER SULFURIQUE AVEC LE DEUTO-IODURE DE MERCURE. On prend éther sulfurique, 48 grammes (1 once et demie); deuto-iodure de mercure, 10 décigrammes (20 grains). On mêle, et l'on conserve pour l'usage. (A. C.)

ÉTHER SULFURIQUE IODURÉ. On prend éther sulfurique, 4 grammes (1 gros); iode pur, 3 décigrammes (6 grains). On introduit l'iode dans l'éther, on agite, et l'on conserve dans un flacon bien fermé. (A. C.)

ÉTHIOPS MARTIAL. *V.* Oxide de fer.

ÉTHIOPS MINÉRAL. *V.* Sulfure noir de mercure.

ÉTHIOPS VÉGÉTAL. On a donné ce nom au charbon provenant de la calcination en vase clos, de l'algue marine. (A. C.)

ÉTHUSE ou PETITE CIGUË, vulgairement faux persil, ache des chiens et ciguë des jardins. *Æthusa Cynapium,* L.— Rich. Bot. méd., II, p. 470. Orfila, Leçons de Méd. légale, pl. 12. (Famille des Ombellifères, Juss. Pentandrie Digynie, L.) Cette plante herbacée est très commune dans les lieux cultivés, dans les jardins, le long des vieux murs, et parmi les décombres. La ressemblance de ses feuilles avec celles du persil est telle, qu'on risquerait beaucoup de s'y tromper, surtout lorsque la plante n'est pas fleurie. On a malheureusement plusieurs exemples d'une aussi funeste méprise, occasionée par l'abondance de cette plante vénéneuse, dans les lieux mêmes où l'on cultive le persil. Son odeur vireuse et nauséabonde la distingue, il est vrai, de celui-ci, qui exhale une odeur aromatique et agréable; mais quelquefois on ne s'aperçoit pas assez tôt de cette différence. Il convient donc de faire connaître d'une manière comparative les caractères botaniques de ces plantes. La tige de la petite ciguë est dressée, rameuse, cylindrique, légèrement striée, glauque, rougeâtre inférieurement, portant des feuilles trois fois divisées, et dont les folioles sont étroites, aiguës, incisées, d'un vert foncé. Dans le persil, la tige est cannelée et verte; les folioles sont larges, partagées en trois lobes presque cunéiformes et dentés. Les fleurs de la petite ciguë sont blanches, disposées en ombelles terminales, composées d'environ une vingtaine de rayons, ceux de la circonférence plus longs; elles n'ont point d'involucre général, mais à la base de chaque ombelle partielle on trouve un involucelle de quatre à cinq folioles linéaires, réfléchies et pendantes d'un seul côté. Le fruit est globuleux, un peu comprimé, d'un vert foncé, offrant sur chacune de ses moitiés cinq côtes saillantes et arrondies. Les fleurs du persil sont d'un jaune verdâtre, accompagnées d'un involucre général à six ou huit folioles, et les fruits sont ovoïdes, un peu allongés, marqués de lignes longitudinales à peine visibles.

La petite ciguë a été ainsi nommée à cause de ses propriétés délétères, analogues à celles de la ciguë maculée. Elle n'a point d'usage en Médecine. (A. R.)

ÉTUVE. On a donné le nom d'étuve à une pièce plus ou moins grande, et dans laquelle on se propose d'élever la température de l'air, afin de dessécher diverses substances. Les étuves doivent recevoir l'air extérieur échauffé, et permettre à cet air de sortir lorsqu'il est devenu humide aux dépens de l'eau enlevée aux substances soumises à la dessication. On accélère ou l'on diminue la sortie de l'air humide en s'aidant de registres qu'on tient ouverts ou fermés.

Une étuve facile à construire est celle dont le fourneau est situé à la partie inférieure. Son ouverture est au dehors; la cheminée du fourneau, qui est en fonte, s'engage à moitié dans le mur formant le fond de l'étuve. La partie supérieure du fourneau, construit en fonte, forme une espèce de boîte où l'air arrive du dehors, s'échauffe, et passe dans l'étuve, à l'aide de tubes de tôle qui montent dans l'intérieur ; par des registres pratiqués sur l'une des parois, on permet à volonté l'entrée ou la sortie de l'air humide. Une fenêtre pratiquée dans cette étuve est garnie de doubles carreaux, qui sont posés de manière à ce qu'il y ait un intervalle d'un pouce de l'un à l'autre carreau. La porte de l'étuve, située au-dessus de l'ouverture du fourneau, doit être bien close. Les parois intérieures doivent être garnies de tringles en fer, destinées à supporter des claies d'osier sur lesquelles les substances à dessécher doivent être placées. Dans les figures qui paraîtront avec le dernier volume, nous donnerons un dessin qui pourra indiquer la construction de cette étuve.

Divers autres modèles d'étuves ont été donnés, et quelques pharmaciens ont profité avec raison de la chaleur qui peut s'échapper du fond d'une cheminée, de celle d'un tuyau de poêle, etc., et ils ont construit des étuves en utilisant ainsi de la chaleur qui aurait pu être perdue. (A. C.)

EUCALYPTUS RESINIFERA. Arbre de la famille des Myrtacées, indigène de la Nouvelle-Hollande, et qui fournit un suc concret, astringent, très analogue au *kino*, avec lequel il a été confondu par la plupart des pharmacologistes. Ce suc paraît découler de l'arbre lui-même, et se dessécher sur le tronc, à la manière des gommes. Celui que M. Lesson, naturaliste à bord de la Coquille, a rapporté, est en masse poreuse, luisante et presque noire en quelques parties, terne et rougeâtre en d'autres, et il a une certaine ressemblance avec les scories de houille et de fer, que l'on nomme vulgairement mâche-fer. Il contient beaucoup d'impuretés, et surtout de débris ligneux dont on peut le débarrasser par la solution dans l'eau, et la filtration. Il s'attache aux dents, se pulvérise difficilement, et donne une poudre d'un rouge brun, moins astringente que celle du véritable kino. *V.* ce mot. (A. R.)

EUPATOIRE. *Eupatorium*. Genre de plantes de la famille des Synanthérées-Corymbifères, renfermant un nombre très considérable d'espèces indigènes des contrées chaudes de l'Amérique, à l'exception d'une seule qui se trouve en Europe. Quelques-unes de ces plantes ont joui d'une certaine réputation médicale.

L'Eupatoire d'Avicenne, *Eupatorium cannabinum*, L. (la seule espèce européenne), était autrefois employée dans plusieurs maladies. Sa racine blanchâtre et fibreuse paraît être un purgatif assez fort; ses feuilles et sa tige, douées de qualités amères et légèrement aromatiques, passaient pour détersives et apéritives. Cette belle plante s'élève à plus d'un mètre; elle a des feuilles opposées, sessiles, à trois ou cinq folioles, lancéolées et dentées, presque semblables à celles du chanvre. Les fleurs sont d'un rouge vineux, et forment des corymbes très denses à l'extrémité des ramifications de la tige.

Parmi les espèces exotiques, nous citerons particulièrement l'Aya-pana (*Eupatorium Aya-pana*, Ventenat), plante herbacée, remarquable par l'odeur de fève Tonka qu'exhalent ses feuilles desséchées, et qui a été vantée comme une espèce de panacée universelle. (*V*. Aya-pana). C'est encore à ce genre, ou à un genre formé à ses dépens, qu'appartient le Guaco (*Eupatorium satureiæfolium*, Lamck. *Mikania Guaco*, Willd.), plante célèbre chez les peuples de la république de Colombie, comme spécifique contre la morsure des reptiles venimeux. *V*. Guaco. Dans l'Amérique septentrionale, l'*Eupatorium perfoliatum*, L., est un fébrifuge usité. Le docteur Anderson, de New-Yorck, dit avoir obtenu de grands succès de ses feuilles prises en infusion, en poudre ou en teinture alcoolique. Les anciens donnaient le nom d'*Eupatoire* à d'autres plantes de la même famille. Leur Eupatoire de mesué est l'*Achillea Ageratum*, L., espèce du genre Millefeuille. *V*. ce mot. (A. R.)

EUPHORBE. *Euphorbia*. Ce genre de plantes, type de la famille des Euphorbiacées, se compose de plus de trois cents espèces, toutes remarquables par l'âcreté extrême d'un suc laiteux qui découle de leurs différentes parties lorsqu'on y fait une incision. Dans toutes ces plantes, les fleurs offrent une organisation fort singulière dont nous exposerons les principaux traits à l'article EUPHORBIACÉES. (*V.* ce mot.) Nous ne traiterons pas ici collectivement de toutes les espèces d'euphorbes qui fournissent des produits utiles à la Médecine, ces espèces étant connues sous des noms spéciaux et généralement admis. *V.* particulièrement les mots ÉPURGE, ÉSULE, RÉVEILLE-MATIN, TITHYMAL. C'est encore au genre *Euphorbia* qu'appartient une plante herbacée de l'Amérique septentrionale, où on l'emploie fréquemment comme émétique : elle a reçu le nom d'*E. Ipecacuanha*, L. — Rich. Bot. méd., I, p. 208. Nous consacrerons uniquement cet article à l'étude de la substance gommo-résineuse employée dans les officines, sous le nom d'Euphorbe (*Euphorbium*).

Plusieurs sous-arbrisseaux produisent cette substance. Ceux qui en fournissent le plus abondamment sont les *Euphorbia officinarum, canariensis* et *antiquorum*. Ce sont des plantes grasses qui, par leur port, ont la plus grande ressemblance avec les cierges ou *Cactus,* c'est-à-dire qui possèdent des tiges nues, articulées, anguleuses, divisées en rameaux également articulés et munis sur les angles d'épines géminées. La première espèce croît non-seulement dans l'Afrique septentrionale, mais encore dans la partie australe de cette vaste partie du monde ; la seconde, comme son nom l'indique, dans les îles Canaries, et sur la côte ouest d'Afrique ; enfin, la troisième est indigène de l'Arabie et de l'Inde orientale. Le suc laiteux et corrosif de ces plantes découle au moyen des incisions qu'on pratique sur les tiges. Il s'arrête surtout à la base des épines, s'y dessèche sous forme de larmes irrégulières, jaunâtres ou rousses extérieurement, blanches à l'intérieur, un peu friables, ordinairement perforées d'un ou deux trous coniques qui se rejoignent par la base, et dans lesquels on retrouve souvent les épines de la plante. L'Euphorbe est inodore ; sa saveur d'abord presque insensible, devient bientôt brûlante et d'une âcreté corrosive.

On a classé pendant long-temps cette substance parmi les gommes-résines; mais l'analyse chimique n'y ayant pas démontré la présence de la gomme, c'est à une autre classe de produits des végétaux qu'il faut la rapporter (1). La résine qu'elle contient est insoluble dans les alcalis caustiques, et une quantité notable de cire semble y tenir la place de la gomme. Le suc concret de l'euphorbe est donc une matière assez compliquée en principes immédiats, ainsi qu'il résulte des analyses suivantes :

	M. Braconnot (2).	M. Pelletier (3).
Résine	37,0	60,80
Cire	19,0	14,40
Malate de chaux	20,5	12,20
de potasse	2,0	1,80
Matière ligneuse	13,5	»
Matière ligneuse et bassorine	»	2,00
Eau et huile volatile	5,0	8,00
Perte	3,0	0,80
	100,0	100,00

En jetant les yeux sur ces résultats, on voit que, s'ils s'accordent sur la nature des élémens, ils diffèrent beaucoup par les proportions de ceux-ci. L'analyse de M. Pelletier ayant été faite postérieurement au travail de M. Braconnot, doit être considérée comme la plus rigoureuse, parce qu'il a pu rectifier, par un meilleur procédé, les erreurs numériques de son devancier. La résine est d'une extrême âcreté, et se dissout dans l'alcool. Exposée au feu, elle se fond, se charbonne avec boursoufflement, et répand en brûlant une fumée agréable,

(1) Le suc d'une espèce très commune dans nos contrées (*Euphorbia Cyparissias*) ayant été soumis à une analyse soignée par M. Brandes, a offert une composition analogue à celle de l'euphorbe des boutiques. Ce chimiste, adoptant l'idée de Kastner, regarde l'euphorbe comme une résine cireuse saline.

(2) Annales de Chimie, v. LXVIII, p. 44.

(3) Bulletin de Pharmacie, v. IV, p. 503.

accompagnée d'une flamme vive. Nous sommes fondés à croire que l'huile volatile, quoique peu odorante, est aussi un des principes éminemment actifs de l'euphorbe.

Appliquée sur la peau, cette matière produit une prompte vésication: à plus forte raison détermine-t-elle une violente irritation par son contact avec les membranes muqueuses. Le pharmacien qui la réduit en poudre doit donc avoir le plus grand soin, pendant cette préparation, de se garantir les narines, les yeux et la bouche, au moyen d'un tissu dont les mailles soient très serrées. Son ingestion dans le tube digestif cause les plus violentes douleurs, des vomissemens fréquens, une ardeur excessive dans le gosier, des sueurs froides, et une foule de symptômes effrayans, qui se terminent par la mort. M. Orfila, après plusieurs expériences tentées sur des chiens, pense que ce poison âcre détermine une phlegmasie locale très intense, qui réagit ensuite sympathiquement sur le système nerveux, dans lequel il apporte le plus grand trouble; mais il croit qu'il n'agit pas par voie d'absorption. En effet, l'application de 2 gros d'euphorbe sur le tissu cellulaire de la cuisse d'un gros chien, a déterminé une inflammation locale des parties adjacentes, laquelle a suffi pour causer la mort, sans que les intestins et les poumons aient été lésés. L'euphorbe, à cause de ses propriétés excessivement irritantes, doit être rejeté de la classe des médicamens internes. Les anciens en faisaient usage comme sternutatoire; ils osaient même l'administrer à l'intérieur, pour chasser au dehors les *humeurs peccantes*, et prétendaient en avoir obtenu de bons effets dans les hydropisies, l'ictère, les fièvres intermittentes, etc. On ne l'emploie plus sous ce rapport, mais on le fait entrer dans la préparation de certaines compositions épispastiques, telles que l'onguent vésicatoire et la pommade dite de Grandjean. C'est surtout la Médecine vétérinaire qui en fait une assez grande consommation. Les anciens chirurgiens ont recommandé l'application de la poudre d'euphorbe sur les ulcères atoniques, pour y développer une stimulation favorable à leur cicatrisation, et pour détruire les chairs fongueuses qui s'élèvent à leur surface. Enfin, on l'a employé avec

plus ou moins de succès, dans différens cas de carie ou de nécrose, pour faciliter la séparation des parties mortes.
(A. R.)

EUPHORBIACÉES. *Euphorbiaceæ*. Famille de plantes dicotylédones, à fleurs unisexuées, pourvues d'un calice ou périanthe tantôt coloré, pétaloïde, tantôt vert ou bractéiforme, quelquefois nul. Chaque fleur mâle n'a ordinairement qu'un petit nombre d'étamines, dont les filets sont souvent articulés vers leur milieu. Si ce nombre paraît considérable dans la plupart des Euphorbiacées (à l'exception toutefois du ricin et de quelques autres genres), c'est qu'on prend pour une seule fleur ce qui est l'agglomération de plusieurs ; telles sont celles des euphorbes proprement dits, où les fleurs, dites polyandres, sont un amas de fleurs mâles, au centre desquelles s'élève une fleur femelle pédicellée. Le fruit est capsulaire, ordinairement à deux ou trois coques, dans les Euphorbiacées de nos climats, mais plus souvent à un plus grand nombre de coques dans les Euphorbiacées exotiques. Le nom de *Tricoccæ,* imposé d'abord par Linné à cette famille, n'est donc pas exact, puisqu'il ne convient qu'à un petit nombre de genres, et que d'ailleurs le fruit de quelques Euphorbiacées n'est pas composé de véritables coques. On se formerait une idée fausse de la structure générale de la famille des Euphorbiacées par celle du genre *Euphorbia* qui lui a donné son nom : c'est le plus anomal de tous ceux qui la composent, et celui où l'organisation est voilée par une foule d'avortemens et de soudures naturelles.

Le port des Euphorbiacées est extrêmement variable. Dans nos climats, ce sont en général des plantes herbacées ou à peine sous-frutescentes; mais dans les contrées chaudes, on trouve un grand nombre d'Euphorbiacées arborescentes. Toutes sont remarquables par le suc laiteux qui s'écoule de leurs divers organes lorsqu'on y fait une incision. Ce suc propre est en général d'une extrême âcreté ; c'est lui qui détermine les propriétés actives de la plupart des plantes de cette famille.

Le nombre des Euphorbiacées est assez considérable. M. Adrien de Jussieu, dans son excellente thèse sur cette famille (1), porte le nombre des espèces à environ 1050, c'est-à-dire à environ un quarante-deuxième des plantes phanérogames connues Parmi les Euphorbiacées usitées en Médecine, ou qui fournissent aux arts et à l'économie domestique des produits intéressans, nous insisterons particulièrement dans le cours de cet ouvrage sur les diverses espèces d'Euphorbes, la mercuriale, le buis, la cassave ou manioc, le ricin, la cascarille, le tournesol, le mancénillier, le caoutchouc, etc. *V.* ces mots. (A. R.)

EUPHRAISE OFFICINALE. *Euphrasia officinalis*, L. — Rich. Bot. méd., t. I, p. 238. (Famille des Scrophularinées. Didynamie Angiospermie, L.) Cette petite plante croît en abondance sur les pelouses et dans les bois de toute l'Europe. Sa tige grêle et rameuse, haute de 4 à 8 pouces, porte des feuilles sessiles, ovales, arrondies, légèrement pubescentes, dentées sur leurs bords. Les fleurs sont sessiles et solitaires dans les aisselles des feuilles supérieures, et leur ensemble forme un épi grêle. La corolle de ces fleurs est blanche ou rosée, marquée d'une tache jaunâtre; elle est divisée en deux lèvres, la supérieure légèrement bifide, l'inférieure à trois lobes presque égaux, carrés et échancrés.

Cette plante a une saveur amère, un peu astringente, et une odeur extrêmement faible, pour ne pas dire nulle. D'après cette absence de qualités physiques, on pourrait déjà dire, sans témérité, que les propriétés médicales de l'euphraise doivent être peu énergiques; il est donc difficile de concevoir ce qui lui a valu une réputation si fastueuse chez les anciens, qui l'ont vantée dans une foule de maladies, et principalement contre les maladies des yeux. L'eau distillée de cette plante était surtout employée dans les collyres astringens, mais on ne fait plus usage de ce véhicule inodore. (A. R.)

EXCÆCARIA AGALLOCHA. *V.* Bois d'Aloès.

EXCIPIENT. On donne le nom d'excipient à la substance

(1) *De Euphorbiacearum generibus, medicis earumdem viribus, Tentamen*; Paris, 1824.

qui, dans la préparation d'un médicament, sert à dissoudre, à incorporer d'autres produits et à leur donner la forme ou la consistance convenable. Il doit être approprié à cet usage. On lui donne aussi le nom de *menstrue*, d'*intermède*, et quand il est liquide, celui de *véhicule*. (A. C.)

EXOGÈNES. Par opposition au terme d'*Endogènes*, qui désigne les végétaux dont l'accroissement s'opère par l'addition de fibres disséminées sans ordre apparent dans l'intérieur des tiges, M. De Candolle a nommé *Exogènes* les plantes qui croissent au moyen de fibres disposées circulairement autour d'une moelle centrale, et qui forment ainsi des couches qui, chaque année, se placent à l'extérieur. Cette classe correspond entièrement à celle qui, en raison de la structure de l'embryon, a reçu le nom de DICOTYLÉDONES. *V*. ce mot.

(A. R.)

EXOSTEMMA. Nom générique de plusieurs arbres de la famille des Rubiacées, dont les écorces ont été employées comme succédanées des quinquinas. Le genre *Exostemma* est voisin du *Cinchona*, avec lequel les naturalistes l'ont confondu dans l'origine; il ne s'en distingue que par ses étamines saillantes hors du tube de la corolle. Les *quinquinas piton et caraïbe* sont fournis par des *Exostemma*. *V*. QUINQUINA.

(A. R.)

EXTRACTIF. Fourcroy ayant cru reconnaître que tous les extraits avaient pour base un principe commun, il le désigna sous le nom d'*extractif*, et il lui assigna diverses propriétés distinctives: 1°. la solubilité dans l'eau; 2°. la propriété de colorer ce liquide en brun rougeâtre, plus ou moins foncé; 3°. celle de teindre en brun les divers tissus qui ont été alunés; 4°. de s'oxigéner par son contact avec l'air, et de devenir insoluble (1); 5°. de fournir de l'ammoniaque lorsqu'on le soumet à l'action de la chaleur.

(1) M. Vauquelin a reconnu que le précipité qui se forme par l'évaporation à l'air libre de quelques extraits était une combinaison de tannin avec l'albumine.

L'éxtractif, examiné avec plus de soin par divers chimistes, a été reconnu pour un corps composé, dont les propriétés dérivaient tantôt de l'un ou de l'autre de ses élémens. Il est maintenant considéré comme un être imaginaire. (A. C.)

EXTRAITS. On donne le nom d'extrait (1) au produit obtenu d'une substance végétale ou animale, à l'aide d'un véhicule approprié à sa nature, et amené ensuite, à l'aide de l'évaporation, en consistance sèche ou en consistance pilulaire. Les extraits, comme l'indique cette définition, se trouvent dans les officines, sous deux états principaux : tantôt ils sont assez mous pour céder à la pression sous le doigt ; ils peuvent alors se réduire en pilules ; tantôt ils sont assez durs pour pouvoir être mis en poudre. Ces derniers portaient, d'après Lagaraye, le nom impropre de *sels essentiels*. L'extrait obtenu à l'aide d'un véhicule approprié à sa nature, est formé de la plupart des principes solubles du corps dont il provient ; il en résulte que les substances qui en font partie sont plus ou moins nombreuses, ce qui est démontré par les analyses qu'on a faites d'un grand nombre d'extraits. Les produits dont on obtient les extraits étant différens les uns des autres, il faut nécessairement que le véhicule à mettre en usage, que le mode d'opérer, que les altérations qui se manifestent, soient variés. Afin de procéder avec ordre, nous suivrons la marche que nous avons indiquée dans le Manuel du pharmacien, en examinant : 1°. quels sont les véhicules à employer, quels sont les moyens les plus propres à aider leur action dissolvante ; 2°. comment l'évaporation du liquide doit être faite ; 3°. quels sont les règles générales à suivre pour la préparation des extraits ; 4°. quels sont les altérations que ces médicamens éprouvent, et comment on doit les conserver ; 5°. dans quel ordre on doit classer ces médicamens.

(1) On a aussi donné le nom de *Rob*, de *Sapa* et de *Defrutum*, à des extraits préparés avec le suc des fruits. Le rob provient de l'évaporation en consistance de miel, du suc non fermenté d'un fruit. Le sapa est le suc de raisin amené à la même consistance. Le défrutum est le suc de raisin réduit à une consistance moindre et encore liquide.

Des véhicules et des modes d'opérer. Les véhicules employés pour obtenir les extraits sont, pour les plantes fraîches, l'eau de végétation qui tient en solution les principes solubles ; l'eau pure, l'alcool plus ou moins concentré, le vin, pour les substances sèches. Il est nécessaire que l'eau soit pure ; car elle apporterait dans ces préparations des sels en plus ou moins grande quantité, d'après le sol où elle aurait pu être puisée (1). Le vin doit être généreux ; il n'est pas utile qu'il soit très fortement coloré. L'alcool doit être plus ou moins concentré, selon la nature de la substance qu'on traite et de l'extrait que l'on veut obtenir.

On facilite l'action dissolvante de plusieurs manières : 1°. par *macération*, c'est-à-dire en laissant en contact la substance avec le véhicule à la température ordinaire ; 2°. par *digestion*, en maintenant le véhicule à une température un peu élevée ; 3°. par *infusion*, en versant le liquide bouillant sur les substances, et prolongeant suffisamment leur contact ; 4°. en se servant du filtre-presse de Réal, en employant l'eau aidée d'une forte pression (2) ; 5°. de la *décoction*, qui consiste à faire bouillir le liquide avec les substances. Ce dernier mode de préparation doit, autant que possible, ne pas être employé : les extraits obtenus par ce moyen ont perdu de leurs caractères physiques et de leurs propriétés médicales. On peut prendre pour exemple les extraits de ciguë, ceux de genièvre et de jusquiame. M. Orfila a établi, d'une manière exacte, que l'extrait de ciguë préparé par décoction, pouvait être pris impunément à haute dose, tandis que celui préparé à une moindre température avait, à la dose de quelques grains, une action bien marquée. Des essais que nous avons tentés sur l'extrait de jusquiame

---

(1) L'eau de pluie recueillie avec soin est convenable pour obtenir ces préparations.

(2) Ce mode est un des plus convenables pour l'extraction des principes contenus dans les substances végétales ; aussi s'en sert-on pour faire une préparation de café qui jouit d'une réputation bien méritée, d'après le dire des gourmets.

nous ont donné les mêmes résultats. L'extrait de genièvre, préparé par décoction, a un aspect grumelé, une saveur âcre, une couleur rouge foncée, tandis que celui par macération est d'une belle couleur jaune, son aspect est lisse et uni, et sa saveur est sucrée. M. Orfila a conclu de nombreuses expériences, qu'il a faites avec le soin et l'habileté qu'on lui connaît, que la vertu de ces médicamens est en raison inverse de la température employée pour les obtenir. D'autres raisons militent encore contre l'emploi de la décoction. Si des motifs d'économie pouvaient déterminer un pharmacien à faire le choix d'un mode de manipulation, pour cette raison il n'emploierait pas la décoction. A cet effet, nous en appellerons à l'expérience, et nous citerons les racines de gentiane, de patience, etc., qui donnent plus d'extrait par infusion que par décoction; celle de rhubarbe, qui, traitée par l'un et l'autre procédé, fournit les mêmes quantités d'extraits, mais dont l'un, celui obtenu par infusion, est plus homogène, moins mucilagineux, plus soluble dans l'eau et plus actif que celui obtenu par décoction; dans ce cas, le mucilage masque en partie les propriétés actives de l'extrait obtenu. Il est d'autres substances (nous prendrons pour exemple le quinquina) qui donnent par infusion un peu moins d'extrait que par décoction; mais l'extrait obtenu par infusion est d'une belle couleur rouge; il est plus homogène, plus soluble dans l'eau; les potions dans lesquelles on le fait entrer sont moins troubles que celles qui contiennent l'extrait provenant du decoctum, qui est grumelé et d'une couleur plus foncée. Si l'on met ces deux extraits en contact avec des proportions égales d'eau, on retire à peu près la même quantité de matière soluble, et, d'après les observations de M. Henry, la plus grande partie, obtenue par décoction, consiste en matière colorante insoluble, dans laquelle on ne peut faire résider la propriété fébrifuge du quinquina. M. Guibourt a vu que lorsqu'on traite une racine sèche par infusion (exemple, la racine de *Ratanhia*), le suc seul de la racine se dissout sans entraîner l'amidon ni le ligneux; qu'il n'en est pas de même lorsqu'on se sert de la décoction ; que dans ce cas l'amidon se combine avec la matière astringente, forme un composé qui, étant insoluble dans l'eau froide, se dissout dans l'eau bouillante, et se mêle aux principes qui font partie de l'extrait, en augmentant le poids sans en augmenter l'efficacité. Il résulte de ces faits, que si la décoction change les caractères physiques, anéantit en partie les propriétés médicales des extraits, sans en fournir une plus grande quantité, on ne doit pas l'employer pour obtenir ces médicamens ; on se bornera donc à se servir, 1°. de l'expression, pour obtenir le suc des substances fraîches ; 2°. de l'infusion et de la macération, pour obtenir les principes contenus dans les substances sèches ; 3°. de la digestion, pour épuiser les substances résineuses.

Du mode d'évaporation. Divers véhicules étant employés pour obtenir les principes solubles des végétaux ou des animaux, il est nécessaire, pour les convertir en extrait, de soustraire la plus grande partie de ce véhicule employé. On y parvient de diverses manières : 1°. à l'aide de la machine pneumatique ; 2°. à l'étuve ; 3°. au bain-marie.

L'évaporation à l'aide de la machine pneumatique s'opère de la manière suivante : on distribue le suc non dépuré ou le produit résultant de l'infusion ou de la macération dans des capsules de porcelaine à fond plat ; on place ces capsules sur le plateau de la machine pneumatique, à côté d'autres vases contenant de l'acide sulfurique concentré ou d'autres composés très déliquescens (le nitrate de chaux, le chlorure de calcium) ; on recouvre ces vases avec une cloche dont la partie inférieure est garnie de suif, et l'on fait le vide. Une partie de l'eau, tenant en solution les diverses substances, se réduit à l'état de vapeurs qui sont absorbées par l'acide ou par les substances déliquescentes. L'eau absorbée est remplacée par une nouvelle quantité de vapeurs, qui sont de nouveau absorbées. L'opération se continue ainsi. L'évaporation étant terminée, on retire l'extrait, que l'on conserve dans un flacon fermé exactement, afin de le garantir de l'humidité dont il est avide. Les extraits obtenus par ce moyen ont une énergie bien plus grande que ceux obtenus par tout autre procédé d'évaporation; mais la difficulté d'opérer sur de grandes quantités rend cet emploi très difficile (1).

L'évaporation à l'étuve consiste à placer les liquides sur des vases de faïence ou de porcelaine, à fond plat, et à maintenir la température de ce lieu à 40 ou 50°. Lorsque l'extrait est en consistance convenable, on l'enlève et on le conserve dans des vases bien clos. Ce moyen peut s'employer surtout lorsqu'on veut préparer des extraits selon la méthode de Stork, c'est-à-dire en y laissant la chlorophylle : ces extraits, selon divers auteurs, jouissent d'une action bien plus grande que ceux qui ne contiennent pas ce principe.

L'évaporation au bain-marie se fait de deux manières. La première consiste à faire plonger le vase évaporatoire dans l'eau bouillante; dans ce cas, le liquide contenu dans ce vase ne reçoit la chaleur que par l'intermède de l'eau bouillante, et la température, qui ne s'élève pas au-dessus de 100 degrés, donne lieu à l'évaporation du véhicule, sans que les substances qui sont en dissolution soient altérées, comme cela arriverait si le vase évaporatoire était chauffé à feu nu. La grande quantité de combustible exigée par ce mode d'opérer, et l'inconvénient qui peut résulter si l'on oublie de remplacer l'eau qui s'évapore, a donné l'idée à M. Henry d'employer la vapeur pour obtenir la concentration des liquides et leur réduction en extraits.

Ce mode d'agir présente plusieurs avantages: 1°. on peut, avec moins de combustible, faire évaporer de plus grandes masses de véhicule; 2°. l'évaporation se fait à une chaleur qui n'est pas capable de faire éprouver d'altération aux substances dissoutes; 3°. on peut recueillir de l'eau distillée, qui sert dans diverses opérations chimiques et pharmaceutiques. Deux appareils destinés à faire évaporer les véhicules tenant en solution diverses substances, et à les amener à l'état d'extraits, ont

(1) Il serait cependant possible d'établir, à l'aide de la vapeur, des appareils en grand, propres à faire le vide.

été décrits. Le premier, dû à M. Henry, chef de la Pharmacie centrale, consiste en une chaudière couverte, dans laquelle on fait bouillir de l'eau; de cette chaudière la vapeur est dirigée dans des vases évaporatoires qui communiquent entre eux à l'aide de tubes métalliques. Chacun de ces vases a la forme d'une bassine de cuivre, à laquelle est soudée une capsule d'étain large et peu profonde, dans laquelle on met le liquide à évaporer. La vapeur d'eau développée à l'aide de combustible placé sous la chaudière, circule entre les capsules, les enveloppe, leur cède son calorique, repasse en partie à l'état d'eau, qui s'écoule par un robinet placé au fond de chaque vase. Au dernier vase est adapté un tube recourbé, plongeant dans de l'eau froide, qui oppose une pression légère au dégagement de la vapeur qui ne s'est pas condensée. Pour obtenir l'extrait, on distribue le véhicule dans trois ou quatre capsules; on laisse évaporer : lorsqu'il est assez réduit, on réunit le tout dans une seule capsule, et l'on agite pour accélérer l'évaporation. On peut nettoyer les autres capsules, et s'en servir pour procéder à la préparation d'un autre extrait. La chaleur qui est communiquée aux capsules a été déterminée : la plus voisine de la chaudière est chauffée à 92°; la quatrième à 57°. Si l'on voulait donner à la vapeur, et par suite au liquide qu'elle échauffe, une température plus élevée, il faudrait lui faire subir une pression plus forte. C'est sur cette modification qu'est établi l'appareil de M. Pelletier, qui consiste en une petite chaudière à vapeur, à basse ou moyenne pression, suivant la force des poids ou de la vis qui maintient la soupape. La vapeur circule autour des capsules destinées à l'évaporation, en conservant la pression sous laquelle elle s'est formée; de sorte que ses effets sont infiniment plus puissans que lorsque la vapeur est libre. Enfin, après s'être mise en contact avec le double fond de chaque capsule, la vapeur s'échappe à la dernière, en soulevant une soupape, dont la force de résistance est moindre que celle de la soupape de la chaudière. Cette soupape devient soupape de sûreté. Par précaution, un obturateur en métal fusible de D'Arcet, modifié, est placé sur l'un des points du couvercle de la chaudière.

Règles générales à observer lors de la préparation des extraits. 1°. Les substances dont on veut obtenir l'extrait doivent être choisies pures et n'ayant subi aucune altération. La portion d'extrait qu'on obtient est plus considérable, et l'extrait est beaucoup plus actif. 2°. Si l'extrait doit être préparé avec des substances végétales fraîches, on doit, autant que possible, en extraire le suc sans ajouter d'eau : celle-ci étant en moindre quantité, l'extrait reste moins long-temps exposé à l'action de la chaleur. 3°. Si l'extrait doit être préparé avec des substances sèches, il ne faut pas, pour dissoudre les principes solubles, mettre en usage la décoction, mais l'infusion, la macération ou la digestion. 4°. On doit épuiser entièrement la substance des principes solubles, et n'employer pour cela que la quantité de véhicule nécessaire. 5°. Lorsqu'on clarifie les liqueurs destinées à subir l'évaporation, on se sert du filtre pour les produits de la macération, de la digestion et de l'infusion; de la coagulation, pour les sucs des plantes; enfin de la fermentation, pour les sucs des fruits. 6°. On doit employer l'eau pure, afin de ne pas introduire de sels étrangers dans l'extrait. 7°. On se sert, pour faire évaporer les liquides, ou de l'intermède de l'eau (le bain-marie) ou de celui de la vapeur. 8°. On continue l'évaporation jusqu'à ce que l'extrait soit en consistance convenable, c'est-à-dire jusqu'à ce que ce produit chaud, frappé avec la paume de la main, n'y adhère pas, ou qu'étendu sur du papier, il ne le pénètre pas d'humidité.

Des altérations qu'éprouvent les extraits, et des soins qu'on doit prendre pour les conserver. Les extraits conservent rarement la consistance qu'on leur donne au moment de leur préparation : les uns deviennent plus mous, d'autres se solidifient. On a observé que ceux obtenus des sucs des végétaux se ramollissent et se détériorent, en offrant des moisissures. Cet effet est attribué à la présence, dans cet extrait, de sels déliquescens qui attirent l'humidité de l'air, et qui lui donnent une moindre consistance. On peut prendre pour exemple l'extrait de bourrache préparé avec le suc de la plante ; cet extrait acquiert avec le temps de la fluidité : il n'en est pas de même de l'extrait préparé avec la plante sèche ; celui-ci conserve la consistance qu'on lui a donnée. Les extraits préparés d'après le procédé de Storck, et qui contiennent de la chlorophylle, perdent successivement le peu d'humidité qu'on leur a laissé ; ils se dessèchent. Ces extraits laissent apercevoir à leur intérieur, et surtout à leur surface, des cristaux bien prononcés. Celui de bourrache m'a fourni des cristaux prismatiques de nitrate de potasse. Les extraits qui contiennent de la fécule ou du tannin durcissent promptement, surtout s'ils ont été préparés par la décoction, qui a dissous la plus grande partie de l'amidon. Les extraits doivent être conservés dans des vases parfaitement couverts, et ceux-ci doivent être placés dans des lieux très secs. On doit les visiter souvent. S'ils se liquéfient, on les chauffe pour dissiper l'eau qui a été absorbée, et qui déterminerait leur décomposition. S'ils se durcissent, on les ramollit, en les soumettant à une douce chaleur, et en y incorporant une petite quantité d'eau distillée. On peut aussi aider à la conservation des extraits, en les recouvrant d'une couche de lycopode, qu'on a soin de bien comprimer. Lorsqu'on veut employer une partie de l'extrait, on enlève le lycopode, qu'on remet ensuite sur la masse, après qu'on en a distrait une portion (1). Les extraits secs sont placés dans des flacons bien fermés, et qui interceptent toute communication de l'air avec l'extrait. Cette manière de conserver ces produits nous paraît la plus convenable. Il serait à désirer qu'on la mît en pratique pour le plus grand nombre des extraits, et particulièrement pour ceux dont les propriétés sont bien connues, et sur l'action desquels le praticien est en droit de compter.

Un extrait bien préparé doit avoir une surface lisse et brillante, doit se dissoudre dans l'eau sans la troubler, et laisser une marque profonde lorsqu'on le presse avec le doigt, auquel il ne doit pas adhérer.

---

(1) On a aussi proposé, 1°. de conserver les extraits dans une vessie huilée ; 2°. d'ajouter de l'alcool sur la fin de l'opération ; 3°. de les placer dans des pots, puis d'imbiber la surface de l'extrait avec de l'alcool déflegmé. Le second de ces moyens, sur lequel j'ai tenté quelques essais, ne m'a pas réussi.

De la classification des extraits. Les extraits employés comme médicamens étant nombreux, on a senti le besoin de les classer. Divers praticiens se sont occupés de cette classification : parmi ces savans, on compte Rouelle, Baumé, Vauquelin, Parmentier, Carbonell, Deyeux, Braconnot, Recluz. La première classification, due à Rouelle, les divisait en trois ordres, en extraits *muqueux, savonneux* et *résineux*. Cette classification fut modifiée par Baumé et Vauquelin; elle le fut encore par Parmentier, par MM. Carbonnel et Deyeux. Plus tard, M. Braconnot, de Nancy, proposa un nouveau mode de classer les extraits; mais sa manière de les diviser ne fut point admise. Il eût fallu, pour qu'on pût la mettre en pratique, que tous les extraits eussent été analysés chimiquement. M. Recluz vint ensuite, *qui, s'apercevant qu'on ne pouvait fonder une classification sur la composition toujours variable des extraits, démontra qu'on pouvait du moins la baser sur leur principe le plus actif, sur celui dont les effets sont le plus sensibles dans l'application.* D'après cette classification, les extraits sont divisés en six sections. La première renferme les *alcalidés;* elle comprend les extraits dont les propriétés sont dues à la présence d'un alcali organique, appelé *alcaloïde* par Brande; exemple : les extraits de quina, de pavot, de douce-amère, de strychnine, de staphysaigre, etc. La deuxième comprend les *résinidés,* c'est-à-dire les extraits qui doivent leur vertu à de la résine; exemple : les extraits de jalap; de gayac, de valériane. La troisième comprend les *amaridés,* les extraits qui doivent leur principe à l'*amarin* ou à un principe analogue, tel que le *gentianin,* la *caphopicrite,* la *cathartine,* l'*élatine,* le *tannin.* L'auteur a subdivisé cette section en trois ordres : les *amaridés toniques,* les *amaridés cathartiques* et les *amaridés tanninés.* La quatrième section se compose des extraits *saccharidés ;* ceux-ci doivent leurs propriétés au sucre ou à un principe analogue, de saveur sucrée ; exemple : les extraits de réglisse, de casse, de genièvre, de polypode. La cinquième, les *osmazonés,* ne renferme, jusqu'à présent, qu'un seul extrait, celui de viande (les tablettes de bouillon), dont les propriétés sont dues à la présence de la gélatine et de l'osmazone. La sixième, les *polydiotés*, comprend tous les extraits qu'on ne peut ranger dans les cinq sections précédentes, faute de bien connaître les principes auxquels ils doivent leurs propriétés médicinales ; exemple : les extraits de bourrache de chicorée, de chardon-bénit, etc. Ces divers extraits pourront par la suite faire partie des sections précédentes. La classification due à M. Recluz éprouvera sans doute quelques modifications ; il appartient à son auteur d'y apporter le degré de perfection désirable, et nous ne doutons pas que s'il y emploie l'esprit d'observation qui lui est particulier, il ne réussisse complètement.

Préparation des extraits. Les extraits employés dans l'art médical se préparent les uns et les autres par l'évaporation du suc de la plante, de celui du produit de la macération, de l'infusion, ou de la digestion. Pour rendre notre marche plus rapide, et pour éviter des répétitions inutiles, nous suivrons le plan adopté par les rédacteurs du nouveau Codex, en donnant des détails sur la préparation d'un extrait, indiquant ensuite ceux qui peuvent être préparés de la même manière. Nous avons cependant, à cause de la marche de cet ouvrage, changé l'ordre adopté par les auteurs de cette Pharmacopée.

Extraits fournis par l'évaporation des sucs de végétaux.

EXTRAIT DE CIGUE. Cet extrait, ainsi que celui de toutes les plantes vireuses, peut être préparé de deux manières : 1°. avec la fécule verte ou la chlorophylle ; 2°. sans la fécule.

EXTRAIT DE CIGUE SANS FÉCULE. On prend des feuilles de grande ciguë fraîche, on les monde des plantes étrangères avec lesquelles elles pourraient être mêlées ; on les écrase dans un mortier de marbre ; lorsqu'elles sont bien pilées, on exprime ; on clarifie au bain-marie le suc obtenu ; on passe, et l'on fait évaporer en consistance d'extrait, en employant une chaleur très douce.

EXTRAIT DE CIGUE AVEC LA FÉCULE VERTE, *Extrait de ciguë préparé selon la méthode de Stork*. On prend de la ciguë mondée, on l'écrase comme nous l'avons dit (1). On exprime la masse; on fait passer le suc à travers une toile ou à travers un tamis à mailles serrées. On distribue le liquide ainsi préparé dans des capsules plates de faïence ou de porcelaine; on porte ensuite ces vases dans une étuve chauffée de 45 à 50° centigrades. Lorsque le suc est réduit en une masse de consistance pilulaire, on le conserve dans un vase clos. On prépare de la même manière les extraits d'ACONIT, de BELLADONE, de FUMETERRE, de JUSQUIAME, etc. Les deux modifications suivantes ont été proposées pour la préparation de l'extrait de ciguë. 1°. Au lieu d'évaporer le suc qui a passé à travers les mailles d'un tamis, on a conseillé de filtrer le suc : la chlorophylle reste sur le papier, le suc passe; on chauffe; l'albumine se coagule; on sépare le coagulum; on fait évaporer la partie liquide jusqu'à consistance de miel épais, et l'on y incorpore la chlorophylle que l'on a soigneusement détachée du filtre; on continue ensuite l'évaporation jusqu'à ce que la masse soit en consistance pilulaire. Les extraits obtenus par ce procédé se conservent plus long-temps sans subir d'altération. 2°. On prend les feuilles sèches de ciguë, on les expose sur le diaphragme d'une marmite, et on les soumet à l'action d'un courant de vapeur rendue acide en ajoutant à l'eau une petite quantité de vinaigre. Pendant cette opération, la ciguë laisse échapper une odeur forte et vireuse qui lui est particulière. Lorsque la plante a perdu son odeur vireuse et qu'elle a repris l'humidité qu'elle avait perdue par dessication, on la retire de dessus le diaphragme, on la pile, et l'on fait évaporer en consistance d'extrait, le suc exprimé et passé, en se servant de la chaleur du bain-marie (Caventou) (2).

---

(1) Quelques praticiens ajoutent une petite quantité d'eau. Cette pratique a l'inconvénient de fournir un liquide plus aqueux, et qui, pour être amené à l'état d'extrait, reste plus long-temps en contact avec le feu.

(2) M. Battley a prescrit pour la préparation de plusieurs extraits narcotiques, le procédé suivant : le suc des plantes sèches qui peuvent en 12 ou 18 heures, être ramollies par l'eau, est passé à travers un tamis; le suc passé, soumis à l'évaporation, laisse déposer, à deux reprises différentes,

EXTRAIT DE FUMETERRE. On prend le suc récent et clarifié de fumeterre, on le met au bain-marie ou dans l'une des capsules de l'appareil à vapeur, et l'on fait évaporer jusqu'à consistance convenable. On prépare de la même manière les extraits de BOURRACHE, de CERFEUIL, de CONCOMBRE SAUVAGE; de TRÈFLE D'EAU, etc.

EXTRAIT DE NERPRUN, *Rob de nerprun.* On prend les baies de nerprun, on les écrase dans un mortier de marbre ou de pierre, en ayant soin de ne pas concasser les semences; on retire la pulpe, on la place dans des terrines, on laisse en repos pendant trois jours; la masse commençant à fermenter, on exprime fortement, on passe le suc à travers une chausse; on décante la colature après quatre heures de repos; on fait évaporer jusqu'à consistance d'extrait. Ce médicament est peu employé aujourd'hui; autrefois on l'administrait comme un purgatif hydragogue, à la dose de 12 décigrammes à 6 gram. (24 grains à 1 gros et demi).

EXTRAIT DE RHUS TOXICODENDRON. On prend des feuilles fraîches, on les pile en ayant soin de se couvrir les mains et la figure pour se garantir du contact du suc et de la vapeur qui s'en exhale; on exprime avec force, on passe, et l'on fait évaporer au bain-marie jusqu'en consistance d'extrait. Cet extrait est âcre, stimulant; on le donne à la dose de 5 à 15 centigrammes (1 à 3 grains), contre les dartres, la phthisie muqueuse.

EXTRAIT DE SUREAU, *Rob de sureau.* On prend le suc exprimé des baies de sureau récoltées à leur point de maturité, on le fait cuire à un feu modéré, et jusqu'à ce qu'il ait acquis la consistance de miel. On le conserve alors pour l'usage. Ce suc était autrefois employé comme tonique, astringent, diaphorétique. On l'administrait dans les cas de dyssenterie, à la dose

---

de la fécule verte; on l'enlève, on fait ensuite évaporer aux deux tiers. A la liqueur ainsi dépurée amenée en consistance de miel, on mêle la fécule qui a été primitivement recueillie. (*London medical Reposit.*, t. IV, p. 198.)

de 4 à 12 grammes (1 à 3 gros). On obtient de la même manière les robs des fruits de BERBERIS, DE CERISES, de GROSEILLES, d'IÈBLE, de RAISIN, etc. (1).

Extraits obtenus par l'évaporation des produits fournis par l'infusion et la macération.

EXTRAIT D'ABSINTHE. On prend les sommités sèches et incisées de l'*Artemisia Absinthium*, 500 gram. (1 livre); on les place dans un bain-marie, et l'on verse dessus, eau à 100° centigrades, 5 kilogrammes (10 livres); on laisse en contact pendant 24 heures; au bout de ce temps, on passe la liqueur avec expression; on laisse déposer, on décante, on fait évaporer jusqu'en consistance d'extrait; on conserve ensuite convenablement. On obtient de la même manière les extraits d'ARMOISE, de PETITE CENTAURÉE, de CHARDON BÉNIT, de CHAMOEDRYS, de MARRUBE, et ceux d'autres sommités ou herbes sèches. On peut aussi, par ce mode d'agir, obtenir l'extrait de *Rhus Toxicodendron*, en prenant les précautions suivies lors de la préparation de l'extrait avec les feuilles vertes.

EXTRAIT DE GENIÈVRE. Prenez baies de genièvre mûres et entières, 1 kilogramme (2 livres); placez-les dans un bain-marie, et versez dessus, eau ayant 20 ou 25°, 4 kilogrammes (8 livres); laissez en infusion pendant 48 heures, en prenant la précaution de remuer de temps en temps; passez ensuite; faites évaporer la liqueur à une douce chaleur jusqu'en consistance d'extrait. Le degré de température de l'eau employée n'est pas indifférent. Si l'on faisait usage d'eau ayant une température de 50 à 60°, on pourrait obtenir un extrait âcre, ce qui ne manquerait pas d'arriver si l'on employait l'eau à 100°. L'extrait de genièvre est administré à la dose de 4 à 8 gramm. (1 à 2 gros), comme tonique stomachique. On regarde aussi cet extrait comme diaphorétique carminatif.

(1) La Pharmacopée de Baumé prescrit d'écraser les baies, de laisser macérer pendant 12 heures, et de clarifier ensuite le suc passé à la chausse, puis de faire évaporer.

EXTRAIT MOU DE QUINQUINA. Cet extrait s'obtient de la manière suivante : on prend écorce de quinquina en poudre grossière, 1 kilogramme (2 livres) ; on place ce produit dans un bain-marie, on verse dessus, eau à 100° centigrades, 6 kilog. (12 livres) ; on laisse en macération pendant 24 heures (1). On passe avec expression ; on remet avec le résidu une nouvelle quantité d'eau bouillante, 4 kilogrammes (8 livres) ; on laisse de nouveau en contact pendant 24 heures ; on passe avec expression, on réunit les deux liquides, on les filtre au blanchet et on les fait évaporer, à l'aide de la vapeur, jusqu'en consistance d'extrait pilulaire. L'extrait ainsi obtenu est très homogène, d'une belle couleur hyacinthe. Cette préparation est donnée comme tonique, antiseptique, fébrifuge, stomachique ; la dose est de 3 à 12 décigrammes (6 à 24 grains). Cet extrait est moins employé depuis la découverte de la cinchonine et de la quinine.

EXTRAIT SEC DE QUINQUINA, *Sel essentiel de quinquina, Sel essentiel de La Garaye.* On prend quinquina gris grossièrement pilé, 1 kilogram. (2 livres) ; eau froide, 6 kilogram. (12 livres) ; on mêle ces deux substances, on laisse en macération pendant 24 heures, en ayant soin de remuer plusieurs fois ; au bout de cet espace de temps, on passe la liqueur avec expression ; on remet le résidu avec de nouvelle eau, 4 kilogr. (8 livres) ; on laisse macérer de nouveau, puis on passe. On mêle les deux liqueurs, on les passe au blanchet, et on les fait évaporer au bain-marie jusqu'à ce que le liquide ait acquis une consistance sirupeuse ; on étend cet extrait en couches minces sur des assiettes, et l'on place ces vases dans une étuve (2). Au bout de quelques jours, l'extrait est sec. On

(1) Le Codex prescrit l'emploi de l'eau froide, et de faire bouillir doucement pendant un quart-d'heure, de décanter, de remettre de nouveau de l'eau, 4 kilogr. (8 livres), et de faire bouillir de nouveau pendant 15 minutes, de passer et de faire évaporer.

(2) M. Deyeux avait proposé de dessécher cet extrait à l'aide de la chaleur communiquée par l'eau en vapeur. Ce procédé est employé.

ratisse avec un couteau arrondi le produit, qui se détache et se présente sous formes d'écailles minces, luisantes, transparentes, d'une belle couleur rouge hyacinthe. On le porte pendant quelques heures à l'étuve, puis on l'introduit dans des flacons qui ferment bien. Cet extrait attirant l'humidité de l'air, on doit le délivrer dans de petits flacons bien secs et bien bouchés. L'extrait sec de quinquina était administré à peu près dans les mêmes circonstances et à la même dose que l'extrait mou. La découverte des alcalis végétaux a donné lieu à un emploi moins fréquent de ce produit. La différence du mode d'agir employé pour obtenir ces deux extraits établit une différence entre leur composition, et nécessairement entre leurs propriétés. L'extrait sec est formé de kinate de chaux, de gomme, de matière colorante, et de peu de sels à base de cinchonine et de quinine : il ne doit pas en être tout-à-fait de même de l'extrait mou; celui-ci ayant été préparé à l'aide de l'eau portée à 100°, et quelquefois par décoction, une partie des sels de quinine, de la gomme, de l'amidon, de la matière colorante, du tannin, de la résine, doivent avoir été entraînés. On s'aperçoit facilement de cette différence en examinant la manière dont se comporte la décoction de quinquina qui laisse déposer une substance insoluble à froid, formée de tannin, d'amidon, de matière colorante, et de résine (1). On prépare de la même manière les extraits secs d'Opium, de Rhubarbe, de Séné, etc.

EXTRAIT DE RHUBARBE. Prenez rhubarbe choisie et réduite en petits morceaux, 500 grammes (1 livre); eau froide, 2 kilogrammes (4 livres). Faites macérer à vase clos pendant 24 heures en agitant de temps en temps; passez ensuite avec expression; mettez de nouveau le résidu avec eau, 1 kilogram. (2 livres); laissez macérer une seconde fois, passez, mêlez les deux liqueurs, filtrez-les à la chausse; faites ensuite évaporer jusqu'en consistance d'extrait; conservez. On peut préparer de la même manière les extraits des racines d'Aunée, de Gentiane,

(1) Expériences sur les quinquinas.

de PATIENCE, de RÉGLISSE, de VALÉRIANE, ceux des fleurs de NARCISSE, des fruits de COLOQUINTE, des follicules et des feuilles de SÉNÉ, d'AGARIC BLANC, etc.

Des extraits de sucs concrets, obtenus à l'aide de l'eau ou du vin.

EXTRAIT D'ALOÈS PRÉPARÉ A L'EAU. On prend aloès succotrin contusé, 1 kilogramme (2 livres), on le place dans un bain-marie avec de l'eau en quantité suffisante : à l'aide d'une douce chaleur et en remuant, on opère la solution; on écume de temps en temps, on passe ; on laisse en repos la colature ; on décante et l'on fait évaporer au bain-marie jusqu'à siccité (1) ; on conserve dans un vase fermé. Cet extrait, à la dose de 5 à 10 décigrammes (10 à 20 grains), est purgatif ; à plus petite dose, de 5 à 15 centigrammes, il est apéritif et propre à combattre les maux d'estomac.

EXTRAIT OU PRÉPARATION DE CACHOU. On prend cachou choisi et réduit en poudre, 500 grammes (1 livre) ; eau chaude, 2 kilogrammes (4 livres). On laisse en contact jusqu'à parfaite solution ; on passe à travers un tamis de crin ; on laisse déposer la colature, et l'on fait évaporer au bain-marie jusqu'à ce que le tout soit à siccité. L'extrait de cachou est avec raison considéré comme un excellent tonique astringent ; on le donne contre la diarrhée, les hémorrhagies, les fleurs blanches. La dose est de 5 à 12 décigrammes (10 à 24 grains) et plus.

EXTRAIT DE CASSE. Il se prépare de la manière suivante : prenez pulpe de casse extraite récemment des gousses et séparée des cloisons et des semences, 500 grammes (1 livre) ; mettez-la en contact avec eau froide limpide, 2 kilogrammes (4 livres). Agitez pour aider la solution ; passez le *solutum* à la chausse, et faites évaporer à une douce température jusqu'en consistance d'extrait. Cette préparation, destinée à remplacer avec avantage la pulpe de casse, est laxative ou purgative,

(1) Si l'on veut que l'extrait obtenu soit tout-à-fait exempt de résine, on opère la solution à l'aide de l'eau froide.

selon la dose à laquelle on l'administre. A la dose de 16 gram. (4 gros), elle est laxative ; à celle de 32 à 40 gram. (1 once 2 gros), elle est purgative. (*Résultats d'observations pratiques.*)

EXTRAIT DE FIEL DE BOEUF. On prend une certaine quantité de fiel de bœuf, on le met dans une capsule de porcelaine, on y ajoute une quantité d'eau égale à son poids; on agite pour mêler; on fait bouillir ; on enlève une matière étrangère qui surnage ce produit; on passe à travers un linge; on fait évaporer en consistance d'extrait pilulaire. L'extrait de fiel de bœuf est employé comme stomachique, désobstruant, dans les maladies du foie; on l'administre à la dose de 3 à 6 décigr. (6 à 12 grains). On prépare de la même manière l'Extrait de fiel de veau.

EXTRAIT DE LAITUE. On obtient cet extrait en séparant la tige du *Lactuca sativa* de ses feuilles, rejetant celles-ci, pilant le tronc dans un mortier de marbre, exprimant le suc et le faisant évaporer en consistance d'extrait à une température d'environ 40°. L'extrait de laitue est maintenant administré en très grande quantité sous le nom de *tridace*. Dans un article particulier, nous donnerons des détails sur les différens moyens proposés pour obtenir la tridace, et nous chercherons à reconnaître dans ce produit le principe narcotique que Brandes annonce avoir isolé (*Annuaire de Berlin*, publié par Stolze, 1825 et 1826), principe qui avait échappé aux recherches de plusieurs chimistes, Schræder, Pfaff, Caventou, etc.

EXTRAIT DE MYRRHE. On prend une certaine quantité de myrrhe choisie, on la fait dissoudre dans une quantité suffisante d'eau ; on laisse refroidir la solution, on passe avec expression, on fait évaporer jusqu'en consistance d'extrait, et l'on conserve convenablement. L'extrait de myrrhe est regardé comme stimulant, stomachique, emménagogue, quelquefois diaphorétique.

EXTRAIT D'OPIUM. Un grand nombre de pharmacologistes se sont occupés de rechercher quels étaient les procédés à employer pour obtenir cet extrait ; quelques-uns d'entre eux avaient cru pouvoir dépouiller l'opium de sa partie vireuse en le traitant par les alcalis, d'autres par les acides, d'autres encore par la fermentation, le suc de citron, celui de coings, la résine, l'eau, le vin, l'alcool, le charbon, etc., etc. Quelques-uns de ces procédés, celui de Cartheuser, modifié par Crohаré, ceux de MM. Deyeux et Diest, ont été conservés dans le nouveau Codex français; nous les rapporterons ici, et nous y joindrons celui de Josse, modifié par Bucquet, et celui donné par M. Dublanc jeune, pour obtenir l'extrait privé de narcotine.

EXTRAIT D'OPIUM PRÉPARÉ AVEC LE VIN. *Laudanum opiatum. Extrait vineux d'opium.* On prend opium choisi, une certaine quantité; on le prive des substances étrangères, on le divise, on le met ensuite dans un bain-marie; on verse dessus du vin blanc, en quantité suffisante; on dissout au bain-marie; on passe la solution à travers une toile serrée; on exprime fortement, on laisse reposer la colature; on décante, et l'on fait évaporer à une douce chaleur jusqu'à consistance d'extrait. On a reproché à cet extrait de n'être pas toujours identique; on a attribué cette différence d'action à la quantité plus ou moins grande d'alcool et d'extractif contenue dans le vin blanc employé.

EXTRAIT D'OPIUM PRÉPARÉ PAR FERMENTATION. (*Méthode de M. Deyeux.*) Prenez opium pur et choisi, ce que vous voudrez; divisez-le, mettez-le dans de l'eau avec quantité suffisante de ferment de bière; aidez à la fermentation en plaçant le vase dans un lieu dont la température soit de 20 à 25° centigr.; lorsque la fermentation se sera développée et que la liqueur sera devenue limpide, étendez d'eau; passez sur un filtre de papier joseph; faites bouillir jusqu'à ce qu'elle ait perdu son odeur vireuse; évaporez ensuite jusqu'en consistance d'extrait. Ce procédé n'est plus guère employé aujourd'hui. Il en est de même du procédé suivant, qui jouissait d'une grande célébrité.

EXTRAIT D'OPIUM PRÉPARÉ PAR DIGESTION. (*Formule de Diest.*) On prend opium pur et choisi, 500 grammes (1 livre); eau de fontaine, 2 kilogrammes (4 livres); on divise l'opium, et l'on fait bouillir légèrement pendant une demi-heure; on passe ensuite, et l'on conserve la colature; on fait bouillir le résidu une seconde fois avec la même quantité d'eau; on répète une troisième fois l'épuisement de l'opium; on réunit les décoctions, on les met dans un vase d'étain; on place celui-ci sur un bain de sable; on chauffe la liqueur au point de la faire bouillir, au moyen d'une lampe; on continue de faire bouillir doucement pendant six mois, en ayant soin de remplacer par de nouvelle eau celle qui s'évapore. On transvase de temps en temps la liqueur pour séparer un dépôt qui se forme au fond du vase. Au bout des six mois, on laisse refroïdir, on passe à la chausse, puis au filtre de papier. On fait ensuite évaporer la liqueur filtrée jusqu'à consistance d'extrait pilulaire. On conserve dans un vase bien clos. Ce mode d'opérer, comme on le voit, est long et très dispendieux; cependant il ne fournit pas un extrait qui puisse compenser par ses propriétés les difficultés qu'il y a à vaincre pour obtenir cette préparation.

EXTRAIT D'OPIUM PRÉPARÉ A L'EAU FROIDE, *selon la méthode de Cartheuser, modifiée par Croharé*. On prend opium pur et choisi, 500 grammes (1 livre); on le divise et on le met en contact avec eau de fontaine, 2 kilogrammes (4 livres). On mêle ensemble, et l'on porte à l'étuve; on laisse en macération pendant deux jours, en ayant soin de remuer de temps en temps; après ce temps écoulé, on passe la liqueur, on la laisse reposer pendant deux jours; on enlève une pellicule qui la recouvre; on filtre, on réduit à moitié à une douce chaleur; on laisse reposer de nouveau à l'étuve pendant deux jours; on sépare les substances solides qui se sont précipitées; on filtre, et l'on fait évaporer jusqu'en consistance d'extrait (1). Le procédé de Josse, modifié par Bucquet, est le suivant: on prend de l'opium pur, on le malaxe en ayant soin de faire tom-

(1) On pourrait modifier ce procédé en agissant de la manière suivante: lorsque l'extrait est en consistance de miel, on le dissout dans l'eau froide, on filtre et l'on fait évaporer.

ber sur l'extrait un petit filet d'eau. L'opium se dissout en partie, la matière gommo-résineuse qui a une odeur désagréable reste dans la main; on filtre le solutum aqueux, et on le fait évaporer à la chaleur du bain-marie; lorsqu'il est à l'état d'extrait, on le conserve dans un vase et dans un lieu convenables.

EXTRAIT D'OPIUM PRIVÉ DE NARCOTINE. (*Procédé de M. Dublanc.*) Pour priver l'extrait d'opium de narcotine, M. Robiquet a rappelé le procédé d'Alphonse Leroy, qui consiste à délayer l'extrait avec un peu d'eau, à le mettre dans un flacon avec de l'éther rectifié, à agiter fréquemment, à remplacer l'éther qui s'est chargé de la narcotine par de nouvel éther, et à continuer l'épuisement par ce véhicule jusqu'à ce qu'il refuse de se charger de ce principe; on réunit alors les liqueurs éthérées; on sépare l'éther par distillation pour l'employer de nouveau à épuiser d'autre extrait. On fait ensuite dissoudre, on filtre, et l'on fait évaporer. M. Dublanc s'étant convaincu que l'éther à froid n'enlevait pas toute la narcotine à l'extrait dépuré, a proposé le procédé suivant (1) : prenez extrait aqueux d'opium, 500 gram. (1 livre); dissolvez dans eau distillée, 250 grammes (8 onces); introduisez le *solutum* dans le bain-marie d'un petit alambic; versez par-dessus, éther pur, 3250 grammes (6 livres et demie); ajoutez à l'appareil une cucurbite et un serpentin; procédez à la distillation pour obtenir 750 gram. (1 livre 8 onces) d'éther; démontez l'appareil, décantez l'éther qui surnage l'extrait, lavez celui-ci encore chaud avec l'éther distillé; faites rapprocher le résidu, dissolvez dans l'eau distillée, filtrez la solution, et faites évaporer de nouveau en consistance convenable : l'extrait ainsi préparé ne contient plus de narcotine. On peut se servir de l'éther que l'on a purifié par distillation, pour traiter de nouveau de l'extrait d'opium. Lorsque l'on prépare l'extrait privé de narcotine, on doit prendre les précautions pour ne pas s'exposer à enflammer la vapeur éthérée; cette inflamma-

---

(1) Journal de Pharmacie, 1824.

tion pourrait avoir des suites funestes. Les divers extraits dont nous venons de parler ne doivent être délivrés que sur l'ordonnance du médecin.

Extraits préparés par l'intermède de l'alcool, du sous-carbonate de potasse et du vin.

EXTRAIT D'ELLÉBORE NOIR DE BACHER. (Codex.) On prend racine sèche d'ellébore noir mondée et contusée, 1 kilogramme (2 livres); sous-carbonate de potasse, 250 gram. (8 onces); alcool à 12 = 22°, 4 kilogrammes (8 livres). On introduit le tout dans un matras, que l'on place sur un bain de sable médiocrement chauffé; on fait digérer pendant 12 heures en agitant de temps en temps; on passe la liqueur avec expression; on ajoute sur le résidu, vin blanc vieux de bonne qualité, 4 kilogr. (8 livres); on laisse en digestion, pendant 24 heures, à une douce chaleur; on passe de nouveau avec expression; on laisse reposer cette seconde colature, on la décante, on la mêle à la première qui a été tirée à clair, et l'on fait évaporer le mélange à une douce chaleur, pour l'amener en extrait d'une bonne consistance. MM. Henry père et Guibourt ont donné la formule suivante pour la préparation de l'extrait d'ellébore noir, destiné à la confection des pilules toniques. Cette formule, qui est celle de Bacher, leur a été communiquée, par M. Lodibert, dont l'érudition est bien connue. On verse sur de la racine d'ellébore grossièrement pulvérisée, suffisante quantité d'eau-de-vie alcalisée (1) pour qu'elle en soit parfaitement humectée. On répète cette irroration douze heures après, et après le même espace de temps, on verse sur le macéré du vin blanc du Rhin, ou, à son défaut, du vin de Grave, de manière à ce qu'il surnage de six travers de doigts la masse placée dans une terrine de grès. Après quarante-huit heures d'infusion, on fait bouillir, pendant une demi-heure, dans une bassine d'argent; on passe la liqueur chaude; on

(1) L'eau-de-vie alcalisée se prépare en faisant dissoudre une partie d'alcali du nitre fixé, dans 9 parties de bonne eau-de-vie.

fait une seconde infusion du marc, dans une nouvelle quantité de vin; on fait bouillir et l'on passe de même; on réunit les deux produits; on les étend de deux parties d'eau bouillante, et l'on fait évaporer jusqu'en consistance de sirop épais. Cet extrait est redissous dans la même quantité d'eau bouillante, et réduit, par l'évaporation, en consistance d'extrait ferme; il sert alors à la préparation des pilules. MM. Henry et Guibourt ont déterminé quelle était la quantité de liqueur alcalisée et de vin à employer; ils ont vu que 500 grammes (1 livre) de racine exigeaient 1250 grammes (2 livres 8 onces) d'eau-de-vie alcalisée, et 6 litres de bon vin blanc. Ces auteurs ont indiqué diverses modifications. Elles consistent, 1°. à mettre tout le liquide alcalisé en une seule fois; 2°. à supprimer les affusions d'eau bouillante. (*V.* le mémoire des auteurs, *Journal de Pharmacie,* t. XIII, janvier 1827.)

Extraits préparés avec les infusions alcooliques.

EXTRAIT DE CANTHARIDES. On prend de la teinture de cantharides, on l'introduit dans le bain-marie d'un alambic, on procède à la distillation pour retirer les trois quarts de l'alcool; on continue ensuite l'évaporation pour obtenir l'extrait de bonne consistance. L'alcool retiré par la distillation ne doit être employé que pour préparer de nouveau de la teinture. L'extrait de cantharides étant vénéneux, on ne doit pas le délivrer sans ordonnance.

EXTRAIT DE COLOQUINTE COMPOSÉ. (*Pharmacie de Londres.*) On prend chair de coloquinte, 24 grammes (6 gros); extrait d'aloès pulvérisé, 48 grammes (1 once et demie); scammonée pulvérisée, 16 grammes (4 gros); semences de cardamome en poudre fine, 4 grammes (1 gros); esprit-de-vin à 20°, 500 gram. (1 livre). On fait macérer la chair de coloquinte dans l'esprit-de-vin, pendant quatre jours; on passe; on ajoute à la colature l'aloès et la scammonée; on fait évaporer à une douce chaleur jusqu'à consistance d'extrait; on ajoute vers la fin de l'opération la poudre de semences de cardamome.

EXTRAIT DE NOIX VOMIQUE. Plusieurs procédés pour

obtenir ce produit ont été publiés. Les produits obtenus doivent différer les uns des autres, l'alcool employé à leur préparation étant plus ou moins déflegmé.

Premier procédé. On prend noix vomique râpée, 500 gram. (1 livre); alcool à 12 = 22°, 2 kilogrammes (4 livres). On met le tout dans un vase couvert; on maintient à une douce température, pendant vingt-quatre heures; on passe à travers un linge; on exprime fortement le résidu; on le fait digérer une seconde fois avec 1500 grammes (3 livres) d'alcool. On passe de nouveau avec expression; on réunit les deux liquides; on soumet à la distillation pour retirer une partie de l'alcool (les trois quarts). On continue l'évaporation pour obtenir une masse de consistance pilulaire. Cet extrait est administré comme stimulant du système nerveux, et surtout de la moelle épinière. On l'administre à très petite dose d'abord, puis on augmente graduellement. Cette préparation, et les deux suivantes, ne doivent pas être délivrées sans l'ordonnance d'un praticien connu.

Deuxième procédé. Extrait alcoolique de noix vomique de M. Fouquier. On fait digérer des noix vomiques dans l'alcool à 22 = 32°. On renouvelle l'alcool jusqu'à ce qu'il ne prenne ni couleur ni saveur; on mêle toutes les teintures; on filtre à travers le papier; on distille pour obtenir une partie de l'alcool; on évapore le résidu en consistance pilulaire. L'extrait alcoolique ainsi obtenu forme environ le douzième de la noix vomique employée. Cet extrait est plus actif que le précédent.

Troisième procédé. Extrait sec de noix vomique. On épuise par l'alcool à 36° de la noix vomique râpée. Lorsque l'alcool ne lui enlève plus rien, on distille et l'on fait évaporer jusqu'en consistance d'extrait; on reprend cet extrait par l'eau distillée; on filtre; on fait évaporer à une douce chaleur jusqu'en consistance sirupeuse. On fait ensuite dessécher à l'étuve l'extrait étendu en couches minces sur des capsules plates.

On doit avoir soin de mettre de côté l'alcool provenant de ces opérations, et de ne l'employer que pour la préparation de la teinture et de l'extrait de noix vomique, ou pour obtenir la strychnine.

EXTRAIT ALCOOLIQUE DE QUINQUINA. On prend de la teinture de quinquina préparée avec l'alcool à 12=22° ; on la met dans le bain-marie d'un alambic ; on distille pour obtenir une partie de l'alcool : lorsqu'il ne reste plus qu'un quart environ du produit employé, on évapore à une douce chaleur jusqu'à consistance d'extrait sec. On conserve dans un flacon bien bouché.

On prépare de la même manière l'extrait alcoolique de Ratanhia. D'autres extraits sont employés dans l'art médical; mais le mode de préparation qu'on doit suivre pour les obtenir peut être pris dans les divers exemples que nous avons cités, en se basant sur la nature de la substance destinée à fournir ces produits.

EXTRAITS RÉSINIDÉS, *Extraction des résines*. On se sert de l'alcool pour extraire les résines qui sont disséminées dans le tissu des végétaux, dans le but de les obtenir à l'état de pureté. On doit établir une différence entre ces produits préparés dans les officines et ceux qui portent le même nom et que l'on trouve dans le commerce. La plupart du temps, ces résines sont altérées par des substances étrangères qui proviennent du peu de soin apporté dans leur extraction, ou que l'on y mêle dans des vues intéressées. Le pharmacien ne doit employer ces substances que lorsqu'il les a préparées lui-même, ou lorsqu'il les a débarrassées des substances étrangères qui en altèrent la pureté.

Préparation de la résine de jalap. On prend de la teinture alcoolique de jalap, on l'introduit dans le bain-marie d'un alambic, et l'on procède à la distillation. On cesse lorsque l'on a obtenu les trois quarts du liquide dans le récipient; on démonte l'appareil, on mêle le résidu avec partie égale d'eau distillée, on agite : la liqueur se trouble et laisse précipiter en abondance une matière que l'on rassemble sur un filtre, et qu'on lave à grande eau; on la laisse ensuite égoutter, on la fait redissoudre dans l'alcool, puis l'on fait évaporer à une douce chaleur, et on conserve pour l'usage (1).

On peut préparer de la même manière les résines de Scammonée, de Turbith, de Quinquina, etc.

A l'article qui traite de la conservation des extraits, nous avons omis de dire qu'il serait utile d'étudier l'action de l'air sur ces produits. A cet effet, on pourrait placer les vases contenant des extraits, sous une cloche pleine d'air atmosphérique, dont la partie inférieure serait fermée par une couche d'eau susceptible d'être employée à remplacer l'air qui, selon quelques auteurs, est absorbé par ces préparations. L'examen de l'air ferait ensuite connaître s'il y a eu quelques changemens de produits pendant le séjour des extraits sous la cloche (2).

Baumé, dans son Traité de Pharmacie, a eu l'heureuse idée de faire connaître les résultats obtenus lors de la préparation d'un grand nombre d'extraits. M. Recluz a suivi l'exemple donné par Baumé, et le tableau suivant, fait par ce jeune chimiste, contient : 1°. le nom français et latin des substances qui ont fourni l'extrait; 2°. la désignation de la partie employée et son état ; 3°. le véhicule mis en usage et le mode d'opérer; 4°. la quantité d'extrait obtenue et son terme moyen; 5°. la consistance de l'extrait au moment où on l'obtient, puis quelque temps après; 6°. enfin des observations sur les phénomènes que présentent quelques-uns de ces produits.

(1) Divers chimistes se sont occupés de l'extraction de ce produit. *Voir* les articles Jalap et Résine.

(2) Parmentier pensait qu'il y avait, lors de l'exposition à l'air des extraits, absorption de gaz oxigène et dégagement d'acide carbonique quelquefois mêlé d'azote.

TABLEA[illegible]

Indiquant la quantité d'extrait que l'on peut retirer, [illegible] et de leurs produits, avec le degré de consistance de cha[illegible] vations sur leur manière d'être quatre ans après; [illegible]

NOM FRANÇAIS.	NOM LATIN scientifique.	Partie employ. sèche ou fraîch.	Véhicule mis en usag.	MODE d'opératio[illegible]
Absinthe (grande)	*Artem. Absinth.*	Plante entière fraîc.	Eau.	Digest. à [illegible]
Idem.........	*Idem*.........	*Idem.*	*Idem.*	Infusion.
Idem.........	*Idem*.........	*Id.* S.	*Idem.*	Décoctio[illegible]
Idem.........	*Idem*.........	*Id. Id.*	Alc. à 22°.	Macérati[illegible]
Absinthe pontique	*Artem. pontica.* .	*Id. Id.*	Eau.	Digest. à [illegible]
Idem.........	*Idem*.........	*Id. Id.*	Alc. à 22°.	Macératio[illegible]
Aconit napel.....	*Aconit. Napellus.*	Feuil. sèch.	Eau.	Digest. à 3[illegible]
Idem.........	*Idem*.........	*Id. Id.*	*Idem.*	Décoctio[illegible]
Idem.........	*Idem*.........	*Id. Id.* pulv.	*Idem.*	Infusion.
Idem.........	*Idem*.........	*Id. Id.*	*Idem.*	*Idem.*
Aristoloc. longue.	*Aristol. longa*...	Rac. sèche.	*Idem.*	Digest. à [illegible]
Aristoloche ronde	*Aristol. rotunda.*	Rac. sèche.	Eau.	Infusio[illegible]
Armoise champêt.	*Art. campestris*..	Pl. ent. *Id.*	*Idem.*	Digest. à [illegible]
Idem.........	*Idem*.........	Fl. sèches.	*Idem.*	*Id.* à 25[illegible]
Arnica..........	*Arnica montana.*	*Id. Id.*	*Idem.*	Infusion.
Idem.........	*Idem*.........	*Id. Id.*	Alc. à 22°.	Macérati[illegible]
Idem.........	*Idem*.........	Feuilles F.	Eau.	Infusion.
Arrête-bœuf.....	*Ononis spinosa* ..	Rac. sèche.	*Idem.*	Digest. à 3[illegible]
Aunée.........	*Inula Helenium* .	*Id. Id.*	*Idem.*	*Id.* à 30°.
Idem.........	*Idem*.........	*Id. Id.*	*Idem.*	Infusion.
Idem.........	*Idem*.........	*Id. Id.*	*Idem.*	Macératio[illegible]
Angusture vraie..	*Bonplandia trifoliata* Willd ...	Ecorce *Id.*	Alc. à 22°.	*Idem.*
Angélique......	*Ang. archangelic.*	Rac. sèche.	Eau.	Infusion
Idem.........	*Idem*.........	*Id. Id.*	Alc. à 22°.	Macératio[illegible]
Alchimille.......	*Alch. vulgaris*...	La feuil. sèc.	Eau.	Infusion
Idem.........	*Idem*.........	*Id.*	Alc. à 22°.	Macératio[illegible]
Acacia (faux). ..	*Robinia pseudo-ac.*	Les fleurs sèches.	Eau.	Infusion

OMPARATIF

ımune, de plusieurs végétaux, de quelques animaux ux après un an de confection, suivi de quelques obser-

RECLUZ, *pharmacien de Paris.*

oduit obtenu par l'évaporation.		CONSISTANCE		OBSERVATIONS.
retiré d'un demi- ... me de substance.	Terme moyen.	d'abord.	ensuite.	
jss à ℥ iij ʒ ij.	℥ ij ʒ iij.	Pilulaire.	un peu molle	
j à ℥ ij ʒ v.	℥ ij ʒ ijss.	*Idem.*	*Idem.*	
vj ʒ v gr. 24.	o	*Idem.*	*Idem.*	
℥ viij ʒ vj.	o	*Idem.*	*Idem.*	
℥ ij ʒ vij.	o	*Idem.*	*Idem.*	
℥ vijss.	o	*Idem.*	*Idem.*	
j ʒ vj gr. 54.		*Idem.*	Pilulaire.	
vj à ℥ viij.	℥ vij.	*Idem.*	*Idem.*	
℥ vij ʒ j.		*Idem.*	*Idem.*	
℥ iv ʒ vj.		*Idem.*	*Idem.*	
℥ xjss.	}	*Idem.*	Constante.	
℥ x ʒ j.		*Idem.*	*Idem.*	
℥ ijss.		*Idem.*	*Idem.*	
℥ j ʒ vij.		*Idem.*	Molle.	
℥ iv ʒ v.		*Idem.*	*Idem.*	
℥ iij.		*Idem.*	*Idem.*	
iv à ℥ vij.	℥ vss.	*Idem.*	Constante.	
℥ ivss.		*Idem.*	Très solide.	
℥ iv à ℥ v ss.	℥ iv ʒ 6.	*Idem.*	Molle.	
vij à ℥ viij.	℥ vijss.	*Idem.*	*Idem.*	
vjss à ℥ vij.	℥ 6 ʒ 6.	*Idem.*	*Idem.*	
℥ v ʒ vij.		*Idem.*	Pilulaire. [1]	1 Il s'émiette entre les doigts quand il est vieux
ijss à ℥ iv.	℥ iij ʒ ij.	*Idem.*	*Idem.*	
v ʒ j gr. x.		*Idem.*	*Idem.* [2]	2 Quelquefois se durcit
℥ vj.		*Idem.*	Constante. [3]	3 Se durcit presque toujours.
℥ vjss.		*Idem.*	Durc. beauc.	
℥ iij ʒ ij.		*Idem.*	Ordinaire.	

SUITE [illegible]

NOM FRANÇAIS.	NOM LATIN scientifique.	Partie employ. sèche ou fraîch.	Véhicule mis en usag.	MOD[illegible] d'opérat[illegible]
Aigremoine......	*Agrim. Eupator.*	Som. fleur. etfeuil. sèc.	Eau.	Infusio[illegible]
Aloès succotrin...	*Aloe spicata, etc.*	Suc concret.	*Idem.*	Macérati[illegible]
Ache des marais .	*Apium graveolens*	Rac. sèche.	*Idem.*	Infusio[illegible]
Ail	*Allium sativum..*	Bulbes frais.	Alc. à 22°.	Macérat[illegible]
Asclépias	*Asclep. Vincetox.*	Rac. sèche.	Eau.	Infusio[illegible]
Bourrache	*Borrago officin.* .	Pl. ent. fr.	o	Du suc pr[illegible] par ½ ki[illegible] de feui[illegible]
Idem	*Idem*.........	Pl. ent. S.	Eau.	Infusio
Belladone	*Atrop. Belladona.*	Feuille S.	*Idem.*	Digest. à[illegible]
Idem	*Idem*.........	*Id.* F.	o	Du suc d'[illegible] kilogr. d[illegible]
Idem	*Idem*.........	*Id. Id.*	o	*Id.* avec [illegible] rophyl[illegible]
Idem	*Idem*.........	*Id.* S.	Alc. à 22°.	Macérat[illegible]
Bistorte	*Polyg. Bistorta* .	Rac. S.	Eau.	Digest. à[illegible]
Idem	*Idem*.........	*Idem.*	*Idem.*	Infusio[illegible]
Idem	*Idem*.........	*Idem.*	*Idem.*	Décocti[illegible]
Bœuf	*Bos Taurus*.....	Suc liq. ou fiel.	o	Filtr. et é[illegible]
Idem	*Idem*.........	*Idem.*	o	*Idem* [illegible]
Idem	*Idem*.........	Cuis.(la tranche).	Eau.	Décocti[illegible]
Bryone.........	*Bryonia dioica..*	R. F.	o	Du suc d'[illegible] kilog. de[illegible]
Idem	*Idem*.........	*Id.* S.	Alc. à 22°.	Macérati[illegible]
Benoîte	*Geum. urban. et riv.*.........	*Id. Id.*	*Idem.*	*Idem.*[illegible]
Idem	*Idem Idem.*	*Id. Id.*	Eau.	Infusio[illegible]
Bardane........	*Idem Idem.*	*Id. Id.*	*Idem.*	*Idem.*[illegible]
Cachou	*Acacia Cathecu* .	Suc concret.	Alc. à 23°.	Macérati[illegible]
Cascarille.......	*Croton Cascarilla*	Ecorce sèch.	Alc. à 30°.	*Idem.*[illegible]
Idem.........	*Idem*.........	*Id. Id.*	Eau.	Digest. à [illegible]

BLEAU.

...duit obtenu par l'évaporation.		CONSISTANCE		OBSERVATIONS.
... retiré d'un demi-...ome de substance.	Terme moyen.	d'abord.	ensuite.	
℥ ʒ j.		Pilulaire.	Constante.	
℥ viij ss.		Sec, cassant.	*Idem.*	
...℥ vj ʒ ij.	℥ v ʒ v.	Pilulaire.	Molle.	
℥ iij ss.		*Idem.*	Constante.[1]	1 D'une sav. très vive.
℥ iv à ℥ v.	℥ iv ss.	*Idem.*	*Idem.*	
℥ jv à ℥ vj.	℥ v.	*Idem.*	Très molle.	
v à ℥ vj.	℥ v ss.	*Idem.*	Constante.	
℥ iv ʒ vj.		*Idem.*	Un peu mol.	
℥ j ʒ iij.		*Idem.*	Très molle.	
		Idem.	*Idem.*	
j ss à ℥ j ʒ v.	℥ j ʒ iv ss.	*Idem.*	*Idem.*[2]	2 Mais se dessèche par la cristallisation des sels qui lui enlèvent son humidité.
v gr. 19.		*Idem.*	Se ramollit un peu.	
℥ jv.		*Idem.*	Durcit.	
℥ vj à ℥ vij.	℥ vj ss.	*Idem.*	Durc. beauc	
℥ iv ʒ ij.		*Idem.*	*Id. Id.*	
vj à ℥ iij ʒ iij.	℥ ij ʒ iv ss.	*Idem.*	Molle.[3]	3 Mais durcit beaucoup avec le temps, et son intérieur renferme de petits cristaux de chlorure de sodium.
ʒ vj gr. 12.		Sec.	Constante.	
℥ ss.		Pilulaire.	Se ramol.[4]	4 Se recouvre de cristaux, de sel marin, quand il est vieux et qu'il se dessèche.
ij gr. 10.		*Idem.*	Constante.	
℥ j ss à ℥ vj.	℥ ij ʒ ij.	*Idem.*	*Idem.*	
℥ j ʒ vj.		*Idem.*	Se dessèche.	
iv gr. 18.		*Idem.*	*Idem.*	
℥ iij.		*Idem.*	Ordinaire.	
℥ xv ʒ v ss.		Sèche.	*Idem.*	
ʒ ij à ℥ viij.	℥ vj ʒ v.	Pilulaire.	Perman.[5]	5 Il devient par la suite sec et cassant.
℥ iij ʒ ij.		*Idem.*	*Idem.*[6]	6 Se dessèche, et alors renferme de très petits cristaux jaunes dorés de tartrate de chaux.

SUITE

NOM FRANÇAIS.	NOM LATIN.	Partie employ. sèche ou fraîc.	Véhicule mis en usag.	MODE d'opératio
Ciguë	*Cicuta maj.* Lam.	Pl. ent. F.	Eau.	Digest. à 4
Idem	*Idem*	*Id. Id.*	o	Du suc avec chloroph
Idem	*Idem*	*Id.* S.	Eau.	Infusion
Idem	*Idem*	*Id. Id.*	Alc. à 22°.	Macératio
Cannelle Ceylan . .	*Laurus Cinnam* .	Ecorce sèch.	*Idem.*	*Idem.*
Idem de Chine . .	*Idem*	*Id. Id.*	*Id. Id.*	*Idem* *Id.*
Idem Idem . . .	*Idem*	*Id. Id.*	Eau.	Infusio
Cantharides	*Canth. vesicator.*	Insec. ent. S.	Alc. à 16°.	Macérati
Idem	*Idem*	*Idem.*	Eau.	Infusion r térée.
Cochenille	*Coccus cacti*	*Id. Id.*	Alc. à 23°.	Macératio
Cerises rouges....	*Prunus Cerasus.*	Fruits Frais.	o	Du suc.
Cresson alénois . .	*Lepidium sativ.* .	La plante entière F.	o	*Idem.*
Concombre sauv.	*Ecbal. elat.* Rich.	Fruits frais.	o	*Idem.*
Coquelicot.	*Papaver Rhœas* . .	Pétales secs.	Eau.	Digest. à 4
Chicorée sauvage.	*Cichor. Intybus* . .	Pl. ent. F.	o	Du suc.
Idem	*Idem*	Feuilles S.	Eau.	Infusion
Idem cultivée . . .	*Idem*	*Id. Id.*	*Idem.*	*Idem.*
Idem Idem	*Idem*	*Id.* F.	o	Du suc.
Centaurée (petite)	*Erythr. Centaur.*	*Id.* F.	Eau.	Digest. à 4
Idem	*Idem. Idem.*	*Id.* S.	*Idem.*	Infusion
Chardon bénit . . .	*Centaurea bened.*	Sommités S.	*Idem.*	Digest. à 4
Coloquinte	*Cucumis Colocyn.*	Fr. S. mond.	*Idem.*	*Idem.*
Idem	*Idem*	*Id. Id.*	*Idem.*	Infusion.
Idem	*Idem*	*Id. Id.*	*Idem.*	Décoction
Idem	*Idem*	*Id. Id.*	Alc. à 30°.	Macération

..EAU.

…duit obtenu par l'évaporation.		CONSISTANCE		OBSERVATIONS.
…retiré d'un demi-…me de substance.	Terme moyen.	d'abord.	ensuite.	
j à ℥ iij.	℥ ij.	Pilulaire.	Très molle.[1]	1 Se dessèche avec le temps et se remplit de cristaux de chlorure de sodium privés d'eau.
; jgr.30.		*Idem.*	Pilulaire.[2]	2 Eprouve les mêmes phénomènes.
v ʒ v à ℥ vss.	℥ v ʒ ss.	*Idem.*	Très molle.	
v ʒ vjgr.54.		*Idem.*	Pilulaire.	
; iij ʒ iij.		*Idem.*	Constante.[3]	3 Se dessèche avec le temps.
; iij ʒ vss.		*Idem.*	*Idem.*[4]	4 *Idem.*
℥ iv ʒ jss.		*Idem.*	*Idem.*[5]	5 *Idem.*
vj à ℥ viijss.	℥ vij ʒ ij.	*Idem.*	Molle.[6]	6 Une fois je n'ai obtenu qu'une once d'extrait alcoolique par livre de ces insectes.
iij à ℥ iijss.	℥ iij ʒ ij.	*Idem.*	*Idem.*	
℥ vj ʒ vj.		*Idem.*	Sèche.	
℥ jss.		*Idem.*	Molle.[7]	7 Mais se dess. avec le temps.
ijgr.38 à ℥ ss.	ʒ iijgr.19ss.	*Idem.*	*Idem.*[8]	8 *Id.* et son intérieur est rempli de cristaux de nitrate de potasse.
v à ℥ vjgr.11.	ʒ vgr.ss.	*Idem.*	Pilulaire.	
℥ viij.		*Idem.*	Molle.[9]	9 Se durcit.
ss à ʒ jvss.	ʒ ivgr.18.	*Idem.*	*Idem.*[10]	10 Se dessèche et se remplit de cristaux.
℥ iij ʒ j à ℥ v.	℥ iv ʒ ss.	*Idem.*	Molle.[11]	11 Se dessèche et renferme du nitrate et sulfate de potasse.
℥ ij ʒ vj.		*Idem.*	*Idem.*[12]	12 *Idem.*
ʒ ijgr.13.		*Idem.*	Très moll.[13]	13 *Idem.*
; iv à ʒ vj.		*Idem.*	Constante.	
℥ ijss à ℥ vss.	℥ iv.	*Idem.*	*Idem.*[14]	14 Durc. avec le temps.
j ʒ vj à ℥ iij.	℥ ij ʒ iij.	*Idem.*	Molle.[15]	15 *Id.* Renferme alors dans son intér. des crist. de nitre.
℥ v ʒ ivss.		*Idem.*	Constante.[16]	16 Devient quelquefois solide par la suite.
ij à ℥ iij ʒ jss.	℥ ij ʒ ivgr.54	*Idem.*	Se ramol.[17]	17 Ce qui dépend du lieu où il est conservé.
℥ vj.		*Idem.*	Solide.[18]	18 Avec le temps cet extrait devient friable.
iij ʒ ijgr.24.		*Idem.*	Sèche.	

SUITE D[illegible]

NOM FRANÇAIS.	NOM LATIN.	Partie employ. Sèche ou fraîc.	Véhicule mis en usag.	MODE d'opération
Coloquinte......	*Cucumis Colocyn.*	Fr. S. mond.	Alc. à 35°.	Macération
Colombo.......	*Menisper. Colum.*	Racines S.	Eau.	Digest. à 4[illegible]
Casse..........	*Cassia Fistula...*	Fruits.	*Idem.*	Lavage à fro[illegible]
Idem........	*Idem.........*	*Idem.*	*Idem.*	*Idem* à cha[illegible]
Chamæpithis ...	*Teucr. Chamæp.*	Somm. fleuries S.	*Idem.*	Digest. à 3[illegible]
Chamædrys.....	*Teucr. Chamæd.*	*Id. Id.*	*Idem.*	*Idem.*
Camomille......	*Anth. nobilis....*	Fleurs *Id.*	*Idem.*	*Idem.*
Idem........	*Idem.........*	*Id. Id.*	Alc. à 27°.	Macération
Curcuma.......	*Curc. longa* Jacq.	Racine *Id.*	*Id.* à 23°.	*Idem.*
Contrayerva.....	*Dorst. Contrayerv.*	*Id. Id.*	*Id.* à 21°.	*Idem.*
Carotte jaune ...	*Daucus Carotta.*	*Id.* F.	o	Le suc.
Chaussetrape....	*Cent. Calcitrapa.*	La pl. ent. S.	Eau.	Infusion
Canne de Provence	*Arundo Donax..*	Rac. sèche.	*Idem.*	*Idem.*
Chiendent pied-de-poule........	*Cynodon Dactyl.*	*Id. Id.*	*Idem.*	Décoction
Cochléaria.....	*Cochlearia armoracia.........*	Feuilles F.	o	Suc.
Consoude (grande)	*Symph. Consolid.*	Rac. S.	Eau.	Infusion.
Digitale pourprée.	*Digit. purpurea..*	Feuilles S.	*Idem.*	Digest. à 30[illegible]
Idem........	*Idem.........*	*Id. Id.*	*Idem.*	Infusion.
Idem........	*Idem.........*	*Id. Id.*	Alc. à 36°.	Macération
Dent-de-lion....	*Tarax. Dens leon.*	*Id. Id.*	Eau.	Digest. à 30[illegible]
Idem........	*Idem.........*	*Id.* F.	o	Suc.
Douce-amère....	*Sol. Dulcamara.*	Tiges sèches.	Eau.	Digest. à 30[illegible]
Ellébore noir....	*Helleborus niger.*	Rac. sèche.	Vin du Beaujol. à 5° B.	Macération
Idem........	*Idem.........*	*Id. Id.*	Alc. à 25°.	*Idem.*
Idem........	*Idem.........*	*Id. Id.*	Eau.	Infusion.
Fumeterre......	*Fum. off. et spicat.*	Pl. ent. F.	o	Le suc.
Idem........	*Idem Idem..*	*Id. Id.*	Eau.	Infusion.
Idem........	*Idem Idem..*	*Id. Id.*	*Idem.*	Digest. à 30[illegible]
Idem........	*Idem Idem..*	*Id. Id.*	*Idem.*	Macération
Gingembre......	*Amom. Zingiber.*	R. sèche.	Alc. à 22°.	*Idem.*
Galanga........	*Amom. Galanga.*	*Id. Id.*	*Id.* à 24°.	*Idem.*
Genièvre........	*Junip. commun.*	Fruits secs.	Eau.	Digest. à 40°

ALEAU.

…ait obtenu par l'évaporation.		CONSISTANCE		OBSERVATIONS.
…tiré d'un demi-…e de substance.	Terme moyen.	d'abord.	ensuite.	
℥ j à ℥ ij.		Pilulaire.	Sèche.	
j à ℥ ij.	℥ jss.	*Idem.*	Déliquesc.	
℥ iv.		*Idem.*	Molle.	
℥ vijss.		*Idem.*	*Idem.*	
j ʒ vij.		*Idem.*	Constante. [1]	1 Devient cassant à cause du tanninqu'il renferme.
ijgr. 7.		*Idem.*	*Idem.* [2]	2 *Idem.*
℥ ij à ℥ iij.	℥ ij ʒ v.	*Idem.*	Très dure.	
viij ʒ vj.		*Idem.*	Solide.	
ij ʒ iijss.		*Idem.*	*Idem.*	
v ʒ vss.		*Idem.*	*Idem.*	
ʒ vss.		*Idem.*	Très molle.	
℥ iij.		*Idem.*	Molle.	
ss à ℥ ij.	℥ j ʒ vj.	*Idem.*	*Idem.*	
ʒ jà ℥ iv ʒ ij.	℥ iij ʒ vjss.	*Idem.*	Presq. liq. [3]	3 Presque liquide à la surface, l'intérieur très mou.
j à ʒ iij.	ʒ ijss.	*Idem.*	Constante. [4]	4 Durcit avec le temps et se rempli de petits cristaux de sel de nitre.
℥ iij à ℥ v.	℥ iv.	*Idem.*	Se dessèche.	
viij à ʒ x.	℥ j ʒ j.	*Idem.*	Constante.	
ʒ vijà ℥ iijss.	℥ iij ʒ jss.	*Idem.*	*Idem.*	
j ʒ v gr. 48.		*Idem.*	Solide. [5]	5 Se dessèche.
℥ iij.		*Idem.*	Très molle.	
iij gr. 54.		*Idem.*	*Idem.*	
ss à ℥ iv ʒ ij.	℥ ij ʒ vij.	*Idem.*	Molle. [6]	6 Après 3 à 4 ans de préparation, on y trouve des cristaux de nitre et de sel marin.
℥ vij.		*Idem.*	Presque liq.	
℥ vj à ℥ vij.	℥ vjss.	*Idem.*	Molle.	
℥ iij.		*Idem.*	*Idem.*	
ʒ vj.		*Idem.*	*Idem.*	
℥ jv.		*Idem.*	Constante.	
℥ iv.		*Idem.*	*Idem.*	
℥ ij ʒ vj.		Extrait sec.	Demi-pilul.	
℥ v ʒ iij.		*Idem.*	Molle.	
℥ iij.		*Idem.*	Constante.	
℥ iij à ℥ iv.	℥ iijss.	*Idem.*	Très molle.	

SUITE T

NOM FRANÇAIS.	NOM LATIN.	Partie employ. sèche ou fraîch.	Véhicule mis en usag.	MOD d'opéra
Genièvre........	*Junip. commun..*	Fruits secs.	Eau.	Infusi
Gayac.........	*Guajacum off...*	Bois et écor. râpés.	Alc. à 20°.	Macéra
Idem	*Idem*	*Idem.*	Eau.	Décoct
Groseilles rouges.	*Ribes Grossular..*	Fruits frais sans raffes.	o	Suc.
Gentiane jaune ..	*Gentian. lutea...*	Rac. sèche.	Alc. à 25°.	Macérat
Idem	*Idem*	*Id. Id.*	Eau.	Digest. à
Idem	*Idem*	*Id. Id.*	*Idem.*	Infusi
Garance	*Rubia tinctorum.*	*Id. Id.*	*Idem.*	Digest. à
Gramen	*Triticum repens.*	*Id. Id.*	*Idem.*	Décocti
Idem	*Idem*	*Id.* F.	*Idem.*	*Iden*
Grenades	*Punica Granatum*	Ecorce sèch.	*Idem.*	Infusio
Houblon	*Humulus Lupulus*	Cônes S.	Eau.	Digesti
Idem	*Idem*	Racine S.	*Idem.*	Infusio
Idem	*Idem*	*Id. Id.*	Alc. à 30°.	Macérat
Ipécacuanha brun	*Cephaelis Ipecac.*	*Id. Id.*	*Id.* à 22°.	*Iden*
Jusquiame noire .	*Hyoscyam. niger.*	Pl. ent. S.	Eau	Dig. à 40
Idem	*Idem*	*Id. Id.*	o	Suc dép
Idem	*Idem*	*Id. Id.*	o	*Id.* avec c
Idem	*Idem*	*Id. Id.*	Alc. à 22°.	Macérati
Idem	*Idem*	*Id. Id.*	Eau.	Décocti
Jalap	*Convolvul. Jalapa*	Rac. sèche.	Alc. à 25°.	Macérati
Idem	*Idem*	*Id. Id.*	*Id.* à 36°.	*Idem*
Kino	*Nauclea Gambir.*	Suc concret.	*Id.* à 19°.	*Idem*
Laitue vireuse ...	*Lactuca virosa...*	La pl. ent. F.	Eau.	Digest. à
Idem	*Idem*	*Id. Id.*	o	Suc.
Laitue cult. fleur.	*Lactuca sativa...*	La tige F.	o	*Idem.*
Idem	*Idem*	La pl. en. fl. F.	Alc. à 22°.	Macérati
Idem	*Idem*	La tige F.	Eau.	Digest. à 4
Laurier cerise ...	*Cerasus Laur. cer.*	Feuilles *Id.*	*Idem.*	*Id.* à 30
Lierre terrestre..	*Glechom. hederac.*	La pl. en. *Id.*	*Idem.*	*Id.* *Id*
Idem	*Idem*	*Id. Id.*	o	Suc.
Idem	*Idem*	*Id.* S.	Eau.	Infusion
Lupuline	*Humulus Lupulus*	Suc concret.	Alc. à 30°.	Macératio

ABLEAU.

Produit obtenu par l'évaporation.		CONSISTANCE		OBSERVATIONS.
…ait retiré d'un demi-…gramme de substance.	Terme moyen.	d'abord.	ensuite.	
…e ℥ iv à ℥ v.	℥ ivss.	Extrait sec.	Très mol. [1]	1 Cet extrait, fait par décoction, reste solide.
℥ iijss.		*Idem.*	Se dessèche.	
…e ℥ j à ℥ iij.	℥ ij.	*Idem.*	*Idem.* [2]	2 Ces deux extraits, également résineux, ont une odeur très prononcée de vanille. Je présume qu'ils renferment de l'acide benzoïque.
℥ jss à ℥ ij.	℥ j ʒ vj.	*Idem.*	Molle.	
℥ vj ʒ vj.		*Idem.*	Constante.	
℥ viij à ℥ x.		*Idem.*	*Idem.*	
℥ vss à ℥ vijss.	℥ vjss.	*Idem.*	*Idem.*	
℥ vij.		*Idem.*	*Idem.*	
℥ ijss à ℥ jv.	℥ iij ʒ ij.	*Idem.*	Très molle.	
℥ ijss.		*Idem.*	*Idem.*	
℥ iijss à ℥ ivss.	℥ iv.	*Idem.*	Durcit.	
℥ jss.		*Idem.*	Constante.	
℥ iv.		*Idem.*	*Idem.*	
℥ v.		*Idem.*	*Idem.*	
℥ jss à ℥ ij.	℥ j36.	Sec.	Très mou. [3]	3 Et presque liquide étant exposé à l'air.
℥ iv.		Pilulaire.	Molle.	
℥ ss à ℥ j.	ʒ vj.	*Idem.*	*Idem.*	
℥ vij à ℥ j ʒ ij.		*Idem.*	*Idem.* [4]	4 Se dessèche et renferme alors des cristaux de nitrate de potasse et de chlorure de sodium.
℥ iij ʒ vjgr.48.		*Idem.*	*Idem.*	
℥ iij ʒ ij.		*Idem.*	*Idem.*	
…e ℥ iij à ℥ vj.	℥ ivss.	*Idem.*	Constante. [5]	5 Cet extrait résineux comme ceux de racine de turbith, de fruits de coloquinthe et le suc de scammonée, soumis à la distillation avec l'alcool perdent, par cette opération, leur propriété purgative qui passe alors dans l'alcoolat; mais à un degré bien plus faible.
℥ ij ʒ ij.		Sec.	*Idem.*	
℥ x ʒ vj.		Pilulaire.	Sec, cassant.	
℥ j ʒ ijss.		*Idem.*	Très molle	
℥ vj.		*Idem.*	*Idem.*	
ʒ ijgr.28.		*Idem.*	*Idem.* [6]	6 Ne tarde pas à se remplir de cristaux de sel de nitre en très grande quantité.
℥ ij ʒ ij.		*Idem.*	Molle.	
℥ jss.		*Idem.*	Très molle.	
℥ j.		*Idem.*	*Idem.*	
℥ jss.		*Idem.*	Constante.	
℥ j ʒ j.		*Idem.*	*Idem.*	
℥ v.		*Idem.*	*Idem.*	
℥ viij.		Extrait sec.	Constante.	

SUITE[illegible]

NOM FRANÇAIS.	NOM LATIN.	Partie employ. sèche ou fraîch.	Véhicule mis en usag.	MO[illegible] d'opéra[illegible]
Lupuline	*Humul. Lupulus.*	Suc concret.	Éther sulfur. à 50°.	Macéra[illegible]
Lichen d'Islande.	*Cetraria Islandic.*	Plante sèch.	Eau.	Décoct[illegible]
Ményanthe, trèfle d'eau	*Menyanthes trifol.*	Feuilles sèc.	*Idem.*	Digest. [illegible]
Idem	*Idem*	*Id.* F.	o	Suc [illegible]
Millefeuille	*Achillea Millefol.*	*Id.* S.	Eau.	Digest. [illegible]
Mahaleb	*Cerasus Mahaleb.*	Fruits frais.	*Idem.*	*Id.* [illegible]
Malambo	*Drymis ?*	Écorce sèch.	*Idem.*	*Id.* [illegible]
Myrrhe en sorte .	*Amyris ?*	Suc concret.	Alc. à 23°.	Macéra[illegible]
Idem	*Idem*	*Idem.*	Eau.	*Ide*[illegible]
Mélisse citronelle.	*Melissa off.*	Somm. fl. S.	*Idem.*	Infusi[illegible]
Menthe poivrée..	*Mentha piperita.*	*Id. Id.*	*Idem.*	*Ide*[illegible]
Muguet de mai...	*Convallaria maj.*	Fleurs sèch.	Alc. à 22°.	Macéra[illegible]
Idem	*Idem*.........	*Id. Id.*	Eau.	Infusi[illegible]
Morelle	*Solanum nigrum.*	Feuilles sèc.	*Idem.*	*Ide*[illegible]
Idem	*Idem*.........	*Id. Id.*	Alc. à 22°.	Macérat[illegible]
Nicotiane	*Nicotiana Tabac.*	Pl. ent. S.	Eau.	Digest. à[illegible]
Idem	*Idem*.........	*Id.* F.	o	Suc [illegible]
Idem	*Idem*.........	Feuilles S.	Alc. à 22°.	Macérat[illegible]
Nénuphar blanc .	*Nymphæa alba..*	Fleurs S.	Eau.	Digest. à[illegible]
Idem	*Idem*.........	*Id.* F.	o	Suc [illegible]
Idem	*Idem*	Racine S.	Eau.	Infusi[illegible]
Noix vomique...	*Strychn. Nux vom.*	Sem. râpées.	Alc. à 25°.	Macérat[illegible]
Narcisse des prés.	*Narc. pseudonarc.*	Fleurs S.	Eau.	Digest. à[illegible]
Idem	*Idem*.........	*Id. Id.*	*Idem.*	Infusi[illegible]
Noix...........	*Juglans regia...*	Brou S.	*Idem.*	*Idem*[illegible]
Idem	*Idem*.........	*Id. Id.*	*Idem.*	Décocti[illegible]
Nerprun purgatif.	*Rhamn. cathart.*	Fruits F.	o	Le su[illegible]
Opium	*Papaver somnif.*	Suc concret.	Eau.	Lavage à [illegible]
Idem	*Idem*	*Idem.*	*Idem.*	*Idem* à clo[illegible]
Ortie grièche	*Urtica urens*	La pl. ent. F.	*Idem.*	Digest. à[illegible]
Ognons.........	*Allium Cepa....*	Le bulbe.	*Idem.*	*Id.* [illegible]
Phellandre aquat.	*Phellandr. aquat.*	La pl. ent. F.	o	Le su[illegible]
Idem.........	*Idem*.........	Semence *Id.*	Alc. à 30°.	Macérati[illegible]
Idem	*Idem*.........	*Idem* S.	*Idem.*	*Idem*[illegible]

BLEAU.

roduit obtenu par l'évaporation.		CONSISTANCE		OBSERVATIONS.
ait retiré d'un demi-amme de substance.	Terme moyen.	d'abord.	ensuite.	
℥ viij.		Extrait sec.	Constante.	
℥ vj.		Sec, corné.	*Idem.*	
jss à ℥ ijss.	℥ ij.	Pilulaire.	Molle. [1]	1 Se dess. et se remplit de cristaux salés.
ʒ v à ʒ vj.	ʒ vss.	*Idem.*	*Idem.*	
℥ j à ℥ iij.	℥ ij.	*Idem.*	*Idem.*	
℥ j ʒ vij.		*Idem.*	Constante.	
℥ jss.		*Idem.*	*Idem.*	
℥ xij ʒ vss.		Sèche.	*Idem.*	
℥ iv à ℥ x.		Pilulaire.	Se dessèche.	
℥ v ʒ ij.		*Idem.*	*Idem.* [2]	2 Devient sec, cassant
℥ iv ʒ iij.		*Idem.*	*Idem.* [3]	3 *Idem.*
℥ v.		*Idem.*	Molle.	
℥ iv ʒ vj.		*Idem.*	*Idem.*	
ij à ℥ v ʒ vss.	℥ v ʒ iij.	*Idem.*	Se dessèc. [4]	4 Se remplit de cristaux de chlorure de sodium.
℥ iv ʒ ss.		*Idem.*	*Idem.*	
℥ vij.		*Idem.*	Molle.	
ʒ iij.		*Idem.*	*Idem.* [5]	5 Il se forme après 3 ou 4 ans, des cristaux de nitre et de muriate de soude.
℥ iv ʒ j.		*Idem.*	Constante.	
℥ jss.		*Idem.*	*Idem.*	
ʒ ivgr. 30.		*Idem.*	Molle.	
℥ iijss.		*Idem.*	Constante.	
v à ℥ ij ʒ ijss.	℥ j ʒ j gr. 54.	*Idem.*	Très molle.	
℥ j à ℥ iij.	℥ ij.	*Idem.*	*Idem.* [6]	6 Renferme des crist. de sel marin.
℥ v à ℥ vij.	℥ vj.	*Idem.*	*Idem.*	
℥ j à ℥ jss.	℥ j ʒ ij.	*Idem.*	Dure. beauc.	
ʒ vj gr. 24.		*Idem.*	*Idem.*	
℥ ij à ℥ jv.	℥ iij.	*Idem.*	Constante.	
℥ iv à ℥ viij.	℥ vj.	*Idem.*	Se dessèc. [7]	7 Quelquefois il se ramollit ; cela dépend du lieu où on le tient.
℥ vj à ℥ xij.	℥ ix.	*Idem.*	*Idem.*	
℥ jss.		*Idem.*	Constante.	
℥ j ʒ ij.		Extrait sec.	Att. l'hum.	
ʒ vjss.		Pilulaire.	Très mou. [8]	8 On trouve dans cet extrait des cristaux de muriate de potasse.
℥ iij gr. 20.		*Idem.*	Constante.	
℥ ij ʒ vj.		*Idem.*	*Idem.*	

SUITE D

NOM FRANÇAIS.	NOM LATIN.	Partie employ. sèche ou fraîch.	Véhicule mis en usag.	MOD d'opérati
Polypode vulg. ..	*Polyp. vulgare..*	Souc. sout. S.	Eau.	Digest. à
Idem	*Idem*........	*Idem.*	Alc. à 22°.	Macérat
Pavots	*Papaver somnif.*	Capsules.	Eau.	Digest. à
Idem	*Idem*........	*Idem.*	*Idem.*	Infusio
Pareira brava ...	*Cissamp. Pareir.*	La racine S.	Alc. à 30°.	Macérat
Idem........	*Idem*	*Idem.*	Eau.	Digest. à
Pulsatille.	*Anemone Pulsat.*	Fleurs S.	*Idem.*	*Id.* I
Prunellier.......	*Prunus spinosa..*	Fruits F.	o	Suc.
Patience........	*Rumex Patient..*	Racine S.	Eau.	Digest. à
Pensée sauvage ..	*Viola tricolor Var.*	Plante S.	Eau.	Digest. à
Idem........	*Idem*........	*Id. Id.*	*Idem.*	Infusi
Idem........	*Idem*........	*Id.* F.	o	Suc.
Persicaire.	*Polygonum Pers.*	*Id.* S.	Eau.	Infusi
Quassia amer....	*Quassia amara..*	Bois S.	Alc. à 19°.	Macérat
Idem........	*Idem*........	*Idem.*	Eau.	Infusio
Quinq. rouge vif.	*C. oblongifolia..*	Écorce S.	*Idem.*	*Idem*
Idem	*Idem*	*Id. Id.*	Alc. à 36°.	Macérati
Idem........	*Idem*........	*Id. Id.*	Eau.	Décocti
Quinq. jaune royal	*Cinch. cordifol...*	*Id. Id.*	*Idem.*	*Idem*
Idem........	*Idem*........	*Id. Id.*	*Idem.*	Digest. à
Idem........	*Idem*	*Id. Id.*	*Idem.*	*Idem*
Quinq. gris fin. ..	*Cinch. Condam..*	*Id. Id.*	*Idem.*	*Idem*
Idem........	*Idem*........	*Id. Id.*	*Idem.*	Infusio
Idem........	*Idem*........	*Id. Id.*	*Idem.*	Décocti
Idem........	*Idem*	*Id. Id.*	Alc. à 22°.	Macérati
Idem........	*Idem*	*Id. Id.*	Eau.	*Idem*
Quinq. caribea . .	*Exostem. florib..*	*Id. Id.*	*Idem.*	Décoctic
Rhub. de Chine. .	*Rheum palmatum*	Racine S.	*Idem.*	Digest. à
Idem........	*Idem*	*Id. Id.*	Alc. à 25°.	Macérati
Idem de Moscovie.	*R. undulatum...*	*Id. Id.*	*Id.* à 24°.	*Idem*
Ratanhia.	*Kram. triandra..*	Éc. de la R. S.	Eau.	Décoctio
Idem........	*Idem*	*Id. Id.*	*Idem.*	Infusic
Idem........	*Idem*	*Id. Id.*	Alc. à 22°.	Macérati
Rhus radicans ...	*Rhus radicans ..*	Pl. ent. F.	Eau.	Digest. à
Raisins blancs. ..	*Vitis vinifera Var*	Fruits F.	o	Suc.
Raisins de Damas.	*Id. Id. Var.....*	*Idem* S.	Eau.	Décocti
Réglisse.	*Glycirr. glabra..*	Racine S.	*Idem.*	Digest. à te

LEAU.

uit obtenu par l'évaporation.		CONSISTANCE		OBSERVATIONS.
tiré d'un demi-e de substance.	Terme moyen.	d'abord.	ensuite.	
s à ℥ viij.	℥ v ʒ vj.	Pilulaire.	Constante.	
ij ʒ v.		*Idem.*	Se dessèche.	
j à ℥ v.	℥ iijss.	*Idem.*	Se ramol. [1]	1 Se dessèche avec le temps.
ij ʒ vj.		*Idem.*	*Idem.* [2]	2 *Idem.*
℥ ss.		Extrait sec.	Att. l'hum.	
ijgr. 11.		*Idem.*	*Idem.*	
℥ vss.		*Idem.*	*Idem.*	
à ʒ iijgr. 30.		*Idem.*	Durcit. [3]	3 S'émiette quelquef.
à ℥ iij.		*Idem.*	Constante. [4]	4 Quelquef. sa surface se recouvre de petits cristaux soyeux de sous-carbonate de soude.
ij ʒ vj.		*Idem.*	Molle.	
iij ʒ j.		*Idem.*	*Idem.*	
ʒ v.		*Idem.*	Très molle.	
℥ iv.		*Idem.*	Durcit.	
ij ʒ vss.		*Idem.*	Constante.	
ʒ vij.		*Idem.*	Se dessèche.	
ij à ℥ iij.		*Idem.*	Constante. [5]	
à ℥ vj.	℥ vss.	*Idem.*	*Idem.*	5 Quelquef. se ramol.
Id.	*Idem.*	*Idem.*	*Idem.*	
iv à ℥ vss.	℥ iv ʒ vj.	*Idem.*	*Idem.*	
jss à ℥ iijss.	℥ iij.	*Idem.*	*Idem.*	
℥ j ʒ j.		Sec.	*Idem.*	
℥ jss.		Pilulaire.	*Idem.* [6]	6 Se ramollit à l'air.
ij à ℥ iij.		*Idem.*	*Idem.*	
℥ iv à ℥ v.	℥ ivss.	*Idem.*	*Idem.*	
à ℥ ijss.	℥ ij.	*Idem.*	*Idem.*	
ʒ vij.		Sec.	*Idem.* [7]	7 Se ramollit à l'air.
℥ viij.		Pilulaire.	*Idem.*	
℥ x.		*Idem.*	Se dessèche.	
à ℥ v ʒ jss.	℥ iv ʒ ijgr. 54	Extrait sec	Constante.	
℥ ivss.		*Idem.*	*Idem.*	
à ℥ xij.	℥ viijss.	Pilulaire.	Sec, cassant.	
ss à ℥ vss.	℥ v.	Sec.	*Id. Id.*	
v à ℥ v ʒ j.	℥ iv ʒ ivss.	*Idem.*	*Idem.*	
iij ʒ ijss.		Pilulaire.	Sec.	
ʒ vj à ℥ ij.	℥ j ʒ vij.	*Idem.*	Molle.	
℥ xij.		*Idem.*	*Idem.*	
iij à ℥ jv.	℥ iijss.	Sec.	*Idem.*	

SUIT

NOM FRANÇAIS.	NOM LATIN.	Partie employ. sèche ou fraîch.	Véhicule mis en usag.	M d'op
Réglisse	*Glycirrh. glabra.*	Racine S.	Eau.	Décoc
Idem.........	*Idem ....*	*Id. Id.*	Alc. à 22°.	Macér
Rue............	*Ruta graveolens.*	La pl. ent. S.	Eau.	Infu
Sureau.	*Samb. nigra ....*	Baie F.	o	S
Séné	*Cassia Senna....*	Feuilles S.	Eau.	Infu
Idem.........	*Idem ....*	*Id. Id.*	Alc. à 22°.	Macér
Safran..........	*Crocus sativus...*	Stygmates.	*Id.* à 16°.	*Id*
Idem.........	*Idem.........*	*Idem.*	Eau.	Infu
Scille rouge.	*Scilla maritima..*	Squam. roug. dessèch. art.	*Idem.*	*Id*
Serpentaire de Vir.	*Arist. Serpentaria.*	Racine S.	Alc. à 18°.	*Id*
Scabieuse	*Scab. arvensis...*	Fleurs S.	Eau.	Infu
Stramoine.......	*Datura Stramon..*	Feuilles F.	o	Su
Idem.........	*Idem.........*	*Id.* S.	Alc. à 22°.	Macér
Idem.........	*Idem.........*	Semence S.	Eau.	Décoc
Saponaire.......	*Sapon. off......*	Pl. ent. S.	*Idem.*	Digest
Idem.........	*Idem.........*	Feuilles S.	*Idem.*	Infu
Salsepareille	*Smilax Sarsapar.*	Racine S.	*Idem.*	Décoc
Idem.........	*Idem.........*	*Id. Id.*	*Idem.*	Infu
Salsepar. caraque.	*Idem.........*	*Id. Id.*	*Idem.*	Décoc
Sabine.........	*Junip. Sabina...*	Feuilles S.	*Idem.*	*Ide*
Idem.........	*Idem ......*	*Id. Id.*	Alc. à 22°.	*Ide*
Idem.........	*Idem ....*	*Id. Id.*	Eau.	Infu
Idem.........	*Idem.........*	*Id.* F.	*Idem.*	Décoc
Scordium.	*Teucr. Scordium.*	*Id.* S.	*Idem.*	Infu
Simarouba.	*Quassia Simaruba*	Écorce S.	*Idem.*	*Ide*
Turbith végétal..	*Convolvul. Turp..*	Racine S.	Alc. à 19°.	Macér
Idem.........	*Idem.........*	*Id. Id.*	Eau.	Digest.
Tormentille	*Torment. erecta..*	*Id. Id.*	*Idem.*	*Ide*
Idem.........	*Idem ....*	*Id. Id.*	Alc. à 20°.	Macér
Toxicodendron. .	*Rhus Toxicodend.*	Pl. ent. F.	Eau.	Digest
Uva ursi.	*Arbutus Uva ursi.*	Feuilles S.	*Idem.*	*Ide*
Valériane.	*Valeriana camp.*	Racine S.	*Idem.*	*Ide*
Idem.........	*Idem.........*	*Id. Id.*	*Idem.*	Infus
Idem.........	*Idem ....*	*Id. Id.*	Alc. à 24°.	Macér
Zédoaire.	*Am. Zedoaria...*	Racine S.	Eau.	Digest.
Yèble.	*Samb. Ebulus...*	Fruits F.	o	Suc
Winter.........	*Drymis Winteri.*	Écorce S.	Eau.	Infus

:LEAU.

·duit obtenu par l'évaporation.		CONSISTANCE		OBSERVATIONS.
·etiré d'un demi-me de substance.	Terme moyen.	d'abord.	ensuite.	
℥ viij.		Pilulaire.	Constante.	
℥ iv.		Sec.	Molle.	
ij ʒ vij.		Pilulaire.	*Idem.*[1]	1 Contient du sel marin.
℥ ij.		*Idem.*	Constante.	
vj à ℥ viij.	℥ vij.	*Idem.*	*Idem.*	
℥ v.		*Idem.*	*Idem.*	
℥ xss.		*Idem.*	Molle.	
xiijss.		*Idem.*	*Idem.*	
j à ℥ xj ʒ j.		*Idem.*	Se ramollit.	
℥ iijss.		*Idem.*	Constante.	
ss à ℥ ijss.	℥ ij.	*Idem.*	Molle.	
℥ ss.		*Idem.*	Très molle.	
ij ʒ ij.		*Idem.*	Se ramol.[2]	2 On trouve dans son intérieur des cristaux de nitrate de potasse.
℥ jss.		*Idem.*	Ordinaire.	
℥ ivss.		*Idem.*	*Idem.*	
iv ʒ vij.		*Idem.*	*Idem.*	
℥ vj.		*Idem.*	*Idem.*	
ij ʒ vij.		*Idem.*	*Idem.*[3]	3 On y trouve avec le temps des crist de sel marin.
vss à ℥ ij.	℥ jssgr. 27.	*Idem.*	*Idem.*	
℥ iv.		*Idem.*	Très dur.[4]	4 Se ramollit dans un lieu humide.
ij ʒ vij.		*Idem.*	*Idem.*	
℥ iijss.		*Idem.*	*Idem.*	
ʒ jgr. 24.		*Idem.*	*Idem.*	
℥ iij.		*Idem.*	*Id.* cassant.	
℥ ijss.		*Idem.*	Constante.	
℥ ivss.		*Idem.*	*Idem.*	
j ʒ ss.		*Idem.*	*Idem.*	
v à ℥ iij.	℥ ij ʒ ijss.	*Idem.*	Dur, cassant	
℥ jvss.		*Idem.*	*Idem.*	
℥ ij.		*Idem.*	Très dur.	
℥ iij.		*Idem.*	*Idem.*	
℥ ijss.		*Idem.*	Constante.[5]	5 Durcit.
℥ vj.		*Idem.*	*Idem.*[6]	6 Se ramollit dans un lieu humide.
℥ vij.		*Idem.*	*Idem.*	
jss à ℥ ij.		*Idem.*	*Idem.*	
ij ʒ vj.		*Idem.*	Molle.	
ijss à ℥ iij.	℥ ij ʒ vj.	*Idem.*	Constante.	

F

FAGARA OCTANDRA. Linné nommait ainsi la plante d'où découle la vraie résine tacamaque, et que Jacquin a nommée *Elaphrium tomentosum*. *V*. Résine tacamaque. (A. R.)

FAHAM et FAHON. Noms vulgaires, à l'Ile-de-France, d'une Orchidée parasite dont les feuilles sont employées en infusion théiforme, ce qui lui a encore valu la dénomination de thé de l'île Bourbon. C'est l'*Angræcum fragrans* de M. Dupetit Thouars. (*Histoire des Orchidées d'Afrique*, pl. 54.) (A. R.)

FAINE. On désigne sous ce nom le fruit du hêtre commun (*Fagus sylvatica*, L.), duquel on retire une huile grasse par expression. *V*. Hêtre et Huiles. (A. R.)

FAMILLES NATURELLES. *Ordines naturales*. On entend par ces mots, en Histoire naturelle, les groupes des êtres qui sont liés entre eux par des affinités plus ou moins multipliées, en un mot, qui se ressemblent par l'ensemble de leur organisation. Les rapports naturels de certaines plantes n'avaient pas échappé à quelques anciens botanistes, observateurs exacts et judicieux; mais ne connaissant qu'un très petit nombre d'espèces, ces savans ne purent se convaincre de l'existence des familles naturelles que pour un petit nombre de plantes indigènes; le reste des végétaux ne leur présentait, sous ce rapport, qu'une confusion inextricable. Tournefort et Linné, tout en fondant des systèmes purement artificiels, ne purent s'empêcher d'y rassembler quelques groupes très naturels, tels que les Graminées, les Crucifères, les Composées, les Labiées, les Orchidées, etc. Le second de ces naturalistes essaya même de donner une liste de ce qu'il nommait *Ordres naturels*. Mais Bernard De Jussieu fut réellement le premier qui circonscrivit les végétaux entre certaines limites et dans l'ordre le plus rapproché de la nature, ou plutôt il fut le premier qui, par une admirable sagacité, discerna les ressemblances imprimées par la nature aux individus composant le règne végétal. Adanson, disciple de Bernard De Jussieu, publia, en 1763, un savant ouvrage sous le titre de *Familles naturelles des plantes;* mais, pénétré d'autres idées que son maître, il ne produisit que des associations inharmoniques, et pour la plupart rejetées par les naturalistes modernes. M. A.-L. De Jussieu, perfectionnant le travail de son oncle, fixa la marche de la science par la publication, en 1789, de son *Genera plantarum.* Depuis cette époque, les botanistes n'ont cessé de faire leurs efforts pour assigner des caractères plus positifs et des limites moins arbitraires aux familles naturelles. Le nombre de celles-ci, qui d'abord n'était que d'une centaine, fut bientôt porté presque au double, et l'on se convainquit que les groupes naturels, quoique ayant une existence réelle, se touchaient et se fondaient souvent entre eux par des nuances insensibles; qu'ils ne se liaient point par une chaîne ou série linéaire, mais qu'ils s'entrecroisaient par une foule d'affinités plus ou moins éloignées; de sorte qu'il serait plus vrai de représenter le système naturel des plantes au moyen d'une carte analogue aux cartes géographiques, que par un enchaînement linéaire, le seul, il est vrai, que l'on puisse suivre dans l'exposition des familles naturelles suivant la forme de nos livres. Nous avons fait sentir, à l'article BOTANIQUE, l'utilité que la Médecine pouvait tirer de l'étude des familles naturelles, par l'heureuse concordance qu'il est facile d'observer entre les propriétés médicales des plantes et leurs affinités botaniques; nous ne reviendrons donc pas sur cette question.

Les zoologistes ont appliqué à leur science les belles idées de Bernard De Jussieu. MM. Cuvier, Latreille, Duméril, et plusieurs autres savans, que, vu leur nombre, nous ne pouvons citer ici, ont porté, chacun dans la partie de la Zoologie qu'ils ont particulièrement approfondie, des lumières qui ont jeté le plus grand jour sur les groupes naturels dont les rappprochemens constituent les diverses classes des animaux. *V.* ZOOLOGIE.

(A. R.)

FARINES. On donne le nom de farines à des semences réduites en poudres plus ou moins fines, à l'aide de moyens mécaniques. Les farines les plus employées pour l'usage médical, sont celles préparées avec le fenu grec, le froment, les fèves, le lin, le lupin, l'orge, l'orobe, la moutarde. Quelques-uns de ces produits sont en partie tombés en désuétude et ne sont presque plus employés; d'autres sont mis en usage à chaque instant, et de ce nombre sont les farines de lin et de moutarde, avec lesquelles on prépare des médicamens dont on fait usage à chaque instant. (A. C.)

FARINE DE FENU GREC. Elle est obtenue par la pulvérisation du *Trigonella Fœnum græcum*, plante de la famille des Légumineuses. Cette farine est regardée comme émolliente et résolutive. Dans la Pharmacie vétérinaire, elle est administrée aux chevaux et aux vaches pour leur donner de l'appétit. La dose est de 64 à 192 grammes (2 à 6 onces), mêlée à du son.

FARINE DE FÈVE. Cette farine, regardée comme étant émolliente et résolutive, s'obtient par la pulvérisation du *Vicia Faba*.

FARINE DE FROMENT. Elle s'obtient du *Triticum hybernum*, de la famille des Graminées. Cette farine, dépouillée, à l'aide du tamis, des débris provenant de l'enveloppe corticale (le son), en raison du gluten qu'elle contient, est regardée comme très nourrissante; elle entre dans la fabrication du pain, dans celle de quelques pilules; on s'en sert pour la préparation des cataplasmes émolliens. En décoction, elle est administrée contre la toux, la diarrhée. D'après M. Davy, la farine de froment, provenant du blé cultivé dans le midi, contient plus de gluten que celle extraite du froment cultivé dans le nord. L'analyse de la farine de froment, faite par Proust, lui a fourni pour 100 grammes : 1°. résine jaune, 1; 2°. extrait gommeux et sucré, 12; 3°. gluten, 12,5; 4°. amidon, 74,5. D'autres analyses ont été faites par MM. Vauquelin, Vogel, et elles sont consignées dans le Journal de Pharmacie, t. III, p. 311, et t. VIII, p. 353. M. Vogel a reconnu la présence de l'albumine végétale, annoncée par Fourcroy dans ces produits. M. Vauquelin y a trouvé une substance gommo-glutineuse, dans la proportion de 2,80 à 5,80. L'analyse de la farine pouvant être demandée au pharmacien, elle se pratique de la manière suivante. On fait une pâte avec une quantité donnée de farine (100 grammes, par exemple) et suffisante quantité d'eau; on abandonne le tout pendant l'espace d'une heure : au bout de ce temps, on pose la pâte sur un tamis, et l'on place celui-ci dans une terrine contenant de l'eau distillée, de manière que l'eau affleure le tissu; on malaxe la pâte entre les mains, ayant soin de ne pas la délayer ni la diviser, mais d'en séparer l'amidon. Ce principe se répand dans l'eau, tandis que d'autres principes s'y dissolvent; le gluten seul reste dans la main. On renouvelle l'eau de lavage jusqu'à ce qu'elle ne sorte plus laiteuse. Les derniers lavages du gluten peuvent se faire sous un petit filet d'eau. On réunit les divers liquides laiteux dans un vase conique, pour que l'amidon puisse se déposer facilement. On tient ce vase dans un lieu frais, afin que la fermentation ne puisse se développer. Lorsque le liquide a cessé de déposer, on décante la solution louche : le dépôt, formé d'amidon et d'un peu de gluten, est recueilli sur un filtre; on le lave jusqu'à ce que l'eau en sorte claire, on le fait sécher et l'on en constate le poids. On prend ensuite le liquide qui a été séparé par décantation, on le réunit aux eaux de lavage de l'amidon, et l'on fait évaporer à la température de l'eau bouillante. Pendant cette évaporation, on aperçoit quelques flocons qui se forment. Ces flocons ont été considérés par Fourcroy, comme étant formés d'albumine coagulée, et par Proust, comme du gluten. On continue l'évaporation jusqu'à ce que le résidu soit en consistance sirupeuse; on le délaie dans l'alcool, qui dissout le sucre, qu'on obtient par l'évaporation de ce véhicule. La partie insoluble, traitée par l'eau froide, fournit, par l'évaporation, le mucilage. Le résidu est composé de phosphate de chaux et de matière azotée. Si l'on veut obtenir la résine, on traite la farine sèche par l'alcool; si l'on ne prend pas cette précaution, la résine reste mêlée en partie avec le gluten. Si les farines contiennent plus de gluten, il faut malaxer la pâte faite avec la farine, en la plaçant dans un linge et faisant un nouet. Si l'on agit sur de la farine d'orge, l'amidon obtenu est mêlé avec une substance qu'on a nommée l'*hordéine*. Pour les séparer, on fait bouillir l'amidon bien lavé avec de l'eau; celle-ci dissout l'amidon; l'hordéine ne subit aucun changement. Les farines contiennent toutes une certaine quantité d'humidité dont on doit tenir compte lors de l'analyse; pour cela, on les fait sécher à une douce température, et l'on prend la différence de poids avant et après la dessication.

FARINE DE LIN. Cette farine, la plus employée comme émolliente, s'obtient par la mouture de la semence du *Linum usitatissimum*. On doit la choisir fraîchement préparée; car l'huile qu'elle contient étant susceptible de se rancir, ce changement d'état lui communique de l'âcreté. La farine de lin vendue dans le commerce a déjà été séparée par expression d'une partie de l'huile contenue dans la semence.

FARINE DE LUPIN. Cette farine, un peu amère, s'obtient par la pulvérisation d'une plante de la famille des Légumineuses. (*Lupinus sativus*, L.) Elle est regardée comme résolutive.

FARINE D'ORGE. La farine d'orge, regardée comme émolliente, s'obtient de l'*Hordeum distichon*, d'après Proust. Cette farine, est composée, sur 100 parties, 1°. de résine jaune, soluble dans l'alcool, 1; 2°. d'extrait gommeux et sucré, 9; 3°. de gluten, 3; 4°. d'amidon, 32; 5°. d'hordéine, 55.

FARINE D'OROBE. Employée comme émolliente et résolutive. On l'obtient de l'*Orobus vernus*. Elle n'est presque plus employée.

FARINE DE MOUTARDE. La farine de moutarde, employée comme stimulante et épispastique, s'obtient par la pulvérisation du *Sinapis nigra*. L'un de nos collègues, M. Robinet, a démontré, par un article inséré dans le Journal de Chimie médicale, t. II, p. 347, que la farine de moutarde, privée par expression de l'huile douce qu'elle contient, fournit, non-seulement 20 pour cent d'une huile douce, mais encore une farine d'un cinquième plus forte que celle qui n'a pas subi cette préparation. Il est donc important pour le pharmacien d'en agir ainsi et d'extraire l'huile douce de la farine de moutarde. M. Derosne employait depuis long-temps ce moyen, dans l'intention d'empêcher la farine de rancir et de se détériorer.

FARINE DE RIZ. Cette farine se prépare de la manière suivante. On prend les graines mondées, on les lave pour les priver de la poussière, et l'on pile la graine encore humectée, afin qu'elle ne glisse pas sous le pilon ; on rejette les premières portions qui passent au tamis ; on recueille les autres. Cette farine est quelquefois employée comme résolutive ; on la donne à l'intérieur contre la diarrhée. (A. C.)

FARINE DE SEIGLE. Regardée comme émolliente. Elle se prépare avec la semence du *Secale cereale*. Elle est peu employée. (A. C.)

FÉCULE. Ce mot est synonyme d'amidon ; mais on l'emploie communément pour désigner génériquement cette substance organique contenue dans les végétaux qui ne sont pas des céréales. Ainsi l'on dit plus habituellement la fécule de pomme de terre, du salep, de la bryone, etc., que l'amidon de ces tubercules, tandis qu'on ne dit point la fécule, mais l'amidon du blé, de l'orge, etc. Cette distinction de mots étant purement arbitraire, et ne reposant sur aucun motif quelconque, nous avons dû traiter, au mot AMIDON, de tout ce qui était relatif aux diverses fécules. Nous y avons cité sommairement les idées de M. Raspail sur la composition et les formes diverses des grains féculens ; mais depuis la publication du premier volume de notre Dictionnaire, ce sujet ayant été de nouveau soumis à un examen approfondi et critique, par M. Raspail ainsi que par plusieurs chimistes, nous allons en faire connaître, aussi brièvement que possible, les résultats principaux.

Chaque grain de fécule qui se développe dans le tissu cellulaire de certains végétaux est un organe vésiculaire dont le tégument extérieur se rompt par l'action du calorique, et laisse sortir la substance gommeuse qu'il contenait intérieurement. Ainsi l'ébullition dans l'eau fait crever ces vésicules ; les tégumens brisés, séparés de la partie gommeuse, se rapprochent alors, et, vu leur absolue indissolubilité, donnent à la masse une apparence gélatineuse. Telle est la théorie de la formation de l'empois. Une légère torréfaction fait aussi éclater les grains de fécule, circonstance qui explique leur conversion en gomme, observée depuis long-temps par MM. Bouillon-Lagrange et Vauquelin. Ce qu'il y a de remarquable et de bien singulier dans les propriétés de cette gomme obtenue par l'ébullition dans l'eau, c'est qu'elle est susceptible, de même que les tégumens, de se colorer en bleu par l'action de l'iode. La torréfaction lui enlève totalement cette propriété; d'où M. Raspail a conclu que la faculté de se colorer en bleu par l'addition de l'iode, que possèdent les deux substances qui composent le grain de fécule, était due à une substance quelconque qu'il n'a voulu ni déterminer ni classer rigoureusement, mais qu'il a supposée de nature volatile, sans toutefois attacher plus d'importance à ce mot qu'on ne doit lui en donner quand on parle d'un corps inconnu ou qui a échappé jusqu'à présent à l'observation.

La théorie de M. Raspail a été vivement attaquée en ces derniers temps par M. Caventou (1). Son auteur l'a défendue (2) par tous les moyens que lui fournissaient ses nombreuses observations. Notre but étant de nous borner à l'exposition des résultats utiles pour la science, nous ne devons point entrer dans les détails de cette polémique : nous exprimerons seulement le regret de voir les savans s'empresser de combattre réciproquement leurs observations ou leurs expériences, sans se comprendre parfaitement, opposer, par exemple, des expériences chimiques à des observations microscopiques, et de la différence apparente des résultats, en tirer cette fausse conséquence, que si les uns ont bien opéré, les autres ont mal observé, et *vice versâ*. Dans le cas de la fécule, M. Raspail a fait connaître les résultats de ses observations, et il a donné les moyens de les vérifier avec facilité. On doit donc le juger uniquement sur les

(1) *V.* Ann. de Chimie et de Physique, mai 1826.
(2) *Ibid*, 1826.

faits qu'il annonce, et chercher ensuite à les faire coïncider avec les données que fournit la Chimie.

Les caractères chimiques de toutes les fécules colorables en bleu par l'iode et purifiées étant identiques, M. Raspail a cherché dans leurs caractères physiques des différences positives entre les fécules des divers végétaux. Quoique ces différences soient souvent très légères, elles s'observent si constamment, qu'il serait difficile de reconnaître, dans deux plantes différentes, des fécules absolument semblables. Il est vrai que les grains de fécule varient pour le diamètre et la forme dans le même végétal, et que l'influence de la nature du terrain, des climats et des saisons fait également naître des différences dans les caractères physiques des grains de fécule de la même espèce. Malgré ces anomalies, M. Raspail a pensé qu'il serait utile, non pas tant sous le rapport scientifique, que sous le rapport commercial, et même sous celui de la classification des drogues simples, de déterminer, à l'aide du microscope, l'aspect et les dimensions réelles des grains de fécule. Le tableau suivant est extrait de celui qu'il a publié dans le Bulletin des Sciences et de l'industrie de M. de Férussac, 1re section, novembre 1826. Nous donnons, à la suite de chaque description, les dimensions extrêmes des diamètres des grains.

FÉCULE DE POMME DE TERRE. Grains en général très bien conservés, acquérant les plus grandes dimensions des fécules connues, ayant l'aspect de belles perles de nacre, très irréguliers dans leurs formes, très inégaux dans leurs dimensions; en général, les plus gros sont gibbeux, triangulaires, ovoïdes, et les plus petits sphériques.

Diamètre. Les plus gros ont $\frac{1}{8}$ de millimètre, les plus petits $\frac{1}{300}$.

FÉCULE D'IGNAME. Même aspect que ceux de la pomme de terre. Grains presque tous oblongs, comprimés aux deux bouts, et offrant, quand on approche la lentille, une tache de même forme que l'on prendrait pour un grain noir enchâssé dans un grain blanc.

Diamètre. Plus gros $\frac{1}{17}$ de millim.; plus petits $\frac{1}{150}$.

SAGOU. Fécule torréfiée en boulettes sur une platine, et versée sous cette forme dans le commerce. — Ces boulettes ne se colorent pas extérieurement par l'iode, à cause de la torréfaction qu'elles ont subie. En les délayant dans l'eau, il est facile de s'apercevoir que tous les grains du pourtour ont éclaté, et que la couche extérieure se compose de tégumens et de gomme. Les grains intacts sont au centre des boulettes. Ces grains sont ovales, irréguliers ou ronds, cunéiformes : ils ont l'aspect nacré des grains de pomme de terre.

Diamètre des grains non endommagés par la torréfaction. Plus gros $\frac{1}{10}$ de millim.; plus petits $\frac{1}{120}$

FÉCULE DE PATATE. Grains sphériques, très inégaux, et se colorant fortement sur les bords.

Diamètre. Plus gros $\frac{1}{75}$ de millim.; plus petits $\frac{1}{140}$.

FÈVE DE MARAIS. Grains irréguliers, lisses, en tout semblables, pour l'aspect, aux grains de fécule de pomme de terre.

Diamètre. Plus gros $\frac{1}{20}$ de millim., plus petits $\frac{1}{130}$.

FÉCULE DE TULIPE. Quelques grains endommagés, les autres en cônes obtus, en sphères plus ou moins tronquées; aspect des grains de fécule de la pomme de terre. Les grains ovales sont plus ou moins réguliers.

Diamètre. Plus gros $\frac{1}{20}$ de millim.; plus petits $\frac{1}{150}$.

FÉCULE DE L'ALSTRŒMERIA PELEGRINA. Aspect des grains de fécule de pomme de terre, mais en général terminés par un simple trait. Quelques-uns, endommagés, s'affaissent et se vident après deux ou trois minutes de séjour dans la goutte d'eau placée sur le *porte-objet*. Les grains ovales sont des plus communs.

Diamètre. Plus gros $\frac{1}{18}$ de millim.; plus petits $\frac{1}{200}$.

FÉCULE DE MARRON D'INDE. Les grains varient en grosseur, selon la grosseur et l'âge du marron; très irréguliers, étranglés dans le milieu de leur longueur; en forme de reins, de larmes bataviques, etc.; ils se colorent très fortement en noir sur les bords. La fécule n'existe que dans les cotylédons de la graine.

Diamètre. Plus gros $\frac{1}{33}$ de millim.; plus petits $\frac{2}{200}$.

FÉCULE DE CHATAIGNE. Se rapprochant beaucoup des grains de fécule du marron d'Inde pour l'aspect et les dimensions, mais s'en éloignant par la forme, qui imite, en général, deux ou trois formes de ceux de la pomme de terre. Grains se colorant fortement sur les bords; oblongs, triangulaires-arrondis, sphériques, rarement réniformes ou réniformes peu prononcés; bien conservés.

Diamètre. Plus gros $\frac{1}{20}$ de millim.; plus petits $\frac{1}{200}$.

FARINE DE FROMENT. Grains, en général, sphériques ou oblongs; beaucoup d'endommagés par la meule, et qui se présentent comme des vésicules déchirées.

Diamètre. Plus gros $\frac{1}{26}$ de millim.; plus petits $\frac{1}{300}$.

FARINE D'ORGE. Mêmes caractères que les grains de l'amidon du froment.

FARINES DE CÉRÉALES. Plus les graines sont petites, et plus les grains de fécule sont petits : ainsi, leur diamètre est peut-être de $\frac{1}{400}$ dans le petit millet.

FARINE DE MAÏS. Presque tous les grains endommagés par la meule; la plupart restant agglutinés entre eux, et présentant l'aspect d'un tissu cellulaire à petites mailles; tous plissés plus ou moins, et plus ou moins arrondis. Si, au lieu de prendre la fécule dans la farine, on la prend dans la graine encore jaune et non desséchée, les grains ont un tout autre aspect : ils sont bien conservés, arrondis et lisses, en sorte que tout porte à croire que, proportions gardées, les graines fraîches donneraient beaucoup plus d'amidon par la macération et par le procédé de l'amidonnier, que les grains moulus.

Diamètre. Plus gros $\frac{1}{40}$ de millim.; plus petits $\frac{1}{160}$.

DAHLINE, extraite par M. Payen, des topinambours de France. Tous les grains froissés, parce qu'ils n'ont été obtenus qu'après l'ébullition des tubercules; arrondis, mélangés avec beaucoup de débris du tissu cellulaire.

Diamètre : $\frac{1}{100}$, $\frac{1}{120}$ $\frac{1}{136}$ de millim.

FÉCULE envoyée de la Martinique, sous le nom de FÉCULE DE TOPINAMBOURS. Grains ronds ou irréguliers, peu de grains altérés, peu d'ovales, aspect de la pomme de terre.

Diamètre. Plus gros $\frac{1}{13}$ de millim.; plus petits $\frac{1}{100}$.

TAPIOKA. Grains sphériques ou peu irréguliers; plusieurs annoncent une altération.

Diamètre. Plus gros $\frac{1}{33}$ de millim.; plus petits $\frac{1}{130}$.

FÉCULE DE BRYONE. Grains très petits, tous sphériques.

Diamètre. Plus gros $\frac{1}{70}$ de millim.; plus petits $\frac{1}{300}$.

SALEP ou FÉCULE D'ORCHIS. Tous les grains sphériques.

Diamètre. Plus gros $\frac{1}{100}$ de millim.; plus petits $\frac{1}{300}$.

(A. R.)

FEDEGOSO. On nomme ainsi une écorce apportée du Brésil, et qui est celle du *Cassia occidentalis*, L. Elle est en morceaux roulés, de la grosseur d'un à deux doigts; son épiderme est gris, rugueux et épais, quelquefois fendillé transversalement. A l'extérieur, elle est fibreuse et d'un jaune intense. Elle est inodore; sa saveur est amère et nauséabonde.

Analysée par M. Henry, elle a donné les produits suivans : une matière cireuse; une matière résineuse amère, nauséabonde; une matière colorante jaune; un peu de gomme; une petite quantité de matière sucrée; un peu d'acide gallique; du ligneux et des sels. (*Journal de Pharmacie,* mai 1824.) (A. R.)

FENOUIL. *Fœniculum officinale,* Allioni et Gærtner; *Anethum Fœniculum*, L. — Rich. Bot. méd., t. II, p. 465. (Famille des Ombellifères, Juss. Pentandrie Digynie, L.) Cette plante herbacée croît principalement dans les lieux pierreux des contrées méridionales de l'Europe, en Grèce et dans l'Orient. De sa racine vivace, allongée, de la grosseur du doigt, s'élève une tige rameuse, supérieurement lisse, très glauque, et garnie de feuilles engaînantes et membraneuses à la base, décomposées en folioles linéaires filiformes. Les fleurs, de couleur jaune, forment des ombelles dépourvues d'involucre et d'involucelles. Le fruit est glabre, ovoïde, strié longitudinalement. Linné avait distingué, d'après Gaspard Bauhin, trois variétés dans le fenouil commun. Celle qui a été nommée *Fenouil doux* forme sans doute une espèce distincte, puisque la culture n'en dénature pas les propriétés. C'est elle que l'on cultive en Italie, sous les noms de *Finocchio dolce* et de *F. di Bologna*. (Targioni, *Cors. agr.*, II, p. 52.) On la mange en salade, comme le céleri.

Le fenouil est doué d'une odeur aromatique très agréable, et d'une saveur sucrée un peu âcre. Ses fruits, rangés autrefois parmi les *semences chaudes majeures,* sont la partie la plus active. Ils sont très excitans, propriété qui dépend de l'huile volatile qu'ils contiennent, et que l'on prescrit à la dose de 5 à 6 gouttes. On en prépare une eau distillée très odorante. Les confiseurs recouvrent ces fruits avec du sucre cuit à la plume, et en confectionnent ainsi des dragées agréables. La racine est une des *cinq racines apéritives*. On l'emploie sous forme d'infusion, à la dose de 2 ou 3 gros, dans une livre d'eau. On la prescrit aussi dans du vin ou en pilules, à la dose de demi-gros à un gros.

Le fenouil fait partie de plusieurs préparations officinales, telles que la thériaque, le sirop d'armoise, celui des cinq racines apéritives, etc. (A. R.)

FENOUIL MARIN. Un des noms vulgaires du *Crithmum maritimum,* L., plus connu sous celui de PERCEPIERRE. *V.* ce mot.

FENOUIL DE PORC. On a donné ce nom au *Peucedanum officinale* L., Ombellifère commune dans les bois, dont la racine était jadis usitée comme diurétique et expectorante.

FENOUIL SAUVAGE. Synonyme vulgaire de la ciguë (grande). *V.* ce mot.

FENOUIL TORTU. C'était le nom officinal du *Seseli tortuosum,* L., Ombellifère commune dans les pays chauds de l'Europe, surtout aux environs de Marseille, d'où le nom de *Séséli de Marseille,* qui lui a été aussi imposé. On se servait autrefois de ses fruits, comme apéritifs et alexipharmaques. Ils faisaient partie de plusieurs électuaires composés, tels que la thériaque, le mithridate, etc. (A. R.)

FENU GREC, *Trigonella Fœnum græcum*, L.—Rich. Bot. méd., t. II, p. 549. (Famille des Légumineuses, Juss. Diadelphie Décandrie, L.) Plante annuelle, spontanée dans les champs de l'Europe méridionale, et que l'on cultive en grand dans certaines provinces de la France, et jusqu'aux environs de Paris.

Elle ressemble beaucoup à la luzerne, et, comme celle-ci, elle forme un fourrage estimé et en usage chez les plus anciens peuples. Sa tige s'élève à la hauteur d'un pied ; elle est presque simple, cylindrique, un peu velue. Ses feuilles sont pétiolées, alternes, à trois folioles obovales, obtuses, quelquefois un peu échancrées, dentelées sur les bords ; les stipules sont en fer de lance et entières. Les fleurs sont petites, d'un blanc jaunâtre, sessiles, géminées ou solitaires dans les aisselles des feuilles. Les gousses sont très allongées, presque cylindriques, dressées, un peu recourbées en faux, et terminées par une longue pointe conique. Elles renferment des graines jaunâtres, oblongues, rhomboïdales, d'une odeur aromatique très forte. Ces graines sont usitées en Pharmacie, sous le nom de *fenu grec;* elles contiennent une grande quantité de mucilage et de fécule. Leur farine est employée, sous forme de cataplasmes, comme émolliente et résolutive. La décoction d'une once de ces graines, dans 2 livres d'eau, sert aussi à faire des lotions, des lavemens et des injections adoucissantes. On en fait usage, surtout dans la Médecine vétérinaire. L'odeur pénétrante des graines de fenu grec se dissout facilement dans les corps gras, ce qui les fait employer dans la préparation de plusieurs huiles et compositions emplastiques ou onguentaires, telles que l'huile de mucilage, l'onguent d'Arceus.

Les habitans de l'Égypte font un grand usage du fenu grec, qu'ils regardent comme un spécifique contre les vers et contre la dyssenterie. Dans presque toutes les villes, on le vend lié en gros paquets, et on le mange avec avidité. Ses graines sont grillées comme le café, et l'on en fait, avec le suc de citron, une liqueur assez agréable.

M. Bosson, pharmacien à Mantes, a retiré du fenu grec une huile volatile, une huile fixe et âcre, une matière amère, nauséabonde; un principe colorant jaune, et de l'acide malique.

(A. R.)

FER. *Mars*. Le fer est un corps combustible, simple, métallique, dont la connaissance remonte à des époques très reculées. Sa découverte et son emploi à la fabrication d'un grand nombre d'instrumens, et particulièrement des instrumens de guerre, est postérieur à celui du cuivre allié à l'étain. Les usages du fer, à l'époque où nous écrivons, sont tellement multipliés, qu'on ne sait trop comment on a pu s'en passer.

Le fer se trouvant répandu presque partout, il a été le sujet de travaux nombreux, et la plupart des chimistes se sont occupés de ce métal. Le fer existe dans la nature sous un grand nombre d'états : 1°. *natif*, près de Grenoble, en Saxe, dans l'Amérique méridionale, en Afrique, au Brésil, etc.; 2°. *combiné à l'oxigène*, à l'état d'oxide à divers degrés d'oxigénation; 3°. *combiné au soufre* en diverses proportions; 4°. *uni aux acides*, et formant des sels, le carbonate, le sulfate, le phosphate, etc.

Le fer métallique s'obtient particulièrement de la calcination du fer oxidé ou carbonaté, mêlé avec du charbon et dans des fourneaux appropriés à ce genre de travail. Le procédé de réduction consiste, 1°. à laver le minerai terreux, pour le priver en partie des terres qui accompagnent le fer oxidé. Lorsqu'ils sont en masse, on concasse, et assez souvent on fait le triage. 2°. Les minerais en roche ne sont ni lavés ni boccardés; quelquefois on les soumet au grillage pour en séparer la plus grande partie de l'arsenic ou du soufre qu'ils pourraient contenir, et pour les rendre plus friables. 3°. Lorsque les minerais de fer ont subi ces préparations, on les soumet à une très haute température, afin d'obtenir, à l'aide du charbon, la réduction du fer et sa fusion. Pour cela, on remplit de charbon qu'on enflamme, des fourneaux construits exprès, et connus sous le nom de *hauts fourneaux* : lorsqu'ils sont arrivés à une température très élevée, on les entretient toujours pleins, en ajoutant continuellement et alternativement du minerai à fondre et du charbon, puis un fondant, argileux ou calcaire, selon la nature du minerai. Si celui-ci est trop argileux, le fondant qu'on y ajoute est la *castine* ou le carbonate de chaux. Si le minerai est calcaire, on y ajoute de l'*erbue* (1) ou de l'argile, ou bien encore, on mêle des minerais de nature calcaire avec des minerais de nature argileuse. Par cette addition de fondans appropriés, et à l'aide de la chaleur activée par l'air lancé par de forts soufflets, on détermine la fusion des substances terreuses qui accompagnent l'oxide de fer; celui-ci se trouve en contact avec le charbon; il se réduit promptement, entre en fusion, et se réunit à la partie inférieure du fourneau, où il est à l'abri de l'air lancé par les soufflets.

Lorsque le creuset est plein de fonte, on arrête l'action des soufflets, on débouche à l'aide d'un ringard l'ouverture qui est placée au bas du creuset: le fer fondu coule; il est reçu dans un sillon sablonneux creusé dans le sol, et s'y moule en un long prisme triangulaire, dont les extrémités sont effilées. On donne à ce lingot le nom de gueuse. Le fer fondu ainsi obtenu varie par sa couleur et sa composition, suivant la nature du minerai soumis à la fusion. Suivant que ce produit est plus ou moins coloré, on lui donne les noms de *fonte blanche*, de *fonte grise* et de *fonte noire*.

Pour amener la fonte à l'état de fer doux, on la soumet à un traitement qu'on nomme affinage, et qui consiste à placer la fonte au milieu d'un foyer rempli de charbon, dont la combustion est entretenue à l'aide de soufflets; à la faire fondre pour la séparer du laitier et du charbon qu'elle retient; à enlever ensuite, à l'aide de pinces, le fer séparé des substances, et à le frapper avec de forts marteaux, afin de lui donner une forme sensible-

(1) Les proportions des fondans à ajouter au minerai se déterminent ordinairement par des essais pratiques faits en petit, mais mieux encore par l'analyse d'une certaine quantité de la mine à exploiter.

ment sphérique. On appelle *loupe* le fer retiré du foyer, et *cingler la loupe,* l'opération qui a pour but de faire sortir de la masse le laitier, et de réunir entre elles les molécules du fer. Ce premier *cinglage* est suivi de trois autres. Le fer est alors assez pur et assez homogène pour être mis en barre et livré au commerce.

On extrait aussi le fer, par un autre procédé, auquel on a donné le nom de *méthode catalane.* Ce mode de traitement, qui se pratique sur des minerais de fer carbonaté ou de fer hématite assez riches pour pouvoir donner du fer avec avantage, consiste à placer ces minerais dans un fourneau tout-à-fait analogue à ceux d'affinage, à les entourer de charbon de bois, à déterminer la combustion rapide du charbon par un courant d'air très vif, à retirer le fer en loupes, et à le forger comme on le fait pour l'affinage de la fonte. Une foule de détails sur la construction des fourneaux de fusion et d'affinage ne peuvent être donnés ici; on peut les trouver dans des ouvrages spéciaux, qui traitent de la fabrication du fer, dans le nouveau Dictionnaire des arts et métiers (*Dictionnaire technologique*), et particulièrement dans la Sydérotechnie, ouvrage publié par M. Hassenfratz.

Le fer est d'un blanc bleuâtre, susceptible de prendre un très grand éclat lorsqu'il est poli. Frotté pendant quelque temps, il a une odeur particulière; mis sur la langue, il produit une impression particulière très marquée. Sa dureté est très considérable, et on lui en communique une plus considérable encore en le convertissant en acier. Sa pesanteur spécifique est de 7,788; il est très ductile, se réduit facilement en fils d'un très petit diamètre. Il est le plus tenace de tous les métaux, et un fil de 2 millim. de diamètre peut soutenir un poids de 242 kilogram. Solide à la température ordinaire, il n'entre en fusion qu'à environ 130° du pyromètre de Wedgvood. Le fer en barres, conservé dans une position verticale, et mieux sous un angle de 70°, s'aimante dans l'espace de quelque temps. Ces barres sont aussi susceptibles de s'aimanter par percussion, par une décharge électrique, et mieux encore en frottant toujours dans le même sens contre un aimant naturel ou artificiel.

Le fer, porté à une température élevée, brûle avec une extrême facilité; aussi l'on voit, lorsque les forgerons le travaillent, que des fragmens de ce métal se détachent de la masse et brûlent en donnant lieu à des étincelles brillantes. A l'état de fil très fin, et mis en contact avec de l'amadou allumé, puis plongé dans un flacon de gaz oxigène, il brûle avec flamme, et il se convertit pour ainsi dire instantanément en deutoxide, qui tombe au fond de la cloche. Exposé à une chaleur rouge obscure, le fer absorbe de l'oxigène de l'air, s'oxide, et passe successivement de la couleur noire au brun violet, en augmentant de poids. Exposé au contact de l'air humide, il s'oxide, et de brillant qu'il était primitivement, il se charge d'une couleur jaune qu'on connaît sous le nom de rouille (1). A froid sans le contact de l'air, l'oxidation du fer par l'eau n'a pas lieu; à une haute température, au contraire, l'eau est décomposée; il y a formation d'oxide de fer et dégagement d'hydrogène. Le fer s'unit avec les corps combustibles, le bore, le carbone, le chlore, l'iode, le phosphore, le sélénium, le soufre.

Le fer, à l'état métallique, est employé comme tonique, astringent, apéritif; on l'administre dans les maladies atoniques, les maladies chroniques avec langueur et débilité de la circulation, dans l'aménorrhée, la chlorose, le rachitis, la leucorrhée, les engorgemens glanduleux, abdominaux et lymphatiques. La dose est de 3 décigrammes à 4 gramm. (6 grains à 1 gros), à plusieurs reprises dans la journée. On a recommandé le fer comme antidote des sels de cuivre; on le délaie dans de l'eau gommée, et on l'administre à la dose de 4 à 6 gros (Chevallier et Gabriel Pelletan.) On l'a recommandé comme un spécifique contre le cancer.

FER-BLANC. Le fer-blanc est un alliage de fer et d'étain, que l'on obtient en plongeant des lames de tôle dans un bain d'étain. (A. C.)

---

(1) On a démontré qu'il y à formation d'ammoniaque lorsque le fer s'oxide par le contact de l'air et de l'eau (Austin, Vauquelin, Chevallier); mais, comme l'avait annoncé Lavoisier, il ne s'oxide pas par son contact avec l'air, l'appareil plein étant renversé sur le mercure (Collard de Martigny).

FER CARBURÉ. On a donné ce nom à l'une des combinaisons du fer avec le charbon. (A. C.)

FER DIVISÉ, *Limaille de fer.* Le fer en limaille, provenant la plupart du temps de travaux pratiqués dans les arts, se trouve quelquefois mêlé de parcelles de cuivre ; on doit alors le rejeter et en prendre qui soit exempt de ce mélange. Si cependant on était dans la nécessité d'employer ce métal, faute d'autre, il faudrait procéder à la séparation du fer en se servant du barreau aimanté. A cet effet, on verse la limaille sur du papier, on promène le barreau aimanté qui attire le fer, on enlève la limaille qui s'y est attachée, et l'on répète l'opération jusqu'à ce que les deux métaux soient séparés. Pour amener ensuite la limaille à l'état de division convenable, on la pulvérise dans un mortier de fonte; on la passe à travers un tamis fin, et l'on porphyrise ensuite la portion qui a passé, en continuant jusqu'à ce que ce produit, frotté sur la main, n'offre plus de points saillans, et qu'il y laisse une trace difficile à faire disparaître. Le fer porphyrisé doit être d'une belle couleur grise. Pour éviter le changement de couleur, il faut profiter d'un temps sec pour faire cette opération et avoir soin d'enfermer le produit dans un flacon bien sec et fermé le plus hermétiquement possible. (A. C.)

FER OXIDÉ. *V.* OXIDE DE FER.

FERMENT. On a donné le nom de ferment à un produit particulier qui se précipite en plus ou moins grande quantité et sous forme de flocons plus ou moins visqueux de toutes les liqueurs qui éprouvent la fermentation vineuse. On l'obtient ordinairement lors de la fabrication de la bière ; aussi vend-on ce produit sous le nom de *levure de bière.* Le ferment est sous la forme d'une pâte ferme et cassante, d'un blanc grisâtre. Ce produit, abandonné à lui-même dans un vase fermé et à une température de 15 à 20°, se décompose, et éprouve en quelques jours la fermentation putride. Mis en contact à la même température avec le gaz oxigène, il absorbe ce gaz, et il y a formation d'acide carbonique. Soumis à l'action d'une douce chaleur, il se dessèche et perd plus des deux tiers de son poids, devient dur, cassant, et il peut alors se conserver indéfiniment. Si l'on chauffe plus fortement, il se décompose complètement, et il fournit des produits analogues à ceux que l'on obtient de la distillation à feu nu des matières animales.

Le ferment est insoluble dans l'alcool et dans l'eau. L'eau à 100° lui enlève, pour un certain temps, sa propriété fermentescible. Si on le met en contact pendant 10 à 12 minutes avec de l'eau chauffée à ce degré de température, et qu'on le mêle ensuite à une solution de sucre, celle-ci reste long-temps sans éprouver la fermentation. On a cependant remarqué que par ce lavage à l'eau à 100°, ce principe ne paraît perdre aucun principe ni en acquérir d'autres. Le ferment est le plus souvent mis en usage pour exciter la fermentation *panaire ;* on le remplace par de la pâte aigrie, pour le même usage. D'après des expériences publiées par M. Colin (*Ann. de Chimie*, t. II, p. 28 et 30), le ferment ne serait point une substance homogène, comme l'ont avancé les chimistes, et plusieurs substances animales de nature très différente seraient également susceptibles de faire fermenter le sucre. Le ferment soumis à la distillation présente les résultats suivans : gaz pour la plus grande partie formé de gaz inflammable, 4,1 ; eau, 20,1 ; carbonate d'ammoniaque, 13,2 ; huile empyreumatique, 16,4 ; charbon, 35,4. Mis en contact avec différentes matières saccharines, et dans des circonstances convenables, il détermine la fermentation spiritueuse. (*V.* ce mot.) (A. C.)

FERMENTATION. La fermentation est un mouvement spontané qui s'excite dans les corps, et donne naissance à des produits qui n'y existaient pas. On distingue quatre sortes de fermentations : 1°. la *fermentation saccharine ;* 2°. la *fermentation vineuse, alcoolique* ou *spiritueuse ;* 3°. la *fermentation acide ;* 4°. la *fermentation putride*. La première est celle dans laquelle il se forme une matière sucrée ; la seconde est celle qui donne lieu à la production de l'alcool ; la troisième a pour résultat de l'acide acétique ; la quatrième donne naissance à de nombreux produits et à de l'ammoniaque. Plusieurs chimistes admettent une cinquième espèce, la *fermentation panaire;* mais elle n'est pas reconnue par tous, et l'on a démontré qu'elle se composait évidemment de la réunion des fermentations spiritueuse et acide.

Fermentation acide. La fermentation acide a lieu toutes les fois qu'une liqueur alcoolique donne naissance à une certaine quantité d'acide acétique. Les conditions suivantes sont nécessaires pour que ce mouvement ait lieu : 1°. la présence de l'alcool, 2°. celle d'un ferment; 3°. l'élévation de température du liquide de 20 à 30°; 4°. la présence de l'eau. Les phénomènes qui se présentent lors de cette fermentation sont les suivans : il y a dégagement d'acide carbonique, production d'une grande quantité de flocons et de filamens qui troublent la transparence, échauffement de la liqueur, clarification successive du liquide, et formation d'acide acétique. On a démontré que la présence de l'air, regardée autrefois comme indispensable, n'était pas nécessaire pour la formation de l'acide acétique; on a aussi reconnu que la quantité d'acide qui se forme est d'autant plus considérable, qu'il y a, dans le liquide, plus d'alcool. Il paraît certain, d'après ces données, que l'acide formé résulte d'un changement apporté dans les principes constituans de l'alcool; mais on est encore dans l'embarras pour trouver une théorie satisfaisante, susceptible d'expliquer ces modifications.

Fermentation alcoolique, *fermentation vineuse, fermentation spiritueuse.* La fermentation alcoolique a lieu toutes les fois qu'un liquide vineux se trouve dans les conditions convenables. Ces conditions sont : 1°. la présence d'une matière sucrée, 2°. celle d'une substance susceptible de déterminer la fermentation ; 3°. la présence de l'eau en quantité convenable ; 4°. l'élévation de la température de 10 à 16 degrés, élévation nécessaire à la fermentation. Lorsque ces conditions sont remplies, la liqueur ne tarde pas à se troubler; il y a formation d'acide carbonique, qui s'élève en entraînant autour de lui de petites parcelles de ferment qui finissent par se réunir à la partie supérieure, et par déterminer une *écume :* la liqueur laisse ensuite déposer des matières interposées qui étaient en suspension, et devient très claire. Le sucre ayant disparu, on le considère comme transformé en alcool et en acide carbonique. On attribue ce changement à ce que le ferment lui a enlevé une petite quantité d'oxigène : cette petite quantité suffit pour déterminer le changement des principes constituans du sucre, et pour permettre à ses élémens de se combiner dans d'autres proportions. L'alcool formé reste dans la liqueur, à l'exception d'une petite quantité qui est entraînée par l'acide carbonique. Selon M. Gay-Lussac, si l'on enlève au sucre un volume de gaz oxigène et un volume de vapeur de carbone, les deux gaz en se réunissant constituent un volume d'acide carbonique, et la transformation du sucre en alcool; rien ne se perd, 100 parties de sucre doivent donner 51,34 d'alcool, et 48,66 d'acide carbonique. Le ferment, dans ce cas, n'a pas sensiblement absorbé d'oxigène. L'azote qui faisait partie du ferment employé n'a pas encore été reconnu dans aucun des principes de la fermentation.

Fermentation panaire. Dans cette opération, la partie sucrée contenue dans la farine se convertit, à l'aide du gluten, en alcool et en acide carbonique (1). Si la pâte qui a subi la fermentation alcoolique est abandonnée à elle-même, elle éprouve la fermentation acide et forme le *levain*, dans lequel on a reconnu l'acide acétique et l'acide lactique, qui ne paraît être que de l'acide acétique modifié par la présence d'une matière animale.

Fermentation putride. On a donné ce nom à l'action qu'éprouvent les substances végétales ou animales privées de la vie. Les conditions qui aident au développement de cette altération sont la présence d'un air humide et stagnant, une température de 20 à 30°. Les végétaux ou leurs parties, qui se trouvent placés dans ces circonstances, se transforment en une matière brune que l'on nomme *terreau;* ils fournissent en même temps un peu d'huile, de l'acide acétique, de l'eau,

(1) Ce gaz fait lever la pâte.

de l'azote, de l'hydrogène carboné et de l'acide carbonique. Les animaux ou leurs parties donnent lieu à des produits analogues à de l'ammoniaque, et à plusieurs principes azotés; on obtient de l'acide nitrique, et, selon quelques chimistes, de l'acide hydro-cyanique. Les gaz qui résultent de ces décompositions entraînent avec eux une petite quantité de matière animale en décomposition, qui leur donne une odeur insupportable, et qui infecte les lieux où la fermentation se développe. (A. C.)

FERULA. Genre de plantes de la famille des Ombellifères, et de la Pentandrie Digynie, L., composé de plusieurs espèces, à feuilles découpées en lanières longues et très étroites, et à fleurs formant de grandes ombelles jaunes. Quelques-unes sont remarquables par les sucs gommo-résineux qu'elles contiennent. C'est du *Ferula Assa fœtida,* que découle la substance éminemment odorante qui porte ce dernier nom. Le *Ferula persica* fournit, selon Olivier, la gomme ammoniaque; mais cette matière est attribuée, par la plupart des auteurs, à d'autres Ombellifères. On croit aujourd'hui, avec plus de probabilité, que le *Ferula persica* fournit le *Sagapenum*. *V.* ASSA FOETIDA, AMMONIAQUE (GOMME) et SAGAPÉNUM. (A. R.)

FEUILLES. *Folia.* On donne ce nom à des expansions qui naissent sur la tige ou sur ses ramifications, dont la couleur est le plus souvent d'un vert plus ou moins foncé, ayant une forme ordinairement plane et membraneuse, mais pouvant aussi présenter presque toutes les formes imaginables (1). On peut considérer chaque feuille comme produite par l'exsertion d'un faisceau de fibres qui s'épanouit, tantôt immédiatement, tantôt après un trajet plus ou moins long, hors de la branche d'où ce

(1) Les stipules et les bractées sont également des expansions que l'on trouve sur la tige ou sur ses ramifications; elles ne diffèrent des feuilles proprement dites, que par des altérations de texture et de couleur, ou par leurs positions relatives. Comme ces expansions foliacées n'ont aucune propriété particulière, nous en dirons quelques mots dans le cours de cet article.

faisceau est sorti, et qui renferme du tissu cellulaire herbacé entre ses nombreuses subdivisions. La partie du faisceau fibreux qui n'est pas dilatée porte le nom de Pétiole (*Petiolus*); et l'on donne celui de Limbe (*Limbus*) à la portion épanouie en membrane.

Le pétiole, en se subdivisant dans le limbe de la feuille, y forme des saillies beaucoup plus apparentes sur la face inférieure que sur la supérieure ; ce sont ces saillies que l'on nomme Nervures (*Nervi*), lesquelles sont, en général, parallèles dans les Monocotylédones, et diversement ramifiées dans les Dicotylédones. Ordinairement la nervure du milieu, que l'on nomme aussi *côte médiane,* et qui partage la feuille en deux portions à peu près égales, est beaucoup plus forte que les latérales ; celles-ci reçoivent le nom de *veines*, et leurs dernières anastomoses celui de *veinules*. Le pétiole n'est point essentiel à la composition de la feuille ; il manque souvent, et alors la feuille est dite *sessile*. Tantôt le pétiole est articulé sur la branche, c'est-à-dire qu'il y est fixé par une sorte de rétrécissement ou d'articulation, comme, par exemple, dans le marronnier d'Inde ; la feuille est alors *caduque,* c'est-à-dire qu'elle tombe chaque année. Tantôt le pétiole est si adhérent à la branche, qu'il ne peut s'en séparer sans déchirure, et, dans ce cas, la feuille persiste aussi longtemps que la branche ; exemple : le lierre.

On voit, dans quelques familles de plantes, des pétioles tellement élargis et planes, qu'ils peuvent être confondus au premier aspect avec le limbe ; mais on y observe un point de séparation assez marqué, souvent garni de poils ou d'un petit appendice membraneux. C'est ainsi que les Graminées et les Cypéracées ont des feuilles engaînantes (*folia vaginantia*), où la gaîne est munie au point de jonction du pétiole et du limbe d'une *ligule,* organe fendu longitudinalement dans la première de ces familles, et entier dans la seconde.

C'est à la base des pétioles que sont situées les Stipules (*Stipulæ*), appendices de nature foliacée ou squamiforme qui existent dans toutes les plantes de certaines familles, et qui manquent constamment dans d'autres. Sous ce rapport, les stipules fournissent au botaniste un caractère important pour la classification. Elles peuvent être considérées comme des feuilles dégénérées, utiles au végétal pour protéger dans les bourgeons les frêles rudimens des feuilles proprement dites; et souvent la dégénérescence est si peu marquée, que l'on ne distingue les stipules des feuilles que par leur position particulière sur la tige. Il arrive même dans quelques Légumineuses, et notamment dans le *Lathyrus Aphaca*, que les véritables feuilles avortent complètement, et sont remplacées par les stipules, qui acquièrent alors un développement considérable.

Lorsque la nervure médiane d'une feuille sessile s'élargit de manière à embrasser la totalité ou à peu près la moitié de la circonférence de la tige, on dit que cette feuille est dans le premier cas *amplexicaule* (exemple: *Papaver somniferum*), et *semi-amplexicaule* dans le second. Si le limbe se prolonge en ailes membraneuses sur la tige, la feuille est dite *décurrente* (exemple: *Verbascum Thapsus*, *Symphitum officinale*); elle est *perfoliée* lorsque son limbe est traversé par la tige. Enfin, quand deux feuilles opposées ont leurs limbes soudés par la base, elles sont dites *connées* ou *conjointes* (exemple: le chèvrefeuille, la saponaire).

Le faisceau de fibres dont est formé le pétiole peut se présenter de deux manières à son exsertion de la branche: tantôt il reste indivis et supporte un limbe d'une seule pièce; tantôt il se ramifie et porte un certain nombre de petites feuilles, que l'on désigne particulièrement sous le nom de *folioles*. Dans le premier cas, la feuille est *simple;* dans le second, elle est *composée*. Les folioles sont quelquefois sessiles, d'autres fois *petiolulées,* c'est-à-dire supportées chacune par un petit pétiole partiel. Enfin, l'on nomme *pétiole commun* le faisceau de fibres qui soutient tout cet assemblage. Certaines feuilles simples présentent l'apparence de feuilles composées; ce sont celles qui ont leurs bords incisés si profondément, que les angles rentrans des découpures parviennent jusqu'à la nervure médiane d'une feuille simple à une seule forte nervure, ou jusqu'à la base d'une feuille simple à plusieurs grosses nervures qui divergent du sommet du pétiole. Mais, dans ce cas, il est encore possible de reconnaître qu'une feuille est simple, en ce que ses *lobes* (c'est ainsi qu'on nomme les divisions d'une feuille ou de tout organe simple) sont confluens, et qu'on ne peut en détacher un sans endommager plus ou moins ceux qui lui sont contigus; tandis que les folioles d'une feuille composée, qui ont toutes une base rétrécie et ne s'attachent au pétiole commun que par la nervure médiane, peuvent être séparées partiellement et sans porter atteinte aux folioles voisines.

De tous les organes d'une plante, c'est la feuille qui offre le plus de modifications; et conséquemment, sa considération offre le plus de caractères pour la distinction des espèces. Il n'entre point dans notre plan de faire connaître toutes ces différentes modifications; c'est dans les ouvrages élémentaires de Botanique qu'on en trouvera les détails, ainsi que les définitions de la multitude des termes usités dans les descriptions des végétaux (1); mais nous rappellerons sommairement ici les bases principales de ces considérations.

1°. Ayant égard à la partie du végétal où les feuilles sont placées, elles sont *séminales*, *radicales*, *caulinaires* ou *raméales*, et *florales*, selon qu'elles prennent naissance soit immédiatement du corps cotylédonaire, soit au-dessus du collet de la racine, sur les tiges ou sur les branches, et enfin quand elles sont placées à la base des fleurs. Les feuilles florales offrent souvent des altérations de formes et de couleurs qui ont fait imaginer le nom spécial de BRACTÉES (*Bracteæ*); mais ces organes doivent être plutôt assimilés aux vraies feuilles qu'aux enveloppes calicinales, avec lesquelles on les voit cependant former des transitions insensibles.

2°. Considérées d'après leur disposition mutuelle, elles sont *opposées*, si elles sont placées par paires à la même hauteur, et à deux points opposés de la tige ou de la branche; *verticillées*, quand, étant nombreuses, elles sont placées à la même hau-

(1) *V.* Élémens de Botanique et de Physiologie végétale; par Ach. Richard, 3e édition, Paris 1825.

teur de la tige et qu'elles l'entourent comme un anneau ; *alternes*, lorsqu'elles naissent isolées et placées alternativement à des distances à peu près égales ; *éparses*, quand elles n'affectent aucun ordre régulier. Parmi les feuilles verticillées, on distingue encore des feuilles *ternées, quaternées, quinées*, etc., selon que le verticille se compose de trois, quatre, cinq feuilles, etc. Enfin, il y a des feuilles *géminées, unilatérales, imbriquées, fasciculées, en rosettes*, etc. Ces mots, ainsi que beaucoup d'autres que nous ne ferons que citer dans cet article, sont assez expressifs pour n'avoir pas besoin de définitions.

3°. Quant à leur direction par rapport à la tige, elles sont *dressées, étalées, infléchies, réfléchies, pendantes*, etc.

4°. Nul organe n'est aussi protéiforme que les feuilles ; de sorte que nous risquerions de présenter un tableau fort incomplet, lors même que nous essaierions seulement d'indiquer les figures qu'elles affectent. Ces figures sont déterminées par diverses circonstances de leur structure. En ne faisant attention qu'à leur circonscription, nous voyons des feuilles *rondes, ovales, lancéolées, linéaires, spatulées, cunéiformes*, etc. Selon les différentes manières dont on les trouve conformées à la base et au sommet, elles sont *cordiformes, hastées, atténuées, aiguës, acuminées, obtuses, obcordiformes*, etc. Considérées quant aux formes de leur contour, elles sont *entières, crénelées, dentées, anguleuses, incisées*; et, dans ce dernier cas, on se sert des expressions *bipartites, tripartites, quadripartites*, etc., ou *bifides, trifides, quadrifides*, etc., selon que les incisions partagent les feuilles en lobes plus ou moins profonds. Quelques feuilles incisées ont des formes particulières : de là les noms de *lyrées, pandurées, pectinées, roncinées, pinnatifides*, etc.

5°. La superficie des feuilles est souvent modifiée par la présence de poils, de glandes, de liqueurs sécrétées, de poussière glauque, etc. ; alors on dit qu'elles sont *luisantes, unies, rudes, scabres, pubescentes, velues, glabres, glanduleuses, glauques*, etc. D'autres différences se présentent parmi les feuilles considérées quant à leur superficie ; ainsi elles sont *planes, convexes, concaves, ondulées, bullées, réticulées*, etc.

6°. Le plus grand nombre des feuilles ont la forme d'expansions membraneuses, mais il en est plusieurs qui sont *ovoïdes*, *cylindriques*, *coniques*, *aciculaires*, *épaisses*, *charnues*, etc.

Tout ce que nous venons de dire des formes et des autres considérations auxquelles on a soumis chaque feuille simple, peut être appliqué aux folioles des feuilles composées. Celles-ci, considérées dans leur ensemble, forment deux subdivisions :

1°. Elles sont *simplement composées*, c'est-à-dire que le pétiole commun est simple, et que les folioles sont attachées sur les parties latérales, ou partent en divergeant de son sommet. Ainsi les feuilles de l'acacia, du frêne, etc., sont simplement composées, et on les nomme *pennées* ou *pinnées*, parce qu'elles rappellent la structure des plumes des oiseaux ; les feuilles du marronnier d'Inde, du trèfle, etc., sont simplement composées, et elles sont dites *digitées*, parce qu'elles imitent la disposition des doigts des animaux. Le nombre des folioles est encore une considération secondaire à laquelle on donne quelque attention; les feuilles reçoivent, pour ce motif, les surnoms de *bifoliées*, *trifoliées*, etc. Les feuilles pinnées se distinguent entre elles, d'après le nombre des paires de folioles, en feuilles *unijuguées*, *bijuguées*, *trijuguées*, etc. Enfin, elles sont dites *paripinnées* ou *imparipinnées*, quand le sommet du pétiole commun se termine par une paire de folioles ou par une foliole unique.

2°. Les feuilles sont dites *décomposées*, lorsque le pétiole commun est divisé en pétioles secondaires qui portent les folioles. Non-seulement chaque ramification du pétiole commun offre la structure d'une feuille simplement composée, mais encore on a égard à la disposition relative et mutuelle des ramifications. Ainsi on nomme *digitées-pinnées* celles qui se composent de feuilles pinnées, insérées à l'extrémité d'un pétiole commun ; *bipinnées*, celles dont les pétioles secondaires constituent des feuilles pinnées, et sont insérés sur les côtés d'un pétiole commun, de la même manière que les folioles sont insérées sur une feuille pinnée. Enfin, on distingue sous le nom de feuilles *surdécomposées* celles qui ont leurs pétioles secondaires subdivisés en ramifications qui portent les folioles ; telles sont les feuilles de l'*Actæa spicata*, qui sont dites *triternées*, parce que le pétiole commun se partage en trois pétioles secondaires, divisés chacun en trois pétioles tertiaires portant les folioles.

Nous avons donné plus haut une idée suffisante de la structure des feuilles, soit par la définition de ce qu'on doit entendre par ce mot, soit par l'origine de l'organe qu'il désigne. Une feuille, avons-nous dit, est l'expansion des fibres végétales dont les interstices sont remplis de tissu cellulaire herbacé. Le rôle qu'elles jouent quant à la nutrition de la plante est fort important ; c'est par elles que s'exécutent une sorte de respiration, l'absorption des gaz de l'atmosphère et la fixation du carbone dans les parties vertes. Nous sommes obligés, par les limites étroites dans lesquelles nous nous renfermons, de renvoyer aux ouvrages de Physiologie végétale pour les renseignemens qu'on voudra acquérir sur les différentes fonctions des feuilles, sur le singulier phénomène d'irritabilité, connu sous le nom de *sommeil des plantes*, que présentent plusieurs d'entre elles, particulièrement les feuilles de certains *Mimosa* et de plusieurs Légumineuses. Nous ne devons pas non plus nous étendre sur la cause de leur caducité, sur leur étiolement, etc. Ces difficultés de la science demanderaient à être éclaircies par des détails plus convenables que n'en comporte un ouvrage élémentaire spécialement destiné à la Pharmacologie.

La couleur verte des feuilles est due à une substance (*globuline verte* de M. Turpin) interposée dans le parenchyme, et que les chimistes modernes ont nommée Chlorophylle. Elle est d'autant plus intense, que l'action de la lumière a été plus vive ; et la cause première de cette couleur semble être la fixation dans la feuille, du carbone, base de l'acide carbonique répandu dans l'atmosphère.

Le tissu des feuilles est souvent parsemé de glandes qui sécrètent des sucs propres de diverse nature ; et sous ce dernier rapport, les feuilles contiennent en abondance les principes actifs des plantes. Aussi leur usage médical est-il infiniment multiplié, et il varie tellement, que nous ne pouvons établir de généralités à cet égard. L'opération pharmaceutique à laquelle on les soumet le plus fréquemment, c'est l'infusion, soit aqueuse, soit alcoolique, en raison de ce que les divers menstrues pénètrent facilement leur tissu et dissolvent les principes qui y sont contenus. Néanmoins on leur fait subir une décoction prolongée lorsqu'elles renferment des principes fixes qui ne peuvent être obtenus que par ce dernier moyen, comme, par exemple, lorsque l'on veut extraire les mucilages des feuilles de Malvacées. On trouvera, à l'article de chaque plante, l'emploi de ses feuilles, fondé sur l'expérience, leurs qualités physiques, et principalement sur la nature chimique de leurs principes. (A. R.)

FÈVE COMMUNE. *Faba vulgaris*, D. C. et Rich., Bot. méd., t. II, p. 560. *Vicia Faba*, L. (Famille des Légumineuses, Juss. Diadelphie Décandrie, L.) Vulgairement Fève de marais. Cette plante, que l'on croit originaire de l'Asie-Mineure, est cultivée dans toute l'Europe. Sa tige dressée, simple, à quatre angles saillans, haute d'environ 2 pieds, porte des feuilles alternes, à deux paires de folioles sessiles, ovales, entières, mucronées, glabres sur leurs deux faces, terminées par des vrilles simples et presque nulles. A la base de chaque feuille, on observe deux stipules semi-sagittées, un peu déchiquetées, et membraneuses sur les bords, avec une tache brune à leur partie supérieure. Les fleurs forment des épis courts dans les aisselles des feuilles supérieures; elles ont une couleur blanche lavée de violet à la base des pétales et surtout de l'étendart qui est plus grand que les ailes et la carène, arrondi, entier et plié longitudinalement; elles exhalent une odeur très suave. La gousse est grosse, allongée, cylindroïde, présentant quelques renflemens, à valves fort épaisses, et contenant un petit nombre de graines très grosses, réniformes et aplaties.

La culture a fait développer un grand nombre de variétés de fèves, parmi lesquelles nous citerons: 1°. la Fève julienne, fort commune, et l'une des plus hâtives; 2°. la Fève verte, plus tardive que la précédente, à laquelle elle ressemble beaucoup, mais dont elle se distingue aisément par ses fruits qui restent toujours verts; 3°. la Fève naine, originaire d'Afrique, petite, très branchue et productive; 4°. la Fève a longues gousses, plus tardive et plus grande dans toutes ses dimensions que les autres variétés; 5°. la Fève de Windsor, à graines larges et presque rondes, craignant le froid, peu productive, mais très forte en tige, et conséquemment estimée comme fourrage; 6°. la Fève des champs ou de cheval, nommée aussi Féverolle et Gourgane, inférieure en qualité à toutes les autres variétés, reconnaissable à ses gousses cylindriques et coriaces.

La fève est cultivée depuis la plus haute antiquité. Chez les Romains, elle était principalement destinée à la nourriture des hommes; mais on l'employait aussi pour celle des animaux, comme nous le faisons encore aujourd'hui avec avantage en raison de ses cotylédons gros et farineux. On ne sert les fèves sur les tables des gourmands, que lorsqu'elles sont encore dans leur primeur, et qu'elles n'ont acquis que le quart, ou tout au plus le tiers de leur longueur. Un goût nauséabond, répandu dans la plupart des graines des Légumineuses, est extrêmement marqué dans les fèves, ce qui fait qu'elles sont peu agréables à certaines personnes. On les mange après les avoir privées de leur tégument qui est coriace, presque corné, et d'une saveur un peu âpre. La farine de fèves mêlée au pain, le rend lourd et de difficile digestion; aussi n'a-t-on recours à son usage que dans les années de disette. Cette farine sert à préparer des cataplasmes résolutifs et émolliens; elle faisait partie des *farines résolutives*.

Les tiges et les feuilles de fèves coupées en vert avec les fleurs et les jeunes gousses sont un excellent fourrage. Elles forment un fort bon engrais, lorsque, après la floraison, on les retourne avec la charrue. Sous ce rapport, leur culture a acquis un haut degré d'importance en Angleterre et en France.

La composition des fèves a été déterminée par Einhoff, qui y a rencontré les substances suivantes : substance amère aigre, 3,54; gomme, 4,61; amidon, 34,47; fibre amilacée avec des membranes extérieures, 25,54; substance végéto-animale (gliadine), 10,86; albumine soluble, 0,81; phosphates de chaux et de magnésie, 0,98; eau, 15,63; perte, 3,46. MM. Vauquelin et Fourcroy y ont en outre trouvé du sucre et du phosphate de potasse en petite quantité, et du tannin dans les tégumens. (A. R.)

FÈVE PICHURIM. Cette graine est produite par une espèce de laurier qui croît dans les contrées équinoxiales de l'Amérique. MM. de Humboldt et Kunth (*Nov. genera et species Plant. æquin.*, t. II, p. 166) ont décrit cet arbre sous le nom générique d'*Ocotea Pichurim ;* mais il est bon d'observer que le genre *Ocotea* n'est qu'un démembrement des Lauriers, dont il est peu distinct.

Le nom vulgaire de *Pichurim* a été diversement modifié dans le commerce; ainsi on a encore désigné cette graine sous les noms de *Pichonin, Pichola* et *Pichora.* Enfin, c'est à cette même graine que l'on a appliqué la dénomination de *noix de sassafras,* laquelle est capable d'induire en erreur sur son origine, le fruit du sassafras étant une petite drupe ovoïde de la grosseur d'un pois, et entourée à sa base par le calice persistant.

On trouve aujourd'hui chez les droguistes deux sortes de fèves pichurim. Quoiqu'elles offrent quelques différences dans leur aspect extérieur, ainsi que dans l'odeur et les autres qualités physiques, on croit néanmoins qu'elles sont produites par deux variétés d'une même espèce.

La première sorte, nommée par M. Guibourt *semence pichurim vraie,* se compose de lobes conformés comme ceux des semences du laurier ordinaire, mais beaucoup plus gros, isolés et entièrement nus. Ils ont douze à vingt lignes de longueur, et six à neuf de largeur. Leur forme est elliptique-oblongue, convexe d'un côté, concave de l'autre, avec un sillon longitudinal, et une petite cicatrice à la base, qui est la trace du germe; ils sont brunâtres, unis ou légèrement rugueux à l'extérieur, d'une couleur de chair et marbrés à l'intérieur, à peu près comme dans la noix muscade. Leur odeur et leur saveur se rapprochent de celles qui caractérisent cette dernière ; mais elles rappellent en outre les qualités physiques du sassafras, ce qui probablement a fait croire qu'ils en étaient le fruit. On aperçoit presque toujours à leur surface une efflorescence blanche, qui se répand même sur les parois des vases où on les tient renfermées ; ce principe cristallin est dû à une huile volatile concrète, analogue au camphre, ou plutôt, selon M. Guibourt, à un acide volatil voisin de l'acide benzoïque.

D'après des expériences de M. Chevallier, cette graine contient de l'huile volatile plus pesante que l'eau, et une matière grasse (de la stéarine) qui cristallise régulièrement.

La seconde sorte, à laquelle M. Guibourt donne le nom de *fève pichurim bâtarde*, est toujours plus courte que la précédente ; elle est oblongue-arrondie, quelquefois ronde, d'une longueur qui varie de neuf à quinze lignes, et d'une largeur de six à neuf. Elle se distingue en outre en ce qu'elle est souvent entière et recouverte d'un épiderme rugueux d'un gris rougeâtre. Au-dessous de cet épiderme, la surface est presque noire. Le sillon longitudinal et intérieur des lobes est peu marqué, l'odeur à peine sensible, à moins qu'on ne la râpe ; enfin, elle ne présente point de cristaux soit à sa superficie, soit sur les vases où on la conserve.

L'analyse de la fève pichurim batarde a été publiée par M. Bonastre (*Journ. de Pharm.*, t. XI, p. 1), qui en a retiré les principes suivans sur 500 parties : huile volatile concrète, 15 ; huile fixe butyreuse, 50 ; stéarine, 110 ; résine glutineuse, 15 ; matière colorante brune, 40 ; fécule, 55 ; gomme soluble, 60 ; gomme ayant quelque rapport avec celle dite adraganthe, 6 ; acide uni à une substance étrangère, 2 ; sucre incristallisable, 4 ; résidu salin, 7,50 ; parenchyme, 100 ; eau, 30. (A. R.)

FÈVE DE SAINT IGNACE, ou NOIX IGASUR DES PHILIPPINES. On donne ces noms à la graine d'un petit arbre qui croît aux Philippines, et qui appartient à la famille des Strychnées ainsi qu'à la Pentandrie Monogynie, L. Les missionnaires jésuites ont les premiers fait connaître en Europe certaines propriétés médicales de ces graines, d'après des renseignemens populaires qu'ils avaient recueillis dans les Philippines; et ils les ont décorées du nom du fondateur de leur ordre. Linné fils (Supplém. 149) consacra ce nom en désignant l'arbuste en question sous le nom d'*Ignatia amara*. La plupart des botanistes modernes le considèrent néanmoins comme une espèce du genre *Strychnos*.

Les fruits, de la grosseur d'une poire moyenne, sont ovoïdes, glabres, recouverts d'un test ligneux, épais et cassant; ils renferment des graines, dont le nombre varie de 15 à 25, entassées les unes sur les autres, grosses comme des olives, arrondies et convexes d'un côté, anguleuses et à trois ou quatre faces de l'autre, offrant une cicatrice à l'une des extrémités. Elles sont extérieurement d'un brun pâle, striées, glabres ou recouvertes d'une efflorescence grisâtre adhérente, mais susceptible d'être enlevée lorsqu'on les gratte avec un couteau. Elles n'ont point d'odeur; leur saveur est excessivement amère.

Les fèves de Saint-Ignace ont été préconisées, dans les pays dont elles sont originaires, comme un remède efficace contre certaines fièvres intermittentes rebelles. On les donnait à la dose de 5 grains en poudre, et de 20 grains en infusion; elles étaient la base de l'eau de Polissard, contre la goutte. Mais ces propriétés, loin d'être constatées par les médecins européens, sont au contraire regardées comme très suspectes. Si l'on réfléchit, en effet, aux accidens graves qu'elles peuvent occasioner, et à l'action énergique qu'elles excitent sur le système nerveux, action qui dépend de la nature du principe délétère qu'elles contiennent, on n'hésitera pas à les classer parmi les poisons narcotico-âcres. MM. Magendie et Delile ont démontré qu'elles agissent sur l'économie animale de la même manière que la noix vomique.

MM. Pelletier et Caventou ont publié une analyse très soignée de la fève de Saint-Ignace. Ces chimistes, après l'avoir traitée d'abord par l'éther qui en a séparé une matière grasse; puis par l'alcool qui en a séparé une matière cireuse, ont fait évaporer la liqueur alcoolique jusqu'à consistance d'extrait; celui-ci dissous dans l'eau et traité par une dissolution alcaline (de potasse), ils ont obtenu un précipité cristallin jouissant de toutes les propriétés alcalines, c'est-à-dire ramenant au bleu les couleurs végétales rougies par les acides, et susceptible de former avec ceux-ci des sels neutres. Ce nouvel alcali végétal a reçu le nom de *strychnine*, parce qu'il se rencontre également dans plusieurs autres plantes de la famille des Strychnées. (*V.* Strychnine.) La précipitation de la strychnine par la potasse est déterminée par la présence d'un acide végétal qui abandonne la strychnine pour s'unir à cette dernière base, et qui, étant considéré jusqu'à présent comme étant d'une nature particulière, a reçu le nom d'*acide igasurique*. (*V.* ce mot, v. I, p. 119.) La liqueur alcoolique a encore fourni une matière colorante jaune peu importante.

Le résidu, épuisé par l'éther et l'alcool, a été soumis à l'action de l'eau froide, qui en a séparé de la gomme; puis à celle de l'eau bouillante, au moyen de laquelle on a obtenu une petite quantité d'amidon. Enfin il est resté une masse volumineuse d'une substance gélatineuse, presque entièrement formée de bassorine et de quelques débris ligneux. (A. R.)

FÈVE TONKA. On nomme ainsi, dans la droguerie, la graine d'un arbre de la famille des Légumineuses et de la Diadelphie Décandrie. L. Cet arbre, décrit et figuré par Aublet (Plantes de la Guiane, tab. 296), sous le nom de *Coumarouna odorata*, et par Willdenow sous celui de *Dipterix odorata*, croît dans les forêts de la Guiane, particulièrement à Sinémari et dans le district de Gêne. Le fruit, très bien décrit et figuré par Gærtner (*de Fructib.* 2, p. 73 et t. CXIII) sous le nom de *Baryosma Tongo*, se compose d'une coque sèche, jaunâtre, fibreuse extérieurement, et qui a la forme d'une grosse amande. Il renferme une seule graine aplatie, longue de 12 à 20 lignes, couverte d'un tégument mince, luisant, d'un brun noirâtre, fortement ridé, et composée d'une amande à deux lobes entre lesquels se trouve un germe volumineux. Ces lobes ont une apparence onctueuse; leur saveur est agréable, huileuse, et leur odeur aromatique rappelle celle des fleurs sèches de mélilot ou de la flouve odorante, mais elle est beaucoup plus forte.

L'amande présente souvent à la surface interne de ses lobes une substance cristalline, d'où dépend l'odeur de la fève tonka. Les cristaux de cette substance sont des aiguilles carrées ou des prismes courts, terminés par des biseaux. Ils ne se dissolvent pas dans l'eau, et sont plus pesans que celle-ci ; ils sont solubles dans l'alcool, et leur dissolution n'altère en rien les teintures bleues végétales. Par ces motifs, M. Guibourt n'admet point l'opinion de M. Vogel de Munich, qui avait annoncé (*Journ. de Pharm.*, t. VI, p. 307) que les cristaux étaient de l'acide benzoïque ; il les regarde, au contraire, comme formant une substance immédiate à laquelle il donne le nom de *coumarine*. L'analyse de la fève tonka, par MM. Boutron et Boullay (*Journ. de Pharm.*, t. XI, p. 480), confirme l'opinion de M. Guibourt. Voici les résultats obtenus par ces chimistes : 1°. une matière grasse, saponifiable, formée d'élaïne et de stéarine ; 2°. une matière cristallisable, odorante, possédant plusieurs caractères des huiles volatiles, dont elle se rapproche beaucoup, et qui, comme l'a dit M. Guibourt, est un principe végétal neutre (coumarine) ; selon M. Chevallier, elle contient de l'ammoniaque ; 3°. une matière sucrée fermentescible ; 4°. de l'acide malique libre ; 5°. du malate acide de chaux ; 6°. de la gomme ; 7°. de la fécule ; 8°. un sel à base d'ammoniaque et de la fibre végétale.

La fève tonka sert à parfumer le tabac. Quelquefois on la réduit en poudre ; mais ordinairement, il suffit de la mettre entière dans le vase où est contenu le tabac. Les naturels de la Guiane enfilent ces amandes pour faire des colliers odorans. Le tronc de l'arbre est d'une telle dureté, que les créoles l'emploient aux mêmes usages que celui de gayac, et même lui donnent à tort le nom de gayac. (A. R.)

FIBRE VÉGÉTALE. On donne ce nom à chacun des faisceaux de vaisseaux ou cellules allongées, dont l'ensemble constitue la charpente ligneuse des racines, des tiges, et des feuilles. Une fibre n'est donc point un organe simple, comme la simple inspection pourrait le faire croire, mais elle résulte de l'assemblage de plusieurs organes simples qui, par leur forme plutôt que par leur nature, diffèrent essentiellement de ceux qui composent le *parenchyme*, ou tissu cellulaire arrondi. La structure allongée des fibres permet de les séparer facilement dans le sens longitudinal ; c'est ce que les ouvriers appellent suivre le *fil du bois*. Par la macération dans l'eau, on peut les isoler du tissu cellulaire environnant ; celui-ci se désorganise promptement, et il ne reste que le squelette ligneux. Ainsi le rouissage du chanvre, du lin, de l'agavé, du *Phormium tenax*, etc., est une opération qui n'a d'autre but que de mettre à nu la fibre végétale de ces plantes, dont la ténacité est plus ou moins considérable. Une macération plus prolongée occasione la division de la fibre en vaisseaux plus simples ou fibrilles qui étaient agglutinées par du tissu cellulaire ; enfin, on parvient à désorganiser les fibrilles elles-mêmes, et à les réduire en une pâte homogène, comme on le voit dans la fabrication du papier.

La fibre végétale est d'un emploi majeur dans les arts. Sa ténacité dépend de plusieurs causes, dont la principale est sans contredit le nombre, la forme allongée et la consistance du tissu membraneux des vaisseaux tubulés dont chaque faisceau est composé. M. Labillardière, par des expériences comparatives, a prouvé que les fibres du *Phormium tenax* ou lin de la Nouvelle-Zélande, étaient les plus tenaces. En suspendant divers poids à des fils d'un diamètre déterminé, il s'est assuré que lorsqu'un fil de soie peut supporter, sans se rompre, un poids de 34, le fil de *Phormium* porte 23 $\frac{4}{5}$; le chanvre 16 $\frac{1}{3}$; le lin 11 $\frac{3}{4}$; et l'aloès pitte (*Agave americana*) 7.

Les chiffons, c'est-à-dire les tissus qui ont été soumis à des lavages plusieurs fois répétés, offrent la fibre végétale dans son état de plus grande pureté. Indépendamment de leur usage pour la fabrication du papier, ils peuvent être convertis en gomme et en sucre par l'action de l'acide sulfurique, ainsi que M. Braconnot de Nancy l'a démontré par des expériences très curieuses. *V.* Gomme et Sucre. (A. R.)

FIBRINE. On a donné ce nom à une substance particulière qui est très abondante dans le règne animal ; elle fait la plus grande partie de la chair musculaire; elle se rencontre dans un très grand état de division dans plusieurs liquides animaux, tels que le chyle, le sang. On l'obtient de la manière suivante : on fouette le sang récemment extrait, avec un balai formé par la réunion de petites branches. La fibrine s'y attache; on la lave à grande eau, jusqu'à ce qu'elle soit décolorée; on la fait ensuite sécher à l'air libre. La fibrine jouit des propriétés suivantes : elle est solide, sans odeur, sans saveur, d'une couleur jaunâtre et semi-transparente; elle est susceptible d'absorber à peu près les quatre cinquièmes de son poids d'eau, et de devenir blanche, flexible, élastique; l'éther, l'alcool la ramollissent et finissent par la rendre pulpeuse. Les acides agissent sur elle de différentes manières : quelques-uns s'y combinent, l'acide hydro-chlorique, l'acide sulfurique affaibli; d'autres la décomposent, l'acide sulfurique concentré, l'acide nitrique. Elle est soluble à froid dans les alcalis, la potasse et la soude, mais ceux-ci la décomposent à l'aide de la chaleur. L'analyse de la fibrine a donné à MM. Gay-Lussac et Thénard, les résultats suivans : carbone, 53,360; oxigène, 19,685, hydrogène, 7,021; azote, 19,934. (*Rech. phys. Ch*, t. II, p. 330.)

(A. C.)

FICAIRE ou PETITE CHÉLIDOINE. *Ranunculus Ficaria*, L. *Ficaria ranunculoides*, D.C. Flore française. (Famille des Renonculacées, Juss. Polyandrie Polygynie, L.) Cette plante est extrêmement commune dans les haies et les bois humides de toute l'Europe, où elle fleurit au premier printemps. Ses feuilles radicales sont pétiolées, entières ou légèrement anguleuses, d'un beau vert, et cordiformes. Les tiges, qui sont grêles, étalées, et un peu rameuses, portent des fleurs d'un beau jaune, composées d'un calice seulement à 3 folioles (ce qui distingue cette plante des vraies renoncules qui ont le calice à 5 folioles) et de 7 à 10 pétales. Le reste de l'organisation de la fleur est semblable à celle des renoncules.

Les feuilles de la ficaire sont moins âcres que celles des autres Renonculacées; en certains pays, on les emploie même comme plantes potagères, après les avoir fait cuire dans l'eau. Les racines composées de fibres auxquelles sont attachées des tubercules oblongs et grisâtres, sont âcres et amères ; elles ont été mises en usage dans les scrophules, le scorbut, et plusieurs autres maladies ; on les a aussi employées à l'extérieur comme résolutives. Elles sont aujourd'hui rarement usitées. (A. R.)

FICOIDE. *Mesembryanthemum*, L. Genre de plantes, type d'une petite famille nommée Ficoïdées, et qui se compose d'un nombre très considérable d'espèces, presque toutes indigènes du Cap de Bonne-Espérance. Ce sont des plantes grasses que l'on cultive avec facilité dans les serres des jardins d'Europe où elles se font remarquer par l'élégance', les couleurs vives et l'odeur suave de leurs fleurs. Dans la région méditerranéenne croît le *Mesembryanthemum cristallinum*, L., vulgairement nommé *glacial*, parce que toutes ses parties sont couvertes de vésicules brillantes, ressemblant à de petits glaçons qui sont d'autant plus nombreux que la température est plus élevée. Cette plante est, ainsi que ses congénères, extrêmement rafraîchissante, étant appliquée extérieurement sur les brulûres ou autres phlogoses intenses. Sous ce rapport, on emploie, au Cap de Bonne-Espérance, le *Mesembryanthemum edule*, qui est en outre administré intérieurement contre la diarrhée et les aphtes des enfans.

Le *Mesembryanthemum emarcidum* de Thunberg est usité en guise de tabac chez les Hottentots, qui le nomment *Kon*, c'est-à-dire tabac à macher. Ils écrasent et tordent, comme du tabac ficelé, les racines, les tiges et les feuilles de ce ficoïde, laissent fermenter ces paquets et les conservent ainsi pour mâcher, surtout lorsqu'ils ont soif. Cette plante agit à peu près de même que le tabac, en procurant un léger narcotisme. Les colons du Cap en font un article de commerce sous le nom de racine de *Canna ;* ils l'échangent contre des bestiaux et autres marchandises. (A. R.)

FICUS CARICA. *V.* Figuier.

FIEL DE BOEUF. A l'art. Bile, on a fait connaître la composition de ce fluide animal ; il nous reste à dire quelques mots de ses caractères et de ses usages. Le fiel de bœuf, contenu dans une poche ou vésicule, est plus ou moins épais et visqueux, d'un jaune verdâtre, d'une odeur faible nauséabonde, et d'une saveur amère fort désagréable. Chauffé dans des vaisseaux fermés, il se trouble, devient écumeux, s'épaissit, et donne un extrait solide usité en Pharmacie. L'alcool et l'eau s'unissent parfaitement avec le fiel de bœuf; les alcalis fixes en augmentent la fluidité et la transparence; les acides concentrés la troublent, en s'emparant de la soude libre, et en laissant précipiter la matière jaune unie à la substance résineuse. Il se putréfie promptement, exhale d'abord une odeur très fétide qui se convertit en une odeur moins désagréable, et ayant quelque analogie avec celle de l'ambre. La soude, qui figure au nombre de ses principes constituans, et qui en forme une sorte de savonule, le rend très propre à dégraisser les étoffes de laine. Les peintres s'en servent aussi pour aviver les couleurs de leurs tableaux.

L'extrait de fiel de bœuf n'est pas la seule préparation pharmaceutique de ce liquide. On en fait aussi une teinture alcoolique qui a la propriété d'enlever les taches de rousseur, et qui sert à préparer un sirop stomachique, emménagogue et vermifuge. Celui-ci se fait en ajoutant une demi-once de teinture à une livre de sirop simple. La dose est d'une cuillerée à bouche tous les matins à jeun. (A. R.)

FIGUIER COMMUN. *Ficus Carica,* L. — Rich. Bot. méd., t. I, p. 194. (Famille des Urticées, Juss. Polygamie Monoecie ou Dioecie, L.) Arbre originaire du Levant, mais aujourd'hui extrêmement commun dans tout le bassin de la Méditerranée, et particulièrement dans la France méridionale et en Italie. Sa culture s'est propagée jusques dans les contrées tempérées et même assez froides de l'Europe, où il suffit de lui donner une bonne exposition, et de l'abriter contre les rigueurs de l'hiver. Il s'élève ordinairement dans nos climats à la hauteur d'une dixaine de pieds, tandis que dans les pays chauds il atteint souvent 25 et 30 pieds. Sa tige se divise en un grand nombre de branches étalées. Ses feuilles sont alternes, pétiolées, très grandes, échancrées à leur base, et découpées en cinq ou sept lobes plus ou moins profonds; elles sont d'un vert foncé luisant en dessus, d'une couleur plus claire en dessous, et hérissées de poils courts et rudes. Avant leur déroulement, elles sont enveloppées d'une longue stipule membraneuse. Les fleurs sont situées sur des réceptacles pyriformes, solitaires aux aisselles des feuilles supérieures; les mâles occupent la partie supérieure de ces réceptacles, et les femelles se trouvent sur la surface interne. Ce sont ces réceptacles qui deviennent charnus et constituent ce que l'on nomme vulgairement le fruit, c'est-à-dire la portion comestible qui porte le nom de *figue*. M. Mirbel leur a donné le nom de *sycones*. *V*. FRUIT. La forme, la grosseur, la couleur et la saveur de ces réceptacles varient beaucoup; on en voit qui sont pyriformes, d'autres globuleux; les uns ne sont pas plus gros que le pouce, d'autres ont le volume du poing. Leur couleur est tantôt verte, tantôt blanche, tantôt d'un rouge vineux.

Les figuiers donnent en général deux récoltes par année: l'une se fait, en Provence, pendant les mois de juin et de juillet; les figues que l'on récolte alors sont plus grosses et moins savoureuses; elles naissent sur les branches de l'année précédente, et portent le nom de *figues-fleurs* ou de *figues d'été*. L'autre récolte se fait en automne; elle est plus abondante que celle d'été. Les fruits sont généralement moins gros, mais comme ils sont plus sucrés, ce sont ceux que l'on fait sécher pour la conservation.

Le nombre des variétés de figues que la culture a fait naître est presque infini. On les a distinguées en deux races principales, d'après leur couleur verte, jaunâtre ou blanche dans la première, violette, rouge ou noirâtre dans la seconde. Parmi ces nombreuses variétés, nous ne mentionnerons ici que celles qui sont les plus estimées.

FIGUE AUBIQUE BLANCHE ou GROSSE JAUNE: ovale, d'abord blanche, puis jaune à la maturité; sa pulpe est rougeâtre et agréable. C'est la plus grosse de toutes les variétés; elle égale le volume du poing.

FIGUE AUBIQUE NOIRE ou VIOLETTE LONGUE: allongée, très

grosse, d'un violet obscur à l'extérieur. Sa chair est rouge et médiocrement sucrée ; elle se fend assez souvent à l'époque de sa maturité. Elle est peu estimée.

Figue aubique noire (petite), ou Figue Poire de Bordeaux : pyriforme, allongée, violette foncée extérieurement, excepté à sa base qui est constamment verte ; la chair est d'un jaune rougeâtre. On la cultive aux environs de Paris.

Figue Bellone : grosse, violette, marquée de côtes et déprimée vers son sommet. Excellente figue, dont on fait deux récoltes abondantes.

Figue blanche, ou Grosse blanche ronde : pyriforme, un peu arrondie, ayant environ deux pouces de diamètre. Sa peau est lisse, d'un jaune pâle et comme blanchâtre ; sa chair est douce et agréable. On cultive cette variété aux environs de Paris, et particulièrement au village d'Argenteuil, sur les bords de la Seine. Il est rare que l'on puisse faire la récolte d'automne.

Figue blanche Barnissotte : verdâtre extérieurement, rouge en dedans, un peu déprimée à son sommet, et d'une moyenne grosseur. C'est une excellente variété, mais peu répandue. On donne encore les noms de *Barnissotte* ou de *Bourjassotte* à deux variétés dont la couleur est rouge ou noire. La grosse Barnissotte ou Bourjassotte est arrondie, déprimée, d'une teinte rouge foncée, saupoudrée d'une poussière blanchâtre ; sa peau est épaisse et dure, mais sa pulpe est très agréable. La petite Bourjassotte est moins grosse que la précédente, plus déprimée, recouverte d'une peau également dure ; sa chair intérieure est pourpre. Ces deux variétés sont tardives, et demandent beaucoup de chaleur pour mûrir.

Figue Blayette : oblongue, violette en dessous, rouge en dehors. Cette figue, d'une saveur fort agréable, est sujette à couler.

Figue de Cotignac : oblongue, blanche, déprimée et jaune vers le sommet ; chair rose. On la mange fraîche ou sèche, et elle réussit mieux dans les terrains un peu secs.

Figue Coucourelle blanche ou Mélitte, de grosseur moyenne, blanche, relevée de côtes longitudinales. Elle est d'autant meilleure que sa maturité est plus avancée. Ordinairement il vient trois ou quatre fruits à l'aisselle de chaque feuille.

Figue Coucourelle brune : allongée, d'une grosseur moyenne, brunâtre en dehors. On la cultive abondamment en Provence ; elle est très productive.

Figue Grassane : blanche, arrondie, déprimée au sommet. Elle est hâtive, mais sa pulpe est peu sucrée.

Figue de Lipari ou Petite Blanche ronde. Sa grosseur n'excède pas celle d'une prune de Damas ; conséquemment c'est la plus petite des variétés que l'on cultive en France. Elle est blanche, globuleuse, d'une saveur très agréable.

Figue Marseillaise. Ainsi nommée, parce qu'on la cultive abondamment aux environs de Marseille. C'est la meilleure variété que l'on connaisse ; sa pulpe, quand elle est arrivée à une parfaite maturité, est un véritable sirop. Elle est globuleuse, de la grosseur d'une grosse prune de Reine-Claude, ayant la peau mince et lisse.

Figue Marseillaise longue, ou Grosse Blanche longue : d'une grosseur moyenne, blanche, allongée, striée, et quelquefois ponctuée de blanc ; sa chair est rouge.

Figue Mouissone. C'est une des variétés les plus petites et les plus hâtives ; on en fait deux récoltes. Sa peau est noire et excessivement mince.

Figue Négrone : petite, d'un rouge brun extérieurement, et la chair d'un rouge vif. Elle est peu délicate.

Figue Peronas : oblongue, velue et blanche en dehors, rouge à l'intérieur. Sa peau est épaisse, et on ne la mange guère que sèche. Elle est fort productive.

Figue Poire ou de Bordeaux. *V.* Figue Aubique noire (Petite).

Figue royale ou de Versailles : presque ronde, blanche et très productive ; mais elle n'est bonne que lorsqu'elle a été séchée.

Figue de Salerne : globuleuse, blanche, hâtive, très sucrée et excellente pour faire sécher. Sa culture réussit, surtout dans les terrains élevés et pierreux.

Figue verte ou de Cuers : longuement pédonculée, verte

extérieurement, rouge en dehors. C'est une des meilleures variétés que l'on cultive en Provence; elle demande un terrain gras et humide.

Figue verte brune : de la grosseur d'une Prune-Monsieur, verte en dehors, excepté vers le sommet qui est d'un brun foncé; sa chair est rouge et excellente.

Figue violette : globuleuse, assez grosse, striée, d'un violet foncé en dehors, d'un rouge vineux en dedans, et fort agréable. Le figuier se reconnaît facilement à ses feuilles très petites, presque rondes et profondément découpées.

Figue violette longue. *V*. Figue Aubique noire.

Les figues fraîches sont un aliment aussi sain qu'agréable. Elles deviennent beaucoup plus nourrissantes lorsque la maturité a fait développer le principe sucré qui, dans certaines variétés, est fort abondant.

On préfère surtout les figues d'automne que l'on fait sécher au soleil, étendues sur des claies de bois, après les avoir laissées sur l'arbre jusqu'à leur parfaite maturité, et même jusqu'à ce qu'elles aient commencé à se rider. Les figues sèches forment la base de l'alimentation du peuple pendant une partie de l'année, en Grèce et dans l'Asie-Mineure.

La maturation des figues s'effectue artificiellement par divers procédés. Dans les années tardives, on pique la tête de la figue soit avec une épingle, soit avec une plume taillée en biseau et trempée dans de la bonne huile, quelquefois on enlève avec la pointe d'une serpette sa partie supérieure où sont les fleurs mâles; le suc propre recouvre bientôt la plaie, et le fruit mûrit rapidement sans rien perdre de ses dimensions. Un autre moyen, qui a joui d'une grande célébrité, est la *caprification*, que l'on pratique encore dans le Levant. Il consiste à placer sur les figuiers cultivés des branches de figuiers sauvages, vulgairement nommés *caprifiguiers*. Les fruits de ces derniers sont remplis d'œufs d'une espèce de cynips qui y éclosent, et dont les larves, se répandant sur les figues cultivées, les piquent et hâtent leur maturité.

En Médecine, les figues sont employées comme béchiques et adoucissantes. On en prépare des tisanes d'un goût agréable, en coupant trois ou quatre figues en quatre parties, et les faisant bouillir dans une pinte d'eau. On les associe ordinairement avec d'autres fruits béchiques, tels que les dattes, les jujubes et les raisins secs. Les figues conservées dans du sirop très cuit, et bouillies dans du lait, sont usitées comme topiques pour dissiper les inflammations douloureuses de certaines tumeurs.

(A. R.)

FIGUIER D'INDE. Nom que les Français, dans les colonies, ont donné à la raquette (*Cactus Opuntia,* L.), à cause de ses fruits qui ont l'apparence d'une grosse figue, et qui sont remplis de petites graines très dures, placées dans une pulpe rouge et d'une saveur douce. Les Indiens s'en servent pour teindre en rouge. (A. R.)

FILIPENDULE. *Spiræa Filipendula,* L. (Famille des Rosacées, Juss. Icosandrie Pentagynie, L.) Plante d'un aspect très élégant, qui croît abondamment dans les bois sablonneux de l'Europe tempérée, et particulièrement aux environs de Paris. Sa racine est vivace, et se compose de fibres noirâtres qui présentent de distance en distance des renflemens tuberculeux charnus, de formes et de grosseur variées. Ils semblent ainsi suspendus à des fils; d'où le nom vulgaire de filipendule. Ses feuilles, étalées en rosettes à la base de la tige, sont partagées en un très grand nombre de divisions finement découpées, vertes et glabres sur les deux faces. Un corymbe de jolies fleurs blanches termine la tige. Les tubercules de la filipendule exhalent, avant la dessiccation, une odeur légère de fleur d'oranger; ils ont une saveur faiblement amère et astringente, ce qui a engagé quelques médecins à en faire usage contre les flueurs blanches. Ils contiennent une quantité assez notable d'amidon. On a aussi employé les feuilles comme diurétiques, astringentes et antihémorrhoïdales, soit en infusion administrée à l'intérieur, soit en décoction appliquée extérieurement. Aujourd'hui l'usage des diverses parties de la filipendule est abandonné.

(A. R.)

FILIX MAS. *V.* FOUGÈRE MALE.

FILTRE DE PAPIER. On a donné ce nom à du papier plié de manière à former une espèce d'entonnoir. On les fait de la manière suivante : on prend un carré de papier, on le ploie en quatre d'abord, ensuite on replie de nouveau en quatre chacune des quatres parties de manière à former un double éventail plissé en seize parties ; on coupe la partie supérieure qui est inégale ; on entre-ouvre la feuille double, elle présente la forme d'un entonnoir. On le place alors dans un entonnoir de verre dont il garnit tous les parois, on l'enfonce assez profondément pour que le fond du filtre ne présente pas une trop grande surface. Le poids du liquide supporté étant en raison de la surface du fond, pourrait donner lieu au déchirement du papier. Le filtre peut être fait avec plusieurs sortes de *papiers non collés ;* il en est de gris et de blanc. Le papier gris non collé étant susceptible de communiquer un mauvais goût aux liqueurs qui le traversent, et d'en changer la nature, on se sert pour les analyses chimiques du papier blanc dit *papier Joseph*, encore faut-il (dans quelques expériences délicates) laver le filtre à l'acide hydro-chlorique d'abord, puis à l'eau bouillante ; mais on ne prend ces précautions que lorsque l'on veut faire une analyse dont les résultats doivent être d'une grande précision. D'autres filtres sont employés. *V.* CLARIFICATION.

(A. R.)

FISTULINE. *Fistulina buglossoides.* Ce champignon, qui forme un genre particulier établi par Bulliard (Champ., p. 314, tab. 74, 464 et 497), appartient, selon Persoon et De Candolle, au genre *Boletus,* et a été nommé par ce dernier auteur *B. hepaticus.* On le trouve ordinairement à fleur de terre et à l'ombre des vieux chênes ; ce qui lui a fait donner le nom d'*Hypodrys* par Solenander, médecin du XVIe siècle, qui l'employait comme topique calmant dans les accès de goutte. Il a une couleur rouge foncée ou sanguine ; il est attaché par le côté, sessile ou brièvement pédiculé. Sa surface supérieure est parsemée, dans sa jeunesse, de petites protubérances qui disparaissent par l'âge ; l'inférieure présente des tubes grêles, inégaux, d'abord blancs, puis jaunâtres ou roussâtres. La chair de ce champignon est mollasse, zonée de rouge plus ou moins foncé. Paulet prétend qu'elle est agréable, et qu'elle serait une ressource au besoin, puisque ce champignon acquiert quelquefois une telle grosseur, qu'un seul peut fournir amplement de quoi faire un bon repas. Cependant on ne doit le manger que lorsqu'il est très jeune, et qu'il a encore la forme d'une langue ou d'un foie. (A. R.)

FLEURS. *Flores*. On nomme ainsi l'appareil des organes sexuels des végétaux. Ordinairement ces organes et leurs enveloppes ont des formes particulières et des couleurs brillantes, qui, aux yeux du vulgaire, sont les seuls moyens par lesquels il parvient à les distinguer des autres parties de la plante; mais le botaniste ne s'arrête pas à ces simples apparences : la fleur existe, pour lui, toutefois qu'il rencontre ou un seul organe sexuel isolé, ou deux organes sexuels réunis, munis ou dépourvus des enveloppes florales qui n'en sont que les accessoires. Dans la majorité des végétaux, les fleurs sont *hermaphrodites*, c'est-à-dire qu'on y trouve les organes mâles et femelles réunis sur un même réceptacle. Quelquefois elles sont *unisexuées;* et alors la fleur mâle, séparée de la fleur femelle, existe tantôt sur le même individu, tantôt sur des individus distincts: dans le premier cas les fleurs sont dites *monoïques*, et dans le second *dioïques*. Examinons successivement les parties dont se compose une fleur hermaphrodite complète, en commençant par les organes essentiels, et en procédant du centre à la circonférence; nous passerons ensuite en revue les cas insolites où la fleur est réduite à une plus grande simplicité (1).

(1) Comme nous aurons l'occasion de revenir sur la plupart des organes floraux, à chacun des mots qui les désignent respectivement, nous ne donnerons, en ce moment, qu'un exposé général de ces organes, afin que l'on puisse envisager d'un seul coup d'œil leurs rapports mutuels. Pour compléter les renseignemens botaniques et pharmacologiques que l'on voudrait acquérir sur ces organes en particulier, il faudra donc consulter la plupart des articles désignés dans la suite de cet article.

L'organe femelle, nommé *pistil*, occupe constamment la partie centrale, et s'élève à peu près du milieu du réceptacle ; il se compose de l'*ovaire*, du *style* et du *stigmate*. L'ovaire et le stigmate en sont les parties essentielles. Le premier renferme les *ovules*, qui, par la fécondation, deviennent les graines; il offre tellement de diversités dans sa structure, que nous ne pouvons la faire connaître par de simples généralités. Sa couleur est ordinairement verte, et sa consistance plus ou moins foliacée. Le stigmate, organe formé de papilles glanduleuses, reçoit l'impression de l'agent fécondateur mâle, qu'il transmet aux ovules par l'intermédiaire d'un tissu particulier que l'on a désigné sous le nom de *cordon pistillaire*, parce qu'on le supposait formé de tubes creux agglomérés longitudinalement, mais qui, mieux examiné en ces derniers temps par M. Adolphe Brongniart, n'est pas composé de canaux continus. Ce tissu conducteur est souvent comme engaîné dans le style, prolongement filiforme qui le sépare de l'ovaire ; souvent aussi on le voit partir immédiatement du stigmate et ramper sur les parois de l'ovaire, ou composer une colonne centrale à laquelle on donne le nom de *columelle* : on dit alors que le stigmate est sessile sur celui-ci. Cette absence du style dans un grand nombre de plantes prouve qu'il n'est pas un organe essentiel. Dans quelques plantes, et particulièrement dans les Iridées, le stigmate est pétaloïde ; celui du safran est la partie employée dans la droguerie. *V*. SAFRAN.

En dehors du pistil, on trouve les étamines, qui, ordinairement, forment un verticille de parties dont le nombre est variable, selon les diverses espèces de plantes (1). Chaque étamine

(1) M. Rœper (*Observations sur la nature des fleurs*, dans les *Mélanges botaniques* de M. Seringe, t. II, p. 77 et suiv.) a voulu imposer des noms particuliers à l'ensemble des parties qui constituent chaque appareil mâle ou femelle; il a nommé Androcée (*Androcœum*) le premier, et Gynécée (*Gynecœum*) le second. Cette innovation paraîtra peut-être inutile dans l'état actuel de la science, vu que le nom de pistil est bien suffisant pour l'ensemble des organes femelles, et que le mot étamines ne peut offrir d'amphibologie

est constituée essentiellement par une *anthère,* sorte de bourse à une, ou plus communément à deux loges qui contiennent le *pollen*, c'est-à-dire la poussière fécondante. Les anthères s'ouvrent de plusieurs manières : tantôt par des fentes longitudinales, tantôt par des pores situés à la base, au sommet, ou sur les parois des *loges*. Celles-ci sont ordinairement accolées ; dans quelques cas, elles sont séparées par un corps que l'on a désigné sous le nom de *connectif.* L'anthère est portée, dans le plus grand nombre des cas, par un corps de forme filamenteuse que l'on nomme *filet :* lorsqu'il manque, on dit que l'anthère est sessile. Ainsi, le filet, de même que le style, est seulement un organe accessoire ; il est généralement de la couleur et de la nature des pétales ; souvent on trouve les filets transformés en véritables pétales, au sommet desquels on voit quelquefois une anthère parfaite ou dégénérée. Les fleurs de *Nymphœa alba* offrent naturellement cette dégénérescence, qui est portée à son maximum dans les fleurs doubles.

Les organes sexuels, soit distincts, soit réunis dans une même fleur, ne sont jamais absolumens nus. Des enveloppes, de nature et de forme très variées, les protègent avant et après l'épanouissement de la fleur, circonstance qui indique l'accomplissement de l'acte de la fécondation. C'est cet instant que les botanistes désignent sous le nom d'*anthèse ;* ils nomment *estivation* ou *préfloraison* l'époque antérieure à la fécondation, ainsi que l'état des parties durant cette époque ; car les enveloppes florales ont alors diverses positions relatives. Elles sont tantôt appliquées par leurs bords comme les valves d'un fruit, tantôt imbriquées ou se recouvrant les unes les autres ; dispositions importantes pour la classification, puisqu'elles se présentent ordinairement de la même manière dans toutes les plantes qui appartiennent à la même famille naturelle.

La plus interne des enveloppes florales a reçu le nom de *corolle,* et ses divisions ont été nommées *pétales.* C'est cet organe accessoire qui constitue la fleur par excellence, aux yeux de la plupart des personnes peu versées dans l'étude de la Botanique. C'est, en effet, la corolle qui en est la partie la plus apparente, celle que décorent les plus vives couleurs, et dans laquelle réside au plus haut degré le parfum. Un grand nombre de pétales sont rétrécis à la base et attachés, soit au réceptacle, soit sur le calice, par une sorte de pédicelle qui a reçu le nom d'*onglet;* la portion plane, ordinairement large et plus ou moins arrondie, est appelée le *limbe*. Quand il n'y a point d'onglet sensible, le pétale est sessile. Les capitules de fleurs de plusieurs Synanthérées se composent d'organes floraux dont la forme est fort variable. Les corolles de toutes les Chicoracées, par exemple, sont en languettes unilatérales, et roulées en cornet seulement à la base; on leur donne le nom de *demi-fleurons*. Les corolles de plusieurs autres plantes de la même famille sont régulières, ordinairement à cinq lobes, et ont reçu le nom de *fleurons*. Enfin, il y a des capitules qui sont composés de ces deux sortes de corolles: les demi-fleurons occupent alors ordinairement la circonférence, et les fleurons la partie centrale ou le disque. Dans ce dernier cas, on dit que les capitules sont en rayons; on se sert aussi pour ces capitules de l'expression de *fleurs radiées*. Les corolles de certaines plantes sont très irrégulières, soit dans le nombre, soit dans la symétrie de leurs parties; c'est ce qu'on voit chez les Labiées, les Chevrefeuilles, les Personnées, etc. Cette irrégularité d'une des enveloppes florales est toujours concomitante de quelques phénomènes d'avortement qu'éprouvent les organes sexuels; de sorte que, lorsque, par une cause fortuite, le nombre normal ou la forme régulière de ces derniers organes se trouve rétabli, les enveloppes florales reviennent également à une forme symétrique.

Enfin, on observe souvent en dehors de la corolle une enveloppe ordinairement foliacée que l'on nomme *calice*. Elle se compose de pièces plus ou moins distinctes, qui sont désignées sous le nom de *sépales*, ou simplement sous celui de *folioles calicinales*. Indépendamment de leur fonction protectrice de la fleur, les sépales remplissent le même rôle physiologique que les feuilles de la tige, avec lesquelles ils ont la plus grande analogie de structure.

Quelques organes accessoires existent dans certaines fleurs, nous nous bornerons à citer ici les parties de nature hétérogène que Linné a désignées sous le nom de *Nectaires,* parce qu'elles sécrètent une liqueur mielleuse. On les observe principalement à la base et dans la substance même des pétales; quelquefois elles forment des glandes sur le réceptacle, soit à la base de l'ovaire, soit en dehors des pétales. Linné a singulièrement abusé du mot nectaire en l'appliquant à des organes de formes bizarres, comme certaines corolles ou certaines étamines dégénérées.

Les bractées, les spathes et les involucres qui soutiennent le calice ou qui entourent les capitules, les régimes et les ombelles de fleurs, forment la transition des organes floraux à ceux de la végétation; ils sont très analogues aux feuilles, et nous en avons dit quelques mots en parlant de ces dernières.

Tous les organes que nous venons d'énumérer ne se rencontrent pas dans un grand nombre de plantes; il en est qui s'éloignent tellement de ce que l'on nomme habituellement calice ou corolle, qu'il faut des connaissances plus que vulgaires pour discerner leur nature. Ainsi, par exemple, dans certaines familles anomales, telles que les Conifères, les Amentacées, les Asclépiadées, les Euphorbiacées, les Graminées, etc., les enveloppes florales sont déguisées sous des formes qui n'ont aucune ressemblance avec celles des autres familles; elles sont aussi modifiées dans leur consistance, de manière à ce qu'on ne puisse les assimiler à aucun des organes que l'on rencontre habituellement dans les fleurs, et l'on désigne les parties dont ces tégumens floraux se composent sous le nom commun d'*écailles;* dans les Graminées, on les a nommées *lepicène*, *glume*, *glumelle*, etc.

Il y a beaucoup de plantes parmi les Monocotylédones où l'on ne trouve qu'une seule enveloppe florale. Doit-on la regarder comme un calice lorsqu'elle a une apparence foliacée, ou comme une corolle lorsque sa nature est pétaloïde? Tournefort et Linné, qui s'en tenaient à ces faibles caractères, résolvaient facilement la question; mais quand on attacha plus d'importance à la valeur de certains caractères moins variables, comme, par exemple, la position respective des parties, et lorsqu'on fit plus d'attention aux lois de l'analogie et des affinités naturelles, on sentit qu'il était impropre de nommer calice un organe que, dans des plantes de la même famille, on désignait sous le nom de corolle. M. De Jussieu a proposé de donner toujours le nom de calice à l'enveloppe florale lorsqu'elle est unique, quelles que soient sa couleur et sa consistance. Cependant des botanistes modernes, n'adoptant pas les idées du célèbre réformateur de la science, ont préféré se servir d'un terme neutre, pour ainsi dire, et ils ont désigné l'enveloppe florale des Monocotylédones sous le nom de *périgone* ou de *périanthe*.

Nous avons dit plus haut que les fleurs de certaines familles de plantes n'offraient pour enveloppes que des écailles, dont les formes et la consistance se modifiaient de diverses manières ; mais on y reconnaissait toujours, par la présence des étamines et du pistil, que c'étaient de véritables fleurs. Maintenant nous ne devons pas omettre de dire qu'il y a des végétaux où l'appareil reproducteur est tellement hors de toute analogie avec les organes sexuels des autres plantes, que plusieurs naturalistes refusent à ces végétaux la possession des sexes. Les plantes nommées *cryptogames* par Linné, et *agames* par Richard, sont munies en effet de corps reproducteurs qui doivent plutôt être assimilés aux bourgeons et aux bulbes de certaines plantes phanérogames qu'à de véritables organes sexuels. Néanmoins, comme cette opinion n'est pas généralement admise, on se sert encore de l'expression de fleurs (moins souvent néanmoins que de celle de *fructification*) pour désigner les singuliers organes fructificateurs que l'on voit groupés sous forme de coques sur le dos des feuilles de Fougères, aux aisselles des bractées des Lycopodes ; formant des épis dans les Prêles ; isolés et capsuliformes sur le rhizôme des Marsiléacées ; portées sur de longues soies, et présentant la forme d'une urne, dans les Mousses, etc., etc.

L'inflorescence (c'est ainsi qu'on nomme la disposition générale des fleurs sur la tige ou sur les parties qui les supportent) est une considération importante sous le rapport de la description des plantes. Les fleurs sont attachées sur la tige ou sur la branche au moyen d'un support particulier qui a reçu le nom de *pédoncule,* et dans ce cas on les nomme *pédonculées ;* elles sont *sessiles* lorsqu'elles reposent immédiatement sur la tige. En général, elles sont *terminales* ou *latérales,* c'est-à-dire qu'elles terminent la branche ou naissent sur les côtés. On les dit *axillaires* quand elles naissent aux aisselles des feuilles; *solitaires* quand il n'en vient qu'une seule dans un point quelconque de la tige; *géminées, ternées,* etc., s'il en naît deux, trois, etc., à la fois; enfin, si un grand nombre de fleurs forment une sorte de bouquet ou de faisceau, on dit qu'elles sont *fasciculées.* Pour éviter l'emploi de longues périphrases, plusieurs modes d'inflorescence ont reçu des noms particuliers. Ainsi, les fleurs sont dites en *épi,* lorsqu'elles sont sessiles le long d'un axe commun; en *grappe,* quand elles sont attachées aussi à un axe commun et qu'elles forment une masse ovoïde ou cylindracée, mais chaque fleur est alors plus ou moins longuement pédicellée; en *panicule,* lorsque l'axe commun se ramifie, et que ses divisions secondaires sont très allongées et écartées les unes des autres; en *corymbe,* quand les pédoncules et les pédicelles partent de points différens de la partie supérieure de la tige, mais arrivent tous à peu près à la même hauteur; en *ombelle,* quand les pédoncules arrivent également à la même hauteur, mais divergent tous d'un même point de la tige. Les botanistes se servent encore de plusieurs autres mots pour désigner quelques modes particuliers d'inflorescence; tels sont ceux de *thyrse,* de *cime,* de *sertule,* etc. Nous ne faisons qu'indiquer légèrement ici les variétés de disposition de fleurs, de peur de nous laisser entraîner dans des détails qui ne seraient convenables que dans les ouvrages spéciaux de Botanique.

En parlant de la corolle, nous avons dit que c'était dans cette partie de la fleur que réside ordinairement l'odeur la plus suave; de celle-ci dépendent les propriétés des fleurs employées en Médecine. Les autres organes floraux en sont quelquefois imprégnés, et alors ils ne sont pas rejetés comme inutiles. Ce soin n'est pas sans présenter de l'économie dans la distillation de plusieurs fleurs odorantes, où, non-seulement il y aurait perte de temps à monder les corolles, mais encore où l'on perdrait beaucoup de principe volatil contenu dans les calices, les ovaires et même jusque dans les pédoncules ; aussi prescrit-on les sommités fleuries de ces plantes. Souvent les pétales sont très odorans, sans posséder d'autres qualités physiques très prononcées, tandis que, par exemple, le calice, presque inodore, est doué d'amertume et d'astringence à un degré très remarquable. Ailleurs, c'est le stigmate qui est le siége de l'odeur, de la couleur et de la saveur ; enfin, le pollen de certaines fleurs en est la partie essentielle sous le rapport pharmaceutique. Le choix de la partie de la fleur sera donc déterminé d'après la connaissance de ses propriétés ; on éliminera, dans quelques cas particuliers, les organes inertes, tels que l'onglet de certains pétales, le pédoncule et le calice, les étamines et le pistil de certaines fleurs, pour ne conserver que les parties odorantes, colorées, amères ou astringentes. Afin de ne pas présenter à nos lecteurs des répétitions inutiles, nous les envoyons aux articles DESSICATION, DISTILLATION, HUILES VOLATILES, et à tous les mots qui désignent, soit les opérations que l'on fait subir aux fleurs, soit les nombreux végétaux qu'elles fournissent, soit les principes actifs qu'elles contiennent. (A. R.)

FLEURS D'ANTIMOINE. Protoxide d'antimoine sublimé. *V.* ANTIMOINE, p. 312.

FLEURS DE BENJOIN. *V.* ACIDE BENZOÏQUE.

FLEURS MARTIALES. *V.* HYDRO-CHLORATE DE FER.

FLEURS DE SOUFRE. *V.* SOUFRE.

FLEURS DE ZINC. *V.* OXIDE DE ZINC.

FLUATES. On a donné le nom de fluates aux sels qui résultent de l'union de l'acide fluorique avec les bases salifiables. Ces sels ne sont pas employés dans l'art médical. Le fluate à base de chaux est mis en usage pour obtenir l'acide fluorique et l'acide fluoborique. *V.* le t Ier, p. 82 et suivantes.

(A. C.)

FLUOR, *Phtore*. On a donné ce nom au radical présumé de l'acide fluorique.

FLUTEAU ou PLANTAIN D'EAU. *Alisma Plantago*, L. — Rich. Bot. méd., t. I, p. 74. (Famille des Alismacées, Rich. Hexandrie Polygynie, L.) C'est une plante d'un port assez élégant, qui croît en abondance dans les localités aquatiques de toute l'Europe. Sa racine est vivace, composée de fibrilles blanchâtres, et qui donnent naissance à une tige haute de 2 à 3 pieds, dressée, nue, glabre, simple inférieurement, divisée à son sommet en rameaux verticillés qui forment une panicule dressée et pyramidale. Les feuilles, placées près du collet de la racine, sont atténuées en pétioles longs et engaînans; la forme ovale, aiguë, entière et un peu cordiforme de ces feuilles les a fait comparer avec assez de justesse à celles de quelques espèces de plantains. Les fleurs sont nombreuses, petites, d'un blanc rosé; il leur succède des capsules, au nombre de 15 à 20, un peu comprimées et indéhiscentes.

La poudre des racines de l'*Alisma Plantago* a été préconisée, à plusieurs époques, comme un remède infaillible contre l'hydrophobie. On en prescrivait l'usage à la dose d'un demi-gros à un gros, soit en infusion dans du vin, soit mélangée avec un sirop quelconque, sous forme de bols. Les observations sur les effets de ce prétendu spécifique ne sont ni assez nombreuses ni assez positives pour mériter une entière créance, surtout si l'on réfléchit à la gravité de l'affection nerveuse contre laquelle on l'a essayé et à la nullité presque absolue des propriétés physiques de la racine en question. L'emploi de ce remède ne peut dispenser de la cautérisation, de l'application des ventouses, et de tous les moyens chirurgicaux dont les effets sont universellement reconnus comme d'une efficacité plus assurée.

L'analyse de la racine a fourni les résultats suivans : (*Juch*, *Repert.*, v. I, p. 174), huile volatile épaisse, résine d'un jaune clair, 0,5; matière brune extractive, 1; amidon, 20.

(A. R.)

FLUX, *Fondans*. On a ainsi nommé les diverses substances

employées pour aider à la fusion des minéraux. L'argile, la pierre calcaire, sont employées comme fondans dans des opérations en grand; les alcalis, qui rendent fusibles les mélanges terreux, sont employés dans les essais en petit. Les flux ou fondans alcalins se distinguent en *flux cru,* en *flux blanc* et en *flux noir*. Le flux cru est un mélange de nitre et de tartre, que l'on mêle à la substance dont on veut déterminer la fusion. Le flux blanc se prépare en mêlant ensemble parties égales de nitrate et de sur-tartrate de potasse, faisant déflagrer dans un creuset. Le résidu est un mélange de sous-carbonate de potasse avec excès d'alcali.

Le flux noir ne diffère du précédent que dans la proportion des substances employées. On le prépare en mêlant ensemble 2 parties de tartrate acidule de potasse et 1 partie de nitrate de potasse, faisant déflagrer, la combustion du charbon étant incomplète, à cause de la petite quantité de nitre employée; le charbon qui a échappé à la combustion donne à ce produit une couleur noire. Le flux réductif de Morveau, employé avec avantage parce qu'il ne contient pas d'excès d'alcali, se prépare en mêlant 8 parties de verre pulvérisé, 1 partie de borax calciné et une demi-partie de charbon. On doit avoir soin d'employer du verre qui ne contienne pas de plomb, comme cela arrive assez souvent. (A. C.)

FOENICULUM. *V*. FENOUIL.

FOENUM GRÆCUM. *V*. FENU GREC.

FOIE D'ANTIMOINE. Ce produit s'obtient en projetant dans un creuset un mélange fait avec parties égales de nitrate de potasse et de sulfure d'antimoine. La couleur de ce produit est le brun marron. (A. C.)

FOIE DE SOUFRE. *V*. SULFURE DE POTASSE.

FOIROLE. Un des noms vulgaires de la mercuriale. *V*. ce mot.

FOLIOLE. *Foliolum*. On donne ce nom à chacune des petites feuilles dont l'ensemble constitue une feuille composée. On se sert aussi du mot *foliole,* pour désigner les diverses parties disposées en verticilles de certains organes, tels que le calice et l'involucre. Les folioles du calice sont aujourd'hui nommées

Sépales. V. les mots CALICE, FEUILLES, FLEURS et INVOLUCRE. (A. R.)

FOLLICULE. *Folliculum.* Les botanistes emploient ce terme dans une acception générique pour désigner un fruit sec, univalve, déhiscent par une suture longitudinale, et renfermant plusieurs graines attachées sur les bords de la suture à un trophosperme ou placenta qui devient libre après la déhiscence du péricarpe. Les plantes de la famille des Apocinées, telles, par exemple, que le dompte-venin et le laurier rose, offrent des exemples remarquables de cette sorte de fruit. Il naît ordinairement deux follicules l'un à côté de l'autre, mais quelquefois l'un des deux avorte. Dans la pivoine, le fruit a beaucoup de ressemblance avec le follicule ; on lui donne néanmoins le nom de capsule à cause de la structure capsulaire du fruit des autres Renonculacées, auxquelles la pivoine appartient.

En Pharmacie, le nom de follicule a été appliqué à de véritables gousses ou légumes. Ainsi, les fruits du séné ont été appelés improprement *follicules de séné.* (*V.* SÉNÉ.) Enfin, les zoologistes se servent du même mot pour désigner les organes sécréteurs de quelques produits odorans, comme le castoréum et le musc. *V.* ces mots. (A. R.)

FOMENTATIONS. On a donné ce nom à des médicamens liquides, employés à l'extérieur pour réchauffer ou pour laver différentes parties du corps. On les prépare avec l'eau, le vin, le lait, l'alcool, l'éther, les huiles, etc. Ces liquides tiennent ordinairement en solution diverses substances médicamenteuses émollientes, aromatiques ou astringentes, etc., selon le but que se propose d'en tirer le praticien. Ces fomentations sont alors appelées *fomentations émollientes, fomentations aromatiques* ou *fomentations astringentes.* Les fomentations s'appliquent ordinairement à l'aide d'un tissu qui en est imbibé ; on se sert, assez souvent pour cela de la flanelle. Les fomentations aqueuses s'administrent le plus souvent, le liquide étant à une température de 32 à 36°. (A. C.)

FONDANT DE ROTROU. *V.* ANTIMOINE DIAPHORÉTIQUE, p. 314, t. 1er.

FONTE. On a donné ce nom au fer altéré par des substances étrangères. *V*. Fer.

FOUGÈRES. *Filices*. Vaste famille de plantes cryptogames, que M. De Candolle considère aujourd'hui comme séparée des autres familles de la même classe, et qui, selon ce savant botaniste, doit être rangée dans une nouvelle classe de Cryptogames monocotylédones, laquelle comprend en outre les Prêles, les Lycopodinées et les Marsiléacées. La structure de leur tige est, en effet, très analogue à celle de la tige de certains végétaux monocotylédons arborescens, tels que les palmiers; cependant, on y remarque quelques différences essentielles qui ne permettent pas de rapprocher définitivement les Fougères des vraies Monocotylédones ou Endogènes. Lors de leur germination, la petite feuille ou écaille qu'on a regardée comme un cotylédon ne présente point d'analogie avec le cotylédon des plantes phanérogames monocotylédones; elle paraît plutôt n'être qu'une feuille secondaire peu développée, et conséquemment il n'y aurait point de cotylédon présent dans le germe avant son évolution. Les Fougères semblent liées par beaucoup plus de caractères aux Mousses et à quelques autres Acotylédones, qu'aux Monocotylédones-Phanérogames. D'ailleurs, les organes reproducteurs de cette famille diffèrent totalement de ceux des plantes phanérogames. Ils naissent le plus souvent sur la face inférieure des feuilles, ce qui a fait donner aux Fougères les noms de plantes *dorsifères* ou *epiphyllospermes*. Dans quelques genres, comme, par exemple, les Osmondes, les Ophioglosses, etc., ces organes forment des grappes ou des épis terminaux. Ils consistent en de petits corps nommés *sporules*, renfermés dans des capsules écailleuses, quelquefois entourées plus ou moins complètement d'un anneau élastique dont la structure est remarquable par des articulations transversales; ces capsules sont groupées de diverses manières, et on a donné le nom de *sores* à ces amas; elles sont en outre, dans certains genres, recouvertes d'une membrane scarieuse qui a reçu le nom d'*induse*. Rien n'annonce, dans une telle organisation, des rapports avec les organes sexuels des autres plantes, quoique Hedwig, Rudolphi et plusieurs autres savans aient prétendu reconnaître la présence des sexes dans les divers organes qu'ils ont observés; mais la divergence de leurs opinions, surtout en ce qui concerne les parties auxquelles ils assignent les fonctions de mâles, prouve que ce point de doctrine est loin d'être suffisamment éclairci. Il nous semble donc plus rationnel de considérer les sporules des Fougères comme des corps reproducteurs ayant beaucoup plus d'analogie avec les bulbes et bulbilles de certains végétaux qu'avec de véritables graines.

On connaît un nombre très considérable de Fougères; il s'élève à plus de mille espèces. Elles croissent en plus grande abondance dans les contrées tropicales, où plusieurs sont arborescentes et présentent l'aspect le plus élégant. Dans nos climats, elles sont herbacées, munies de tiges souterraines (*rhizômes,* improprement nommées racines) rampantes et vivaces. Leurs feuilles, désignées aussi sous le nom de *frondes,* sont, avant leur développement, roulées en crosse à leur extrémité; elles sont portées sur un *stipe* qui, en général, tend à se bifurquer. Ce stipe se ramifie considérablement dans la plupart des Fougères; de manière que les frondes y offrent plusieurs *pinnules,* c'est-à-dire des portions de frondes de formes excessivement variées, mais toujours d'une symétrie si parfaite, si gracieuse, qu'elles produisent l'effet le plus pittoresque parmi les autres productions végétales. Quelques Fougères néanmoins ont leurs frondes très simples : telle est, entre autres, la scolopendre officinale. Les organes fructificateurs sont disposés sur la face inférieure de la fronde d'une infinité de manières; tantôt en petits groupes isolés et punctiformes, tantôt en lignes transversales, obliques ou longitudinales, placées ordinairement sur les nervures, quelquefois bordant la fronde, tantôt occupant toute la superficie de celle-ci, tantôt enfin constituant de véritables épis en panicules. Ces dispositions si variées sont employées avantageusement pour caractériser les genres nombreux qui constituent la famille des Fougères.

Considérées sous le point de vue de leurs propriétés médicales, les Fougères ne sont pas fort intéressantes. Les rhizômes de quelques-unes ont une saveur plus ou moins âpre, amère et désagréable; ils contiennent du tannin, un peu de mucilage ou d'amidon, et une matière résineuse aromatique. On les emploie comme vermifuges. Les frondes de certaines espèces, qui sont désignées dans les pharmacies sous le nom de capillaires, ont une saveur légèrement astringente et un parfum assez agréable; elles passent pour béchiques et pectorales. Dans les contrées du globe peu favorisées de la nature, comme, par exemple, la Norwège et la Nouvelle-Zélande, les habitans mangent les jeunes pousses et même les souches de quelques espèces. Par l'incinération, elles fournissent une quantité notable de potasse. Enfin, pour nous borner à l'indication générale de leurs usages, lors même que ces usages seraient fondés sur des propriétés imaginaires, on forme avec les frondes du *Pteris aquilina* ou fougère femelle, des matelas sur lesquels on fait coucher les enfans rachitiques.

Parmi les Fougères usitées en Médecine, nous mentionnerons le POLYPODE COMMUN, le CALAGUALA, la FOUGÈRE MALE, la FOUGÈRE FEMELLE, les différentes sortes de CAPILLAIRES, l'OSMONDE, le CETERACH et la SCOLOPENDRE. *V.* ces mots, où l'on trouvera des renseignemens plus étendus sur leurs usages et leurs propriétés. (A. R.)

FOUGÈRE MALE. *Polypodium Filix mas*, L. — *Nephrodium Filix mas.*, Rich. Bot. méd., t. I, p. 39. Cette espèce est fort commune dans les bois ombragés et humides de toute l'Europe. Son rhizôme (tige souterraine, vulgairement nommée racine) est horizontal, de la grosseur du pouce, noueux, brun et recouvert à l'extérieur d'écailles épaisses, blanchâtres en dedans. Il en naît plusieurs frondes très grandes, hautes d'environ deux pieds, ovales, lancéolées, aiguës, portées sur des pétioles ou stipes courts et entièrement couverts d'écailles brunes et scarieuses. Chaque fronde est composée de pinnules très longues, rapprochées les unes des autres, profondément pinnatifides, à divisions dentées, obtuses, confluentes par la base et inclinées vers le sommet de la pinnule. Les capsules, qui renferment les sporules ou corps reproducteurs, forment des amas punctiformes arrondis, épars, recouverts d'un induse ou tégument ombiliqué, attaché par le centre seulement et libre dans sa circonférence.

La souche souterraine de cette fougère est douée d'une saveur âpre, légèrement amère, et d'une odeur particulière, nauséabonde pour beaucoup de personnes. La saison pour en faire la récolte n'est pas une considération indifférente. C'est en été qu'il convient de les recueillir. La souche est alors pleine; sa cassure est franche, d'une couleur verte, d'une odeur bien caractérisée; traitée par l'éther, elle fournit environ 50 grains par once, d'un produit *oléo-résineux;* tandis qu'au printemps, en automne et en hiver, ses qualités physiques sont très affaiblies, pour ne pas dire entièrement nulles. La racine de fougère que l'on trouve dans le commerce est souvent altérée, et ne fournit qu'une petite quantité de substance oléo-résineuse lorsqu'on la traite par l'éther. C'est probablement pour n'avoir pas employé des racines de fougères identiques, récoltées dans la même saison, que les praticiens ont obtenu des résultats si opposés dans l'usage médical de ces racines.

M. Morin, pharmacien à Rouen, a publié l'analyse chimique de la racine de fougère (*Journ. de Pharm.*, mai 1824, et *Ann. de Chim. et de Phys.*, juin 1824) et y a signalé les principes suivans: huile volatile, matière grasse composée d'élaïne et de stéarine, acides gallique et acétique, sucre incristallisable, tannin, amidon, matière gélatiniforme insoluble dans l'eau et l'alcool, ligneux. On doit à M. Peschier de Genève (*Bibliothèque universelle,* avril 1826, p. 324) une analyse de bourgeons de la fougère mâle, dont nous consignons ici les principaux résultats. Ayant traité ces bourgeons par l'éther, il se fit dans le liquide un précipité d'une substance mamelonnée, qui, soumise à la presse pour en séparer le principe huileux, fournit un produit dont les caractères les plus saillans étaient de présenter une couleur jaune-verdâtre; d'être inodore, insipide, gras au toucher; de répandre en brûlant une fumée très irritante; de se dissoudre à chaud dans l'alcool, et à froid dans l'éther, les huiles et la potasse. Cette substance est d'une nature qui semble tenir de la cire et de la résine; l'auteur la regarde comme un principe adipocireux. M. Peschier a obtenu en outre une huile volatile aromatique, une huile grasse aromatique et vireuse, une résine brune, un principe colorant vert, un principe colorant brun-rougeâtre, de l'extractif, de l'acide acétique et de l'hydro-chlorate de potasse.

Nul doute que les substances astringentes et aromatiques (acide gallique, tannin, huile volatile) dont les précédentes analyses démontrent la présence dans la racine de fougère mâle, n'en soient les principes actifs. Ce serait donc parmi les médicamens toniques que l'on devrait la ranger; et conséquemment on pourrait, jusqu'à un certain point, se rendre raison des propriétés anthelmintiques qui lui ont été attribuées dès les plus anciens temps de la Thérapeutique Son usage a été abandonné et repris à différentes époques, d'après les résultats assez différens qu'il avait offerts aux praticiens. Dans le courant du siècle dernier, elle fit partie d'un remède tenu secret pendant longtemps, et vendu très cher sous le nom de remède de Mme Nouffer contre le tænia; mais les purgatifs violens, tels que la gomme gutte, la coloquinte, l'euphorbe, le calomel, et même les purgatifs assez doux, comme, par exemple, l'huile de ricin, auxquels on associait la racine de fougère, permettent de croire que les merveilleuses cures opérées par son emploi étaient dues aussi bien à l'action de ces purgatifs qu'à celle de la racine de fougère elle-même. Administrée sans adjuvans, elle n'a pas eu autant de succès contre les vers intestinaux (1). On emploie de diverses manières la racine de fougère mâle : 1°. en décoction, à la dose d'une once à une once et demie dans deux livres

(1) Dans le mémoire de M. Peschier, il est dit que dans l'espace de 9 mois plus 150 tænias ont été expulsés par l'emploi du produit obtenu de la digestion des bourgeons de fougère mâle dans l'éther sulfurique. Comme il n'y est pas fait mention de l'usage simultané d'autres médicamens, il faudra nécessairement admettre que ces bourgeons ont une vertu vraiment spécifique contre les vers; mais cette préparation ne peut avoir une certaine efficacité qu'autant que les bourgeons ont été récoltés dans des circonstances convenables, et qu'ils sont doués à un haut degré des qualités physiques qui les distinguent.

d'eau ; 2°. en poudre, qui se donne à la dose d'un à deux gros matin et soir, dans du vin blanc, ou en incorporant cette poudre dans du sirop pour en former un électuaire : cette dose peut être portée au double, et même au-delà ; 3°. sous forme d'extrait éthéré, comme M. Peschier l'a indiqué dans son mémoire, cité plus haut. (A. R.)

FOUGÈRE FEMELLE. Ce nom vulgaire a été donné à deux plantes assez communes dans les bois et les taillis de toute l'Europe. L'une est le *Pteris aquilina*, L., l'autre, l'*Aspidium Filix fœmina*, Swartz. La première est remarquable surtout par sa tige souterraine perpendiculaire, allongée, noirâtre, offrant, lorsqu'on la coupe obliquement, une disposition de fibres qui simule l'image d'une aigle autrichienne à double tête ; d'où le nom spécifique. Ses frondes s'élèvent à plus de deux pieds, et sont composées de plusieurs pinnules dichotomes. La seconde offre une souche épaisse, horizontale, écailleuse, de laquelle naissent les frondes et les radicelles. On a employé les souches de ces deux plantes dans les mêmes circonstances que la fougère mâle, c'est-à-dire contre les vers intestinaux. Leur usage est aujourd'hui entièrement abandonné. C'est avec les frondes du *Pteris aquilina* que l'on enveloppe les fruits qui se vendent aux marchés de Paris. (A. R.)

FOURMI. *Formica*. Genre d'insectes hyménoptères, de la section des Porte-Aiguillons et de la famille des Hétérogynes. Il comprend un grand nombre d'espèces dont l'étude est fort intéressante en ce qui concerne les détails de leur organisation, et surtout de leur admirable instinct ; mais comme ces détails seraient des hors-d'œuvre dans notre Dictionnaire, nous indiquerons seulement les sources où devront puiser ceux qui voudront acquérir des renseignemens complets à leur égard. M. Huber fils est celui qui a le plus approfondi leur histoire ; ses observations se trouvent consignées dans l'ouvrage de M. Latreille, qui a pour titre : *Histoire naturelle des Fourmis*, 1 vol. in-8°. On y trouvera également tous les documens relatifs à ce genre remarquable. Les fourmis présentent trois sortes d'individus, des mâles, des femelles et des ouvrières ou neutres. Ces divers individus vivent en société, et chacun d'eux offre une organisation extérieure qui lui est propre. Ce sont les neutres qui font presque tout l'ouvrage de la république; les mâles et les femelles, pourvus d'ailes, ne songent qu'à leurs plaisirs et qu'à perpétuer l'espèce. Les mâles sont en outre munis d'aiguillons dont les neutres et les femelles sont privés. L'abdomen des fourmis offre deux appareils de sécrétion d'où suinte une liqueur que l'on a regardée pendant quelque temps comme un acide particulier, sous le nom d'*acide formique*. Fourcroy (Mém. sur la Nature chimique des Fourmis, *Annales du Muséum*, 5e cahier) a cherché à prouver que cet acide est formé des acides acétique et malique ; on y a en outre reconnu la présence de l'acide phosphorique. *V*. Acide formique. Ce mélange d'acides s'obtient facilement par la macération dans l'alcool, des fourmis communes (*Formica rufa, F. sanguinea, F. brunnea,* Latr., etc.). La teinture qui en résulte est connue dans les Dispensaires sous le nom d'*Eau de magnanimité* d'Hoffmann, préparation usitée autrefois comme aphrodisiaque ; on la donnait par gouttes dans une boisson appropriée.

Les œufs de fourmis ainsi que leurs larves servent à nourrir les faisandeaux, les perdreaux et les rossignols, qui en sont très friands. On a cru pendant long-temps que la résine-laque était produite par la piqûre d'une espèce de fourmis ; mais on sait maintenant que l'insecte qui fait naître cette substance appartient au genre Coccus. *V*. Résine-laque. (A. R.)

FOURNEAUX. Les fourneaux sont des ustensiles destinés à communiquer à diverses substances une température plus ou moins élevée ; ils varient, 1°. par leur forme, 2°. par leur grandeur, 3°. par la nature de la matière qui les compose. Les fourneaux sont ordinairement construits avec des mélanges terreux, qui peuvent supporter les basses et les hautes températures (1).

Les fourneaux employés par le pharmacien sont : 1°. le *four-*

(1) Les fourneaux faits avec le mélange suivant résistent bien à l'action de la chaleur : argile contenant peu de fer et de carbonate de chaux,

neau d'évaporation; il est arrondi, et muni d'un foyer, d'un cendrier, d'anses, et enfin de tailles pour laisser une issue aux produits de la combustion : ce fourneau, comme les suivans, doit être garni de *cercles en fer, à vis*, qui peuvent être aisément adaptés et serrés. Dans les planches qui suivront immédiatement l'ouvrage, nous donnerons les figures de divers fourneaux. 2°. Le *fourneau à réverbère* ou *à dôme* est composé de trois parties : 1°. le fourneau proprement dit, dans lequel se trouvent un foyer, un cendrier et diverses portes; 2°. le laboratoire (ou la hausse), qui se pose sur le fourneau, a une ouverture semi-circulaire, destinée à correspondre à une semblable ouverture qui se trouve dans le dôme; cette ouverture est destinée à donner passage au col d'une cornue placée dans le fourneau; 3°. le dôme, qui présente à sa partie supérieure une ouverture circulaire, destinée à laisser passer les gaz provenant de la combustion, et à la partie inférieure, l'ouverture demi-circulaire dont nous avons parlé. Ce fourneau est destiné à appliquer un degré de chaleur plus considérable à divers produits; on peut activer la combustion, et par conséquent augmenter le degré de chaleur dans le foyer, en plaçant sur le dôme un tuyau de tôle de 30 à 60 centimètres. Si l'on veut obtenir une température plus élevée, température nécessaire pour obtenir la réduction de plusieurs oxides, on se sert du fourneau de forge, qui consiste en un foyer construit en briques réfractaires bien unies entre elles. Le tuyau ou les tuyaux d'un soufflet s'introduisent en dessous du foyer, et servent à verser de l'air sur le combustible et à déterminer une combustion rapide. Le creuset est mis sur une tourte placée au milieu du foyer. On peut, en adaptant un soufflet à un fourneau de réverbère, le convertir en fourneau de forge.

---

1 partie; poudre préparée avec des tessons de creusets débarrassés des matières qui auraient pu y être fondues, 2 parties; on fait une pâte homogène et on lui donne une forme convenable; on la fait sécher à une douce chaleur; ensuite on fait cuire.

3°. Le *fourneau de coupelle,* destiné à faire les essais d'or et d'argent (1), se compose de différentes pièces, qui contiennent le cendrier, le foyer quadrangulaire, la grille, la petite caisse en terre ou coupelle, le gueulard, et les ouvertures destinées à introduire le charbon. A la cheminée du fourneau est adapté un tuyau de tôle qui détermine un courant d'air et un tirage plus rapide. On substitue au fourneau à coupelle carré, le fourneau elliptique inventé par MM. Anfrye et d'Arcet; ce fourneau est plus commode. Nous renverrons, pour la description de ces fourneaux, aux ouvrages qui traitent des essais d'or et d'argent, et au Traité des Réactifs, 2e édition, publiée en 1825.

On a encore donné le nom de fourneaux à des vases en fonte, de forme pyramidale, au fond desquels est une rainure destinée à supporter une grille. Ces pièces de fonte se placent dans un massif en briques, et on les recouvre d'une plaque de tôle ou de fonte, destinée à intercepter le courant d'air pour étouffer ou conserver le feu, et encore pour que le massif qui les contient ne présente pas de solution de continuité lorsque l'on n'a pas besoin du fourneau. Les fourneaux en terre étant sujets à se casser, il serait utile d'avoir de ces instrumens faits en fonte et disposés de manière à ce que leur intérieur pût être garni à volonté d'une couche de briques ou de terre, qui empêcherait la perte d'une grande quantité de chaleur. Nous avons déjà cherché avec un fabricant de fonte, à établir de ces fourneaux; mais les essais que nous avons tentés sont encore incomplets.

(A. C.)

FRAGARIA VESCA. *V.* Fraisier.

FRAGON PIQUANT. *Ruscus aculeatus,* L. — Rich. Bot. méd., t. I, p. 86. Bulliard, Herb. de la France, tab. 243. (Famille des Asparaginées. Dioecie Syngénésie, L.) Cette plante est connue sous les noms vulgaires de *petit houx, housson, buis piquant, myrte épineux,* etc. Elle croît dans les bois ombra-

(1) En province, cette opération est confiée aux pharmaciens, qui, par la nature de leurs études, présentent les garanties convenables.

gés de l'Europe méridionale et tempérée. Sa souche horizontale, rampante, de la grosseur du petit doigt, marquée d'anneaux rapprochés, donne naissance à des fibres perpendiculaires et blanches; elle pousse une tige ligneuse, haute d'un pied, très rameuse, raide, portant des feuilles très rapprochées, alternes, dures, coriaces, sessiles, ovales, piquantes, entières, accompagnées à la base d'une petite stipule. Ses feuilles ressemblent beaucoup à celles du *Myrtus microphylla,* que l'on cultive dans les jardins. Les fleurs sont très petites, et naissent du milieu de la grosse nervure qui occupe la face inférieure de la feuille; elles sont dioïques, et enveloppées d'abord dans une petite spathe membraneuse. Le fruit est une petite baie de la grosseur et de la forme d'un pois, d'un rouge vif, et contenant une ou deux graines très blanches.

La racine du fragon piquant était une des *cinq racines majeures* des anciennes Pharmacopées; on la faisait entrer dans le sirop des cinq racines. Elle a une saveur amère, un peu âcre, et elle contient du mucilage. Cette racine se distingue de celle d'asperge, avec laquelle d'ailleurs elle a une grande analogie de propriétés, par la forme de sa souche, qui est plus cylindrique, plus longue et plus grêle, par sa plus grande blancheur, et surtout par la plénitude de ses fibres radicellaires.

Les graines du fragon torréfiées ont été proposées comme un des succédanées indigènes du café. Dans le midi de la France, les tiges sont employées à faire des balais que l'on nomme gringons. (A. R.)

FRAISIER. *Fragaria vesca,* L. -- Rich. Bot. m. t. II, p. 505. (Famille des Rosacées, section des Fragariacées. Icosandrie Polygynie, L.) Cette petite plante croît abondamment dans toute l'Europe, dans les bois, sur les coteaux ombragés, et même jusque sur les hautes montagnes, parmi les mousses. De sa racine noirâtre, composée de fibres allongées, grêles, un peu rameuses, naissent plusieurs tiges qui rampent à terre, s'y implantent par de nouvelles racines. Les jets compris entre celles-ci sont appelés *courans* (en latin *flagellæ*); mais, engraissé par la culture, le fraisier produit, au lieu de courans, des œilletons qui forment une touffe de tiges peu garnies de feuilles et hautes de quelques pouces. Les feuilles radicales sont, pour la plupart, velues, longuement pétiolées, et composées de trois folioles ovales, presque soyeuses en dessous et fortement dentées en scie. Les fleurs sont blanches, pédonculées et terminales, munies de réceptacles qui s'agrandissent considérablement après la floraison. Ce sont ces réceptacles que le vulgaire prend pour les fruits du fraisier; mais ils ne sont que les *gynophores*, c'est-à-dire les supports des akènes ou véritables fruits. La ténuité et la consistance crustacée de ceux-ci déguisent leur nature, et ils sembleraient des graines nues, si l'on n'était convaincu que parmi les Rosacées, aussi bien que dans toute autre famille, il ne peut en exister.

Le parfum et la saveur agréable des fraises sont tellement notoires, que nous croyons superflu d'insister sur leur usage comestible. Il s'en fait pendant l'été une immense consommation sur les tables; on les sert saupoudrées de sucre, et arrosées de vin ou de crème. On en prépare aussi d'excellentes confitures, glaces et liqueurs d'agrément. On a prétendu qu'elles exerçaient une action diurétique capable d'expulser les calculs; mais cette propriété est pour le moins très douteuse. Nous considérons également comme à peu près imaginaires les vertus qu'on a attribuées aux fraises de faire disparaître les concrétions qui se forment dans les articulations à la suite de la goutte, et de ramener promptement à la santé des individus affectés de fièvre hectique, et de phthisie pulmonaire.

La culture a fait naître un nombre très considérable de variétés, qui sont connues des jardiniers sous des noms particuliers. M. Duchesne de Versailles, vieillard respectable qui se livre encore aujourd'hui avec succès à l'étude de la Botanique appliquée, s'est occupé de leur histoire depuis 1760, et il l'a exposée dans une excellente monographie. Il a découvert une foule de particularités intéressantes dans cette espèce, où les variétés ont ceci de remarquable, qu'elles se conservent indéfiniment par les graines. Ce sont, en un mot, de véritables races, sur lesquelles le climat et le sol semblent n'avoir que peu d'influence.

Parmi les variétés les plus estimées, nous citerons : 1°. le *fraisier d'Angleterre*, qui porte des fraises hâtives, rondes, très parfumées, hautes en couleur, quelquefois ambrées. Comme il est très petit, les cultivateurs anglais l'élèvent sous des châssis. 2°. Le *fraisier de Montreuil* ou *F. fressant;* il forme des pépinières en plein champ dans les environs de Paris ; ses fraises sont pâles, allongées, quelquefois anguleuses et cornues. Il y a une sous-variété que l'on estime peu, parce qu'elle est creuse et fade ; c'est celle à laquelle le peuple de Paris donne le surnom de *caperon*, et que l'on appelle aussi *fausse noire*. Ce fraisier est plus haut et son feuillage est moins brun que dans le fraisier des bois. 3°. Le *fraisier de Bargemon*, ou *majaufe de Provence*. Originaire des Alpes de Provence, cette variété cultivée ne fleurit qu'aux mois de septembre et d'octobre. Ses fraises sont rondes ou comprimées, d'un jaune roux qui se colore en un rouge foncé par l'action du soleil ; la partie cachée par les dents du calice est marquée d'une étoile blanchâtre. 4°. Le *fraisier breslinge*, ou *breslinge d'Allemagne*. La couleur de ses fraises est verdâtre ou d'un rouge brun dans la partie exposée au soleil ; la pulpe est ferme, juteuse et très parfumée. 5°. Le *fraisier de Bruxelles*, ou *caperonnier royal*. Il est fécond en grosses fraises dont la récolte se fait deux fois par an, et qui varient beaucoup quant à leurs formes ; mais elles ne sont jamais anguleuses ou aplaties.

Nous n'avons pas cru nécessaire de mentionner ici toutes les autres variétés du fraisier commun ; elles sont si nombreuses et si peu distinctes entre elles, qu'il faudrait en faire une longue énumération et entrer dans des détails minutieux. Nous ajouterons seulement aux variétés de fraises dont l'exposition précède, le *fraisier du Chili*, ou *frutiller*, qui appartient à une espèce exotique rapportée des environs de la Conception au Chili, par le célèbre voyageur Frézier. C'est une plante dioïque, nommée par les botanistes *Fragaria Chiloensis*, et bien distincte de notre fraisier commun. Les gynophores sont très gros, d'un rouge jaunâtre, qui s'anime au soleil d'une nuance dorée très brillante. La suavité de leur parfum les fait rechercher par les amateurs sensuels; et, sous ce rapport, on cultive avec soin et en grand le *fraisier ananas* ou *quoimio de Harlem,* ainsi que les *fraisiers de Bath* et *de Cantorbéry*, qui n'en sont que des variétés.

La racine de fraisier est formée de deux ou plusieurs souches, longues de deux à trois pouces, réunies par leur partie inférieure, d'où partent un grand nombre de fibres radicellaires. Elle a une couleur noire à l'extérieur, fauve à l'intérieur; son odeur est nulle, sa saveur amère et très astringente. Sa décoction, d'un rouge foncé, contient du tannin et de l'acide gallique. On emploie encore assez fréquemment cette racine dans la blennorrhagie, soit comme diurétique, dès le début de cette affection, soit comme astringente, pour faire cesser l'écoulement. Dans le premier cas, les bons effets sont dus plutôt à la quantité d'eau que l'on boit qu'à l'action réelle de la racine. On l'a aussi mise en usage dans les diarrhées et les hémorrhagies passives. On a remarqué qu'un usage prolongé de la décoction de cette racine teint en rouge les excrémens, phénomène qui a fait croire quelquefois à une affection grave des intestins; mais le changement de boisson a bientôt fait dissiper ce prétendu flux sanguin. (A. R.)

FRAMBOISIER. *Rubus idœus,* L.—Rich. Bot. méd., t. II, p. 512. (Famille des Rosacées. Icosandrie Monogynie, L.) Arbuste épineux qui croît naturellement dans les bois de l'Europe, et que l'on cultive abondamment dans les jardins, à cause de son excellent fruit, connu vulgairement sous le nom de *framboise*. Ce fruit est multiple, c'est-à-dire formé d'un grand nombre de petites baies succulentes, rouges ou blanches, serrées intimement l'une contre l'autre et réunies sur un réceptacle conique. Il a une saveur acidule sucrée, et une odeur très aromatique. On mange ordinairement les framboises mélangées avec les fraises. Elles communiquent leur parfum au vinaigre, et elles servent à préparer le sirop de vinaigre framboisé, ainsi qu'une gelée et un alcoolat aromatique. Le suc de framboises fournit par la fermentation une liqueur vineuse fort usitée en Angleterre, en Pologne et en Russie, et généralement dans toutes les contrées du Nord où la vigne ne peut se cultiver.

Les feuilles de framboisier sont douées d'une légère astringence, et elles sont employées, comme celles de la ronce, pour faire des gargarismes détersifs. (A. R.)

FRAXINELLE ou DICTAME BLANC. *Dictamnus albus*, L. — Rich. Bot méd. t. II, p. 769. (Famille des Rutacées, Juss. Décandrie Monogynie, L.) Cette plante croît dans les bois de l'Europe méridionale; elle est cultivée comme plante d'ornement dans les jardins. La racine est vivace, formée de fibres allongées et assez grosses. La tige est dressée, simple, haute d'un pied et demi à deux pieds; elle porte des feuilles imparipinnées, qui ressemblent à celles du frêne, et qui sont composées de sept à onze folioles sessiles, ovales-aiguës et finement dentées. Les fleurs sont grandes, blanches ou roses, marquées de lignes rouges, et forment des épis allongés au sommet de la tige. Tous les organes de la plante, et surtout les fleurs, sont parsemés de glandes rougeâtres pleines d'huile volatile, qui, dans les soirées d'été, s'exhale en si grande abondance, qu'elle forme une atmosphère autour des fleurs, et s'enflamme quelquefois par l'approche d'une bougie.

La racine était autrefois usitée comme stimulante et vermifuge; mais on ne l'emploie presque plus aujourd'hui.

On l'apportait toute préparée des contrées méridionales; en cet état, elle était toute blanche, roulée sur elle-même, d'une odeur presque nulle et d'une saveur amère. (A. R.)

FRÊNE COMMUN. *Fraxinus excelsior*, L. (Famille des Jasminées. Polygamie Dioecie, L.) C'est un des plus grands et des plus beaux arbres de nos forêts; il se plaît surtout dans les terrains légers et humides. Il s'élève à une hauteur considérable, et se termine par une tête touffue, mais peu étendue. Ses feuilles sont imparipinnées, composées de onze folioles presque sessiles, ovales-allongées, aiguës, profondément dentées en scie. Les fleurs sont polygames et naissent en panicules ramassées à la partie supérieure des rameaux de l'année précédente. Les fruits ou samares sont très allongés, étroits, terminés par une aile membraneuse.

Les feuilles, et surtout l'écorce du frêne commun, sont douées d'une amertume et d'une astringence dont l'intensité est telle, qu'on a proposé de s'en servir pour remplacer le quinquina. L'écorce est employée, en certains pays, dans le tannage des cuirs. Elle contient un principe colorant qui sert à donner aux laines une couleur bleue. Le bois de frêne est blanc, veiné longitudinalement, très pliant, et conséquemment fort employé par les charrons et les tourneurs, pour fabriquer des brancards de voiture, des chaises, des manches d'outils, des cercles, et généralement toutes les pièces qui demandent du ressort et de la courbure. Il se développe souvent sur les gros troncs de frêne des excroissances osseuses, connues vulgairement sous le nom de *bronzin*. Elles sont recherchées pour les ouvrages d'ébénisterie.

Deux autres espèces de frêne (*Fraxinus Ornus*, L. et *F. rotundifolia*, Lamck.) qui croissent dans les parties méridionales de l'Europe, et surtout dans la Calabre, fournissent la manne du commerce. *V.* ce mot. (A. R.)

FROMAGE, *Tourte*. On donne ces noms à des disques en terre cuite, plus ou moins épais, et de 5 à 8 centimètres de diamètre, destinés à servir de support aux creusets que l'on place dans les divers fourneaux. Le but que l'on se propose en les employant est de maintenir le creuset dans la partie du fourneau où la température est la plus élevée, et aussi d'empêcher que ce vase ne soit renversé pendant l'opération. (A. C.)

FROMENT CULTIVÉ. *V.* Blé.

FRONDES. Les botanistes se servent habituellement de ce mot dans le langage descriptif, pour désigner les expansions foliacées de certaines plantes cryptogames, et particulièrement des Fougères. *V.* ce mot. (A. R.)

FRUIT. *Fructus*. On nomme ainsi l'ovaire fécondé des plantes, après qu'il a pris un accroissement plus ou moins considérable. Il se compose essentiellement de deux parties, savoir, le *péri-*

carpe et la *graine*. Cette dernière partie formant un système d'organes pour ainsi dire indépendant de l'autre partie du fruit, nous lui consacrerons un article particulier, et nous ne parlerons ici de la structure du fruit qu'en ce qui concerne le péricarpe.

De même que dans l'ovaire, on trouve dans le péricarpe une ou plusieurs *loges,* dont le nombre est souvent, par suite d'avortement, moindre qu'il n'était primitivement. Cette diminution du nombre des loges, et par suite des ovules qu'elles renfermaient, déforme le fruit et lui fait prendre certaines apparences qui peuvent induire en erreur sur sa véritable structure; c'est pourquoi les botanistes qui se sont beaucoup occupés de Carpologie, et particulièrement le professeur L.-C. Richard, ont beaucoup insisté sur la nécessité d'étudier cette structure dans l'ovaire, avant ou immédiatement après sa fécondation. Sur un des points de la surface externe du péricarpe, on aperçoit la trace du style ou du stigmate. C'est ce point qui est considéré comme le vrai sommet du péricarpe, quoique sa position soit souvent latérale, ce qui arrive toutes les fois que le stigmate n'est pas placé au sommet géométrique du fruit, c'est-à-dire au point diamétralement opposé à sa base.

Tout fruit est constamment muni de péricarpe. Si quelques-uns semblent en être privés, c'est que cette partie organique est alors tellement mince et tellement adhérente à la surface externe de la graine, qu'on ne peut l'en séparer. Les auteurs anciens, qui croyaient à la non-existence du péricarpe dans ces fruits anomaux, leur donnaient le nom de *graines nues,* pour lesquelles M. De Candolle a proposé l'expression de *fruits pseudospermes*. Tels sont les caryopses des Graminées, où il est difficile de voir la distinction des organes appartenant au péricarpe et à la graine. Quant aux akènes des Labiées, des Synanthérées, des Ombellifères, etc., il ne saurait y avoir de l'ambiguité à leur égard, la graine étant, dans la plupart des cas, tout-à-fait distincte des parois du péricarpe.

Trois parties composent essentiellement le péricarpe : à l'extérieur, il est recouvert d'une membrane nommée *épicarpe;* celle-ci recouvre un plexus de vaisseaux nourriciers, dont les mailles sont entremêlées d'un parenchyme plus ou moins succulent. C'est cette dernière portion que l'on nomme communément *chair du fruit*, et que la plupart des botanistes ont désignée sous le nom de *sarcocarpe;* mais comme cette partie, loin d'être toujours charnue, est au contraire coriace, sèche et filandreuse dans un grand nombre de fruits, M. De Candolle a proposé de la nommer *mésocarpe,* mot qui ne préjuge rien, et indique seulement sa position relative. Enfin, l'*endocarpe* est une membrane qui tapisse les parois internes du fruit, en circonscrivant les loges ou cavités qui partagent son intérieur.

Toutes les fois que l'ovaire est infere, c'est-à-dire adhérent au calice, l'épicarpe est formé par le calice lui-même, dont le tube prend alors une dilatation et un accroissement très considérables. On reconnaît, dans les fruits mûrs, les traces du limbe calicinal, à une petite couronne formée des dents du calice, et qui est placée comme une cicatrice au sommet du fruit. C'est ce qu'on observe facilement dans les grenades, les pommes, les poires, les cynorrhodons, etc. L'endocarpe a ordinairement une consistance membraneuse ou crustacée; quelquefois il est osseux, et forme ce qu'on nomme un *noyau* ou des *nucules* dans les fruits nommés *drupes* et *nuculaines.* Les replis de l'endocarpe constituent les *cloisons*, qui séparent les loges dans lesquelles sont renfermées les graines. D'après le nombre des loges, on dit que le péricarpe est uniloculaire, biloculaire, triloculaire, etc., multiloculaire. Les cloisons résultent de l'adossement de deux lames de l'endocarpe; elles sont toujours lisses, et alternent généralement avec les divisions du stigmate; c'est ce qui les distingue des fausses cloisons, formées de lames saillantes dans l'intérieur du péricarpe, qui ne tirent jamais leur origine de l'endocarpe, et qui correspondent généralement aux divisions du stigmate. Ces fausses cloisons ne sont, le plus souvent, que des placentas auxquels les graines sont attachées.

Nous avons dit au commencement de cet article, que la graine formait un système d'organes indépendant du péricarpe. Le professeur L.-C. Richard, dans son ouvrage éminemment classique, qui a pour titre Analyse du fruit, a précisé les limites entre ces deux parties; limites méconnues avant cet excellent observateur, par la plupart des botanistes, qui décrivaient comme des organes de la graine ce qui dépendait du péricarpe, *et vice versâ*. Il les a fixées au point de la surface externe de la graine, par lequel les vaisseaux nourriciers du péricarpe s'introduisent dans le tégument de la graine, point qui a reçu le nom de *hile*. Ainsi tout ce qui est en dehors de celui-ci appartient au péricarpe, et tout ce qui est en dedans fait partie de la graine. Les organes dont nous allons faire l'énumération lient les deux appareils; mais ils appartiennent évidemment au premier. En effet, le *placenta* ou *trophosperme* auquel les graines sont attachées est un prolongement ou saillie interne des vaisseaux qui forment le sarcocarpe; le *cordon ombilical*, ou *podosperme*, est un trophosperme qui ne porte qu'une seule graine, ou une des saillies du trophosperme terminée par une graine. Ce qu'on nomme *arille* est un prolongement du trophosperme sur la surface externe de la graine, qui forme ainsi une enveloppe accessoire de celle-ci, mais qui, attendu son origine, ne peut en être considérée comme une dépendance.

Les péricarpes charnus restent indéhiscens, c'est-à-dire qu'ils ne se divisent point spontanément et régulièrement en un certain nombre de parties distinctes. La plupart des péricarpes secs, au contraire, s'ouvrent au moyen d'un certain nombre de pièces nommées *valves*, et le péricarpe est dit univalve, lorsqu'il n'a qu'une seule valve dont la rupture a lieu par une suture longitudinale; bivalve, s'il en a deux; trivalve, multivalve, etc., s'il en offre trois ou un plus grand nombre. Le nombre des valves correspond généralement à celui des lobes du stigmate. Mais la nature se sert de quelques autres moyens pour opérer l'ouverture de certains péricarpes secs. Ainsi, dans les pavots, les graines sortent par des trous situés au sommet de la capsule; dans quelques campanules, les trous sont situés à la base; dans les œillets, la saponaire et plusieurs autres Caryophyllées, la capsule s'ouvre au sommet, et se fend en un petit nombre de dents écartées les unes des autres et qui laissent une ouverture terminale ; dans les *anagallis,* le pourpier, etc., la capsule se fend en travers (*capsula circumscissa*) comme une boîte à savonnette, etc.

Les formes des fruits sont extrêmement variées; mais elles ne présentent de l'importance aux yeux du botaniste classificateur, que lorsqu'elles sont constantes et déterminées par la structure interne du péricarpe. Ainsi, les familles des Légumineuses et des Crucifères sont essentiellement caractérisées par l'organisation de la gousse, de la silique ou de la silicule, qui offrent des différences assez marquées pour distinguer entre eux les nombreux genres dont ces familles se composent.

L'étude des fruits, négligée avant Tournefort et Linné, a fixé l'attention des botanistes modernes, particulièrement de Gærtner, L.-C. Richard, Mirbel, Correa de Serra, De Candolle et Desvaux. Ces savans ont senti que les types d'organisation devaient être beaucoup plus nombreux que ceux établis par Linné, et ils ont distingué, sous des noms spéciaux, un grand nombre de fruits dont la structure n'était pas strictement celle des espèces de fruits établies et caractérisées par Linné. Mais il faut convenir que leurs remarques ont été souvent poussées jusqu'à la minutie, et qu'ils ont créé, sans nécessité absolue, une foule de mots qui hérissent la Carpologie de difficultés. Le vocabulaire de tous ces termes n'est point indispensable au pharmacien et au médecin ; il lui suffit, pour classer les fruits usités, de connaître les principales modifications des péricarpes, que nous allons exposer le plus brièvement possible.

Ire. CLASSE. FRUITS SIMPLES, *provenant d'un seul ovaire appartenant à une seule fleur; généralement uniloculaires et monospermes.*

1re. *Section.* PÉRICARPES SECS.

Cette section se partage en deux groupes, d'après l'indéhiscence ou la déhiscence du péricarpe.

A. *Fruits secs indéhiscens.*

1. AKÈNE, *Akenium,* Rich. Fruit monosperme, dont le pé-

ricarpe n'est pas soudé intimement avec la graine ; tels sont les fruits des Synanthérées, des Labiées, etc.

Dans les Ombellifères, la Capucine, le fruit est de la nature des akènes; mais il est toujours multiple, ce qui empêche de le ranger systématiquement parmi les fruits simples. *V.* plus bas la classe des fruits multiples.

2. Caryopse, *Caryopsis*, Rich. Fruit monosperme dont le péricarpe est soudé avec la face externe de la graine. (Exemple : Graminées.)

3. Carcérule, *Carcerulus*, Desv. Fruit pluriloculaire et polysperme. (Exemple : le tilleul.)

4. Gland, *Glans*. Fruit uniloculaire, monosperme (souvent par suite d'avortement), provenant d'un ovaire recouvert en tout ou en partie par une sorte d'involucre (cupule), dont la forme est très variable. (Exemples : le chêne, le noisetier, le châtaignier et toutes les plantes qui composent la famille des Cupulifères.)

5. Samare, *Samara*, Gærtn. Fruit uniloculaire, bordé d'ailes membraneuses. (Exemples : les érables, le frêne, l'orme.)

B. *Fruits secs déhiscens.*

6. Capsule, *Capsula*, L. Sous ce nom générique, on comprend tous les fruits secs qui s'ouvrent en un nombre quelconque de loges, mais qui n'offrent point de formes particulières qui puissent les faire distinguer par des dénominations spéciales. Les exemples de ces fruits sont excessivement nombreux, et il faudrait citer ici la plupart des familles naturelles.

7. Élatérie, *Elatrium*, Rich. Fruit à plusieurs loges et à plusieurs côtes, qui se séparent naturellement en autant de coques (*coccæ*), lesquelles s'ouvrent longitudinalement et avec élasticité. (Exemples : les euphorbes, le ricin, la mercuriale.)

8. Follicule, *Folliculus*. Fruit géminé, ou solitaire par avortement, uniloculaire, univalve, s'ouvrant par une suture longitudinale et renfermant plusieurs graines attachées à un

placenta situé le long des sutures. Tel est le fruit du laurier rose, du dompte-venin et de la plupart des Apocynées.

9. Gousse ou Légume, *Legumen*. Fruit allongé, bivalve, dont les graines sont attachées à un seul placenta situé d'un seul côté et sur les bords de la suture. Cette forme de fruit est particulière à une grande famille, qui a reçu pour cela le nom de Légumineuses.

10. Pyxide, *Pyxidium*, Erhart; *Capsula circumscissa*, L. Fruit s'ouvrant circulairement et transversalement au moyen de deux valves superposées. (Exemples : la jusquiame, le pourpier, l'*Anagallis arvensis*, etc.)

11. Silique et Silicule, *Siliqua* et *Silicula*, L. Fruit sec allongé, bivalve, dont les graines sont attachées des deux côtés à des placentas suturaux.

La silicule ne diffère de la silique que par une moindre longueur, de sorte que les limites de ces deux fruits sont souvent arbitraires ; cependant on est convenu de donner le nom de silicule à la silique qui n'est pas quatre fois plus longue que large. Les familles des Crucifères et des Capparidées offrent ces deux sortes de fruits dans toutes leurs modifications.

2e *Section*. Péricarpes charnus.

Leur sarcocarpe est abreuvé d'une plus ou moins grande quantité de sucs, dans lesquels sont entremêlés les vaisseaux nourriciers. Ils restent indéhiscens.

12. Baie, *Bacca*, L. Fruit à une ou plusieurs loges, renfermant une ou plusieurs graines éparses dans une pulpe très succulente. (Exemples : le raisin, les groseilles, etc.)

13. Drupe, *Drupa*. Fruit renfermant un seul noyau. (Exemples : la cerise, la prune, l'abricot, la pêche, etc.)

14. Hespéridie, *Hesperidium*, Desv. Fruit dont l'enveloppe est fort épaisse, divisé intérieurement en plusieurs loges remplies d'utricules succulentes. (Exemples : le citron, l'orange.)

15. Noix ou Brou, *Nux*. Cette sorte de fruit ne diffère de la drupe, qu'en ce que le sarcocarpe est moins charnu et plus filandreux. (Exemples : l'amandier, le noyer.)

16. NUCULAINE, *Nuculanium,* Rich. Fruit provenant d'un ovaire libre et renfermant plusieurs noyaux. (Exemple : le fruit de l'*Achras Sapota* et d'autres arbres exotiques de la famille des Sapotilliers.)

17. PÉPONIDE, *Peponida,* Rich. Fruit à péricarpe très charnu, qui se rompt quelquefois d'une manière irrégulière, à graines nombreuses, attachées à des placentas filandreux qui nagent dans une pulpe succulente. (Exemples : les courges, les melons.)

IIe CLASSE. FRUITS MULTIPLES, *résultant de la réunion de plusieurs pistils dans une même fleur.*

18. SYNCARPE, *Syncarpium,* Rich. Fruit sec ou charnu, provenant de plusieurs ovaires appartenant à la même fleur, soudés ensemble, même avant la fécondation. (Exemples : les fruits des Anonacées, des Magnoliacées et de plusieurs autres arbres exotiques.)

19. MÉLONIDE ou POMME, *Melonida,* Rich. *Pomum*, L. Fruit charnu, provenant de plusieurs ovaires pariétaux, uniloculaires, réunis et soudés dans l'intérieur du tube du calice qui devient charnu. (Exemples : la pomme, la poire, la nèfle et tous les fruits de la section des Pomacées dans la famille des Rosacées.)

20. POLAKÈNE, *Polakenium*, Rich. Fruit à plusieurs loges monospermes indéhiscentes, séparables les unes des autres. (Exemples : les fruits des Ombellifères, qui se composent de deux akènes accolés, et que, par cette raison, on a encore nommés diakènes ; les fruits de la capucine, etc.)

Il faudrait placer dans cette section, et peut-être désigner sous des noms spéciaux, 1°. les fruits des renoncules, qui sont formés de petits akènes réunis en petits capitules, mais séparables les uns des autres ; 2°. les fruits des fraisiers qui sont de petites drupes éparses sur un gynophore charnu ; ceux du framboisier, qui sont des baies réunies et soudées entre elles, etc.

IIIe CLASSE. FRUITS AGRÉGÉS. *Ils résultent de la soudure de plusieurs pistils appartenant à des fleurs originairement distinctes entre elles.*

21. CÔNE ou STROBILE, *Conus, Strobilus,* L. Fruit composé

de plusieurs akènes ou samares cachées dans l'aisselle de bractées très développées, et dont l'ensemble a une forme conique. (Exemple : les fruits du pin, du sapin et généralement de toutes les conifères.)

22. SOROSE, *Sorosis*, Mirbel. Fruit formé de plusieurs fleurs soudées entre elles par leurs enveloppes florales devenues charnues. (Exemples : l'ananas, la mûre).

23. SYCONE. Nom donné par M. Mirbel à l'involucre ou réceptacle charnu des figuiers, qui renferme un grand nombre d'akènes ou de petits drupes, provenant d'autant de fleurs femelles.

Il serait inutile de parler ici des nombreux usages des fruits, soit comme alimens, soit comme médicamens ; nous ne ferions que nous exposer à des répétitions ou à présenter d'une manière générale et incomplète ce qui sera mieux traité à chacun des articles spéciaux où nous exposons l'histoire naturelle, économique et médicale de chacune des plantes usuelles. (A. R.)

FUCUS. Genre de plantes marines de la famille des Algues, dont plusieurs espèces, employées à des usages économiques et médicaux, sont connues sous le nom français de *varecs*. *V*. ce mot, MOUSSE DE CORSE et HELMINTHOCORTON. (A. R.)

FUMARIACÉES. *Fumariaceæ*. Petite famille de plantes dicotylédones polypétales hypogynes, établie par M. De Candolle, aux dépens de la famille des Papavéracées de M. de Jussieu. Quelques caractères botaniques importans, tels que la diadelphie des étamines et l'irrégularité de la corolle, ont nécessité cette séparation, qui est en outre indiquée par des propriétés médicales particulières. Les plantes qui la composent sont herbacées, annuelles ou vivaces, remplies d'un suc amer, aqueux et jamais laiteux comme celui des pavots, des chélidoines et d'autres Papavéracées. Le genre *Fumaria* de Linné constitue à lui seul la famille des Fumariacées. Les modernes l'ont divisé en plusieurs petits genres, qui ont généralement été adoptés. Mais, sous le rapport pharmacologique, il n'y a qu'une seule espèce (la fumeterre officinale) qui mérite quelque considération. *V*. FUMETERRE. (A. R.)

FUMETERRE. *Fumaria officinalis*, L. — Rich. Bot. méd. p. 656. (Famille des Fumariacées, De Candolle. Diadelphie Hexandrie, L.) Cette plante est fort commune dans les lieux cultivés de toute l'Europe, et particulièrement dans les vignes et les jardins. Sa tige est herbacée, rameuse, couchée, glabre anguleuse et glauque. Ses feuilles sont alternes, bipinnées, à folioles écartées, découpées en lobes étroits et pointus. Les fleurs, de couleur purpurine, forment un épi long et lâche; leur corolle est très irrégulière, composée de quatre pétales inégaux, le supérieur, qui est le plus grand, terminé inférieurement par un éperon obtus, court et courbé. Le fruit est un akène ovoïde et glabre.

La fumeterre est douée d'une amertume très intense, mélangée d'une certaine quantité de mucilage. On la regardait autrefois comme un remède éminemment dépuratif; aujourd'hui ce n'est plus qu'une herbe tonique, qui s'emploie encore très fréquemment dans les affections scorbutiques et les éruptions chroniques de la peau. Toute la plante et mise en usage. On en exprime le suc, que l'on administre à la dose d'une à quatre onces, soit seul, soit combiné avec le suc d'autres plantes amères et odorantes, comme le pissenlit, le cresson, le cerfeuil, etc. On le fait épaissir en consistance d'extrait qui est souvent usité pour servir d'excipient à certaines substances en poudre douées d'une action plus énergique. Quelquefois, en hiver, on se sert de la décoction de fumeterre desséchée; on en prend une poignée pour environ deux livres d'eau. La fumeterre entre dans la composition du vin antiscorbutique, du sirop de chicorée composé et de l'alcool général. Elle sert encore à préparer un sirop qui jouit des mêmes propriétés que celles de la plante.

Dans le midi de la France, où croissent plusieurs autres espèces de fumeterre, telles que les *F. capreolata* et *spicata*, on substitue ces plantes à la fumeterre officinale; elles en possèdent les propriétés. (A. R.)

FUMIGATION. On a donné le nom de fumigation à l'application de divers corps réduits en vapeurs, sur le corps ou sur quelques-unes de ses parties, dans le but d'en tirer un effet thérapeutique qui varie selon la nature de la substance amenée à l'état gazeux. La vapeur d'eau, celle qu'on obtient des décoctions des plantes de la famille des Malvacées (la mauve, la guimauve, etc.), sont employées comme *fumigations émollientes*. Les vapeurs qui s'élèvent des décoctions de plantes aromatiques, celles obtenues de l'alcool, des teintures alcooliques de l'éther, et des teintures éthérées, sont regardées comme excitantes. Les fumigations faites avec l'acide sulfureux sont administrées contre la galle, les dartres, et d'autres maladies cutanées. L'appareil qui sert à administrer les fumigations sulfureuses consiste en une boîte dans laquelle le malade, dépouillé de ses vêtemens, est placé sur un siége au-dessus duquel est une ouverture destinée à laisser passer la tête; on entoure le col de serviettes, pour que la vapeur sulfureuse ne puisse s'échapper par cette issue, ou bien on adapte à cette ouverture un capuchon de peau qui se fixe sur la tête au moyen de brides et d'une serviette, de manière à ne laisser dehors que la face. Le malade étant placé, on allume le soufre que l'on place de manière à ce qu'il puisse recevoir de l'air en assez grande quantité pour être converti en acide sulfureux : cet acide ainsi formé, remplit la capacité de la boîte, et il est en partie absorbé par les pores de la peau. Après que le malade est resté un certain temps dans la boîte (de demi-heure à une heure et demie, selon la disposition du sujet), on le fait sortir de la boîte, on l'essuie, et on le fait habiller (1). On administre de la même manière, et dans les maladies syphilitiques, des *fumigations dites mercurielles*, qui consistent à tenir le malade en contact avec le sulfure de mercure réduit en vapeurs; la dose de ce produit vaporisé est de 8 à 32 grammes (2 gros à 1 once). Le même appareil est aussi usité pour administrer des fumigations aqueuses dites bains de vapeurs : pour cela on

(1) L'endroit où le malade s'habille doit être chauffé de 12° à 15° centigrades.

fait arriver dans la boîte, à l'aide d'une cornue ou d'un alambic, des vapeurs d'eau en assez grande quantité pour que le malade soit entouré de ces vapeurs; on élève plus ou moins la température en faisant passer dans la caisse (1) une plus ou moins grande quantité d'eau. Des détails sur les boîtes fumigatoires et sur leur construction ont été donnés dans des ouvrages publiés sur le traitement de la galle (2). (A. C.)

Fumigations désinfectantes. On se sert du mot *fumiger* pour désigner une opération qui consiste à répandre dans un lieu infecté, une vapeur ou un gaz jouissant de la propriété de détruire ou de masquer les miasmes délétères que ce lieu renferme. On s'est aussi servi du mot fumigation pour désigner la même opération. Les fumigations employées dans ce cas doivent être divisées en deux sections : les fumigations faites avec des substances aromatiques, et les fumigations faites avec les acides et d'autres gaz. Les premières, connues des anciens, consistent à faire brûler dans un lieu où l'air est vicié, des substances aromatiques qui masquent l'odeur méphitique qui s'y est développée. Cette pratique, quoique vicieuse, s'est conservée, et de nos jours on fait brûler dans des lieux infectés, différentes substances, telles que les baies de genièvre, le benjoin, le café, la cascarille, l'encens, des pastilles ou des clous odoriférans, le santal citrin, le sucre, le vinaigre, etc.; mais le but que l'on se propose n'est pas rempli, les miasmes masqués par les vapeurs qui s'exhalent de ces produits ne sont pas détruits, et les vapeurs ajoutées rendent l'air encore plus mal sain. Les secondes, appliquées plus récemment, atteignent le but que l'on s'est proposé; elles restituent à l'air sa pureté en détruisant les miasmes délétères qu'il renfermait et qui pouvait avoir une action morbide sur l'économie

(1) L'appareil employé peut varier par sa construction. J'ai pu faire prendre à des gens peu aisés, ces bains ordinairement très coûteux, en me servant d'un tonneau dans lequel le malade assis sur une chaise recevait la vapeur que j'y faisais arriver par un trou pratiqué à la hauteur convenable.

(2) Voir l'ouvrage de M. Galès et le mémoire de M. d'Arcet.

animale. Ces fumigations se font : 1°. avec le chlore préparé avec l'acide hydro-chlorique et l'oxide de manganèse ; 2°. avec le même gaz retiré du chlorure de chaux ou de soude par l'acide sulfurique ; 3°. par le même corps séparé du chlorure de chaux ou de soude par l'acide carbonique contenu dans l'air qui le met à nu ; 4°. par l'acide hydro-chlorique gazeux obtenu du sel marin par l'acide sulfurique ; 5°. par l'acide nitrique gazeux retiré du nitrate de potasse à l'aide de l'acide sulfurique ; 6°. par l'acide sulfureux obtenu de la combustion du soufre.

FUMIGATIONS AVEC LE GAZ CHLORE. Ces fumigations se font de la manière suivante : on prend muriate de soude réduit en poudre, 320 grammes (10 onces) ; oxide noir de manganèse, 64 grammes (2 onces) ; eau commune, 250 grammes (8 onces) (1). On met le tout dans une capsule de terre ou de porcelaine ; on y ajoute ensuite par petites portions, en ayant soin de remuer chaque fois, acide sulfurique, 250 grammes (8 onces) ; on place la terrine sur un fourneau, et on ferme les portes et les fenêtres de la salle ou de l'appartement, et l'on n'y rentre qu'après 12 heures. Pendant ce temps, le chlore dégagé détruit les miasmes contenus dans l'air ; il anéantit aussi ceux qui auraient pu se condenser sur les parois de la pièce que l'on désinfecte.

On peut aussi faire la même fumigation en employant, au lieu du mélange indiqué, les substances suivantes : oxide manganèse, 64 grammes (2 onces) ; acide hydro-chlorique du commerce concentré, 144 grammes (4 onces et demie) ; plaçant ces deux substances dans une terrine, et mettant celle-ci dans le lieu à purifier, et sur un fourneau allumé, fermant ensuite les portes et les fenêtres et ne les ouvrant qu'au bout de deux heures.

On se procure encore le chlore en versant sur le chlorure de chaux ou sur celui de soude, de l'acide sulfurique, laissant le

(1) La quantité indiquée ici a été donnée pour une pièce de 65 mètres (195 pieds) de long, sur 13 mètres (39 pieds) de large.

chlore gazeux dégagé en contact avec l'air vicié pendant le même espace de temps. Au bout de 12 heures, on ouvre les portes et les fenêtres, afin de renouveler l'air. On doit avoir soin, lorsque l'on fait ces fumigations, de ne pas respirer le gaz qui se dégage; il affecte vivement les organes respiratoires, et donne lieu à des accidens plus ou moins graves. On doit aussi avoir soin de ne pas laisser dans les lieux où l'on fait ces fumigations, des cadres dorés, des tissus colorés, des ouvrages d'acier ou de fer : tous ces produits et beaucoup d'autres pourraient être altérés par leur contact avec le chlore.

Fumigations avec le chlore dégagé par l'exposition du chlorure de chaux a l'action de l'air. Le chlorure de chaux solide ou liquide, exposé à l'action de l'air, laisse dégager du chlore; on a profité de cette propriété pour obtenir des fumigations lentes, mais qui n'ont pas l'inconvénient de rendre malade les personnes chargées de les faire. Ces fumigations se font de la manière suivante : on place dans une assiette ou dans un vase quelconque, du chlorure de chaux solide ou liquide, et l'on place ce vase dans les lieux où s'exhalent des vapeurs méphitiques. Le chlorure étant en partie décomposé, le chlore qui s'en dégage se mêle à l'air et décompose les gaz putrides qui altéraient sa pureté. La décomposition du chlorure étant très lente, ces fumigations faites avec une demi-livre de chlorure sec, peuvent durer un mois et plus. Si l'on emploie le chlorure liquide, le procédé consiste à arroser les planches ou les parois des habitations où l'air est vicié, avec une solution faible de chlorure de chaux ou de chlorure de soude. Cette méthode de fumiger, qui avait été prescrite par Masuyer, est maintenant bien connue. Les travaux de M. Labarraque, pharmacien de Paris, ont fait connaître les bons résultats que l'on peut en tirer, et ces applications ont mérité à ce savant des récompenses et une distinction honorable. (*V*. Chlorure de chaux.)

Les fumigations faites comme nous venons de le dire peuvent être pratiquées dans un appartement, sans que l'on ait besoin de déranger les meubles, comme il est nécessaire de le faire lorsque l'on emploie le chlorure gazeux dégagé à l'aide des acides.

Fumigations avec l'acide hydro-chlorique. Ces fumigations s'obtiennent de la même manière que celle de chlore par les acides. On emploie, au lieu d'un mélange de sel, d'oxide de manganèse et d'acide sulfurique, le mélange suivant : sel marin, 32 gram. (1 once); acide sulfurique à 66°, 48 gram. (1 once et demie), et l'on agit comme lorsque l'on se sert du chlore gazeux obtenu par les acides. Quelques praticiens regardent ces préparations comme très efficaces (Vicq Dazir) (1).

Fumigations avec l'acide nitrique, *Fumigations smithiennes*. Elles diffèrent des précédentes en ce que le gaz employé comme désinfectant est le gaz acide nitrique dégagé du nitrate de potasse par l'acide sulfurique. On les prépare avec les substances suivantes : acide sulfurique à 66°, 64 grammes (2 onces); eau pure, 32 grammes (1 once); nitrate de potasse pur, 64 grammes (2 onces). On met l'acide dans une capsule de porcelaine, on y ajoute l'eau, on place le vase sur un bain de sable chaud, on projette dans le liquide et par petites portions, le nitrate de potasse que l'on a eu soin de réduire en poudre. Ce sel est décomposé; l'acide nitrique réduit à l'état de gaz se répand dans l'air qu'il désinfecte. Des expériences faites par MM. Menzies et Smith ont prouvé l'efficacité de ces fumigations, et l'emploi de cet acide à l'état de vapeur a fait cesser la maladie contagieuse qui, en Angleterre, régnait à bord de plusieurs bâtimens, l'*Union*, la *Revel*, et le *Ravetsan*. (*Annales de Chimie*, t. XXXIX et XLVI.)

Fumigations sulfureuses. Elles se préparent en faisant brûler, dans une chambre, du soufre qui passe à l'état d'acide sulfureux se mêle à l'air et le prive des gaz délétères; elles sont peu employées, et leur efficacité a été mise en doute;

(1) De ces fumigations ont été pratiquées, à Dijon, dans des caves sépulcrales et dans les prisons; à Gênes, dans l'église Saint-André; elles sont usitées en Espagne.

cependant on a quelques faits qui prouvent cette efficacité. (A. C.)

FUNGINE. M. Braconnot de Nancy a donné le nom de fungine à la substance charnue qui forme la base des champignons, et qui reste en résidu lorsqu'on traite ces végétaux par l'eau bouillante, aiguisée d'un peu d'alcali. La fungine de M. Braconnot est plus ou moins blanche, molle, insipide, peu élastique. Si on la torréfie, elle répand l'odeur de pain grillé; exposée à la flamme, elle prend feu; soumise à l'action de la chaleur dans une cornue, elle se décompose en fournissant des produits analogues à ceux qui résultent de la distillation de matières animales, en fournissant un charbon qui, par incinération, laisse un résidu composé de phosphate d'alumine et de fer, de carbonate et de phosphate de chaux. L'alcool, l'éther, l'eau, l'acide sulfurique faible, les solutions faibles de potasse, la soude, n'ont pas d'action sur la fungine. L'acide hydro-chlorique la dissout à l'aide de la chaleur. L'acide nitrique l'attaque, et de cette action il résulte des gaz, de l'acide oxalique, une matière jaune, amère, deux substances grasses, l'une analogue au suif, l'autre à la cire. Les alcalis concentrés l'attaquent. Ce produit a de l'analogie avec la fibre ligneuse. (A. C.)

FUSAIN. *Evonymus europæus*, L. (Famille des Rhamnées, Juss. Pentendrie Monogynie, L.) Arbrisseau qui croît dans les forêts de l'Europe, et particulièrement de la France, où on le connaît sous les noms vulgaires de *bois à lardoire*, de *bonnet de prêtre*, etc. Il s'élève à la hauteur de douze à quinze pieds, et se divise en rameaux dont les plus jeunes sont en général verts et quadrangulaires. Les feuilles sont pétiolées, opposées, ovales oblongues, aiguës et légèrement dentées, accompagnées de deux petites stipules sétacées. Les fleurs, portées sur des pédoncules bifides ou trifides et axillaires, sont petites et jaunâtres. Le fruit est d'un rouge amaranthe clair, globuleux, déprimé à son sommet, à côtes très marquées et arrondies; les graines sont entourées d'une arille orangée; elles renferment une huile dont la saveur est âcre, mais qui peut servir pour l'éclairage. Le bois du fusain a une couleur jaunâtre, le grain fin et serré;

il est employé pour quelques ouvrages de tour. Il fournit un charbon très léger, dont on fait une grande consommation pour fabriquer la poudre à canon. Les dessinateurs s'en servent pour les premiers linéamens de leurs esquisses, qui s'enlèvent avec la plus grande facilité et sans laisser aucune trace.

Les fruits du fusain excitent le vomissement chez l'homme, à la dose de trois ou quatre. Leur décoction est usitée contre la gale et pour détruire les poux. (A .R.)

FUSTET ou COCCIGRUE. *Rhus Cotinus*, L. (Famille des Térébinthacées, Juss. Pentandrie Monogynie, L.) Petit arbre indigène de l'Europe australe, et que l'on cultive partout pour l'ornement des bosquets. Ses branches sont rondes, couvertes d'une écorce rougeâtre. Ses feuilles sont larges, obovales, unies et vertes. Ses fleurs sont disposées en grappes ; les pédicelles qui les soutiennent sont hérissés de petites fibrilles, qui donnent à la grappe l'aspect d'une houppe ou d'une petite perruque de poils fins, ce qui a fait désigner vulgairement l'arbuste sous le nom d'*arbre à perruques*. M. Deleuze a fait remarquer que l'abondance de ces fibrilles fait avorter les fruits, en s'emparant de la nourriture qui leur était destinée, en sorte que plus la houpe est considérable et moins on trouve de fruits mûrs sur la grappe. Les feuilles du fustet contiennent du tannin et de l'acide gallique; elles sont par conséquent très astringentes et employées par les corroyeurs pour passer les peaux. *V*. Sumac.

Le bois de fustet, d'un beau jaune veiné, est employé par les ébénistes et les luthiers. Il sert en teinture pour produire diverses couleurs qui sont brillantes, mais peu solides. Seul, il fournit une belle couleur orangée; avec le bleu de Prusse, une couleur verte; et avec la cochenille, on obtient les couleurs jonquille ou chamois, d'après les proportions dans lesquelles on combine ces matières colorantes. (A. R.)

G

GABIAN (huile de). *V.* Pétrole.

GADOLINITE. Minerai découvert en Suède, à Yterby, par Gadolin. Sa couleur est noire, sa cassure est imparfaitement conchoïde, son éclat est vitreux, sa pesanteur, suivant Haüy, est de 4,0497. Exposé au feu d'un chalumeau, il décrépite et lance des particules qui paraissent enflammées. Cet effet n'a pas lieu, si l'on a eu soin de le faire rougir dans la flamme d'une bougie. L'analyse de la gadolinite a fourni à M. Vauquelin les résultats suivans: 1°. yttria, 35; 2°. silice, 25,5; 3°. fer, 25; 4°. oxide de manganèse, 2; 5°. chaux, 2; 6°. perte attribuée principalement à de l'eau, 10,5. *V.* Yttria.

L'analyse de la gadolinite, faite par Ekberg, a fourni les résultats suivans : yttria 0,47; silice 0,25; fer oxidé 0,18; alumine 0,04. (Voir les *Annales de Ch.*, t. XXXVI, p. 143, et le Bulletin de la *Société philomatique,* 44, p. 158.)

La gadolinite est employée pour obtenir l'yttria. (A. C.)

GAGATES. *V.* Jayet.

GAIAC. Pour GAYAC. *V.* ce mot.

GAILLET. *V.* Caille-lait.

GALANGA. On donne ce nom à la racine de deux plantes que les botanistes rapportent à deux genres différens de la famille des Amomées, et de la Monandrie Monogynie, L. L'une de ces plantes a été désignée par Linné sous le nom de *Kæmpferia Galanga;* l'autre espèce a été nommée *Maranta Galanga,* par Linné. Wildenow et Roscoe l'ont décrite sous celui d'*Alpinia Galanga.* — Le *Kæmpferia Galanga,* L.; Rich. Bot. méd., t. I, p. 114, croît spontanément dans les Indes orientales, et on l'a transporté dans les Antilles et l'Amérique méridionale. Sa racine est fibreuse, surmontée d'un bulbe arrondi, solide, blanc, recouvert d'écailles qui sont les débris des feuilles des années précédentes. Les feuilles, au nombre de deux ou trois, sont étalées, arrondies, aiguës au sommet, ondulées sur les bords, striées, vertes, quelquefois purpurines et un peu pubescentes en dessous. Les fleurs naissent du collet de la racine, au milieu des feuilles; elles sont blanches, marquées de deux taches violettes.

Le *Maranta Galanga*, L.; *Alpinia Galanga*, Willd. et Roscoe, figuré dans Rumph (*Herb. Amboin.*, t. V, p. 143, tab. 63), croît, comme la précédente espèce, dans les Indes orientales. Ses feuilles sont lancéolées et ses fleurs disposées en une grappe lâche et terminale. C'est cette plante qui fournit le galanga répandu dans le commerce de la Droguerie, et dont nous allons décrire les deux variétés. Quant à la racine du *Kæmpferia Galanga*, quoiqu'elle jouisse de propriétés semblables à celles du *Maranta Galanga*, elle est peu employée.

Le GRAND GALANGA est une racine en morceaux longs de deux à trois pouces et de six lignes à deux pouces de diamètre, cylindriques, souvent bifurqués, d'un brun-rougeâtre extérieurement, marqués de lignes frangées, circulaires, blanches. Leur aspect extérieur a quelque ressemblance avec les racines d'*Acorus Calamus*: aussi quelques droguistes leur donnent à tort le nom d'*Acorus*. Leur intérieur est d'une couleur fauve rougeâtre, d'une texture fibreuse, peu compacte; leur odeur est forte, analogue à celle du cardamome, et leur saveur piquante, aromatique et très âcre.

Le PETIT GALANGA ne diffère, par ses caractères extérieurs, de l'autre sorte, qu'en ce qu'il est plus petit dans toutes ses parties. Il n'a que deux à quatre lignes de diamètre; sa couleur est plus brune et son odeur beaucoup plus forte. On croit généralement que c'est la même racine que la précédente, recueillie à une époque différente, en un mot, une variété d'âge du même organe.

La racine du souchet long (*Cyperus longus*, L.), plante indigène des marais de l'Europe, se distingue facilement du galanga (avec lequel on la mélange quelquefois), par sa couleur noire, l'absence des franges circulaires blanches, et par sa saveur amère, astringente et peu aromatique.

On trouve dans le commerce un *faux Galanga*, dont les qualités physiques diffèrent assez de celles du vrai galanga, pour qu'on puisse présumer avec raison qu'il provient d'une plante très éloignée de celle qui fournit celui-ci; mais on ignore complètement son origine botanique. Cette racine est moyenne pour la grosseur entre le grand et le petit galanga, et elle est aussi marquée d'anneaux circulaires blanchâtres; mais son écorce est luisante et jaunâtre; sa texture intérieure est beaucoup plus lâche, et son odeur faible, presque nulle. Sa pesanteur spécifique est tout au plus la moitié de celle du vrai galanga.

Analysé par M. Morin (*Journal de Pharmacie,* juin 1823), le galanga a fourni une matière résineuse, une sous-résine, une huile volatile blanchâtre très balsamique, de l'osmazome, de l'amidon, du soufre, une matière colorante brune, du ligneux, de l'oxalate de chaux et de l'acétate acide de potasse.

C'est à l'huile volatile, principe de l'odeur âcre et pénétrante du galanga, qu'il faut attribuer les propriétés éminemment stimulentes de cette racine. On peut la comparer sous ce rapport ou gingembre; mais celui-ci est d'un usage plus répandu. Le galanga s'administre en poudre, à la dose de de 10 à 15 grains. Il entrait dans la composition d'une foule de préparations officinales, maintenant tombées en désuétude, telles que l'orviétan, l'alcool général, etc. (A. R.)

GALBANUM. Substance gommo-résineuse fournie par le *Bubon Galbanum,* L., ou *Selinum Galbanum,* Sprengel. — Rich. Bot. méd., t. II, p. 476. (Famille des Ombellifères, Juss. Pentandrie Digynie, L.) Ce sous-arbrisseau croît dans toute la partie orientale de l'Afrique, depuis l'Éthiopie jusqu'au Cap de Bonne-Espérance; on le cultive au Jardin du Roi, à Paris. Ses tiges cylindriques, rameuses, glabres, portent des feuilles alternes, trois fois ailées; leur pétiole est long, membraneux, et dilaté à la base; les folioles sont très nombreuses, cunéiformes, dentées en scie au sommet, d'un vert glauque. Les fleurs forment de grandes ombelles jaunes à la partie supérieure des ramifications de la tige.

Le galbanum découle des diverses parties de la plante spontanément et pendant les grandes chaleurs, sous forme de gouttelettes qui durcissent à l'air. Mais pour le recueillir en grande abondance, on coupe, à quelques pouces de terre, les tiges qui laissent suinter une quantité considérable d'un suc qui ne tarde pas à s'épaissir.

On distingue, dans le commerce, deux sortes de galbanum : en larmes, et en masses. Le premier se présente sous forme de larmes molles ou qui se ramollissent facilement par la pression des doigts, et qui s'agglutinent entr'elles. Elles ont une couleur jaune, comme vernissée extérieurement ; leur intérieur est jaune translucide, offrant une cassure grenue, et ayant un aspect huileux. Elles sont douées d'une odeur forte, particulière, qui n'a rien d'alliacé, et qui ne se dissipe qu'à la longue ; d'une saveur âcre et amère. Le galbanum en masses se compose de larmes agglutinées entre elles par la grande quantité d'huile volatile qu'elles contiennent ; mais elles y sont encore visibles, ce qui donne à la masse, dont le fond est plus foncé en couleur, un aspect amygdaloïde. Cette sorte de galbanum est plus ou moins souillée de matières étrangères.

L'odeur particulière et indéfinissable par des mots, qui caractérise le galbanum, ne permet pas de confondre cette substance avec la gomme ammoniaque, et surtout avec le sagapénum dont l'odeur est plus ou moins alliacée. La couleur plus blanche, la consistance plus ferme, et la cassure lisse de la gomme ammoniaque sont en outre des caractères qui la distinguent du galbanum.

Voici la composition de cette substance, d'après M. Pelletier (1) : résine, 66,86 ; gomme, 19,28 ; bois et impuretés, 7,52 ; huile volatile et perte, 6,34 ; malate acide de chaux, des traces ; total, 100.

Lorsque l'on chauffe la résine à une température de 120 à 130 degrés centigrades, on obtient une huile d'un beau bleu indigo, qui se dissout dans l'alcool et lui communique sa couleur.

On faisait un grand usage autrefois du galbanum comme

---

(1) Bulletin de Pharmacie, v. IV, p. 97.

médicament interne; mais les modernes ont réduit à leur juste valeur les propriétés qui lui furent attribuées d'après les données d'un aveugle empirisme. Il agit à la manière de toutes les gommes-résines qui proviennent des Ombellifères, c'est-à-dire qu'il est stimulant et tonique; on lui préfère pour l'usage interne, l'assa-fœtida et la gomme ammoniaque. On l'administrait sous forme de pilules ou en solution, à la dose de 10 à 15 grains dans les maladies nerveuses. Il fait partie de plusieurs préparations officinales, telles que le diachylon gommé, le baume de Fioraventi, le diascordium, la thériaque, etc.

(A. R.)

GALÉGA COMMUN. Vulgairement et improprement nommé RUE DE CHÈVRE. *Galega officinalis*, L. (Famille des Légumineuses. Diadelphie Décandrie, L.) C'est une plante vivace qui croît spontanément dans les localités humides de l'Europe méridionale, et que l'on cultive pour l'ornement dans les jardins. Son port est celui des astragales; ses tiges droites, herbacées, striées, rameuses, portent des feuilles imparipinnées, munies à la base du pétiole commun d'une grande stipule hastée. Les fleurs sont bleuâtres, purpurines, ou quelquefois entièrement blanches, pendantes sur le pédicelle, disposées en longs épis pédonculés et axillaires. Les légumes sont redressés, linéaires, pointus, glabres et finement striés.

La décoction de galéga est légèrement amère. Cette plante a joui, chez les anciens médecins, d'une célébrité usurpée, contre l'épilepsie et contre ce qu'ils appelaient fièvres malignes, maladies pestilentielles, etc. Elle a perdu aujourd'hui ses qualités alexitères, et l'on ne la remarque plus qu'à cause de son aspect agréable. (A. R.)

GALÈNE. *V.* SULFURE DE PLOMB.

GALIET ou CAILLELAIT. *Galium verum*, L. — Rich. Bot. méd., t. I, p. 412. (Famille des Rubiacées, Juss. Pentandrie Monogynie, L.) Petite plante excessivement commune dans les haies, les prés secs et les bois de l'Europe, où elle fleurit pendant presque tout l'été. Sa racine vivace porte des tiges dressées, rameuses, pubescentes, carrées, un peu ligneuses à la base, hautes d'environ un pied. Ses feuilles forment un verticille de huit; elles sont étroites-linéaires, aiguës, d'un vert foncé en dessus, plus pâles en dessous. Les fleurs sont disposées en une grappe interrompue, allongée et terminale. Elles ont une belle couleur jaune et elles exhalent une odeur assez forte.

Le nom de caillelait donné à cette plante dérive de la propriété de cailler le lait, qu'on attribuait autrefois à ses sommités fleuries. Les expériences de Bergius, et celles plus récentes de Parmentier et de M. Deyeux, ont prouvé que cette propriété était imaginaire. On s'en sert dans quelques pays, et notamment dans le canton de Chester, en Écosse, pour colorer et aromatiser le fromage. On les employait aussi comme antispasmodiques et diaphorétiques dans une foule de maladies, telles que l'ictère, les affections convulsives, l'épilepsie, etc. Il en est de ce prétendu spécifique comme de toutes les plantes qui, n'étant douées que de faibles qualités physiques, sont aujourd'hui totalement inusitées. La saveur légèrement amère et aromatique du caillelait lui assigne tout au plus une place dans la nombreuse classe des médicamens indigènes toniques. Le galiet fait partie des espèces anti-laiteuses de Weis.

(A. R.)

GALIPOT. *V*. Poix et Térébenthine.

GALLATES. On a donné ce nom aux sels qui résultent de la combinaison de l'acide gallique avec les bases salifiables. Ces sels ne sont pas employés comme médicamens. *V*. Acide gallique.

(A. C.)

GALLE. *Galla*. On donne ce nom à certaines dégénérescences tuberculeuses et arrondies de plusieurs parties des végétaux, produites par la piqûre des insectes qui les choisissent pour le berceau de leur progéniture. Parmi les principales espèces de galles, on distingue surtout celles du chêne et du rosier, dont les propriétés sont éminemment astringentes, et qui, sous ce rapport, sont fort employées dans les Arts et en Médecine. *V*. Noix de galle et Rosier. (A. R.)

GALLINACÉS. Ordre très naturel de la classe des Oiseaux, caractérisé par un bec court; la mandibule supérieure courbée depuis la base, qui est quelquefois garnie jusqu'à la pointe d'une membrane que l'on nomme *cire;* des narines placées de chaque côté du bec, recouvertes d'une membrane épaisse, des pieds médiocres, dont les tarses sont généralement élevés; quatre doigts dont trois devant réunis à leur base par une courte membrane, le pouce peu ou point apparent, s'articulant assez haut. Les Gallinacés ont le vol très lourd; en revanche, ils courent avec la plus grande vélocité; ils sont polygames; le mâle ne se mêle point du soin des petits, qui sont en général très nombreux. Ces oiseaux sont pour la plupart très grands, et peuvent vivre sous tous les climats; leur chair délicate et leurs œufs offrent une ressource inappréciable dans l'économie domestique. C'est à cet ordre qu'appartiennent les coqs, les faisans, les dindons, les paons, les pintades, les hoccos et les perdrix. (A. R.)

GALLINSECTES. C'était le nom que Réaumur donnait aux insectes du genre Kermès; il nommait, par opposition, *progallinsectes* ou *faux gallinsectes*, ceux du genre Cochenille. Latreille en a formé une famille de l'ordre des Hémiptères, section des Homoptères, qui réunit ces deux genres. Cette famille offre une particularité curieuse qui la distingue suffisamment de toutes les autres. Les femelles, après leur fécondation, se fixent sur des végétaux de diverses espèces: bientôt leur corps se gonfle, puis se dessèche en présentant l'aspect de galles ou d'excroissances tuberculeuses. Placés sous cet abri maternel, les œufs ne tardent pas à éclore. *V.* COCHENILLE et KERMÈS VÉGÉTAL. (A. R.)

GANGUE. On donne le nom de gangue à la substance terreuse sur laquelle repose le filon métallique. On donne le même nom à la partie qui recouvre le filon; on les différencie cependant en désignant la partie inférieure par le nom de *lit*, et la partie supérieure par celui de *toit*. Les substances qui forment le plus ordinairement les gangues des minéraux sont les suivantes: le quartz, le carbonate de chaux, le sulfate de baryte, le fluate et le sulfate de chaux, etc.

Le mot gangue vient du mot allemand *gang*, qui signifie filon.

(A. C.)

GANT DE NOTRE-DAME et GANTELÉE. Noms vulgaires de la digitale pourprée. *V.* ce mot. (A. R.)

GARANCE. *Rubia tinctorum*, L. — Rich. Bot. méd., tom. I, p. 415. (Famille des Rubiacées, Juss. Tétrandrie Monogynie, L.) Cette plante vivace croît spontanément dans le midi de l'Europe et dans tout le bassin de la Méditerranée; on la cultive en grand, aux environs d'Avignon, en Languedoc, en Alsace, en Normandie et dans la Hollande, à raison des nombreux et importans usages de sa racine. Celle-ci est horizontale, de la grosseur d'une forte plume ou de celle du petit doigt, noueuse et rougeâtre; elle donne naissance à plusieurs tiges herbacées, faibles, tétragones, rameuses, armées de petits crochets, et très rudes. Ses feuilles sont verticillées, sessiles, lancéolées, aiguës, fermes, hérissées d'aspérités à leurs bords, ainsi que sur la nervure médiane. Les fleurs sont jaunes, portées sur des pédoncules courts et rameux; elles forment une sorte de panicule très lâche à l'extrémité des rameaux.

Telle qu'on la rencontre dans le commerce, la racine de garance est cylindrique, striée, recouverte d'un épiderme d'un brun rougeâtre qui s'enlève assez facilement; sous cet épiderme est une écorce qui a environ une ou deux lignes d'épaisseur, et dont la couleur, ainsi que celle de la moelle, est d'un rouge très intense. La partie ligneuse est jaunâtre, et ne contient pas le principe colorant que l'on recherche dans cette racine; son odeur est faible, particulière; sa saveur est amère et styptique.

On fait une immense consommation de la racine de garance dans la teinture en rouge. C'est sa matière colorante rouge qui, fixée sur la coton, donne ce beau *rouge d'Andrinople*, que les Orientaux étaient seuls en possession de fabriquer (1), mais qui a été imité avec succès par nos habiles manufacturiers.

(1) Selon Chardin (*Voyage en Perse*, t. III, p. 315), les Persans expédient dans l'Inde une grande quantité d'une teinture rouge très estimée, préparée avec la racine de garance, qu'ils nomment *roubâs*. Il est probable que c'est avec cette teinture que l'on teint en rouge les fameux schalls de Cachemire.

L'emploi de la garance pour teindre les laines et la soie d'un rouge vif et durable, est encore une découverte assez récente. MM. Gonin, teinturiers de Paris, ont perfectionné, avec autant de succès que de profits, cette utile application.

Plusieurs savans se sont exercés sur la garance : Berthollet, Watt, Chaptal, Haussmann, Gren, Vogler, Vitalis, Bucholz, John, Mérimée. Les travaux les plus récens sont dus à MM. Kuhlmann, Robiquet et Collin. Le premier de ces chimistes a démontré dans une analyse publiée dans le t. XXIV *des Annales de Chimie et de Physique*, p. 225, que la garance contient : 1°. de la matière colorante rouge; 2°. une matière colorante jaune ; 3°. du ligneux ; 4°. un acide végétal ; 5°. une matière mucilagineuse; 6°. une matière végéto-animale ; 7°. de la gomme; 8°. du sucre; 9°. une matière amère ; 10°. une résine odorante ; 11°. diverses matières salines, contenues dans le produit de l'incinération. MM. Robiquet et Collin sont parvenus à isoler la matière colorante rouge de la garance à l'état cristallin. Leurs travaux, publiés dans les *Annales de Chimie* pour 1827, sont appliqués dans l'art de la teinture, art auquel ils ont ainsi fait faire un pas de plus. Les mêmes chimistes ont donné le nom d'*alizarin* ou d'*alizarine* à la matière colorante de la garance. (*V.* ce mot, t. 1er, p. 266.)

La matière colorante rouge n'est pas le seul produit utile que puisse fournir la racine de garance. M. Dœbereiner, professeur à Jéna, ayant délayé dans de l'eau tiède, avec un peu de ferment, une certaine quantité de cette racine moulue, en a retiré après 5 à 6 jours de fermentation, de la bonne eau-de-vie par distillation. La racine de garance n'avait rien perdu de son principe colorant.

Considérée comme agent thérapeutique, cette racine a une moindre importance ; elle faisait partie des *cinq racines apéritives majeures*, et elle était un des ingrédiens du sirop d'armoise composé des anciennes pharmacopées ; on en prépare un extrait que l'on administre sous forme pilulaire. On l'a beaucoup vantée autrefois, tantôt comme diurétique, tantôt comme emménagogue, et quelques médecins ont prétendu avoir obtenu de bons effets de son usage prolongé, contre l'ictère, la toux chronique et le rachitis. Mais les expériences des modernes n'ont point confirmé ces résultats. Ce qu'il y a de plus positif, c'est la singulière propriété qu'elle à de colorer en rouge les os, le lait et les urines des animaux, sans que les autres tissus participent à cette coloration. Plus les animaux sont jeunes, plus leurs os se colorent avec rapidité. M. Gibson a reconnu, par des expériences récentes, qu'il suffisait d'un jour pour teindre en rose les os d'un jeune pigeon, et de trois jours pour leur donner une couleur écarlate foncée, tandis qu'il en faut 15 pour que ceux de pigeons adultes contractent la teinte rose. Il a également remarqué que les os les plus éloignés du cœur sont ceux qui tardent le plus à se colorer. Les expérimentateurs ont ensuite essayé de s'assurer si la garance, en changeant la couleur des os, ne produisait pas aussi quelque changement dans la nature de ceux-ci; mais leurs recherches ont été à peu près sans résultats utiles pour l'art médical: car, dans certains animaux, les os étaient devenus plus fragiles et plus spongieux, ce qui infirme l'opinion de ceux qui ont d'abord voulu établir que l'on pourrait employer avec succès la garance dans le traitement des maladies du système osseux. On a prétendu que la faculté de colorer les os et les sécrétions des animaux était particulière aux plantes tinctoriales de la famille des Rubiacées, telles que l'*Asperula tinctoria,* le *Galium Mollugo* et *Aparine,* le *Valantia cruciata,* etc.; on a dit que les autres substances colorantes végétales ne produisent point un pareil phénomène. Les expériences de M. Gibson contredisent cette assertion, ou du moins tendent à la rendre moins générale; car il a également coloré les os de quelques animaux, avec l'extrait de bois de Campêche qu'il leur avait administré à haute dose.

La garance exige, pour sa culture, un terrain substantiel, profond, bien ameubli par des labours profonds, et même par un défonçage de 2 pieds, qui permette aux racines de s'étendre et de se multiplier. Lorsque le terrain a été bien préparé, on plante la garance, non par le moyen des graines qui seraient trop long-temps à germer et à croître, mais par le moyen d'éclats que l'on détache de vieux pieds appartenant à d'anciennes plantations. Il faut environ trois ans pour que la racine soit parvenue à un degré de maturité convenable. On la fait ensuite sécher avec soin et on la verse dans le commerce, soit entière, soit moulue, concassée, ou réduite en poudre grossière.

On retire une couleur rouge, analogue à celle de la garance, de quelques plantes qui appartiennent aussi à la famille des Rubiacées, et particulièrement de l'*Asperula tinctoria*, L., plante assez abondante dans les bois de l'Europe méridionale.

(A. R.)

GARGARISME. On désigne sous ce nom des médicamens liquides, que l'on dirige, dans les cas de maladie de l'arrière-bouche, sur la membrane muqueuse gutturale, les agitant ensuite en divers sens à l'aide de l'air, que l'on fait sortir du larynx. Ils sont ordinairement préparés avec l'eau, le vin, le lait, le vinaigre, auxquels on ajoute des acides, des sirops, du miel, des teintures, des sels, selon l'indication que l'on veut remplir. Lorsqu'on ajoute à un gargarisme un acide, si la quantité de cet acide à ajouter n'a pas été fixée par le praticien, il faut avoir soin de n'en mettre que ce qu'il faut pour que le liquide soit légèrement acidulé. Lorsqu'on y fait entrer de la liqueur Van-Swieten ou des sels métalliques, on doit avoir le soin de recommander au malade de ne pas avaler le liquide; on doit aussi conserver cette préparation dans un vase de verre; si elle était tenue dans un vase de métal, le sel mercuriel pourrait être décomposé. Lorsqu'on y mêle des teintures alcooliques, il faut attendre pour faire ce mélange que le gargarisme soit entièrement refroidi, afin de ne pas volatiliser l'alcool.

GARGARISME ADOUCISSANT. Prenez lait de vache, 128 grammes (4 onces); figues grasses coupées en morceaux, racine de guimauve divisée, de chaque, 16 grammes (4 gros). Faites bouillir pendant cinq minutes, passez avec expression, ajoutez-y sirop simple, 32 grammes (1 once).

On prépare des gargarismes adoucissans avec les décoctions

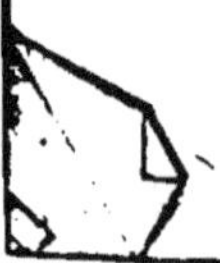

d'orge, d'aigremoine, de plantain, de ronces; on ajoute à 128 grammes (4 onces) de décoction, une once d'un des sirops suivans, de framboises, de groseilles, de miel, de mûres, de violettes, etc.

Gargarisme anti-vénérien. Décoction d'orge ou de lin, 250 grammes (8 onces); liqueur de Van-Swietten, 16 grammes (4 onces); sirop simple, 32 grammes (1 once). Mêlez. On se sert quelquefois de sirop sudorifique, au lieu de sirop simple; on y ajoute aussi de 1 à 2 gros de laudanum.

Gargarisme anti-scorbutique. On fait une décoction d'orge, on la verse bouillante sur les substances suivantes : cochléria frais, cresson de fontaine, trèfle d'eau, de chaque, une poignée. On laisse digérer pendant une heure; on passe, on laisse refroidir; on tire à clair; on y ajoute ensuite, acide acétique, 8 grammes (2 gros); teinture de cochléaria, 16 grammes (4 gr.); alun en poudre, 5 décigrammes (10 grains).

Gargarisme astringent. Prenez décoction astringente, préparée avec les substances suivantes : bistorte, 8 grammes (2 gros); roses rouges, 8 grammes (2 gros); écorce d'orme récente, 8 grammes (2 gros); eau, 500 grammes (une livre); passez, et ajoutez sirop d'écorce d'orange, 96 grammes (3 onces).

Gargarisme contre la paralysie de la langue. (Quarin.) Prenez : racine de pyrèthre en poudre, 6 grammes (1 gros et demi); hydro-chlorate d'ammoniaque, 8 grammes (2 gros); eau distillée de sauge, 250 grammes (8 onces); alcoolat de cochléaria, 2 grammes (6 gros). Laissez en digestion pendant 12 heures; passez, laissez reposer; décantez la colature, ajoutez-y miel blanc, 16 grammes (4 gros). (A. C.)

GAROU. Quoique l'on désigne spécialement sous ce nom l'écorce du *Daphne Gnidium*, L., nous traiterons dans cet article de toutes les écorces épispastiques fournies par d'autres plantes qui appartiennent au même genre, parce qu'elles n'offrent presque aucune différence, soit dans leur mode d'agir, soit dans l'intensité de leur action, et conséquemment qu'elles peuvent être substituées sans inconvénient les unes aux autres.

Le Bois gentil, *Daphne Mezereum*, L. —Rich. Bot. méd.,

tom. I, p. 156 (Famille des Thymélées, Juss. Octandrie Monogynie, L.), est un petit arbuste commun dans les bois montueux, où il fleurit dans le mois de février, avant que les feuilles aient commencé à se développer. Sa tige est couverte d'une écorce grisâtre ; elle se divise supérieurement en rameaux, au sommet desquels naissent des feuilles sessiles, lancéolées, très entières, rétrécies à la base, glabres et un peu glauques en dessous. Les fleurs sont roses, d'une odeur fort agréable, et disposées en une sorte de petit épi à la partie supérieure de la tige. Les fruits sont des baies ovoïdes, lisses, d'un rouge vif.

Le Garou proprement dit ou Sain-bois, *Daphne Gnidium*, L. — Rich. *loc. cit.*, croît abondamment dans les lieux secs et incultes des contrées méridionales de l'Europe. Ses branches sont effilées, longues d'un pied et davantage, portant des feuilles éparses, linéaires-lancéolées, aiguës, entières, très rapprochées et dressées. Les fleurs sont blanches, velues, odorantes, et rapprochées au sommet des rameaux. Il leur succède de petites baies globuleuses, peu succulentes, d'abord vertes, puis noirâtres.

La Lauréole, *Daphne Laureola*, L. — Arbuste très facile à distinguer de ses congénères, par ses feuilles, qui, comme celles du laurier, sont épaisses, persistantes, coriaces, glabres, lancéolées, aiguës, entières, et d'un vert foncé. Ses fleurs sont verdâtres, et disposées par petits faisceaux à l'aisselle des feuilles supérieures. Les baies sont d'abord vertes, puis d'un rouge foncé et comme noirâtres. La lauréole est commune dans les bois humides de l'Europe méridionale et tempérée.

Nous pourrions ajouter aux trois espèces précédentes plusieurs autres Daphnés qui possèdent les mêmes propriétés, ou qui sont cultivés comme plantes d'agrément, tels que les D. *alpina*, *Cneorum*, *indica*, etc. ; mais comme ces espèces sont circonscrites dans certaines localités, leur écorce ne peut devenir d'un emploi général. D'ailleurs, leurs tiges étant ordinairement menues et tortueuses, la décortication s'en fait difficilement, et ne fournit que des écorces perforées et d'une surface peu étendue. Les branches du *Daphne Gnidium*, au contraire, étant effilées, droites et d'une grosseur assez considérable, donnent des plaques larges et continues.

On était dans l'usage autrefois d'envoyer du midi de l'Europe, les branches mêmes de ce garou, d'où l'on enlevait l'écorce après les avoir fait ramollir dans l'eau ou dans du vinaigre. Cette macération affaiblissait évidemment les qualités de l'écorce, en dissolvant une partie du principe vésicant. On préfère maintenant, avec raison, les écorces toutes préparées et telles qu'on les trouve dans le commerce. Celles-ci nous arrivent en morceaux longs de 3 ou 4 pieds, larges de 1 à 2 pouces, pliés par le milieu et réunis en bottes. Elles sont couvertes d'un épiderme demi-transparent, d'un gris foncé, crispé ou ridé transversalement par l'effet de la dessication, et uniformément marqué de distance en distance de petites taches blanches tuberculeuses. Sous cet épiderme, est un plan de fibres longitudinales d'une grande ténacité, et qui seraient susceptibles d'être filées comme celles du chanvre, mais que l'on ne fera jamais servir à cet usage, parce que la soie fine et lustrée qui les recouvre du côté de l'épiderme, en s'introduisant dans la peau, y causerait de vives démangeaisons. L'intérieur de l'écorce est uni, déchiré longitudinalement et d'une couleur jaune paille. L'odeur du garou, quoique faible, est nauséeuse; sa saveur est âcre et corrosive.

L'analyse du *Daphne Mezereum* et celle du *Daphne alpina* ont été faites par divers chimistes. Celinsky a trouvé dans le noyau du mezereum, huile grasse âcre, 56; matière extractive, 0,5; mucilage, 3; amidon, 1,5; péricarpe, 1; gluten, 33; alumine, 1,5; perte, 4,5. Villert a reconnu que le péricarpe extérieur est formé d'une matière colorante rouge, qu'on obtient par la distillation à l'eau; d'une résine, d'une matière extractive, de tannin, de mucilage et de fibre ligneuse; que la chair contient une matière extractive acidule peu amère, 4,2; une sécrétion grenue, 0,2; sécrétion floconneuse, 0,2; du mucilage, 1,5; de la fécule rougeâtre, 0,6; des débris de l'enveloppe, 10,9; eau, 82,4; point de traces de principe âcre. C. G. Gmelin de Tubinge et Bœr ont trouvé dans l'écorce : 1°. de la cire, une résine âcre, de la daphnine, une matière colorante rouge, du sucre incristallisable et fermentescible, une gomme azotée, de la fibre ligneuse, une matière colorante brune, de l'acide malique, du malate de chaux, de magnésie et de potasse. Les produits de l'incinération étaient formés de phosphate de chaux, d'alumine, de silice et d'oxide de fer. (*Recherches sur le garou.* Tubingue, 1822.)

M. Vauquelin (*Ann. de Chimie*, v. LXXXV, p. 174) avait retiré de l'écorce du *Daphne alpina* une substance cristallisable, à laquelle il avait d'abord attribué des propriétés alcalines, mais que plus tard (*Journ. de Pharmacie*, t. X, p. 135 et 419) il reconnut comme une matière qui, par elle-même, était incapable de saturer les acides, et qui ne devait cette propriété qu'à la présence de l'ammoniaque. Cette matière a été retrouvée dans les autres Daphnés, soit par l'auteur de la découverte, soit par les chimistes qui se sont exercés sur le garou. Ceux-ci ont continué à la ranger parmi les alcalis végétaux, sous le nom de *Daphnine*. (V. ce mot.) Est-ce à ce principe qu'est due la propriété vésicante des Daphnés? Cette question n'est pas encore complètement résolue. Nous sommes fondés à croire que plusieurs substances actives existent dans les Daphnés, et notamment une matière volatile, insoluble dans l'eau, dont l'énergie est considérable; car la décoction de ces plantes ne jouit que de faibles propriétés, en comparaison de l'activité des parties de la plante en nature.

Depuis un temps immémorial, les habitans de quelques contrées méridionales emploient le garou comme épispastique; mais ce n'est que vers le milieu du siècle dernier qu'il a été mis en usage par les médecins et introduit dans la Thérapeutique. Une petite plaque de cette écorce, macérée pendant quelques heures dans du vinaigre, appliquée sur la peau et recouverte d'une feuille de lierre, ne tarde pas à la rougir et à l'enflammer; si l'on renouvelle cet appareil pendant quelques jours, on obtient un exutoire de la largeur à peu près de la feuille de lierre. Ce vésicatoire, malgré la lenteur de son action, est préféré dans certains cas à l'emploi des cantharides, surtout lorsqu'on redoute l'action irritante de celles-ci sur les organes génito-urinaires. Cependant l'usage du garou n'est pas sans quelques inconvéniens graves, comme, par exemple, d'occasioner des démangeaisons insupportables qui résultent de son application long-temps prolongée ; il fait même naître des boutons aux environs de la partie sur laquelle il est appliqué. On remédie à cet accident en lavant la partie avec un peu d'eau de guimauve. Le garou est beaucoup moins usité qu'il n'était autrefois, parce que les pharmaciens ont imaginé une foule de préparations épispastiques, sous des formes appropriées au but que le médecin se propose, préparations dont le principe actif réside dans les cantharides qu'ils emploient. Cependant la pommade de garou est préférée lorsqu'on craint d'irriter les organes génito-urinaires, surtout chez les femmes et les enfans. Au sujet de cette pommade, il n'est peut-être pas inutile de signaler ici, dans l'intérêt des médecins qui croient prescrire une préparation simplement végétale, une substitution que beaucoup de pharmaciens se permettent sans scrupule ; c'est que les pommades dites au garou sont presque toujours composées de corps gras tenant en dissolution un principe vésicant extrait des cantharides ; mais comme on a rarement observé, dans leur usage, les mauvais effets que l'on reproche aux cantharides, il s'ensuit que la sophistication dont il s'agit n'est pas aussi dangereuse qu'elle semblerait d'abord, en faisant attention seulement à la nature de la substance active. On a tort néanmoins de donner cette préparation sous un nom capable d'induire en erreur sur l'énergie de ses propriétés.

Prise intérieurement, l'écorce du garou détermine tous les accidens des substances âcres et corrosives. Cependant elle a été recommandée, ainsi que les feuilles, en décoction contre les hydropisies et la syphilis constitutionnelle. Cette décoction, moins âcre que l'écorce et les feuilles en nature, est un violent purgatif. L'usage en est aujourd'hui abandonné.

Les paysans du nord de la Russie emploient les baies du *Daphne Mezereum* comme vomitif, contre la coqueluche Pallas dit qu'il faut trente de ces baies pour purger un paysan :

cette dose suffirait pour empoisonner deux Français. Les femmes du peuple s'en frottent les joues pour se les rendre rouges.

GAROU PRÉPARÉ. On prépare le garou de la manière suivante : on prend des branches de garou, on les met en contact avec l'eau ou le vinaigre; on laisse tremper jusqu'à ce que l'écorce puisse facilement se détacher du bois; on l'enlève, on la partage en plusieurs morceaux que l'on fait sécher et que l'on conserve dans un vase fermé. (A. C.)

GATTILIER. *Vitex Agnus castus*, L. Joli arbrisseau de la famille des Verbénacées, très commun dans tout le bassin de la Méditerranée. Son fruit est une baie globuleuse, mucronée, de la grosseur d'un grain de chénevis, lisse, cendrée, quadrangulaire, ceinte à sa base d'un petit calice urécolé et cotonneux. Il était autrefois considéré comme un remède infaillible pour émousser les désirs vénériens. On ne sait sur quelle observation les anciens fondaient une telle propriété : ce fruit ayant une saveur chaude et aromatique, son usage devait plutôt accroître que calmer les dispositions lascives de certains moines de l'un et l'autre sexe, que leur molle oisiveté et leur nourriture recherchée condamnaient à lutter sans relâche contre l'aiguillon de la chair. (A. R.)

GAUDE. *Reseda luteola*, L. (Famille des Résédacées. Dodécandrie Trigynie, L.) C'est une plante herbacée très commune dans toute l'Europe, et surtout aux alentours des habitations. Sa tige est dressée, cylindrique, striée-anguleuse, glabre, divisée inférieurement en branches simples, effilées, dressées et très longues. Les feuilles sont nombreuses, éparses, linéaires-lancéolées, aiguës, entières, atténuées à la base, décurrentes sur la tige; les inférieures pétiolées. Les fleurs sont petites, pédicellées, d'un jaune verdâtre, accompagnées de petites bractées, et disposées en épis terminaux cylindriques, dressés et très longs. Toutes les parties de cette plante deviennent jaunes par la dessication. Elle est employée dans la teinture en jaune; son principe colorant se dissout facilement dans l'eau, et on le fixe au moyen de l'alun. On cultive en grand la gaude dans quelques provinces de France. Elle demande un terrain arénacé, et elle donne plus de couleur dans les contrées méridionales. (A. R.)

GAYAC. *Guajacum officinale*, L.—Rich. Bot. méd., t. II, p. 771. Lamck. Illustr. tab. 342. (Famille des Rutacées, section des Zygophyllées. Décandrie Monogynie, L.) Grand et bel arbre, qui croît naturellement dans les Antilles, principalement à Saint-Domingue et à la Jamaïque. Son tronc assez élevé, composé d'un bois jaunâtre, très compacte, se divise en branches recouvertes d'un épiderme grisâtre et rugueux. Ces branches sont comme articulées par des nodosités, et portent des feuilles composées de deux à trois paires de folioles opposées, sessiles, ovales, obtuses, entières et glabres. Les fleurs sont bleues, pédonculées, réunies au nombre de huit à dix dans les aisselles des feuilles supérieures.

Le bois de cet arbre est un article de commerce assez important, non-seulement en raison de ses usages pharmaceutiques, mais encore parce que son extrême dureté le rend propre à la fabrication de divers meubles et instrumens. C'est le meilleur que nous connaissions pour faire des mortiers et des pilons. Il est désigné dans les anciennes pharmacopées, sous les noms de bois saint et bois de vie (*Lignum sanctum*, *L. vitæ*). Comme il existe, dans les Antilles et sur le continent de l'Amérique du sud, plusieurs espèces voisines du *G. officinale*, qui ont aussi un bois très dur, telles que le *G. sanctum*, L., et le *G. arboreum*, D. C., il est probable que ces arbres contribuent aussi à fournir le gayac du commerce. Celui-ci est envoyé en grosses bûches, assez droites, recouvertes d'une écorce grise, épaisse, présentant à la surface interne et dans sa cassure, une infinité de petits points brillans et comme cristallins, que M. Guibourt soupçonne être de l'acide benzoïque. Ne serait-ce pas tout simplement de la résine produite par les vaisseaux propres qui existent en plus grande quantité dans l'écorce que dans le bois, car on observe aussi de ces points brillans dans la cassure des fragmens d'écorce? L'aubier est jaune, et les couches ligneuses anciennes sont d'un brun verdâtre, très denses, résineuses, d'une odeur faible, mais qui provoque l'éternument lorsqu'on les râpe. La râpure est jaune, passant au vert par l'effet de la lumière.

La saveur du bois de gayac râpé est légèrement âcre et amère. Celle de l'écorce a beaucoup plus d'intensité, à cause de la plus grande quantité de résine qu'elle contient. C'est à cette substance que le gayac doit ses propriétés médicales. Elle découle de l'arbre, soit par des incisions que l'on pratique dans l'écorce, soit naturellement par des fissures occasionées par la chaleur du soleil. Cette résine étant une substance qui a des usages particuliers, et ayant été considérée comme une substance immédiate par M. Brandes, qui l'a nommée *gayacine,* nous consacrerons un article spécial à son examen. *V.* RÉSINE DE GAYAC.

Le bois de gayac était autrefois en grande réputation pour la guérison des maladies vénériennes. L'emploi du mercure fit bientôt oublier ce remède, ou du moins on ne s'en est plus servi que comme d'un adjuvant utile, mais non pas comme d'un spécifique propre à triompher de tous les accidens qui compliquent la syphilis. Plusieurs médecins l'ont aussi recommandé dans le traitement des maladies de la peau, de la goutte et des rhumatismes chroniques. Il agit contre ces diverses maladies, par ses propriétés stimulantes, qui déterminent une forte excitation à la périphérie du corps, et procurent une sueur abondante chez quelques individus ; mais un grand nombre de personnes n'éprouvent pas cet effet lorsqu'ils ont fait usage du gayac.

On administre le gayac en décoction, à la dose d'une à deux onces, que l'on fait bouillir dans deux livres d'eau jusqu'à réduction d'un tiers. Cette tisane, convenablement édulcorée, doit être prise par verrées d'heure en beure. Ordinairement on ne l'emploie pas seul, et on l'associe aux autres bois et racines sudorifiques, tels que le sassafras, la salsepareille et la squine.

Infusé dans de l'eau-de-vie, le bois de gayac fournit une teinture que l'on prescrit dans les mêmes circonstances que la décoction. Elle est aussi usitée comme anti - odontalgique, et pour raffermir les gencives. La teinture au rum ou tafia est le grand remède contre la goutte des habitans des Antilles.

Le bois de gayac fournit une huile essentielle d'une odeur vanillée. On l'obtient en agissant de la manière suivante : faites infuser dans l'eau et pendant deux heures, de la râpure de gayac (1 partie de gayac et 6 d'eau froide). Au bout de six heures, mettez sur le feu, et chauffez pendant un quart d'heure ; passez sur un tamis de toile métallique ; mettez la liqueur tenue chaude en contact avec de l'huile fixe, et abandonnez le tout pendant trois jours dans un lieu frais. Ce temps écoulé, on aperçoit entre l'eau et l'huile fixe une couche d'huile essentielle aromatique, incolore, soluble dans l'alcool, volatile ; on peut la séparer à l'aide de l'alcool et de la distillation. (A. R.)

GAYACINE. *V.* Résine de gayac.

GAZ. Ce mot paraît avoir été employé pour la première fois par Vanhelmont, qui s'en servit pour désigner toutes les substances dégagées des corps à l'état de vapeurs, par l'action du calorique. L'introduction de ce mot dans le langage de la Chimie moderne est due à Macquer. Les gaz sont distingués en *gaz permanens* et en *gaz non permanens*. Les gaz permanens sont ceux qui conservent l'état aériforme à toutes les températures. Les gaz non permanens, appelés aussi vapeurs, sont ceux qui passent à l'état liquide lorsqu'on leur enlève une partie du calorique qui les constituait à l'état de gaz. Sous le rapport de leur action sur l'économie animale, on a rangé les gaz en quatre sections. La première comprend les gaz respirables, l'*oxigène;* la deuxième les gaz non respirables, l'azote, le protoxide d'azote, l'hydrogène et ses combinaisons avec le carbone ; la troisième, les gaz irritans, l'hydrogène phosphoré, l'ammoniaque, les gaz provenant des acides sulfurique, sulfureux, nitrique, nitreux, hydro-chlorique, fluorique, le chlore, etc. ; la quatrième les gaz délétères, le deutoxide d'azote, l'hydrogène sulfuré, l'hydrogène arseniqué. Nous renverrons, pour l'étude de ces gaz, à des articles spéciaux, sur ceux sont qui usités, et aux ouvrages de Chimie, pour ceux qui ne sont pas employés dans la Thérapeutique.

GAZ ACIDE CARBONIQUE. *V.* Acide carbonique, t. I, p. 60.

GAZ AMMONIAQUE. *V.* Ammoniaque, t. I, p. 293.

GAZ AZOTE. *V.* AZOTE, t. I, p. 372.

GAZ FLUORIQUE. *V.* Acide fluorique, t. I, p. 84.

GAZ HÉPATIQUE. *V.* Acide hydro-sulfurique, t. I, p. 109.

GAZ HYDRO-CHLORIQUE. *V.* Acide hydro-chlorique, t. I, p. 95.

GAZ HYDROGÈNE. *V.* Hydrogène.

GAZ HYDROGÈNE ARSENIÉ. *V.* Hydrogène.

GAZ HYDROGÈNE CARBONÉ et PHOSPHORÉ. *V.* Hydrogène.

GAZ HYDROGÈNE SULFURÉ. *V.* Acide hydro-sulfurique.

GAZ MURIATIQUE. *V.* Acide hydro-chlorique.

GAZ MURIATIQUE OXIGÉNÉ. *V.* Chlore.

GAZ NITREUX. *V.* Acide nitreux.

GAZ NITRIQUE. *V.* Acide nitrique, t. I., p. 139.

GAZ OXIGÈNE. *V.* Oxigène.

GAZ OXIDE DE CARBONE. *V.* Oxide de carbone.

GAZ OLÉIFIANT. *V.* Hydrogène bi-carboné.

GAZ PROTOXIDE D'AZOTE. *V.* Protoxide d'azote.

GAZ ACIDE SULFUREUX. *V.* Acide sulfureux, t. I. p. 169.

GAZ ACIDE SULFURIQUE. *V.* Acide sulfurique, t. I, p. 174.

GÉLATINE, *Colle forte*, etc. On donne ce nom à une matière animale qui, dissoute dans l'eau, fournit par refroidissement une masse solide tremblante. La gélatine peut solidifier plus de 50 fois son poids d'eau à la température de 10° au-dessus de zéro. Les substances organiques qui contiennent le principe propre à former la gélatine, et d'où l'on peut l'extraire par l'eau bouillante, sont très nombreuses: le tissu cutané, les membranes, les tendons, la chair musculaire, la fournissent en grande quantité; les os en sont en partie formés, et l'on en obtient à peu près les $\frac{36}{100}$ de leur poids. La gélatine pure est incolore, inodore, insipide, diaphane, ne rougissant pas la teinture de tournesol, ne verdissant pas le sirop de violettes.

Elle est très soluble dans l'eau chaude, peu soluble dans l'eau froide. La gélatine à l'état tremblant, abandonnée à elle-même au contact de l'air, s'aigrit, se liquéfie, et passe ensuite à la fermentation putride. Cette décomposition est beaucoup plus rapide en été que dans une autre saison. L'alcool, l'éther, ne la dissolvent pas, et ils sont sans action sur cette substance; les acides ni les alcalis ne la précipitent pas de sa dissolution; l'alcool la précipite en partie, en s'unissant à l'eau; le tannin la précipite entièrement; le précipité, considéré comme une combinaison de tannin et de gélatine, est abondant, d'un gris blanchâtre, passant à la couleur brune par son exposition à l'air. Ce précipité se réunit en une masse visqueuse élastique, susceptible de se dessécher et de devenir friable (1). Cette combinaison est imputrescible, analogue à celle qui se forme lors du tannage des peaux. Les réactifs qui font reconnaître la présence de la gélatine en solution sont: 1°. le nitrate de mercure, qui trouble cette solution (Thomson); 2°. le sulfate de platine, qui, selon M. E. Davy, est un réactif très sensible; 3°. le chlore, qui y détermine un dépôt blanc nacré, formé de filamens très flexibles, très élastiques; ce précipité imputrescible est faiblement acide; et laisse dégager du chlore pendant plusieurs jours; il est soluble dans les alcalis et sature en partie ces corps, en donnant naissance à des hydro-chlorates. On l'a considéré comme formé de gélatine altérée, de chlore et d'acide hydro-chlorique. L'acide nitrique se comporte avec la gélatine comme avec les autres substances animales. L'acide sulfurique la convertit en partie en matière sucrée cristallisable (2), et en une substance

(1) MM. Bosc et Cadet ont reconnu que l'on pouvait faire une masse plastique en mêlant au précipité obtenu des solutions de gélatine et de tannin, de l'ardoise en poudre.

(2) Pour obtenir ce produit, on traite 1 partie de colle forte en poudre, par 2 parties d'acide sulfurique à 66°; on laisse en contact pendant 24 heures; on ajoute ensuite 100 grammes d'eau; on fait bouillir pendant 5 heures, en ayant soin de remplacer par une nouvelle quantité d'eau celle qui s'évapore, saturant ensuite la liqueur par la craie, filtrant la liqueur, faisant évaporer, et rapprochant la liqueur en consistance sirupeuse.

blanche qui ne cristallise pas. (*V.* le mémoire de M. Braconnot, *Annales de Chimie et de Physique*, t. XXIII, p. 113.)

On obtient la gélatine par divers procédés : 1°. par le traitement à l'aide de l'eau et de la chaleur, des rognures de peau, des parchemins, des oreilles de bœufs, de moutons, etc.; 2°. par le traitement des os à l'aide de l'eau chauffée sous la pression de deux ou trois atmosphères; 3°. par le traitement des os par l'acide hydro-chlorique, qui enlève le phosphate et le carbonate de chaux, et qui met à nu le principe gélatineux. Le premier de ces procédés consiste à nettoyer les rognures de peau, etc., à les priver de la graisse et des poils, à les introduire dans une chaudière à basse pression, à faire bouillir avec une grande quantité d'eau, à séparer les solutions pour les faire évaporer, à enlever des écumes qui se forment, à aider à la séparation des dernières portions d'écumes en ajoutant un peu d'alun ou de chaux, à passer la liqueur ainsi écumée à travers un filtre à claire-voie, à laisser reposer, à décanter, à faire évaporer de nouveau, à écumer, à concentrer, à couler la liqueur convenablement concentrée dans des espèces de moules découverts, dans lesquels elle se solidifie en prenant la forme de plaques molles; à enlever au bout de 24 heures ces plaques, à les couper en tablettes que l'on place sur des cordes tendues dans des endroits secs et très aérés; ou bien à faire passer de la vapeur d'eau dans des cuves contenant des rognures de peau, à déterminer ainsi la dissolution, qui est filtrée, concentrée, clarifiée, comme nous l'avons dit. Les produits ainsi obtenus sont plus ou moins colorés; leur couleur varie du blanc jaunâtre au brun rougeâtre, quelquefois au brun foncé. Les plus estimées sont celles qui sont les moins foncées en couleur, l'intensité de coloration étant le signe d'un commencement d'altération du produit. Un procédé analogue est employé pour obtenir la gélatine des os. Ce procédé fournit des colles d'une bonne qualité, et quand on opère avec soin, ces colles sont de la plus grande beauté. Ce procédé est dû à Papin, qui observa que les os chauffés en vase clos étaient ramollis, et que la partie qui unit les parties solides était dissoute. Ce résultat occupa les savans et les philantropes, Rumford, Parmentier, MM. Cadet de Vaux, Appert, et D'Arcet; il consiste à traiter les os divisés (1) par l'eau, à l'aide de la pression, ou par l'eau en vapeur, qui d'une chaudière *génératrice* passe dans des vases où s'opère la solution de la gélatine (2). Les os bien nets étant soumis à une température de 120 à 135° pendant environ 3 heures, fournissent une solution que l'on tire après le refroidissement par des issues pratiquées à cet effet; on ajoute ensuite à ce liquide les eaux de lavage du marc; on laisse déposer, on tire à clair, on rapproche le plus promptement possible jusqu'en consistance convenable, c'est-à-dire au point que la liqueur puisse, par le refroidissement, se prendre en gelée consistante (on fait les essais sur quelques gouttes seulement); on coule la masse dans des vases mauvais conducteurs du calorique, disposés à cet effet. Au bout de 5 à 6 heures de repos, on décante le liquide. Si l'on veut s'en servir pour faire des tablettes de bouillon, on y ajoute un extrait composé de viandes, de légumes, etc.; on verse le mélange dans de petites caisses plates en fer-blanc; on porte à l'étuve pour obtenir une dessication complète. Si l'on veut réduire en plaques (en *colle forte*), on y ajoute pour clarifier, deux centièmes en poids d'alun en poudre; on mêle exactement; on laisse reposer à chaud pendant 6 heures; on tire dans moules; on laisse refroidir; on coupe les plaques que l'on porte sur les cordes placées dans un séchoir. 100 d'os donnent en grand de 12 à 16 de gélatine ou colle forte sèche, selon que les os employés sont secs et plus

(1) Les déchets provenant du travail des fabricans de moules de boutons d'os (*la dentelle des boutonniers*), les os des têtes de bœufs et d'autres animaux (*les canards*), les os de l'intérieur des cornes des animaux (*les cornillons*), l'humérus des moutons (*les omoplates*), sont les plus convenables.

(2) Dans ce cas, les os sont mis dans ces vases avec de l'eau dans les proportions suivantes :

Os divisés .... 1 partie,
Eau.................................. 2 parties.

ou moins propres par leur état de division à fournir le principe gélatineux (1).

L'emploi des acides pour amollir les os et pour en séparer les substances salines a été signalé par plusieurs chimistes. Fougeroux, Bayen, Charlard, Duhamel, en travaillant sur les os, Stahl, Hérissant, en s'occupant de l'examen des parties osseuses des écrevissses, reconnurent qu'on pouvait ramollir ces substances au moyen des acides; mais l'application utile de ce mode d'agir est due à M. D'Arcet, qui, par une suite d'expériences, parvint à faire d'un objet scientifique une opération manufacturière. Dans la demande d'un brevet d'invention, qu'il obtint en 1810, il démontra que la gélatine extraite des os pouvait servir à la nourriture de l'homme. L'essai qu'on en fit justifia cette assertion. Le procédé pour obtenir cette gélatine alimentaire est le suivant. On prend les os débarrassés de la matière grasse; on les lave à l'eau froide, pour les priver de matières étrangères par lesquelles ils pourraient être salis; on les met à égoutter; on les porte ensuite dans des baquets placés à l'ombre; on les immerge avec un liquide acide, préparé avec acide hydro-chlorique du commerce, à 22° Baumé, 1 partie; eau commune, 4 parties (2) On a soin que la température du lieu où sont placés les baquets ne soit pas trop élevée, et l'on a soin que l'opération aille de manière à ce que le phosphate et le carbonate de chaux soient dissous, sans que la gélatine soit altérée. Quand le degré de l'acide faible est bien déterminé et que la température du lieu n'est pas trop élevée, au bout de dix jours, les os sont suffisamment privés des sels, et la

(1) D'après plusieurs chimistes, la colle d'os a moins de force d'adhérence que les *colles fortes blondes*, *colle forte façon anglaise ou façon de Givet*. On l'emploie cependant avec succès dans les arts.

(2) M. D'Arcet céda son brevet, que l'on exploita d'abord avec le plus grand succès; mais la négligence apportée par la suite dans la préparation de la gélatine des os, lui fit perdre de sa réputation et de sa valeur. Le mélange acide doit marquer 6°.

gélatine séparée se présente sous forme d'une substance molle. On enlève la solution, et on la remplace par un poids égal à celui des os traités d'un liquide acide à 1°; on laisse réagir pendans vingt-quatre heures. La solution acide qui était restée dans les interstices de la matière animale est remplacée par de l'eau acidulée à 1°; et comme la pesanteur spécifique de cette solution est plus considérable, elle gagne le fond des baquets : du phosphate de chaux qui avait échappé à l'action de l'acide, est dissous. On soutire de nouveau la solution acide; on met ensuite les os en contact avec de l'eau, qui sert à séparer le reste de la solution acide. On réitère les lavages, et si l'on peut profiter d'un courant d'eau, on soumet les os, dans des paniers, à l'action de ce courant, qui les prive plus promptement du liquide acide qu'ils pourraient retenir. Si le lieu où l'on opère était peu fourni d'eau, et qu'on fût forcé de ménager ce liquide, on pourrait, à l'aide d'un peu de sous-carbonate de soude, saturer l'acide hydro-chlorique et former un sel qui, étant en très petite quantité dans la gélatine, ne pourrait nuire lorsqu'on s'en servirait pour préparer des substances alimentaires (1). La gélatine étant séparée, on la fait sécher, et on la conserve pour s'en servir au besoin.

On fait entrer la gélatine dans la confection des bouillons ou des gelées. On agit de la manière suivante. On commence par laver ce produit; on le met tremper dans l'eau pendant six à huit heures dans les temps chauds, et dix à quinze heures dans les temps froids. On renouvelle l'eau à plusieurs reprises; on lave encore au moment de s'en servir, puis on le met dans l'eau avec ou sans viande, selon l'usage qu'on veut en faire. En se servant d'une marmite à soupape, on peut élever la température de l'eau, et obtenir plus promptement la solution de la gélatine. Si l'on emploie de la viande salée pour obtenir du

(1) L'acide hydro-chlorique employé à la préparation de la gélatine doit être exempt de mauvaise odeur. Cette odeur se communique à la gélatine préparée avec cet acide.

bouillon, on doit faire à part la solution de gélatine pour la mêler au bouillon, la présence du sel marin en assez grande quantité rendant la solution plus difficile.

La gélatine, d'après M. D'Arcet, a été employée à préparer des bouillons, que la Société Philantropique a fait distribuer aux indigens. La recette donnée par ce savant est la suivante.

Viande	6 kilogrammes (12 livres),
Gélatine brute sèche . . .	2 kilog. 25 décag. (4 livres 8 onces)
Sel marin	2 kilog. (4 livres)
Légumes et assaisonnement	8 à 10 kilog. (16 à 20 livres)
Eau.	100 kilog. (50 litres).

Le prix total de ces substances, évalué à 21 francs 50 cent., fournit 192 rations de bouillon, qui reviennent à 8 centimes chacune, si l'on fait déduction de 4 francs pour la valeur de la viande bouillie.

La quantité de gélatine à employer pour remplacer la viande, est de 20 grammes (5 gros) pour chaque livre de viande en moins, et dans les bouillons aux herbes et aux légumes de 20 à 32 grammes (de 5 gros à 1 once) pour chaque litre d'eau.

La gélatine obtenue à l'état de plaques, ou la colle forte, est employée dans la composition de la peinture dite en *détrempe;* les menuisiers, les ébénistes, l'emploient pour coller et maintenir l'assemblage de diverses pièces de bois. Les fabricans de papier la mettent en usage pour coller le papier. Elle est aussi usitée dans quelques fabriques de chapeaux, et dans d'autres ateliers. Elle entre dans la composition des bains gélatineux. La gélatine séparée des os à l'aide de l'acide hydrochlorique, peut être employée comme aliment. Son application à la nourriture de l'homme est due à M. D'Arcet, ainsi que le constatent des écrits de ce chimiste, qui datent de 1810. Cette découverte lui fut contestée par des savans qui n'avaient pas eu connaissance de ses travaux. A une époque plus récente, M. Masuyer et M. Gimbernat, savant espagnol, firent aussi l'application de ce principe comme aliment (1). La gélatine a été recommandée, par M. A. Seguin, comme propre à combattre les fièvres continues, quotidiennes, de langueur, tierces, doubles tierces et quartes; quoiqu'un grand nombre d'expériences aient fourni, d'après les mémoires de l'auteur (2), les résultats les plus avantageux, ce mode de traitement n'est pas usité.

La gélatine est introduite dans les bains, à des doses qui varient d'après les ordonnances des praticiens. Avant de l'introduire dans le liquide destiné à baigner le malade, on la fait fondre dans une certaine quantité d'eau, en se servant de la chaleur et quelquefois d'une marmite à soupape (*marmite autoclave*).

Des détails sur la fabrication des colles fortes et des gélatines peuvent être consultés avec fruit dans le Dictionnaire technologique. Ces détails ne peuvent faire partie du Dictionnaire des Drogues, cet ouvrage n'ayant pas pour but de faire connaître les produits qui doivent être employés dans les arts, mais ceux qui sont mis en usage dans la Thérapeutique.

(A. C)

GELÉE. On a donné le nom de gelée à des médicamens qu'on obtient par la réaction de l'eau bouillante sur diverses substances végétales ou animales. Ces produits, qui sont d'abord liquides, prennent par refroidissement une demi-solidité et une consistance *tremblante*. Cette consistance est due à la dissolution dans l'eau de la matière gélatineuse des végétaux ou des animaux. Les gelées sont liquides à chaud, solides à froid; solubles dans l'eau chaude, insolubles dans l'eau froide; leur saveur agréable flatte le goût du malade, et les fait souvent employer comme aliment. Ces produits offrent les principes médicamenteux sous un petit volume, et comme

---

(1) La gélatine des os fut proposée comme une ressource précieuse, lors du blocus de Strasbourg, en 1814.

(2) Annales de Chimie, t. XCII, p. 121. Société philomatique, an XII, p. 216.

ils sont masqués par des substances agréables, ils produisent ordinairement un grand effet, en épargnant au malade la répugnance que ne font que trop souvent éprouver la plupart des médicamens. Les gelées peuvent être divisées en deux classes: la première comprend celles obtenues avec les substances végétales; la seconde renferme celles provenant de produits des animaux. Les premières sont douces au toucher, ne dégagent par la fermentation ni azote ni ammoniaque; elles peuvent, lorsqu'elles sont bien faites, se conserver l'espace d'un an, et même davantage. Les secondes sont rudes au toucher; elles sont peu susceptibles d'être conservées; elles fournissent lors de leur décomposition, ou encore par l'analyse, de l'azote et des produits ammoniacaux. Les règles suivantes doivent être observées lors de la préparation de ces médicamens: 1°. on ne doit pas prendre les fruits qui sont trop mûrs, la gélatine, lors de la maturation complète, n'existant plus dans ces fruits en aussi grande quantité qu'avant cette époque; 2°. on ne doit employer que la quantité de sucre nécessaire pour absorber l'humidité qui tient la gélatine en solution; 3°. on doit faire cuire promptement les gelées; par le contact prolongé du feu, l'acide du fruit réagit sur la gélatine, la dénature en partie; le produit devient moins acide, et d'une consistance moindre; 4°. lorsqu'on est forcé de clarifier les gelées, on doit augmenter la dose des substances, afin de remplacer la quantité de gélatine qui a été enlevée dans l'acte de la clarification; 5°. il faut employer pour la préparation de ces produits, des vases d'argent ou des vases de cuivre bien étamés.

Gelée de coings. On prend les fruits avant leur parfaite maturité, on les essuie avec un linge rude, pour leur enlever le duvet cotonneux qui les recouvre; on les coupe longitudinalement; on sépare la partie moyenne qui renferme les pepins; à mesure que le fruit est coupé, on le jette dans l'eau froide, pour l'empêcher de se colorer. Lorsque tous les coings sont coupés, on les fait bouillir dans de l'eau jusqu'à ce qu'ils soient ramollis; on passe ensuite à travers un linge sans exprimer. On fait avec le sucre un sirop simple qu'on clarifie à l'aide du blanc d'œuf; on fait cuire au petit cassé; on retire la bassine du feu ; on ajoute le *decoctum* de coings, et par une ébullition très rapide, on amène en consistance de gelée ; on essaie sur une assiette froide et propre, pour reconnaître si l'on a atteint le degré de cuisson. Les quantités de coings, d'eau et de sucre sont les suivantes : coings séparés des semences, 2 kilog. (4 livres) ; eau, 3 kilogrammes (6 livres) ; sucre, 3 kilogrammes (6 livres). La gelée obtenue par ce procédé conserve la couleur et l'odeur du fruit. (Le Codex indique les proportions suivantes : coings 3 parties ; eau, 5 parties ; sucre, 2 parties.) La gelée de coings est astringente ; on l'ordonne contre les diarrhées.

Gelée de corne de cerf, *Gelée animale*. On prend la corne de cerf râpée (1) et lavée à l'eau chaude ; on la fait bouillir dans un vase couvert pendant plusieurs heures et à petit feu. Lorsque le produit liquide est assez visqueux pour coller les doigts qui en sont imprégnés, et que le résidu non dissous est friable, on juge que l'opération est assez avancée ; on fait évaporer le *decoctum*, on le passe ; on bat dans un poêlon un blanc d'œuf avec un peu d'eau : lorsqu'il est bien battu, on y ajoute le sucre en poudre, qui doit faire partie de la gelée. Le tout étant bien mêlé, on ajoute en agitant sans cesse, le *decoctum* un peu refroidi ; on porte ensuite sur le feu, et lorsque le liquide bout, on verse à l'endroit même où s'élève le bouillon, le suc exprimé d'un citron. La liqueur se sépare en deux parties : l'une, solide, est formée de l'albumine qui, en se coagulant, s'empare des substances qui troublaient la liqueur ; l'autre, liquide et claire, est la gelée tenue en solution par l'eau à l'aide de la chaleur. On passe alors à travers un linge fin, et l'on coule dans un pot où l'on a mis un peu d'eau de cannelle et de vin d'Espagne, destinés à aromatiser la gelée. Les doses à employer pour obtenir 128 grammes (4 onces) de gelée sont les suivantes :

---

(1) A l'article *Corne de cerf*, page 200, nous avons dit que la véritable corne de cerf est grise, et que le produit vendu sous le nom de corne de *cerf blanche* provient des os. On doit employer la corne de *cerf grise*.

corne de cerf, 64 grammes (2 onces); sucre, 32 gram. (1 once); eau, quantité suffisante; eau de cannelle et vin d'Espagne, de chaque, une cuillerée à café. On peut employer d'autres produits pour fournir l'arome; exemple : l'eau de fleurs d'oranger, le zeste d'orange ou de citron, la vanille, etc. On prépare de la même manière des gelées avec les parties animales chargées de gélatine.

Gelée de groseilles. Ce produit, employé plus souvent encore comme produit alimentaire que comme médicament, s'obtient de plusieurs manières. 1°. En prenant les groseilles un peu avant leur complète maturité, les privant des rafles et les plaçant dans une bassine, et chauffant sans les écraser : le suc s'en sépare; on le coule à travers un tamis, pour le priver des semences et des enveloppes. Le suc étant passé, on le met dans une bassine évasée; on ajoute moitié du poids du suc de sucre concassé (1); on laisse un quart d'heure en contact; on porte sur le feu; on fait évaporer à gros bouillons. Il faut que l'évaporation soit terminée en un quart d'heure; un plus long espace de temps donne lieu à la destruction d'une partie de la gelée et à sa coloration. L'action que la chaleur fait éprouver à la gelée de groseilles est bien connue des confiseurs : aussi la plupart de ces fabricans évaporent leur gelée par petites portions, en se servant en même temps de bassines présentant une grande surface. Si l'on veut encore accélérer la concentration, on peut ajouter à la demi-partie de sucre employée pour une de suc, un quart de sucre en plus (trois quarts) ; mais la gelée est plus sucrée, et si elle est conservée long-temps, elle offre des cristaux de candi.

2°. On prépare aussi la gelée en prenant les groseilles, les mondant des rafles, les plaçant dans une bassine avec le sucre, et chauffant : le suc des groseilles exsude des grains, et sert à

(1) Le sucre blanc est le plus convenable pour que la gelée ait un aspect agréable et une belle couleur; les sucres colorés, en apportant une nuance jaune, donnent lieu à une modification de la couleur qui tire quelquefois sur le brun.

fondre le sucre. Lorsqu'il est fondu, on jette sur un tamis, et l'on fait évaporer jusqu'à ce que la gelée soit assez concentrée, c'est-à-dire jusqu'à ce qu'une petite portion de gelée mise sur une assiette, prenne, en se refroidissant, la consistance tremblante ; on coule alors dans des pots.

3°. Le moyen le plus simple, selon nous, consiste à enfermer les groseilles dans un linge, à les exprimer à la main pour en tirer le suc. Lorsqu'on l'a obtenu par expression, on le pèse, et par livre de suc, on ajoute 15 onces de sucre. On facilite la solution en agitant ; on chauffe un instant, on coule dans les pots. Lorsque la gelée est prise, on recouvre la surface de papier trempé dans l'esprit-de-vin, et l'on ferme le vase avec du papier. La gelée de groseilles est conseillée comme rafraîchissante.

Gelée de lichen d'Islande. (Procédé du Codex.) On prend lichen d'Islande, 64 grammes (2 onces) ; sucre blanc, 128 gram. (4 onces) ; ichtyocolle, 4 grammes (1 gros) ; eau, quantité suffisante. On fait bouillir légèrement le lichen dans un vase de terre. On jette les premières décoctions, si la matière amère est jugée inutile (ou bien encore, on fait macérer le lichen dans une eau légèrement alcaline, on le lave ensuite). On fait bouillir une seconde et une troisième fois le lichen ; on ajoute aux décoctions la colle de poisson qu'on a fait dissoudre à part ; on mêle le sucre ; on passe la liqueur ; on clarifie, et l'on fait évaporer jusqu'à ce qu'il n'en reste plus que 250 grammes (8 onces). On peut, pour rendre cette gelée plus agréable, la couler sur une substance aromatique, des zestes de citron, d'orange, etc. On la porte ensuite dans un endroit frais, pour qu'elle se prenne en gelée. Ce procédé ayant paru susceptible d'être modifié, on y a apporté les changemens suivans, qui ont été publiés (1). On prend pour obtenir 128 grammes (4 onces) de gelée les proportions suivantes : lichen lavé, 32 grammes (1 once) ; eau 160 gram. (5 onces) ; sucre, 32 grammes (1 once), on agit de la ma-

(1) *V.* le Manuel du pharmacien, t. I, p. 131, et le travail de M. Robinet, Journal de Chimie médicale, t. I, p. 123.

nière suivante. On incise le lichen, on l'introduit avec l'eau dans une boule d'étain à bouillons; on visse le couvercle, et on laisse au bain-marie pendant environ trois heures. Cet espace de temps écoulé, on passe avec expression à travers un linge; on met le liquide gélatineux sur le feu dans un poêlon avec le sucre; on agite avec une spatule, pour vaporiser un peu d'eau. Lorsque la gelée est réduite à 128 grammes (4 onces), on la coule dans un pot. Il se forme à sa surface une pellicule grisâtre épaisse : lorsqu'elle est solidifiée, on l'enlève adroitement; on obtient par refroidissement une gelée bien homogène et d'une bonne consistance. La colle de poisson a été éliminée de cette préparation, comme inutile, et aussi comme tendant à accélérer l'altération de ce produit.

On administre cette gelée contre les affections catarrhales anciennes, dans les cas de phthisie muqueuse. La dose est de 16 à 32 grammes (4 gros à 1 once).

Gelée de lichen avec le quinquina. Prenez lichen d'Islande lavé, 64 gram (2 onces); ichtyocolle, 4 gram. (1 gros); eau, quantité suffisante; préparez deux décoctions avec le lichen; ajoutez-y l'ichtyocolle dissoute à part; puis sirop de quinquina préparé au vin, 192 gram. (6 onces). Après une légère ébullition, passez la liqueur; faites ensuite évaporer en consistance convenable, puis coulez. Ces doses employées doivent fournir environ 250 gram. (8 onces) de gelée. Cette gelée est donnée comme tonique.

Gelée de mousse de Corse, *Gelée d'helmintocorton*. On prend mousse de Corse, 128 grammes (4 onces); on la fait bouillir dans eau commune, 2 kilogrammes (4 livres); on ajoute vin blanc généreux, 500 grammes (1 livre); sucre blanc, 750 gram. (1 livre 8 onces); ichtyocolle dissoute dans quantité suffisante d'eau, 8 grammes (2 gros). On clarifie la liqueur, on passe et l'on amène en consistance de gelée. La gelée de mousse de Corse est recommandée comme un bon vermifuge; on la donne à la dose de 8 grammes à 48 grammes (2 gros à 1 once et demie). La propriété vermifuge de ce médicament pourrait bien être attribuée à la présence d'une certaine quantité d'un hydriodate.

Gelée de pommes. Employée comme substance alimentaire, elle s'obtient d'un aspect et d'un goût agréable par le procédé suivant. On prend des pommes rainettes, on les pèle avec un couteau à lame d'argent; on les fend en quatre; on enlève la partie qui contient les pepins, et l'on jette les quartiers ainsi préparés dans de l'eau, dans laquelle on a mis le suc d'un citron; on les retire; on les fait cuire dans de l'eau. Lorsque le fruit s'écrase facilement sous le doigt, on arrête l'opération; on coule à travers un linge; on passe de nouveau les premières portions qui ne sont pas claires, et on laisse égoutter jusqu'au lendemain. On prend le liquide qui est mucilagineux et de couleur laiteuse, on le pèse, et sur une partie de liquide, on ajoute deux parties de sucre; on fait cuire rapidement; on enlève l'écume qui se forme, et lorsqu'à l'essai on voit que la gelée est assez consistante, on la coule à travers un tamis dans des pots, où l'on a placé d'avance des zestes de citron, lavés à l'eau bouillante pour leur enlever une matière âcre et amère, et qu'on a ensuite divisés en petites lanières plus ou moins longues et larges. La gelée de pommes peut être employée avec succès dans quelques cas de phthisie. La dose est de 64 à 128 gram. (2 à 4 onces).

Divers travaux sur la matière gélatineuse des végétaux ont été faits par d'habiles chimistes, et l'on doit citer ceux publiés par MM. Vauquelin, Braconnot, John, Henry, Guibourt, Payen. Les expériences de MM. Payen et Braconnot (1) ont prouvé que c'est à la présence d'un acide (*l'acide pectique*), que les gelées de pommes, de groseilles, de coings, doivent leur consistance gélatineuse, et que cet acide existait dans la betterave, dans l'écorce des arbres, dans les navets, les carottes, etc. Des discussions sur la priorité de cette découverte ont donné lieu à quelques écrits, qui doivent être consultés

(1) Voyez le Journal de Chimie médicale, t. I, p. 509 et 539, et le Mémoire publié par MM. Braconnot et Payen, Annales de Chimie et de Physique, t. XXX, p. 96; et Journal de Pharmacie pour 1824.

pour se mettre au fait de la question, qui nous a paru être décidée en faveur de M. Payen.

M. Braconnot a indiqué l'emploi de l'acide pectique, pour fournir des gelées alimentaires, et celui des pectates solubles, pour combattre l'action vénéneuse de différens sels métalliques, ceux de plomb, de cuivre, de zinc, d'antimoine, de mercure, ces sels étant précipités complètement à l'état de sels insolubles par cet acide, à l'exception du deuto-chlorure de mercure (le *sublimé corrosif*), du tartrate antimonié de potasse (l'*émétique*) et du nitrate d'argent. Le mode suivant a été indiqué par M. Braconnot, pour obtenir des préparations alimentaires avec l'acide pectique, provenant de diverses substances végétales. On réduit en pulpe, à l'aide d'une râpe, des racines charnues (la betterave, la carotte, le navet); on exprime le suc; on lave ensuite le marc avec de l'eau de pluie filtrée. C'est avec ce marc qu'on obtient l'acide. On prend les proportions suivantes: marc de navets (ou de carottes, etc.), 50 parties; eau, 300 parties; potasse ou soude caustique, 1 partie; on délaie le marc dans l'eau, de manière à obtenir une bouillie claire; on ajoute la soude ou la potasse; on fait bouillir pendant un quart d'heure; on passe à travers une toile; on lave à l'eau de pluie portée à 100° centigrades; on réunit la liqueur; on décompose le pectate alcalin qui s'est formé, par une solution étendue de muriate de chaux, ajouté en quantité suffisante. La gelée très abondante se précipite; on la recueille sur une toile; on la lave exactement; on fait de nouveau bouillir le magma dans de l'eau aiguisée d'acide hydro-chlorique; on jette le tout sur un filtre; on lave à grande eau, et l'on obtient ainsi l'acide pectique pur. Si l'on employait de l'eau contenant du sulfate de chaux, une partie de l'acide pectique se précipiterait en formant une combinaison triple insoluble.

Pour obtenir des gelées avec l'acide pectique, on délaie une partie d'acide pectique bien égoutté dans trois parties d'eau distillée. On dissout à l'aide d'une petite quantité de soude ou de potasse; on reconnaît le point de saturation à l'aide du papier de tournesol rougi. Lorsque la saturation est terminée, on fait chauffer ; on y mêle 3 parties de sucre blanc et un aromate quelconque ; on ajoute à la liqueur la quantité convenable d'un acide faible étendu, et ayant à peu près la force du vinaigre (l'acide sulfurique peut être employé). On agite le mélange, qui, après quelques instans, se prend en gelée consistante. (*V.* les *Annales de Chim. et de Physique*, t. XXX, p. 92.)

Déjà des gelées préparées avec l'acide pectique sont vendues dans le commerce ; mais aucune expérience thérapeutique n'a été faite, du moins à notre connaissance, pour reconnaître les propriétés de ces gelées. (A. C.)

GÉNÉPI ou GÉNIPI. Les habitans des Alpes de la Suisse et de la Savoie donnent ce nom à diverses plantes de la famille des Synanthérées-Corymbifères, remarquables par leur saveur amère et leur odeur pénétrante. L'*Artemisia glacialis*, L., jolie espèce dont le feuillage est argenté et les fleurs jaunes, qui croît sur les bords des précipices, est le génépi des Savoyards. En Suisse, on fait usage des *Achillœa atrata*, *nana* et *moschata*. Ces plantes, faciles à distinguer par leurs feuilles découpées et convertes d'un duvet blanc, par leur saveur amère et aromatique, offrent les plus grands rapports botaniques avec l'absinthe et l'armoise ; elles en possèdent aussi les propriétés, c'est-à-dire qu'elles sont éminemment toniques et stimulantes. Elles sont une sorte de panacée universelle pour les paysans des Alpes, qui les emploient en infusion théiforme, comme diaphorétiques dans les fluxions de poitrine, et dans quelques autres affections graves, où leur usage n'est pourtant pas sans quelque danger. Mais la confiance en ce remède est telle, que lorsque les paysans de certaines contrées ne la possèdent point dans leurs montagnes, ils vont la chercher au loin, et souvent même au risque de leur vie. (A. R.)

GENET DES TEINTURIERS ou GENESTROLLE. *Genista tinctoria*, L. — Rich. Bot. méd., t. II, p. 544. (Famille des Légumineuses. Diadelphie Décandrie, L.) Petit arbuste commun dans les haies et les buissons de toute l'Europe, où il fleurit dans les mois de juin et de juillet. Ses tiges sont frutescentes à la base, redressées supérieurement, hautes d'environ 2 pieds, cylindriques, striées, un peu anguleuses et glabres. Les feuilles sont très nombreuses, éparses, lancéolées, aiguës, glabres ou légèrement pubescentes. Les fleurs, de couleur jaune, forment une grappe terminale au sommet des ramifications de la tige.

La genestrolle fournit une couleur jaune assez vive, moins belle cependant que celle de la gaude, mais plus solide quand on la fixe par l'alun. Sous ce rapport, elle est très employée par les teinturiers, qui la nomment herbe à jaunir.

Ses fleurs sont légèrement purgatives, et les graines émétiques. Dans les provinces méridionales de l'empire russe, et surtout dans l'Ukraine, c'est un remède populaire contre l'hydrophobie. Le docteur Michel Marochetti a, dans ces dernières années, attiré l'attention des médecins sur l'emploi du genet des teinturiers dans le traitement de cette terrible maladie. Mais il est plus rationnel d'attribuer la guérison des personnes mordues par les animaux enragés aux moyens chirurgicaux employés en même temps que la décoction de genestrolle. Ces moyens consistent dans la cautérisation des pustules qui se montrent sous la langue, aux environs des glandes sublinguales. Nous ignorons si l'on a vérifié, dans notre Europe occidentale, l'efficacité de tels moyens thérapeutiques; il paraît que l'on n'a pas encore reconnu les pustules qui sont un épiphénomène de l'hydrophobie chez les Orientaux. Quoi qu'il en soit, nous sommes fondés à croire, d'après le peu d'activité des qualités sensibles de la genestrolle, qu'elle n'est pas un remède auquel on puisse avoir une entière confiance.

Analysées par M. Cadet (*Journal de Pharmacie*, septembre 1824), les sommités fleuries du genet des teinturiers contiennent : une matière grasse d'un jaune foncé; une matière colorante d'un jaune serin; une matière brune; de la chlorophylle, de l'albumine; du mucilage; une matière sucrée; de la cire; un principe astringent; une matière analogue à l'osmazome; une huile volatile concrète; de la fibre végétale.

D'autres espèces de genet, telles que les *Genista scoparia, juncea, purgans*, qui croissent dans l'Europe méridionale, ont des graines purgatives, et leurs diverses parties sont employées à des usages économiques. Le *G. scoparia*, L., porte le nom vulgaire de *Genet à bablais;* il est très commun dans les bois des environs de Paris. Le *G. juncea* est cultivé dans les jardins comme plante d'ornement, sous le nom de *genet d'Espagne.* En faisant macérer son écorce dans l'eau, on peut en retirer une filasse de bonne qualité. (A. R.)

GENEVRIER COMMUN. *Juniperus communis*, L. — Rich. Mém. sur les Conifères, tab. 5. (Famille des Conifères. Dioecie Monadelphie, L.) Arbrisseau fort commun dans les lieux incultes et rocailleux de l'Europe, surtout dans les pays septentrionaux. Ordinairement il est petit et rabougri, mais quelquefois il acquiert un grand développement et forme un petit arbre de 2 à 3 mètres de hauteur. Ses feuilles sont ternées, verticillées, linéaires-aiguës, glauques inférieurement, raides, sessiles et étalées. Les fleurs sont dioïques, disposées en chatons très petits, solitaires et axillaires; les mâles sont sessiles et de forme globuleuse; les femelles, portées sur de courts pédoncules, sont au nombre de trois dans chaque cône ou capitule; celui-ci est recouvert d'écailles imbriquées soudées entre elles et constituant un involucre épais. Le fruit qui résulte de ces trois fleurs femelles est agrégé, simulant une baie de la grosseur d'un très petit pois, ombiliquée à son sommet, et renfermant trois osselets très durs. Il est, à sa maturité, d'un brun noirâtre, couvert d'une poussière glauque; il contient autour des osselets une pulpe aromatique, térébenthinacée, d'une saveur amère, et un peu sucrée.

Le bois du genevrier est léger, d'un blanc veiné de rouge, susceptible d'un beau poli, exhalant une odeur aromatique due à une sorte de térébenthine qui en suinte dans les grandes chaleurs de l'été, et que pendant long-temps on a cru être la même que la sandaraque qui découle du *Thuya articulata.* Ce bois était autrefois usité comme médicament sudorifique et diurétique, sous forme d'infusion; aujourd'hui on ne s'en sert plus que pour des ouvrages de tour et de boissellerie. Le genévrier est cultivé pour faire des palissades contre les murs dans quelques jardins paysagers.

Les fruits du genévrier, vulgairement nommés baies de genièvre, contiennent un principe extractif, de la résine et une huile volatile. C'est surtout à cette dernière substance qu'ils doivent leurs propriétés stimulantes, toniques et diurétiques. On les prescrit pour relever les forces digestives de l'estomac; et comme ils exercent une action spéciale sur l'appareil sécréteur de l'urine, on a souvent eu recours à leur usage dans certaines hydropisies; mais il faut s'en abstenir lorsque la vessie et les reins sont affectés d'une inflammation chronique; quelquefois on a vu des hématuries survenir à la suite de leur usage trop long-temps prolongé. On donne les baies de genièvre en infusion que l'on prépare dans des vases clos, avec une once de ces fruits pour 2 livres d'eau bouillante. L'extrait ou rob de genièvre, dont la préparation doit être faite avec soin (*V.* l'art. EXTRAITS), s'administre comme stomachique, à la dose de 1 à 2 gros. Il forme la base de plusieurs électuaires usités surtout dans la Médecine vétérinaire. La teinture alcoolique se donne à la dose d'une à deux cuillerées à café dans une tasse d'infusion théiforme d'une substance tonique quelconque. Mélangée avec du vin blanc, cette teinture constitue le vin de genièvre, que l'on prépare aussi en faisant infuser directement les baies de genièvre dans le vin.

Dans le nord de l'Europe, et surtout en Hollande où l'atmosphère est chargée d'humidité, l'usage du genièvre est fort répandu. Par la fermentation et la distillation, on en retire une liqueur alcoolique qui porte le nom de *genevrette*, ou bien on les distille sur de l'eau-de-vie. Cette liqueur forme un article de commerce assez considérable. Elle est éminemment douée des propriétés attribuées aux baies de genièvre, propriétés qui résultent de la composition chimique de ces fruits, dans lesquels abonde une huile volatile particulière.

D'autres espèces de genévriers, ou leurs produits, sont usités en Médecine; telle est la sabine (*Juniperus Sabina*, L.); et le *Juniperus oxycedrus*, L., qui fournit l'huile de cade. *V.* HUILE DE CADE et SABINE. (A. R.)

GENIÈVRE (BAIES DE). *V.* GENEVRIER COMMUN.

GENTIANE JAUNE ou GRANDE GENTIANE. *Gentiana lutea*, L. — Rich. Bot. méd., t. I, p. 310. (Famille des Gentianées, Juss. Pentandrie Digynie, L.) Cette plante, l'une des plus remarquables par sa taille et sa beauté, parmi les nombreuses espèces qui constituent le genre dont elle est le type, habite non-seulement les Alpes, mais encore les montagnes boisées et les plateaux assez bas de certaines contrées de l'Europe. Ainsi, en France, on les rencontre en grande abondance dans le Jura, les Vosges, les Cévennes, et surtout dans les montagnes de l'Auvergne et de la Bourgogne. Sa racine est perpendiculaire, vivace, rameuse, d'un jaune foncé extérieurement; elle donne naissance à une tige haute d'un mètre et plus, droite, ronde, fistuleuse, portant des feuilles sessiles, opposées et croisées à angles droits, ovales, aiguës, d'un vert clair, un peu glauques, et à cinq nervures; les inférieures, que l'on nomme radicales, sont atténuées en une sorte de pétiole. Les fleurs sont pédonculées et groupées dans les aisselles des feuilles supérieures, légèrement transformées en bractées; leur calice est spathacé et d'une consistance de parchemin très fin; la corolle est d'un jaune pâle, presque sans aucunes taches, rotacée, à cinq ou six divisions, longues, aiguës et sans laciniures. Le fruit est une capsule uniloculaire, bivalve, ovoïde, fusiforme, renfermant des graines nombreuses, planes, membraneuses sur les bords, et attachées le long des sutures des valves.

Ce que l'on nomme racine dans cette plante, est plutôt une souche ou une tige souterraine, car c'est sur elle que sont implantées les feuilles dites radicales; les cicatrices de celles des années précédentes y sont très visibles, et l'on ne peut guère distinguer le collet ou point de séparation de cette tige et de la vraie racine. En admettant notre opinion sur la structure de l'organe appelé vulgairement racine dans la gentiane, il conviendrait de désigner, sous le nom de pédoncule floral, la partie nommée tige par les auteurs, et qui porte les feuilles supérieures ainsi que les fleurs. Nous continuerons néanmoins à nous servir des expressions vulgaires, tout impropres qu'elles soient, mais il était bon de déterminer exactement leur véritable sens.

La racine de gentiane a joui, dès l'antiquité la plus reculée, d'une réputation médicale, méritée sous beaucoup de rapports. On prétend que son nom dérive de celui de Gentius, roi d'Illyrie, qui apparemment était aussi médecin philanthrope, puisqu'il fit connaître, dit-on, l'efficacité de la racine de gentiane contre une maladie épidémique qui ravageait son pays.

Nous considérons aujourd'hui la racine de gentiane, non pas comme un antiseptique dans le sens que l'on attribuait autrefois à ce mot, mais comme le plus énergique des médicamens toniques que nous fournissent les végétaux indigènes. Son extrême amertume est le principe dans lequel résident ses propriétés médicales; cette amertume est en général avivée par l'addition des alcalis, et diminuée par celle des acides. On l'emploie dans tous les cas où il convient de stimuler les organes affaiblis, et où il est nécessaire de les ramener dans l'état le plus convenable au libre exercice de leurs fonctions. Ainsi, on l'a administrée avec succès dans les maladies scrofuleuses, et dans celles du système lymphatique, contre les fièvres intermittentes simples. L'expérience ayant bien constaté l'efficacité de la racine de gentiane dans plusieurs maladies, puisqu'elle n'a pas subi le sort des médicamens préconisés avec emphase ou rejetés avec mépris, suivant les doctrines médicales qui ont été successivement établies ou renversées, son emploi est devenu d'une importance majeure dans la Médecine humaine, et surtout dans l'hippiatrique. Les paysans de la Suisse, du Tyrol, de la Bourgogne et de l'Auvergne en font une immense récolte, et on l'expédie sèche dans toute l'Europe. En cet état, elle est allongée, de la grosseur du pouce et au-delà, très rugueuse ou ridée transversalement, jaune intérieurement, d'une texture spongieuse, d'une odeur tenace, non aromatique, et d'une saveur excessivement amère. On doit choisir celle qui est d'une médiocre grosseur, et qui n'est point cariée ou rougie par les larves des insectes, accident auquel elle est très sujette.

La racine de gentiane s'administre en poudre, à la dose de 10 grains à un demi-gros; en décoction, à celle de 2 gros à

1 once pour 2 livres d'eau. On en prépare un sirop, une teinture alcoolique, un vin amer, et un extrait, dont les doses varient suivant l'indication que l'on veut remplir. Elle fait en outre partie de la plupart des médicamens composés des anciennes Pharmacopées. Dans quelques cas de Chirurgie, on s'est servi de petits fragmens de racine de gentiane bien desséchée, pour s'opposer au rapprochement des parois des ouvertures fistuleuses. Ces fragmens remplacent avantageusement les éponges proposées, et déterminent en outre une légère irritation qui a été suivie de bons effets.

Plusieurs analyses chimiques ont été publiées sur cette racine. Nous ne citerons que les résultats de la plus récente, qui est due à MM. Henry et Caventou (1). Ces chimistes en ont retiré : 1°. un principe colorant fugace; 2°. un principe amer, jaune, cristallin (gentianin); 3°. une matière identique avec la glu; 4°. une matière huileuse, verdâtre, fixe; 5°. un acide organique libre; 6°. du sucre incristallisable; 7°. de la gomme; 8°. une matière colorante jaune; 9°. du ligneux. Il y a lieu de croire que la racine en question doit ses propriétés au gentianin. La nature de ce principe n'est pas encore bien déterminée. MM. Henry et Caventou pensent que, loin d'être alcalin, il se comporte au contraire comme une substance acide; opinion qui nous semble susceptible d'être contestée avec d'autant plus de fondement, que le gentianin n'est pas un principe pur, et qu'il retient encore d'autres substances immédiates en combinaison L'existence du sucre avait été constatée dans une précédente analyse, par MM. Guillemin et Jacquemin. C'est ce sucre incristallisable qui, par la fermentation, fournit beaucoup d'alcool, et qui donne à l'extrait de gentiane une odeur sensible de caramel, et une saveur d'abord saccharine, qui est bientôt masquée par l'intensité du principe amer. Néanmoins, il ne faut pas croire que la gomme qui abonde dans la gentiane, ne puisse donner un

(1) V. Journ. de Pharmacie, v. VII, p. 173.

produit alcoolique par la fermentation; nous pensons au contraire que cette opération en convertit immédiatement une grande quantité en alcool; ce qui est prouvé, d'ailleurs, par le mode de préparation en usage chez les paysans de la Suisse, lequel consiste à faire fermenter directement les racines de gentiane après les avoir fait bouillir dans l'eau. L'eau-de-vie de gentiane a un goût un peu amer et une odeur vireuse qui plaît beaucoup au peuple grossier de la Suisse et de l'Allemagne. Comme la *Gentiana lutea* ne suffit point à la grande consommation qu'on en fait pour l'extraction de l'eau-de-vie, on se sert également des racines de *Gentiana purpurea* et *G. punctata*, L., grandes et belles espèces qui jouissent absolument des mêmes propriétés, et qui croissent abondamment dans certaines localités alpines. La racine de la *Gent. acaulis*, L., charmante espèce à grandes fleurs bleues qui décore les hautes sommités des Alpes, des Pyrénées, du Jura, etc., est caractérisée par une amertume extrême, qui ne le cède à aucune écorce exotique, pas même à celles qui, sous ce rapport, ont le plus de célébrité, comme l'angusture et le pareira-brava. Elle ne contient presque point de gomme, ni d'autres principes étrangers à l'amertume; son usage serait donc fort convenable dans tous les cas où l'on voudrait obtenir une action tonique très intense, déterminée par l'intensité du principe amer; mais l'introduction de cette plante dans le commerce de la droguerie éprouverait quelques difficultés, non pas par la rareté de la plante qui, comme nous venons de le dire, tapisse les pelouses des sommités; mais parce qu'étant très exiguë, elle demanderait beaucoup de temps et de peines pour en faire la récolte. (A. R.)

GENTIANÉES. *Gentianeæ.* Famille naturelle de plantes Dicotylédones Monopétales Hypogynes, qui présente pour caractères principaux : une corolle régulière, dont le limbe est partagé plus ou moins profondément en cinq lobes; cinq étamines alternes avec les lobes de la corolle; une capsule à une ou deux loges, à deux valves, contenant des graines attachées à des placentas placés le long des sutures des valves; des feuilles entières et opposées. Cette famille est très intéressante, en ce que ses nombreuses espèces sont toutes douées d'un principe amer énergique, et conséquemment usitées pour la plupart en Médecine, selon l'abondance de ce principe. Le genre GENTIANE, qui lui a donné son nom, est aussi celui dont les plantes sont le plus recommandables par leurs propriétés médicinales. Nous avons cité, dans l'article précédent, les espèces de ce genre qui fournissent des produits utiles ; nous ajouterons ici que plusieurs autres genres voisins renferment des plantes douées de propriétés fort analogues à celles des véritables Gentianes. Ainsi l'*Erythrœa Centaurium*, est employée depuis bien long-temps comme fébrifuge, sous le nom vulgaire de PETITE CENTAURÉE ; le *Spigelia marylandica*, aux États-Unis ; la racine de *Chirayta*, qui n'appartient point à une véritable gentiane, mais à un genre distinct, sont douées de propriétés semblables.

Quant au *Meryanthes trifoliata* L., ou TRÈFLE D'EAU, quoique, d'après l'analogie de ses vertus médicales et à cause de certains caractères botaniques, on l'ait placé parmi les Gentianes, il doit en être éloigné, si l'on fait attention à d'autres caractères plus importans, tels que ses feuilles composées, alternes ; ses graines insérées sur le dos des parois de la capsule, et non le long de ses sutures. *V*. TRÈFLE D'EAU. (A. R.)

GENTIANIN. On a donné ce nom à un principe amer découvert dans la gentiane, par MM. Henry et Caventou; il s'obtient en agissant de la manière suivante : on réduit en poudre de la racine de gentiane, on introduit cette poudre dans un matras, on verse dessus de l'éther sulfurique rectifié, en assez grande quantité pour que la poudre en soit recouverte d'un travers de doigt ; on laisse en macération pendant quarante-huit heures, on décante la liqueur éthérée, on filtre cette liqueur, et l'on remet une nouvelle quantité d'éther sur la poudre déjà épuisée. Après quarante-huit heures, on enlève la dissolution, et l'on répète ce traitement jusqu'à ce que l'éther en contact avec la poudre ne lui communique plus de couleur; on réunit les solutions éthérées, on les introduit dans le bain-marie d'un alambic, et l'on procède à la distillation, pour retirer la plus grande partie de l'éther, qui peut servir de nouveau à épuiser de la poudre de gentiane. On démonte l'appareil; on trouve dans le bain-marie une masse poisseuse de consistance molle; on la traite à froid par l'alcool à 40°, et l'on continue de la traiter par ce véhicule, jusqu'à ce que l'alcool en sorte incolore : par ce moyen, on dépouille l'extrait éthéré de tout le gentianin, et l'on a pour résidu une substance semblable à la glu. On réunit les lavages alcooliques, on les soumet à l'évaporation à l'aide d'une douce chaleur, en recueillant l'alcool, qui se vaporise. Sur la fin de l'évaporation, le gentianin reparaît sous la forme d'une matière cristalline jaune qui se prend en masse ; cette matière isolée est d'une amertume très forte ; on la traite par l'alcool faible, qui la redissout en l'isolant d'une matière grasse inodore, insipide et d'une couleur verdâtre.

La solution alcoolique contient le gentianin, un acide et la matière odorante de la gentiane ; on fait évaporer ce *solutum* à siccité, on délaie le résidu dans l'eau, on y ajoute une petite quantité de magnésie pure, on fait bouillir et évaporer à siccité. Par ce dernier traitement, on chasse la plus grande partie de la matière odorante de la gentiane, et l'on débarrasse le gentianin de l'acide qui était avec lui ; on fait ensuite bouillir l'extrait avec l'éther, qui redissout le gentianin sans toucher à la magnésie ni au sel magnésien ; on filtre, et l'on fait évaporer le liquide, qui fournit ce produit par évaporation. Pour obtenir une petite quantité de gentianin qui a été précipité et qui reste fixé à la magnésie, on traite cette substance par l'acide oxalique, qui s'unit à la base et met à nu le principe végétal, que l'on reprend ensuite par l'éther.

Le gentianin est jaune, inodore, ayant une amertume semblable à celle de la gentiane, amertume qui augmente de force lors de la combinaison de ce principe avec un acide. Il est soluble dans l'éther et dans l'alcool; ses solutions, abandonnées à une évaporation spontanée, laissent déposer des cristaux jaunes, ayant la forme d'aiguilles. Il est peu soluble dans l'eau froide, mais cependant en assez grande quantité pour rendre l'eau amère ; il est plus soluble dans l'eau bouillante. Ce principe, dissous dans les acides, perd de sa couleur; ces solutions acides, mises en contact avec un alcali en excès, deviennent plus foncées. Le gentianin ne rougit pas sensiblement le papier bleu de tournesol ; il ne bleuit pas non plus le même papier rougi par les acides. Soumis à l'action de la chaleur, ce produit se décompose en partie ; la partie qui n'éprouve pas de décomposition se sublime et se dépose sur les parois du tube, sous forme de petites aiguilles; la partie décomposée donne lieu à des produits analogues à ceux qui résultent de la décomposition des matières végétales azotées.

Des essais faits par M. Magendie sur le gentianin, lui ont fait reconnaître que ce produit n'est pas vénéneux : plusieurs grains de cette substance injectés dans les veines, n'ont produit aucun effet apparent. Ce savant en ayant pris 10 décigram. (2 grains) dissous dans de l'alcool, cette préparation, d'une amertume extrême, lui fit éprouver dans l'estomac un léger sentiment de chaleur.

Les préparations suivantes de gentiane ont été recommandées, par le même praticien :

Teinture de gentianin. Alcool à 24°, 32 grammes (1 once); gentianin pur, 25 centigrammes (5 grains). On fait dissoudre le gentianin dans l'alcool, et l'on conserve la solution qui est destinée à remplacer l'élixir de gentiane. Cette préparation est employée dans les mêmes circonstances, d'après l'ordonnance du praticien.

Sirop de gentianin. Sirop de sucre, 500 grammes (1 livre); gentianin, 8 décigrammes (16 grains). Faites dissoudre le gentianin dans l'eau ; mêlez, et conservez-le, pour s'en servir comme on le fait du sirop de gentiane. (A. C.)

GEORGINA VARIABILIS. *V.* DAHLIA.

GÉRANIACÉES. *Geraniaceæ.* Famille naturelle de plantes Dicotylédones Polypétales Hypogynes, à laquelle le genre *Geranium* a donné son nom. Cette famille se compose de plantes herbacées dans nos climats, sous-frutescentes dans les contrées situées au-delà des tropiques. La corolle, composee de cinq pétales, est tantôt régulière, tantôt irrégulière; les étamines, ordinairement au nombre de dix, sont quelquefois légèrement soudées par la base, et quelques-unes sont dépourvues d'anthères. Le fruit est une capsule à plusieurs coques indéhiscentes, monospermes, réunies par leur côté interne, et surmontées du style qui est persistant.

Plusieurs des espèces qui composent le genre *Geranium* de Linné, que les modernes ont subdivisé en trois genres distincts, sont douées, principalement dans leurs feuilles, d'une odeur pénétrante tantôt très suave, et qui rappelle celle des végétaux les plus agréables sous ce rapport, tantôt d'une fétidité repoussante. Ce sont surtout les plantes du genre *Pelargonium* qui présentent toutes les nuances d'odeur imaginables. Malgré cette qualité active, elles ne sont d'aucun usage en Médecine. Néanmoins Thunberg dit que les racines rouges et charnues de quelques *Geranium* (*Pelargonium*) qui croissent dans les sables aux environs du cap de Bonne-Espérance, sont astringentes, que les colons savent très bien les employer contre la diarrhée et la dyssenterie.

Le Géranium à Robert et l'Érodium musqué (*V.* ces mots) sont les seules espèces indigènes qui ont été et sont encore employées contre diverses maladies.

La capucine et l'*Oxalis acetosella*, vulgairement nommée Surelle, qui fournit le sel d'oseille, faisaient autrefois partie des Géraniacées; mais on a proposé, dans ces derniers temps, de les placer dans deux nouvelles familles, qui ont reçu les noms de Tropéolées et d'Oxalidées. Nous adoptons d'autant plus volontiers cette séparation proposée par les botanistes, qu'elle est d'accord avec l'observation des propriétés de ces plantes, qui sont très différentes de celles des Géraniacées proprement dites. *V.* Capucine et Surelle. (A. R.)

GÉRANIUM A ROBERT. *Geranium robertianum,* L.—Rich. Bot. méd., t. II, p. 719. (Famille des Géraniacées, Juss. Monadelphie Décandrie, L.) Cette plante, connue sous les noms vulgaires d'*herbe à Robert*, d'*herbe à esquinancie*, croît abondamment sur les vieilles murailles, dans les décombres et les lieux incultes de l'Europe.

Ses tiges sont rameuses, dichotomes, géniculées, articulées, renflées à chaque articulation, poilues, cylindriques et rougeâtres. Les feuilles sont aussi rougeâtres, un peu velues, accompagnées de petites stipules, opposées, pétiolées, profondément partagées en trois folioles pinnatifides. Les fleurs sont rouges, géminées, portées sur des pédoncules axillaires plus longs que les feuilles, et bifurquées à leur sommet. Le calice est tubuleux, renflé à sa base, composé de cinq sépales ovales-lancéolés. La corolle offre cinq pétales obovales, arrondis, entiers, longuement onguiculés, et du double plus longs que le calice. Les étamines, au nombre de dix, sont toutes fertiles. La capsule est à cinq coques, surmontée d'un appendice pyramidal, dont l'apparence est celle d'un bec très allongé; d'où l'étymologie du mot *geranium*, et les noms vulgaires de *bec de grue*, *bec de cicogne* qu'on donne à cette plante.

L'herbe à Robert exhale une odeur très forte, puante, approchant de celle du bouc. Sa saveur est astringente. La décoction de ses feuilles a été employé en gargarisme contre les affections de la gorge. Toute la plante fraîche, pilée et appliquée en cataplasme, est un remède populaire pour dissiper les érysipèles. On a prescrit le suc contre les calculs de la vessie, et même contre les hémorrhagies; mais il n'y a aucune guérison bien constatée obtenue par de pareils moyens thérapeutiques.

(A. R.)

GERMANDRÉE AQUATIQUE. *V.* Scordium.

GERMANDRÉE IVETTE. *V.* Ivette.

GERMANDRÉE MARITIME. *V.* Marum.

GERMANDRÉE VULGAIRE ou PETIT-CHÊNE. *Teucrium Chamædrys*, L. — Rich. Bot. méd., t. I, p. 249 (Famille des Labiées. Didynamie Gymnospermie, L.) Petite plante herbacée, très commune dans les bois montagneux et sur les coteaux secs et arides. Ses tiges sont hautes d'environ deux décimètres, couchées, un peu ligneuses, pubescentes, garnies de feuilles opposées, ovales, fortement crénelées, obtuses, lisses et d'un vert gai en-dessus, plus pâle en-dessous. Ses feuilles offrent une imitation en miniature de celles du chêne, ce qui a valu le nom de petit-chêne à la plante. Les fleurs sont ordinairement purpurines, disposées deux ou trois de chaque côté dans les aisselles des feuilles supérieures. Leur corolle est, comme dans les autres espèces du genre *Teucrium*, unilabiée, c'est-à-dire que la lèvre supérieure semble ne pas exister, parce qu'elle est réduite à deux languettes très petites et subulées, tandis que la lèvre inférieure est, au contraire, très grande, pendante, à trois lobes, dont celui du milieu est très grand, dilaté, arrondi et un peu concave.

La germandrée n'est pas douée de cette odeur aromatique plus ou moins forte, qui caractérise en général les Labiées; elle ne se distingue que par une amertume très intense, qui lui donne des propriétés toniques et stomachiques, analogues à celles de la petite centaurée. Elle n'est point stimulante, ou, en d'autres termes, son action excitante n'est point aussi instantanée que celle des plantes où l'huile volatile est le principe dominant. Les sommités fleuries de germandrée sont souvent usitées en infusion aqueuse théiforme. On les fait macérer dans le vin, à la dose d'une demi-once pour 2 livres de liquide. Elles sont employées dans tous les cas où l'on veut exciter modérément l'action de l'estomac; car ce médicament ne produit jamais aucune réaction générale. Ainsi il ne faut plus considérer la germandrée comme sudorifique, anti-arthritique, etc. Elle fait partie des espèces amères, de la thériaque, de l'alcool général, de l'orviétan et d'une foule de médicamens composés, aujourd'hui négligés par les médecins. (A. R.)

GÉROFLIER pour GIROFLIER. *V.* ce mot.

FIN DU TOME DEUXIÈME.

www.ingramcontent.com/pod-product-compliance
Lightning Source LLC
LaVergne TN
LVHW050120180726
843501LV00001BB/66

9782329346205